现代护理学与常见护理技能

主编 徐 玲 潘静静 刘雪华 王海丽
赵新新 姜凤青 徐婷婷

黑龙江科学技术出版社
HEILONGJIANG SCIENCE AND TECHNOLOGY PRESS

图书在版编目（CIP）数据

现代护理学与常见护理技能 / 徐玲等主编. -- 哈尔滨：黑龙江科学技术出版社，2024.2
ISBN 978-7-5719-2284-9

Ⅰ．①现… Ⅱ．①徐… Ⅲ．①护理学 Ⅳ．①R47

中国国家版本馆CIP数据核字（2024）第046179号

现代护理学与常见护理技能
XIANDAI HULIXUE YU CHANGJIAN HULI JINENG

主　　编	徐　玲　潘静静　刘雪华　王海丽　赵新新　姜凤青　徐婷婷
责任编辑	包金丹
封面设计	宗　宁
出　　版	黑龙江科学技术出版社
	地址：哈尔滨市南岗区公安街70-2号　邮编：150007
	电话：（0451）53642106　传真：（0451）53642143
	网址：www.lkcbs.cn
发　　行	全国新华书店
印　　刷	山东麦德森文化传媒有限公司
开　　本	787 mm×1092 mm　1/16
印　　张	21.5
字　　数	544千字
版　　次	2024年2月第1版
印　　次	2024年2月第1次印刷
书　　号	ISBN 978-7-5719-2284-9
定　　价	238.00元

编委会

◎ **主　编**

徐　玲　潘静静　刘雪华　王海丽

赵新新　姜凤青　徐婷婷

◎ **副主编**

彭　炜　蒲　佳　张　芳　张　杰

邹　敏　徐　莉　秦　硕

◎ **编　委**（按姓氏笔画排序）

王海丽（山东省济宁市兖州区铁路医院）

刘雪华（兖矿新里程总医院）

邹　敏（青岛市即墨区人民医院）

张　芳（汶上县康复医院）

张　杰（滨州医学院附属医院）

赵新新（济宁市中西医结合医院）

姜凤青（聊城市妇幼保健院）

秦　硕（单县东大医院）

徐　玲（滨州市中医医院）

徐　莉（兖矿新里程总医院）

徐婷婷（东营市广饶县大码头中心卫生院）

彭　炜（荣成市人民医院）

蒲　佳（绵阳市中心医院）

潘静静（巨野县人民医院）

F oreword 前 言

近年来，随着医疗技术的不断进步和公共医疗卫生事业的不断发展，一大批年轻的护士加入了护理团队。新增加的护理人员由于工作时间较短、有关经验不足及护理意识较为薄弱，常常导致各种护理意外发生，继而恶化护患关系。因此，对这些年轻护士进行规范化培训成为重中之重。

研究证明，规范化培训能够提高临床护士的护理能力，增加患者对护士、医师和医院的信任度，并最终影响其护理质量。因此，我们组织多位工作于临床护理一线的专家共同编写了《现代护理学与常见护理技能》一书，旨在结合规范化培训的内容及相关要求，培养年轻护士发现问题、思考问题和解决问题的能力。

本书从常见护理技能入手，系统地整合了临床各科室常见疾病的相关知识，涵盖了护理评估、护理诊断、护理目标、护理措施等内容，体现了护理学科本质及特色，并兼顾整体性与交叉性。本书内容丰富、重点突出，并紧密结合临床工作，注重培养护理人员科学的临床思维、工作方法，以及综合应用学科知识正确处理临床疾病的能力，具有较高的专业性、规范性、先进性与实用性，可作为各基层医院护士的参考用书。

各位编者在深入临床实践之余，怀揣着对护理事业的满腔热忱，将他们在临床护理工作中的点滴感悟呈献给护理同行。但由于编写时间仓促，编写经验有限，且护理学知识也在不断更新，书中难免存在不足之处，希望广大读者提出宝贵的意见和建议，以便再版时修订。

《现代护理学与常见护理技能》编委会

2023 年 12 月

Contents
目 录

第一章　常见护理技能

第一节　口服给药技术

口服是一种最常用的给药方法。它既方便又经济且较安全,药物经口服后,通过胃肠黏膜吸收进入血液循环,起到局部或全身的治疗作用。口服法的缺点:吸收慢而不规则;有些药物到达全身循环前要经过肝脏,使药效受到破坏;有的药物在肠内不吸收或具有刺激性而不能口服。病危、昏迷或呕吐不止的患者不宜应用口服法。因此,护士应根据病情、用药目的及药物吸收的快慢,掌握用药的时间。

一、摆药

(一)病区摆药

1.用物

药柜(内有各种药物、量杯、滴管、乳体、药匙、纱布或小毛巾),发药盘或发药车,药杯,小药牌,服药单(本),小水壶内备温开水。

2.操作方法

(1)操作前应洗手、戴口罩,打开药柜将用物备齐。

(2)按服药时间挑选小药牌,核对小药牌及服药单,无误后依床号顺序将小药牌插入发药盘内配药,注意用药的起止时间,先配固体药,后配水剂及油剂。

(3)摆固体药片、药粉、胶囊时应用药匙分发,同一患者的数种药片可放入同一个杯内,药粉或含化药须用纸包。

(4)摆水剂用量杯计量,左手持量杯,拇指置于所需刻度,右手持药瓶先将药液摇匀,标签朝上,举量杯使所需刻度与视线平行,缓缓倒入所需药量(图1-1),倒毕,以湿纱布擦净瓶口放回原处。同时服用几种水剂时,须分别倒入几个杯内。更换药液品种应洗净量杯。

(5)药液不足1 mL,须用滴管测量,1 mL=15滴,滴时须稍倾斜。为使患者得到准确的药量,避免药液蘸在杯内,应滴入已盛好冷开水的药杯。

(6)药摆毕,应将药物、小药牌与服药单全部核对一遍;发药前由别人再查对一次,无误后方可发药。

1

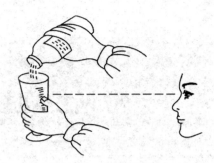

图 1-1 倒药液法

（二）中心药站

有的医院设有中心药站，为住院患者集中摆药。中心药站具有全院宏观调控药品的作用，避免积压浪费，减少病区摆药、取药、退药、保管等烦琐工作。

病区护士每天查房后，将药盘及小药牌一起送到中心药站，由药站专人负责摆药、核对。摆药一次备一天的量（三次用量），之后由病区护士核对取回，按时发给患者。

各病区可另设一小药柜，存放少量的常用药、抢救药、针剂和极少量毒、麻、限制药品等，以备夜间及临时急用。

二、发药

（1）备好温开水，携带发药车或发药盘，服药单进病室。

（2）按规定时间送药至床前，核对床号、姓名，并呼唤患者无误后再发药物，待患者服下后方可离开。

（3）对危重患者护士应予喂服，鼻饲患者应由胃管注入。若患者不在或因故不能当时服药者，将药品带回保管。换药或停药应及时告诉患者，如患者提出疑问，应耐心解释。

（4）抗生素及磺胺类药物需在血液内保持有效浓度，必须准时给药。

三、注意事项

（1）某些刺激食欲的健胃药宜在饭前服，因为刺激舌的味觉感受器，使胃液大量分泌。

（2）某些磺胺类药物经肾脏排出，尿少时即析出结晶引起肾小管堵塞，服药后指导患者多饮水，而对呼吸道黏膜起保护性作用的止咳合剂，服后则不宜立即饮水，以免冲淡药物降低药效。

（3）服用强心苷类药物如洋地黄、地高辛等，应先测脉率、心率，并注意其节律变化，脉率低于60 次/分或节律不齐时则不可继续服用。

（4）某些药物对牙齿有腐蚀作用或使牙齿染色的药物如酸类或铁剂，服用时避免与牙齿接触，可将药液由饮水管吸入，服后再漱口。

四、发药后处理

药杯用肥皂水和清水洗净，消毒擦干后，放回原处备用。油剂药杯应先用纸擦净后清洗再消毒，同时清洁药盘或发药车。

（徐　莉）

第二节 静脉注射技术

一、目的

(1)所选用药物不宜口服、皮下注射、肌内注射,又需迅速发挥药效时。

(2)注入药物进行某些诊断性检查,如对肝、肾、胆囊等造影时需静脉注入造影剂。

二、评估

(一)评估患者

(1)双人核对医嘱。

(2)核对患者床号、姓名、住院号和腕带(请患者自己说出床号和姓名)。

(3)了解患者病情、意识状态、配合能力、药物过敏史、用药史。

(4)评估患者穿刺部位的皮肤状况、肢体活动能力、静脉充盈度和管壁弹性。选择合适静脉注射的部位,评估药物对血管的影响程度。

(5)向患者解释静脉注射的目的和方法,告知所注射药物的名称,取得患者配合。

(二)评估环境

安静整洁,宽敞明亮。

三、操作前准备

(一)人员准备

仪表整洁,符合要求。洗手,戴口罩。

(二)物品准备

1.操作台

治疗单、静脉注射所用药物、注射器。

2.按要求检查所需用物,符合要求方可使用

(1)双人核对药物名称、浓度、剂量、有效期、给药途径。

(2)检查药物的质量、标签,液体有无沉淀和变色,有无渗漏、浑浊和破损。

(3)检查注射器和无菌棉签的有效期、包装是否紧密无漏气,安尔碘的使用日期是否在有效期内。

3.配制药液

(1)安尔碘棉签消毒药物瓶口,掰开安瓿,瓶帽弃于锐器盒内。

(2)打开注射器,将外包装袋置于生活垃圾桶内,固定针头,回抽针栓,检查注射器,取下针帽置于生活垃圾桶内,抽取安瓿内药液,排气,置于无菌盘内。在注射器上贴上患者床号、姓名、药物名称、用药方法的标签。

(3)再次核对空安瓿和药物的名称、浓度、剂量、用药方法和时间。

4.备用物品

治疗车上层治疗盘内放置备用注射器一支、安尔碘、无菌棉签,无菌盘内放置配好的药液、垫巾。以上物品符合要求,均在有效期内。治疗车下层放置生活垃圾桶、医疗废物桶、锐器盒,含有效氯 250 mg/L 消毒液桶。

四、操作程序

(1)携用物推车至患者床旁,核对床号、姓名、住院号和腕带(请患者自己说出床号和姓名)。

(2)向患者说明静脉注射的方法、配合要点、注射药物的作用和不良反应。

(3)协助患者取舒适体位,充分暴露穿刺部位,放垫巾于穿刺部位下方。

(4)在穿刺部位上方 5～6 cm 处扎压脉带,末端向上,以防污染无菌区。

(5)安尔碘棉签消毒穿刺部位皮肤,以穿刺点为中心向外螺旋式旋转擦拭,直径>5 cm。

(6)再次核对患者床号、姓名和药名。

(7)嘱患者握拳,使静脉充盈,左手拇指固定静脉下端皮肤,右手持注射器与皮肤成 15°～30° 自静脉上方或侧方刺入,见回血可再沿静脉进针少许。

(8)保留静脉通路者安尔碘棉签消毒静脉注射部位三通接口,以接口处为中心向外螺旋式旋转擦拭。

(9)静脉注射过程中,观察局部组织有无肿胀,严防药液渗漏,如出现渗漏立即拔出针头,按压局部,另行穿刺。

(10)拔针后,指导患者按压穿刺点 3 分钟,勿揉,凝血功能差的患者适当延长按压时间。

(11)再次核对患者床号、姓名和药名。

(12)将压脉带与输液垫巾对折取出,输液垫巾置于生活垃圾桶内,压脉带放于含有效氯 250 mg/L 消毒液桶中。整理患者衣物和床单位,观察有无不良反应,并向患者讲明注射后注意事项。快速手消毒剂消毒双手,推车回治疗室,按医疗废物处理原则整理用物。

(13)洗手,在治疗单上签名并记录时间。按护理级别书写护理记录单。

五、注意事项

(1)严格执行查对制度,需双人核对医嘱。

(2)严格遵守无菌操作原则。

(3)了解注射目的、药物对血管的影响程度、给药途径、给药时间和药物过敏史。

(4)选择粗直、弹性好、易固定的静脉,避开关节和静脉瓣。常用的穿刺静脉为肘部浅静脉:贵要静脉、肘正中静脉、头静脉。小儿多采用头皮静脉。

(5)根据患者年龄、病情和药物性质掌握注入药物的速度,并随时听取患者主诉,观察病情变化。必要时使用微量注射泵。

(6)对需要长期注射者,应有计划地由小到大、由远心端到近心端选择静脉。

(7)根据药物特性和患者肝肾或心脏功能,采用合适的注射速度。随时听取患者主诉,观察体征和其病情变化。

(赵新新)

第三节　肌内注射技术

一、目的

注入药物,用于不宜或不能口服或静脉注射,且要求比皮下注射更快发生疗效时。

二、评估

(一)评估患者

(1)双人核对医嘱。

(2)核对患者床号、姓名、住院号和腕带(请患者自己说出床号和姓名)。

(3)评估患者病情、治疗情况、意识状态、用药史、药物过敏史、不良反应史、肢体活动能力和合作程度。

(4)向患者解释操作目的和过程,取得患者配合。

(5)查看注射部位皮肤情况(皮肤颜色,有无皮疹、感染和皮肤划痕阳性)。

(6)协助患者取舒适坐位或卧位。

(二)评估环境

安静整洁,宽敞明亮,必要时遮挡。

三、操作前准备

(一)人员准备

仪表整洁,符合要求。洗手,戴口罩。

(二)按医嘱配制药液

(1)操作台:注射盘、无菌盘、2 mL注射器、5 mL注射器、医嘱所用药液、安尔碘、无菌棉签。如注射用药为油剂或混悬液,需备较粗针头。

(2)双人核对药物标签、药名、浓度、剂量、有效期、给药途径。

(3)检查瓶口有无松动、瓶身有无破裂、药液有无浑浊、变质。

(4)检查无菌注射器、安尔碘、无菌棉签等,包装无破裂,在有效期内。

(5)按正规操作抽吸药液,并贴好标识,置于无菌盘内。

(6)再次核对药液,记录时间并签名。

(三)物品准备

治疗车上层放置无菌盘(内置抽吸好药液)、安尔碘、注射单、无菌棉签、快速手消毒剂,以上物品符合要求,均在有效期内。治疗车下层放置生活垃圾桶、医疗废物桶、锐器盒。

四、操作程序

(1)携用物推车至患者床旁,核对床号、姓名、住院号和腕带(请患者自己说出床号和姓名)。

(2)协助患者取舒适体位,暴露注射部位,注意保暖,保护患者隐私,必要时可遮挡。

（3）选择注射部位（臀大肌、臀中肌、臀小肌、股外侧和上臂三角肌）。

（4）常规消毒皮肤,待干。

（5）再次核对患者床号、姓名和药名。

（6）拿取药液并排尽空气,取干棉签,夹于左手示指与中指之间,以一手拇指和示指绷紧局部皮肤,另一手持注射器,中指固定针栓,将针头迅速垂直刺入,深度约为针梗的 2/3。

（7）松开紧绷皮肤的手,抽动活塞。如无回血,缓慢注入药液,同时观察反应。

（8）注射毕,用无菌干棉签轻按进针处,快速拔针,按压片刻。

（9）再次核对患者床号、姓名和药名。

（10）协助患者取舒适体位,整理床单位,注射后观察用药反应。

（11）快速手消毒剂消毒双手,记录时间并签名。

（12）推车回治疗室,按医疗废物处理原则处理用物。

（13）洗手,根据病情书写护理记录单。

五、常用肌内注射定位方法

（一）臀大肌肌内注射定位法
注射时应避免损伤坐骨神经。

1.十字法

从臀裂顶点向左或右侧画一水平线,然后从髂嵴最高点作一垂线,将一侧臀部被划分为 4 个象限,其外上象限并避开内角为注射区。

2.连线法

从髂前上棘至尾骨作一连线,其外 1/3 处为注射部位。

（二）臀中肌、臀小肌肌内注射定位法
（1）以示指尖和中指尖分别置于髂前上棘和髂嵴下缘处,在髂嵴、示指、中指之间构成一个三角形区域,示指与中指构成的内角为注射部位。

（2）髂前上棘外侧三横指处（以患者手指的宽度为标准）。

（三）股外侧肌肌内注射射定位法
在股中段外侧,一般成人可取髋关节下 10 cm 至膝关节的范围。此处大血管、神经干很少通过,且注射范围广,可供多次注射,尤适用于 2 岁以下的幼儿。

（四）上臂三角肌肌内注射定位法
取上臂外侧,肩峰下 2～3 横指处。此处肌肉较薄,只可作小剂量注射。

（五）体位准备
1.卧位

臀部肌内注射时,为使局部肌肉放松,减轻疼痛与不适,可采用以下姿势。

（1）侧卧位:上腿伸直,放松,下腿稍弯曲。

（2）俯卧位:足尖相对,足跟分开,头偏向一侧。

（3）仰卧位:常用于危重和不能翻身的患者,采用臀中肌、臀小肌肌内注射法较为方便。

2.坐位

为门诊患者接受注射时常用体位。可供上臂三角肌或臀部肌内注射时采用。

六、注意事项

（1）遵医嘱和药品说明书使用药品。

（2）药液要现用现配,在有效期内,剂量要准确。选择两种药物同时注射时,应注意配伍禁忌。

（3）注射时应做到"两快一慢"（进针、拔针快,推注药液慢）。

（4）选择合适的注射部位,避免刺伤神经和血管,无回血时方可注射。

（5）注射时切勿将针梗全部刺入,以防针梗从根部衔接处折断。若针头折断,应先稳定患者情绪,并嘱患者保持原位不动,固定局部组织,以防断针移位,同时尽快用无菌血管钳夹住断端取出;如断端全部埋入肌肉,应速请外科医师处理。

（6）对需长期注射者,应交替更换注射部位,并选择细长针头,以避免减少硬结的发生。如因长期多次注射出现局部硬结时,可采用热敷、理疗等方法予以处理。

（7）2岁以下婴幼儿不宜选用臀大肌注射,因其臀大肌尚未发育好,注射时有损伤坐骨神经的危险,最好选择臀中肌和臀小肌注射。

（赵新新）

第四节　皮内注射技术

一、目的

（1）进行药物过敏试验,以观察有无变态反应。

（2）预防接种。

（3）局部麻醉的起始步骤。

二、评估

（一）评估患者

（1）双人核对医嘱。

（2）核对患者床号、姓名、住院号和腕带（请患者自己说出床号和姓名）。

（3）评估患者病情、意识状态、配合能力、用药史、药物过敏史、不良反应史。

（4）向患者解释操作目的和过程,取得患者配合。

（5）查看注射部位皮肤情况（皮肤颜色,有无皮疹、感染和皮肤划痕阳性）。

（6）协助患者取舒适坐位或卧位。

（二）评估环境

安静整洁,宽敞明亮,必要时遮挡。

三、操作前准备

(一)人员准备

仪表整洁,符合要求。洗手,戴口罩。

(二)按医嘱配制药液

(1)操作台(治疗室):注射盘、无菌治疗巾、无菌镊子、1 mL 注射器、药液、安尔碘、75%乙醇、无菌棉签等。

(2)双人核对药液标签,药名、浓度、剂量、有效期、给药途径。

(3)检查瓶口有无松动、瓶身有无破裂、药液有无浑浊、沉淀、絮状物和变质。

(4)检查注射器、安尔碘、75%乙醇、无菌棉签、包装无破裂、是否在有效期内。

(5)按正规操作抽吸药液,并贴好标识,置于无菌盘内。

(6)再次核对皮试液,并签名。

(三)物品准备

治疗车上层放置无菌盘(内置已抽吸好的药液)、治疗盘(75%乙醇、无菌棉签)、备用(1 mL 注射器 1 支、0.1%盐酸肾上腺素 1 支,变态反应时用)、快速手消毒剂、注射单,以上物品符合要求,均在有效期内。治疗车下层放置生活垃圾桶、医疗废物桶、锐器盒。

四、操作程序

(1)携用物推车至患者床旁,核对床号、姓名、住院号、腕带和药物过敏史(请患者自己说出床号和姓名)。

(2)选择注射部位(过敏试验选择前臂掌侧下 1/3;预防接种选择上臂三角肌下缘;局部麻醉则选择麻醉处)。

(3)75%乙醇常规消毒皮肤。

(4)二次核对患者床号、姓名和药名。

(5)排尽空气,药液至所需刻度,且药液不能外溢。

(6)一手绷紧局部皮肤,一手持注射器,针头斜面向上,与皮肤成 5°刺入皮内。

(7)待针头斜面完全进入皮内后,放平注射器,固定针栓并注入 0.1 mL 药液,使局部形成一个圆形隆起的皮丘(皮丘直径 5 mm,皮肤变白,毛孔变大)。

(8)迅速拔出针头,勿按揉和压迫注射部位。

(9)20 分钟后观察患者局部反应,做出判断。

(10)协助患者取舒适体位,整理床单位。

(11)快速手消毒剂消毒双手,签名。

(12)推车回治疗室,按医疗废物处理原则处理用物。

五、20 分钟后判断结果

(1)核对患者床号、姓名、住院号和腕带(请患者自己说出床号和姓名)。

(2)须经两人判断皮试结果,并将结果告知患者和家属。

(3)洗手,皮试结果记录在病历、护理记录单和病员一览表等处。阳性用红笔标记"+",阴性用蓝色或黑笔标记"-"。

(4)如对结果有怀疑,应在另一侧前臂皮内注入 0.1 mL 生理盐水进行对照试验。

六、皮内试验结果判断

(一)阴性

皮丘无改变,周围无红肿,并无自觉症状。

(二)阳性

局部皮丘隆起,局部出现红晕、硬块,直径>1 cm 或周围有伪足;或局部出现红晕,伴有小水疱者;或局部发痒者为阳性。严重时可出现过敏性休克。观察反应的同时,应询问有无头晕、心慌、恶心、胸闷、气短、发麻等不适症状,如出现上述症状时不可使用青霉素。

七、注意事项

(1)皮试药液要现用现配,剂量准确。

(2)备好相应抢救设备与药物,及时处理变态反应。

(3)行皮试前,尤其行青霉素过敏试验前必须询问患者家族史、用药史和药物过敏史,如有药物过敏史者不可进行试验。

(4)药物过敏试验时,患者体位要舒适,不可采取直立位。

(5)选择注射部位时应注意避开瘢痕和皮肤红晕处。

(6)皮肤试验时禁用碘剂消毒,对乙醇过敏者可用生理盐水消毒,避免反复用力涂擦局部皮肤。

(7)拔出针头后,注射部位不可用棉球按压揉擦,以免影响结果观察。

(8)进针角度以针尖斜面全部刺入皮内为宜,进针角度过大易将药液注入皮下,影响结果的观察和判断。

(9)如需进行对照试验,应用另一注射器和针头,抽吸无菌生理盐水,在另一前臂相同部位皮内注射0.1 mL,观察 20 分钟进行对照。告知患者皮试后 20 分钟内不要离开病房。

(10)正确判断试验结果,对皮试结果阳性者,应在病历、床头或腕带、门诊病历和患者一览表上醒目标记,并将结果告知医师、患者和家属。

(11)特殊药物皮试,按要求观察结果。

(彭　炜)

第五节　胰岛素皮下注射技术

一、操作前护理

(一)评估

(1)部位选择:人体适合皮下注射的部位有腹部、大腿前外侧、上臂外侧(三角肌下缘)、臀部,这些部位皮下脂肪较丰富而没有较多的神经分布。

(2)注意患者注射部位皮肤的颜色、温度、脂肪厚度及感染状况。患者食物是否准备恰当,能否按时按量进餐。

(3)核对胰岛素的名称、剂型是否在有效期内,胰岛素的外观有无异常,胰岛素的温度接近室温。

(4)护士洗手、戴口罩。

(二)物品准备

根据使用胰岛素注射工具的不同,应准备需要的物品,如专用注射器、胰岛素笔、针头、乙醇、无菌棉签、污物桶、锐器盒等。

二、操作过程

以胰岛素笔为例。

(1)核对患者床号、姓名、腕带,做好解释工作。

(2)检查胰岛素制剂的种类、开封日期、有效期及外观包装。

(3)协助患者取合适的体位,选择注射部位,乙醇消毒待干。

(4)安装针头:乙醇消毒笔芯前端橡皮膜,取出胰岛素笔针头,打开包装,顺时针旋转针头,安装完毕,注射时弃去针头保护帽即可。

(5)排气:若使用的胰岛素是混合胰岛素,需要在排气前完成充分混匀,每次排气1~2个单位直至有液体溢出。

(6)进针:旋转剂量调节钮,按医嘱调至所需单位数(各种胰岛素笔操作方法不同,有的产品调错剂量时可以直接回调,有的产品则需根据说明书进行具体操作)。根据皮下脂肪厚度选择垂直进针或适当倾斜角度进针;若皮下脂肪较少,可考虑捏起皮肤的注射方法,用拇指和示指,或加中指捏起皮肤然后注射,确保注射在皮下层。

(7)注射:快速进针后,用拇指按压注射键缓慢匀速推注药液,注射完毕后针头在皮下至少停留6秒,拔针后用干棉签按压针眼处30秒,切勿用力挤压与揉搓,取下针头弃于锐器盒中。

(8)整理床单,收拾用物,交代注意事项。

三、注意事项

(1)胰岛素笔与胰岛素笔芯要相互匹配,确保胰岛素的种类和剂量及注射时间准确。一般速效胰岛素(包括速效预混胰岛素)餐前10~15分钟注射,短效胰岛素(包括短效预混胰岛素)餐前30分钟注射。

(2)护士要了解患者的合作程度,评估是否能按时按量进餐,避免注射胰岛素后,患者由于各种原因未及时进餐或少量进餐而导致出现低血糖症状。如发生此类情况应及时与医师沟通。

(3)部位选择(图1-2):不同注射部位对胰岛素的吸收速度不同,腹部吸收最快、最完全,其后依次为上臂、大腿、臀部。注射部位的皮下硬结、脂肪组织萎缩或增生、水肿会影响胰岛素的吸收。胰岛素的注射深度同样会影响胰岛素的吸收,注射在肌肉中的胰岛素吸收速率较皮下快。需长期注射胰岛素的患者,要注意注射部位的交替,两次注射点间隔至少1 cm。①腹部:以患者的一个拳头盖住肚脐,大约脐周5 cm以内勿注射胰岛素,在脐周外两侧约一个手掌宽的距离内注射。越往身体两侧皮下脂肪越薄,容易注射到肌肉层。②手臂:选择上臂外侧1/4的部位(三角肌下外侧)注射。③大腿:选择前面或外侧面进行注射,因为大腿内侧有较多的血管及神经分布。④臀部:通常为外上方处,从髋骨上缘往下至少10 cm远处的部位内。

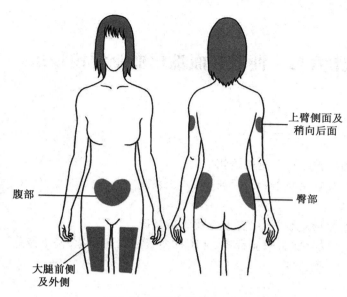

图 1-2 常用胰岛素注射部位

（4）具体摇匀方法：握住胰岛素笔，手臂在 A 与 B 之间上下缓慢摇动（图 1-3），使笔芯内的玻璃珠在笔芯两端之间充分滚动，在每次注射预混胰岛素前，至少重复 10 次，直至胰岛素呈白色均匀的混悬液。从冰箱取出的胰岛素，建议在室温下放置一段时间再使用。

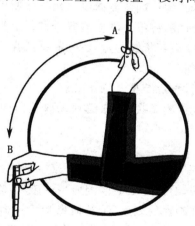

图 1-3 摇匀方法

（5）漏液问题的处理：①注射完毕后，在皮下应停留一定时间，尤其是注射剂量较大时应适当延长停留时间，以减少漏液现象的发生。②注射完毕后没有将针头及时卸下，当外界温度发生变化时，笔芯内的药液就可能经过针头泄漏出来（由冷到热），或是空气也可能进入到笔芯中（由热到冷），所以拔针后及时卸下针头，是有效避免漏液的方法。③漏液不仅造成药液的浪费，最重要的是，漏出的胰岛素会堵塞针头，造成注射剂量的不准确。若是预混制剂，一旦发生漏液，会导致胰岛素浓度（混合比例）的改变，从而影响患者的血糖控制。

（6）告知患者低血糖的临床表现，以及如何预防和正确处理。

（7）出院前要教会长期注射胰岛素的患者胰岛素注射方法。

（刘雪华）

第六节　便携式血糖仪血糖测定技术

一、操作前护理

（1）检查试纸条和质控品贮存是否恰当。

（2）检查试纸条的有效期及条码是否符合。

（3）清洁血糖仪。

（4）评估患者双手手指皮肤的颜色、温度及感染情况。

（5）用物准备：血糖仪、试纸、采血针头、无菌棉签、乙醇、污物桶、洗手液等。

（6）护士准备：洗手、戴口罩。

二、操作过程

（1）核对：核对床号、姓名、腕带，向患者做好解释工作。

（2）穿刺部位：采血部位通常采用指尖、足跟两侧等末梢毛细血管全血，水肿或感染的部位不宜采血。乙醇擦拭采血部位，待干后进行皮肤穿刺。

（3）插入血糖试纸，血糖仪自动开机，确认血糖仪的代码与使用的试纸代码一致。

（4）皮肤穿刺后，弃去第 1 滴血液，将第 2 滴血液置于试纸上指定区域。

（5）干棉签轻压针眼，将采血针头弃于锐器盒，污染的试纸弃于污物桶。

（6）整理床单位，交代注意事项。

（7）记录：记录操作日期、时间、测定结果及操作者。

（8）出现血糖异常结果应重复检测 1 次，通知医师采取不同的干预措施，必要时复检静脉生化血糖。

三、注意事项

（1）告知患者血糖监测的目的，对需要长期监测血糖的患者，教会其血糖监测的方法。

（2）操作者应了解影响血糖准确性的因素：①贫血患者使用血糖仪测定结果可能偏高；红细胞增多症、脱水或高原地区可能会偏低。②消毒后手指未干就进行测量，可以使测定结果偏低。③受内源性和外源性药物的干扰，如对乙酰氨基酚、维生素 C、水杨酸、尿酸、胆红素、甘油三酯、氧气、麦芽糖、木糖等均为常见干扰物。当血液中存在大量干扰物时，血糖值会有一定偏差。④pH、温度、湿度、海拔高度都可能对血糖值检测结果造成影响。

（3）目前临床使用的血糖仪检测技术均采用生物酶法，主要有葡萄糖氧化酶和葡萄糖脱氢酶两种，不同酶有不同的适应人群，应该根据患者不同情况，选用不同酶技术的血糖仪。

（4）建立血糖仪检测质量保证体系，包括完善的室内质控和室间质评体系。

（5）严格按照仪器制造商提供的说明书要求和操作规程进行检测。仪器的维护与保养参照使用说明书。

（6）定期对操作者培训与考核。

（徐婷婷）

第七节 鼻饲技术

一、目的

对病情危重、昏迷、不能经口或不愿正常摄食的患者,通过胃管供给患者所需的营养、水分和药物,维持机体代谢平衡,保证蛋白质和热量的供给需求,维持和改善患者的营养状况。

二、准备

(一)物品准备

治疗盘内:一次性无菌鼻饲包1套(硅胶胃管1根、弯盘1个、压舌板1个、50 mL注射器1具、润滑剂、镊子2把、治疗巾1条,纱布5块)、治疗碗2个、弯血管钳1把、棉签适量、听诊器1副、鼻饲流质液(38～40 ℃)200 mL,温开水适量、手电筒1个、调节夹1个(夹管用)、松节油、漱口液、毛巾。慢性支气管炎的患者视情况备镇静剂、氧气。

治疗盘外:安全别针1个、夹子或橡皮圈1个、卫生纸适量。

(二)患者、护理人员及环境准备

患者了解鼻饲目的、方法、注意事项及配合要点。调整情绪,指导或协助患者摆好体位。护理人员应衣帽整齐,修剪指甲,洗手,戴口罩。环境安静、整洁、光线、温湿度适宜。

三、评估

(1)评估患者病情、治疗情况、意识、心理状态及合作度。

(2)评估患者鼻腔状况,有无鼻中隔偏曲、息肉,鼻黏膜有无水肿、炎症等。

(3)向患者解释鼻饲的目的、方法、注意事项及配合要点。

四、操作步骤

(1)确认患者并了解病情,向患者解释鼻饲目的、过程及方法。

(2)备齐用物,携至床旁核对床头卡、医嘱、饮食卡,核对流质饮食:种类,量,性质,温度,质量。

(3)患者如有义齿、眼镜应协助取下,妥善存放。防止义齿脱落误吞吐食管或落入气管引起窒息。插管时由于刺激可致流泪,取下眼镜便于擦除。

(4)取半坐位或坐位,可减轻胃管通过咽喉部时引起的咽反射,利于胃管插入。无法坐起者取右侧卧位,昏迷患者取去枕平卧位,头向后仰可避免胃管误入气管。

(5)将治疗巾围于患者颌下,保护患者衣服和床单,弯盘、毛巾放置于方便易取处。

(6)观察鼻孔是否通畅,黏膜有无破损,清洁鼻腔,选择通畅一侧便于插管。

(7)准备胃管测量胃管插入的长度,成人插入长度为45～55 cm,一般取发际至胸骨剑突处或鼻尖经耳垂至胸骨剑突处,并进行标记,倒润滑剂于纱布上少许,润滑胃管前段10～20 cm处,减少插管时的摩擦阻力。

(8)左手持纱布托住胃管,右手持镊子夹住胃管前端,沿选定侧鼻孔缓缓插入,插管时动作轻柔,镊子前端勿触及鼻黏膜,以防损伤,当胃管插入10～15 cm通过咽喉部时,如为清醒患者指导其做吞咽动作及深呼吸,随患者做吞咽动作及深呼吸时顺势将胃管向前推进胃管,直至标记处。如为昏迷患者,将患者头部托起,使下颌靠近胸骨柄,可增大咽喉部通道的弧度,便于胃管顺利通过,再缓缓插入胃管至标记处。若插管时患者恶心、呕吐感持续,用手电筒、压舌板检查口腔咽喉部有无胃管盘曲卡住。如患者有呛咳、发绀、喘息、呼吸困难等误入气管现象,应立即拔管。休息后再插。

(9)确认胃管在胃内,用胶布交叉胃管固定于鼻翼和面颊部。验证胃管在胃内的三种方法:①打开胃管末端胶塞连接注射器于胃管末端抽吸,抽出胃液即可证实胃管在胃内。②置听诊器于患者胃区,快速经胃管向胃内注入10 mL空气,同时在胃部听到气过水声,即表示已插入胃内。③将胃管末端置于盛水的治疗碗内,无气泡溢出。

(10)灌食:连接注射器于胃管末端,先回抽见有胃液,再注入少量温开水,可润滑管壁,防止喂食溶液黏附于管壁,然后缓慢灌注鼻饲液或药液等。鼻饲液温度为38～40 ℃,每次鼻饲量不应超过200 mL,间隔时间不少于2小时,新鲜果汁,应与奶液分别灌入,防止凝块产生。鼻饲结束后,再次注入温开水20～30 mL冲洗胃管,避免鼻饲液积存于管腔中而变质,造成胃肠炎或堵塞管腔。鼻饲过程中,避免注入空气,以防造成腹胀。

(11)胃管末端胶塞:塞上如无胶塞可反折胃管末端,用纱布包好,橡皮圈系紧,用别针将胃管固定于大单,枕旁或患者衣领处防止灌入的食物反流和胃管脱落。

(12)协助患者清洁口腔,鼻孔,整理床单位,嘱患者维持原卧位20～30分钟,防止发生呕吐,促进食物消化、吸收。长期鼻饲者应每天进行口腔护理。

(13)整理用物,并清洁,消毒,备用。鼻饲用物应每天更换消毒,协助患者擦净面部,取舒适卧位。

(14)洗手,记录。记录插管时间,鼻饲液种类,量及患者反应等。

五、拔管

停止鼻饲或长期鼻饲需要更换胃管时进行拔管。

(1)携用物至床前,说明拔管的原因,并选择末次鼻饲结束时拔管。

(2)置弯盘于患者颌下,夹紧胃管末端放于弯盘内,防止拔管时液体反流,胃管内残留液体滴入气管。揭去固定胶布用松节油擦去胶布痕迹,再用清水擦洗。

(3)嘱患者深呼吸,在患者缓缓呼气时稍快拔管,到咽喉处快速拔出。

(4)将胃管放入弯盘中,移出患者视线,避免患者产生不舒服的感觉。

(5)清洁患者面部、口腔及鼻腔,帮助患者漱口,取舒适卧位。

(6)整理床单位,清理用物。

(7)洗手,记录拔管时间和患者反应。

六、注意事项

(1)注入药片时应充分研碎,全部溶解方可灌注。多种药物灌注时,应将药物分开灌注,每种药物之间用少量温开水冲洗一次,注意药物配伍禁忌。

(2)插胃管时护士与患者进行有效沟通,缓解紧张度。

（3）插管动作要轻稳，尤其是通过食管三个狭窄部位时（环状软骨水平处，平气管分叉处，食管通过膈肌处）以免损伤食管黏膜。

（4）每次鼻饲前应检查胃管是否在胃内及是否通畅，并用少量温开水冲管后方可进行喂食，鼻饲完毕后再次注入少量温开水，防止鼻饲液凝结。注入鼻饲液的速度要缓慢，以免引起患者不适。

（5）鼻饲液应现配现用，已配制好的暂不用时，应放在4℃以下的冰箱内保存，保证24小时内用完，防止长时间放置变质。

（6）长期鼻饲者应每天进行两次口腔护理，并定期更换胃管，普通胃管每周更换1次，硅胶胃管每月更换1次，聚氨酯胃管留置时间2个月更换1次。更换胃管时应于当晚最后一次喂食后拔出，翌日晨从另一侧鼻孔插入胃管。

（7）每次灌注前或间隔4～8小时应抽胃内容物，检查胃内残留物的量。如残留物的量大于灌注量的50%，说明胃排空延长，应告知医师采取措施。

（蒲 佳）

第八节 营养支持技术

一、肠内营养

（一）目的
（1）全面、均衡、符合生理的营养供给，以降低高分解代谢，提高机体免疫力。

（2）维持胃肠道功能，保护肝脏功能。

（3）提供经济、安全的营养治疗。

（二）操作前准备
1.告知患者和家属

操作目的、方法、注意事项、配合方法。

2.评估患者

病情、意识状态、合作程度、营养状态、管饲通路情况、输注方式。

3.操作护士

着装整洁、洗手、戴口罩。

4.物品准备

肠内营养液、营养泵、肠内营养袋、加温器、20 mL注射器、温水。必要时备插线板。

5.环境

整洁、安静。

（三）操作过程
（1）携用物至患者床旁，核对腕带及床头卡。

（2）协助患者取半卧位。

（3）固定营养泵，安装管路，检查并确认喂养管位置，抽吸并评估胃内残留量。

(4)温水冲洗胃肠营养管并与管路连接。

(5)根据医嘱调节输注速度。

(6)加温器连于喂养管上(一般温度调节在 37～40 ℃)。

(7)核对。

(8)输注完毕,温水冲洗喂养管。

(9)包裹、固定胃肠营养管。

(10)协助患者取适宜卧位,整理床单位。

(11)整理用物,按医疗垃圾分类处理用物。

(12)擦拭治疗车。

(13)洗手、记录、确认医嘱。

(四)注意事项

(1)营养液现用现配,24 小时内用完。

(2)长期留置胃肠营养管者,每天用油膏涂擦鼻腔黏膜,每天进行口腔护理。

(3)输注前后或经胃肠营养管注入药物后均用温水冲洗胃肠营养管。

(4)定期(或按照说明书)更换胃肠营养管,对胃造口、空肠造口者,保持造口周围皮肤干燥、清洁。

(5)避免空气入胃,引起胀气。

(6)加温器放到合适的位置,以免烫伤患者。

(7)抬高床头,避免患者平卧引起误吸。

(8)观察并记录输注量以及输注中、输注后的反应。

(9)特殊用药前后用约 30 mL 温水冲洗胃肠营养管,药片或药丸经研碎、溶解后注入胃肠营养管。

(10)注意放置恰当的管路标识。

(五)评价标准

(1)患者和家属能够知晓护士告知的事项,对服务满意。

(2)操作规范、安全,动作娴熟。

二、肠外营养

(一)目的

通过静脉途径输注各种营养素,补充和维持患者的营养。

(二)操作前准备

1.告知患者和家属

操作目的、方法、注意事项、配合方法。

2.评估患者

(1)病情、意识状态、合作程度、营养状态。

(2)输液通路情况、穿刺点及其周围皮肤状况。

3.操作护士

着装整洁、洗手、戴口罩。

4.物品准备

治疗车、穿刺盘、营养液、20 mL 注射器、输液泵、营养袋、加温器、温水。必要时备插线板。

5.环境

整洁、安静。

（三）操作过程

（1）携用物至患者床旁,核对腕带及床头卡。

（2）协助患者取舒适卧位。

（3）固定输液泵,连接电源。

（4）营养袋挂于仪器架上,排气。

（5）打开输液泵门,固定输液管,关闭输液泵门。

（6）开机,设置输液速度及预输液量。

（7）将感应器固定在墨菲氏滴管上端。

（8）消毒皮肤,再次排气。

（9）穿刺,启动输液泵,妥善固定管路。

（10）整理床单位,协助患者取舒适卧位。

（11）整理用物,按医疗垃圾分类处理用物。

（12）擦拭治疗车。

（13）洗手、记录、确认医嘱。

（四）注意事项

（1）营养液宜现配现用,若营养液配制后暂时不输注,冰箱冷藏,输注前室温下复温后再输,保存时间不超过 24 小时。

（2）等渗或稍高渗溶液可经周围静脉输入,高渗溶液应从中心静脉输入,明确标识。

（3）如果选择中心静脉导管输注,注意管路维护。

（4）不宜从营养液输入的管路输血、采血。

（五）评价标准

（1）患者和家属能够知晓护士告知的事项,对服务满意。

（2）遵循查对制度,符合无菌技术、安全给药原则。

（3）操作过程规范,动作娴熟。

（秦　硕）

第九节　排痰技术

一、有效排痰法

（一）目的

对不能有效咳痰的患者进行叩背,协助排出肺部分泌物,保持呼吸道通畅。

(二)操作前准备

1.告知患者

操作目的、方法、注意事项、配合方法。

2.评估患者

(1)病情、意识状态、咳痰能力、影响咳痰的因素、合作能力。

(2)痰液的颜色、性质、量、气味。

(3)肺部呼吸音情况。

3.操作护士

着装整洁、洗手、戴口罩。

4.物品准备

听诊器、隔离衣、快速手消毒剂,必要时备雾化面罩、雾化液。

5.环境

整洁、安静。

(三)操作步骤

(1)穿隔离衣,核对腕带及床头卡。

(2)协助患者取侧卧位或坐位。

(3)叩击患者胸背部,手指合拢呈杯状由肺底自下而上、自外向内叩击。

(4)拍背后,嘱患者缓慢深呼吸用力咳出痰液。

(5)听诊肺部呼吸音清。

(6)协助患者清洁口腔。

(7)整理床单位,协助患者取舒适卧位。

(8)整理用物,脱隔离衣。

(9)洗手、记录,确认医嘱。

(四)注意事项

(1)注意保护胸、腹部伤口,合并气胸、肋骨骨折时禁做叩击。

(2)根据患者体型、营养状况、耐受能力,合理选择叩击方式、时间和频率。

(3)操作过程中密切观察患者意识及生命体征变化。

(五)评价标准

(1)患者能够知晓护士告知的事项,对服务满意。

(2)操作过程规范、安全,动作娴熟。

二、经鼻或经口腔吸痰

(一)目的

充分吸出痰液,保持患者呼吸道通畅,确保患者安全。

(二)操作前准备

1.告知患者和家属

操作目的、方法、注意事项、配合方法。

2.评估患者

(1)病情、意识状态、生命体征、承受能力、合作程度。

（2）双肺呼吸音、痰鸣音、氧疗情况、SpO_2、咳嗽能力。

（3）痰液的性状。

（4）义齿、口腔及鼻腔状况。

3.操作护士

着装整洁、洗手、戴口罩。

4.物品准备

治疗车、治疗盘、吸痰包、一次性吸痰管、灭菌注射用水、负压吸引装置一套、隔离衣、快速手消毒剂、污物桶、消毒桶；必要时备压舌板、开口器、舌钳、口咽通气道、听诊器。

5.环境

整洁、安静。

（三）操作过程

（1）穿隔离衣，携用物至患者床旁，核对腕带及床头卡。

（2）协助患者取适宜卧位，取下活动义齿。

（3）连接电源，打开吸引器，调节负压吸引压力 20.0～26.7 kPa（150～200 mmHg）。

（4）戴一次性无菌手套，连接吸痰管。

（5）吸痰管经口或鼻插入气道（进管时阻断负压），边旋转边向上提拉，每次吸痰时间不超过15 秒。

（6）吸痰过程中密切观察患者生命体征、血氧饱和度及痰液情况，听诊呼吸音。

（7）吸痰结束，用手上的一次性手套包裹吸痰管，丢入污物桶。

（8）冲洗管路。

（9）整理床单位，协助患者取安全、舒适体位。

（10）整理用物，按医疗垃圾分类处理用物；消毒仪器及管路。

（11）脱隔离衣，擦拭治疗车。

（12）洗手、记录、确认医嘱。

（四）注意事项

（1）观察患者生命体征、血氧饱和度变化及痰液情况，并准确记录。

（2）遵循无菌原则，插管动作轻柔。吸痰管到达适宜深度前避免负压，逐渐退出的过程中提供负压。

（3）选择粗细、长短、质地适宜的吸痰管。

（4）按需吸痰，每次吸痰时均须更换吸痰管。

（5）患者痰液黏稠时可以配合翻身叩背、雾化吸入，患者发生缺氧症状时如发绀、心率下降应停止吸痰，休息后再吸。

（6）吸痰过程中，鼓励并指导清醒患者深呼吸，进行有效咳痰。

（五）评价标准

（1）患者和家属能够知晓护士告知的事项，并能配合操作。

（2）遵循无菌原则、消毒隔离制度。

（3）操作过程规范、安全、有效，动作轻柔。

三、气管插管吸痰

（一）目的

充分吸出痰液，保持患者呼吸道通畅。

（二）操作前准备

1.告知患者和家属

操作目的、方法、注意事项、配合方法。

2.评估患者

（1）病情、意识状态、合作程度。

（2）心电监护及管路状况。

3.操作护士

着装整洁、洗手、戴口罩。

4.物品准备

治疗车、负压吸引装置一套、一次性吸痰管、无菌生理盐水、隔离衣、快速手消毒剂、污物桶、消毒桶。

5.环境

安静、整洁。

（三）操作过程

（1）穿隔离衣，携用物至患者床边，核对患者腕带及床头卡。

（2）协助患者取仰卧位，头偏向操作者侧。

（3）吸痰前给予2分钟纯氧吸入。

（4）连接电源，打开吸引器，调节负压吸引压力20.0～26.7 kPa(150～200 mmHg)。

（5）戴一次性无菌手套，连接吸痰管。

（6）正确开放气道，迅速将吸痰管插入至适宜深度，边旋转边向上提拉，每次吸痰时间不超过15秒。

（7）观察患者生命体征、血氧饱和度变化，痰液的性状、量及颜色，听诊呼吸音。

（8）吸痰结束后再给予纯氧吸入2分钟。

（9）吸痰管用手上的一次性手套包裹，丢入污物桶。

（10）冲洗管路并妥善放置。

（11）整理床单位，协助患者取安全、舒适体位。

（12）整理用物，按医疗垃圾分类处理用物。

（13）脱隔离衣，擦拭治疗车。

（14）洗手、记录、确认医嘱。

（四）注意事项

（1）观察患者生命体征及呼吸机参数变化，如呼吸道被痰液堵塞、窒息，发生应立即吸痰。

（2）遵循无菌原则，每次吸痰时均须更换吸痰管，应先吸气管内，再吸口鼻处。

（3）吸痰前整理呼吸机管路，倾倒冷凝水。

（4）掌握适宜的吸痰时间。呼吸道管路每周更换消毒一次，发现污染严重，随时更换。

（5）注意吸痰管插入是否顺利，遇有阻力时，应分析原因，不得粗暴操作。

(6)选择型号适宜的吸痰管,吸痰管外径应≤气管插管内径的1/2。

(7)吸痰过程中,鼓励并指导清醒患者深呼吸,进行有效咳痰。

(五)评价标准

(1)患者和家属能够知晓护士告知的事项,并能配合操作。

(2)遵循无菌技术、标准预防、消毒隔离原则。

(3)护士操作过程规范、安全、有效。

四、排痰机使用

(一)目的

协助排除肺部痰液,预防、减轻肺部感染。

(二)操作前准备

1.告知患者

操作目的、方法、注意事项、配合方法。

2.评估患者

(1)病情、意识状态、耐受能力、心理反应、合作程度。

(2)胸部皮肤情况及肺部痰液分布情况。

3.操作护士

着装整洁、洗手、戴口罩。

4.物品准备

振动排痰机、叩击头套、快速手消毒剂。

5.环境

整洁、安静、私密。

(三)操作步骤

(1)携用物至患者床旁,核对腕带及床头卡。

(2)协助患者取适宜体位。

(3)连接振动排痰机电源,开机。

(4)调节强度、频率。

(5)选择排痰模式(自动和手动),定时。

(6)安装适宜的叩击头及套。

(7)叩击头振动后,方可放于胸部背部及前后两侧并给予适当的压力治疗。

(8)治疗结束,撤除叩击头套。

(9)整理床单位,协助患者取安全、舒适卧位。

(10)整理用物,按医疗垃圾分类处理用物。

(11)洗手、记录、确认医嘱。

(四)注意事项

(1)注意皮肤感染、胸部肿瘤、心内附壁血栓、严重心房颤动、心室颤动、急性心肌梗死、不能耐受振动的患者禁忌使用。

(2)密切监测患者病情变化,如患者感到不适,应及时停止治疗。

(3)应将叩击头置于叩击部位不动,持续数秒,再更换叩击部位,或叩击头缓慢在身体表面移动,要避免快速移动,以免影响治疗效果。

(4)根据患者情况选择治疗时间,一般为 5~10 分钟。

(五)评价标准

(1)患者和家属能够知晓护士告知的事项,对服务满意。

(2)注意观察患者肺部情况。

(3)护士操作过程规范、准确。

（王海丽）

第二章　呼吸内科的护理

第一节　急性呼吸道感染

急性呼吸道感染通常包括急性上呼吸道感染和急性气管-支气管炎。急性上呼吸道感染是鼻腔、咽或喉部急性炎症的总称。常见病原体为病毒,仅有少数由细菌引起。本病全年皆可发病,但冬春季节多发,具有一定的传染性,有时引起严重的并发症,应积极防治。急性气管-支气管炎是指感染、物理、化学、过敏等因素引起的气管-支气管黏膜的急性炎症。可由急性上呼吸道感染蔓延而来。多见于寒冷季节或气候多变时,或气候突变时多发。

一、护理评估

(一)病因及发病机制

1.急性上呼吸道感染

急性上呼吸道感染有 $70\%\sim80\%$ 由病毒引起。其中主要包括流感病毒、副流感病毒、呼吸道合胞病毒、腺病毒、鼻病毒等。由于感染病毒类型较多,又无交叉免疫,人体产生的免疫力较弱且短暂,同时在健康人群中有病毒携带者,故一个人可有多次发病。细菌感染占 $20\%\sim30\%$,可直接或继病毒感染之后发生,以溶血性链球菌最为多见,其次为流感嗜血杆菌、肺炎球菌和葡萄球菌等。偶见革兰阴性杆菌。当全身或呼吸道局部防御功能降低时,尤其是年老体弱或有慢性呼吸道疾病者更易患病,原先存在于上呼吸道或外界侵入的病毒和细菌迅速繁殖,引起本病。通过含有病毒的飞沫或被污染的用具传播,引起发病。

2.急性气管-支气管炎

(1)感染:由病毒、细菌直接感染,或急性上呼吸道病毒(如腺病毒、流感病毒)、细菌(如流感嗜血杆菌、肺炎链球菌)感染迁延而来,也可在病毒感染后继发细菌感染。亦可为衣原体和支原体感染。

(2)物理、化学性因素:过冷空气、粉尘、刺激性气体或烟雾的吸入使气管-支气管黏膜受到急性刺激和损伤,引起本病。

(3)变态反应:花粉、有机粉尘、真菌孢子等的吸入以及对细菌蛋白质过敏等,均可引起气管-支气管的变态反应。寄生虫(如钩虫、蛔虫的幼虫)移行至肺,也可致病。

(二)健康史

有无受凉、淋雨、过度疲劳等使机体抵抗力降低等情况,应注意询问本次起病情况,既往健康情况,有无呼吸道慢性疾病史等。

(三)身体状况

1.急性上呼吸道感染

急性上呼吸道感染主要症状和体征个体差异大,根据病因不同可有不同类型,各型症状、体征之间无明显界定,也可互相转化。

(1)普通感冒:又称急性鼻炎或上呼吸道卡他,以鼻咽部卡他症状为主要表现,俗称"伤风"。成人多由鼻病毒所致,起病较急,初期有咽干、咽痒或咽痛,同时或数小时后有打喷嚏、鼻塞、流清水样鼻涕,2天后分泌物变稠,伴咽鼓管炎可引起听力减退,伴流泪、味觉迟钝、声嘶、少量咳嗽、低热不适、轻度畏寒和头痛。检查可见鼻腔黏膜充血、水肿、有分泌物,咽部轻度充血。如无并发症,一般经5～7天痊愈。

(2)病毒性咽炎和喉炎:临床特征为咽部发痒、不适和灼热感、声嘶、讲话困难、咳嗽、咳嗽时咽喉疼痛,无痰或痰呈黏液性,有发热和乏力,伴有咽下疼痛时,常提示有链球菌感染,体检发现咽部明显充血和水肿、局部淋巴结肿大且触痛,提示流感病毒和腺病毒感染,腺病毒咽炎可伴有眼结膜炎。

(3)疱疹性咽峡炎:主要由柯萨奇病毒A引起,夏季好发。有明显咽痛、常伴有发热,病程约1周。体检可见咽充血,软腭、腭垂、咽和扁桃体表面有灰白色疱疹及浅表溃疡,周围有红晕。多见儿童,偶见于成人。

(4)咽结膜热:常为柯萨奇病毒、腺病毒等引起。夏季好发,游泳传播为主,儿童多见。表现为发热、咽痛、畏光、流泪、咽及结膜明显充血。病程为4～6天。

(5)细菌性咽-扁桃体炎多由溶血性链球菌感染所致,其次为流感嗜血杆菌、肺炎球菌、葡萄球菌等引起。起病急,咽痛明显、伴畏寒、发热,体温超过39 ℃。检查可见咽部明显充血,扁桃体充血肿大,其表面有黄色点状渗出物,颌下淋巴结肿大伴压痛,肺部无异常体征。

本病如不及时治疗可并发急性鼻窦炎、中耳炎、急性气管-支气管炎。部分患者可继发病毒性心肌炎、肾炎、风湿热等。

2.急性气管-支气管炎

急性气管-支气管炎起病较急,常先有急性上呼吸道感染的症状,继之出现干咳或少量黏液性痰,随后可转为黏液脓性或脓性痰液,痰量增多,咳嗽加剧,偶可痰中带血。全身症状一般较轻,可有发热,38 ℃左右,多于3天后消退。咳嗽、咳痰为最常见的症状,常为阵发性咳嗽,咳嗽、咳痰可延续2～3周才消失,如迁延不愈,则可演变为慢性支气管炎。呼吸音常正常或增粗,两肺可听到散在干、湿性啰音。

(四)实验室及其他检查

1.血常规

病毒感染者白细胞计数正常或偏低,淋巴细胞比例升高;细菌感染者白细胞计数和中性粒细胞增高,可有核左移现象。

2.病原学检查

可做病毒分离和病毒抗原的血清学检查,确定病毒类型,以区别病毒和细菌感染。细菌培养及药物敏感试验,可判断细菌类型,并可指导临床用药。

3.X线检查

胸部X线多无异常改变。

二、护理诊断

(一)舒适的改变

鼻塞、流涕、咽痛、头痛与病毒和/或细菌感染有关。

(二)潜在并发症

鼻窦炎、中耳炎、心肌炎、肾炎、风湿性关节炎。

三、护理目标

患者躯体不适缓解，日常生活不受影响；体温恢复正常；呼吸道通畅；睡眠改善；无并发症发生或并发症被及时控制。

四、护理措施

(一)一般护理

注意隔离患者，减少探视，避免交叉感染。患者咳嗽或打喷嚏时应避免对着他人。患者使用的餐具、痰盂等用具应按规定消毒，或用一次性器具，回收后焚烧弃去。多饮水，补充足够的热量，给予清淡易消化、高热量、丰富维生素、富含营养的食物。避免刺激性食物，戒烟、酒。患者以休息为主，特别是在发热期间。部分患者往往因剧烈咳嗽而影响正常的睡眠，可给患者提供容易入睡的休息环境，保持病室适宜温度、湿度和空气流通。保证周围环境安静，关闭门窗。指导患者运用促进睡眠的方式，如睡前泡脚、听音乐等。必要时可遵医嘱给予镇咳、祛痰或镇静药物。

(二)病情观察

关注疾病流行情况、鼻咽部发生的症状、体征及血常规和X线胸片改变。注意并发症，如耳痛、耳鸣、听力减退、外耳道流脓等提示中耳炎；如头痛剧烈、发热、伴脓涕、鼻窦有压痛等提示鼻窦炎；如在恢复期出现胸闷、心悸、眼睑水肿、腰酸和关节痛等提示心肌炎、肾炎或风湿性关节炎，应及时就诊。

(三)对症护理

1.高热护理

体温超过37.5 ℃，应每4小时测体温1次，观察体温过高的早期症状和体征，体温突然升高或骤降时，应随时测量和记录，并及时报告医师。体温＞39 ℃时，要采取物理降温。降温效果不好可遵照医嘱选用适当的解热剂进行降温。患者出汗后应及时处理，保持皮肤的清洁和干燥，并注意保暖。鼓励多饮水。

2.保持呼吸道通畅

清除气管、支气管内分泌物，减少痰液在气管、支气管内的聚积。指导患者采取舒适的体位进行有效咳嗽。观察咳痰情况，如痰液较多且黏稠，可嘱患者多饮水，或遵照医嘱给予雾化吸入治疗，以湿润气道、利于痰液排出。

(四)用药护理

1.对症治疗

选用抗感冒复合剂或中成药减轻发热、头痛，减少鼻、咽充血和分泌物，如对乙酰氨基酚(扑热息痛)、银翘解毒片等。干咳者可选用右美沙芬、喷托维林(咳必清)等；咳嗽有痰可选用复方氯化铵合剂、溴己新(必嗽平)或雾化祛痰。咽痛者可含服喉片或草珊瑚片等。气喘者可用平喘药，如特布他林、氨茶碱等。

2.抗病毒药物

早期应用抗病毒药有一定疗效,可选用利巴韦林、奥司他韦、金刚烷胺、吗啉胍和抗病毒中成药等。

3.抗菌药物

如有细菌感染,最好根据药物敏感试验选择有效抗菌药物治疗,常可选用大环内酯类、青霉素类、氟喹诺酮类及头孢菌素类。

根据医嘱选用药物,告知患者药物的作用、可能发生的不良反应和服药的注意事项,如按时服药;应用抗生素者,注意观察有无迟发变态反应发生;对于应用解热镇痛药者注意避免大量出汗引起虚脱等。发现异常及时就诊等。

(五)心理护理

急性呼吸道感染预后良好,多数患者于1周内康复,仅少数患者可因咳嗽迁延不愈而发展为慢性支气管炎,患者一般无明显心理负担。但如果咳嗽较剧烈,加之伴有发热,可能会影响患者的休息、睡眠,进而影响工作和学习,个别患者产生急于缓解咳嗽等症状的焦虑情绪。护理人员应与患者进行耐心、细致的沟通,通过对病情的客观评价,解除患者的心理顾虑,建立治疗疾病的信心。

(六)健康指导

1.疾病知识指导

帮助患者和家属掌握急性呼吸道感染的诱发因素及本病的相关知识,避免受凉、过度疲劳,注意保暖;外出时可戴口罩,避免寒冷空气对气管、支气管的刺激。积极预防和治疗上呼吸道感染,症状改变或加重时应及时就诊。

2.生活指导

平时应加强耐寒锻炼,增强体质,提高机体免疫力。有规律生活,避免过度劳累。室内空气保持新鲜、阳光充足。少去人群密集的公共场所。戒烟、酒。

五、护理评价

患者舒适度改善;睡眠质量提高;未发生并发症或发生后被及时控制。

(王海丽)

第二节　支气管扩张症

支气管扩张症是指直径＞2 mm 的支气管由于管壁的肌肉和弹性组织破坏引起的慢性异常扩张。临床特点为慢性咳嗽、咳大量脓性痰和/或反复咯血。患者常有童年麻疹、百日咳或支气管肺炎等病史。随着人民生活条件的改善,麻疹、百日咳疫苗的预防接种,以及抗生素的应用,本病发病率已明显降低。

一、病因及发病机制

（一）支气管-肺组织感染和支气管阻塞

支气管-肺组织感染和支气管阻塞是支气管扩张的主要病因。感染和阻塞症状相互影响，促使支气管扩张的发生和发展。其中婴幼儿期支气管-肺组织感染是最常见的病因，如婴幼儿麻疹、百日咳、支气管肺炎等。

由于儿童支气管较细，易阻塞，且管壁薄弱，反复感染破坏支气管壁各层结构，尤其是平滑肌和弹性纤维的破坏削弱了对管壁的支撑作用。支气管炎使支气管黏膜充血、水肿、分泌物阻塞管腔，导致引流不畅而加重感染。支气管内膜结核、肿瘤、异物引起管腔狭窄、阻塞，也是导致支气管扩张的原因之一。由于左下叶支气管细长，且受心脏血管压迫引流不畅，容易发生感染，故支气管扩张左下叶比右下叶多见。肺结核引起的支气管扩张多发生在上叶。

（二）支气管先天性发育缺陷和遗传因素

此类支气管扩张较少见，如巨大气管-支气管症、Kartagener 综合征（支气管扩张、鼻窦炎和内脏转位）、肺囊性纤维化、先天性丙种球蛋白缺乏症等。

（三）全身性疾病

目前已发现类风湿关节炎、Crohn 病、溃疡性结肠炎、系统性红斑狼疮、支气管哮喘等疾病可同时伴有支气管扩张；有些不明原因的支气管扩张患者，其体液免疫和/或细胞免疫功能有不同程度的异常，提示支气管扩张可能与机体免疫功能失调有关。

二、临床表现

（一）症状

1.慢性咳嗽、大量脓痰

痰量与体位变化有关。晨起或夜间卧床改变体位时，咳嗽加剧、痰量增多。痰量多少可估计病情严重程度。感染急性发作时，痰量明显增多，每天可达数百毫升，外观呈黄绿色脓性痰，痰液静置后出现分层的特征：上层为泡沫；中层为脓性黏液；下层为坏死组织沉淀物。合并厌氧菌感染时痰有臭味。

2.反复咯血

50%～70%的患者有程度不等的反复咯血，咯血量与病情严重程度和病变范围不完全一致。大量咯血最主要的危险是窒息，应紧急处理。部分发生于上叶的支气管扩张，引流较好，痰量不多或无痰，以反复咯血为唯一症状，称为"干性支气管扩张"。

3.反复肺部感染

其特点是同一肺段反复发生肺炎并迁延不愈。

4.慢性感染中毒症状

反复感染者可出现发热、乏力、食欲减退、消瘦、贫血等，儿童可影响发育。

（二）体征

早期或干性支气管扩张多无明显体征，病变重或继发感染时在下胸部、背部常可闻及局限性、固定性湿啰音，有时可闻及哮鸣音；部分慢性患者伴有杵状指（趾）。

三、辅助检查

(一)胸部 X 线检查

早期无异常或仅见患侧肺纹理增多、增粗现象。典型表现是轨道征和卷发样阴影,感染时阴影内出现液平面。

(二)胸部 CT 检查

管壁增厚的柱状扩张或成串成簇的囊状改变。

(三)纤维支气管镜检查

有助于发现患者出血的部位,鉴别腔内异物、肿瘤或其他支气管阻塞原因。

四、诊断要点

根据患者有慢性咳嗽、大量脓痰、反复咯血的典型临床特征,以及肺部闻及固定而局限性的湿啰音,结合儿童时期有诱发支气管扩张的呼吸道病史,一般可作出初步临床诊断。胸部影像学检查和纤维支气管镜检查可进一步明确诊断。

五、治疗要点

治疗原则是保持呼吸道引流通畅,控制感染,处理咯血,必要时手术治疗。

(一)保持呼吸道通畅

1.药物治疗

祛痰药及支气管扩张剂具有稀释痰液、促进排痰作用。

2.体位引流

对痰多且黏稠者作用尤其重要。

3.经纤维支气管镜吸痰

若体位引流排痰效果不理想,可经纤维支气管镜吸痰及生理盐水冲洗痰液,也可局部注入抗生素。

(二)控制感染

控制感染是支气管扩张急性感染期的主要治疗措施。应根据症状、体征、痰液性状,必要时参考细菌培养及药物敏感试验结果选用抗菌药物。

(三)手术治疗

对反复呼吸道急性感染或大咯血,病变局限在一叶或一侧肺组织,经药物治疗无效,全身状况良好的患者,可考虑手术切除病变肺段或肺叶。

六、护理诊断

(一)清理呼吸道无效

咳嗽、大量脓痰、肺部湿啰音与痰液黏稠和无效咳嗽有关。

(二)有窒息的危险

与痰多、痰液黏稠或大咯血造成气道阻塞有关。

(三)营养失调

乏力、消瘦、贫血、发育迟缓与反复感染导致机体消耗增加以及患者食欲缺乏、营养物质摄入不足有关。

(四)恐惧

精神紧张、面色苍白、出冷汗与突然或反复大咯血有关。

七、护理措施

(一)一般护理

1.休息与环境

急性感染或咯血时应卧床休息,大咯血患者需绝对卧床,取患侧卧位。病室内保持空气流通,维持适宜的温、湿度,注意保暖。

2.饮食护理

提供高热量、高蛋白、高维生素饮食,发热患者给予高热量流质或半流质饮食,避免冰冷、油腻、辛辣食物诱发咳嗽。鼓励患者多饮水,每天 1 500 mL 以上,以稀释痰液。指导患者在咳痰后及进食前后用清水或漱口液漱口,保持口腔清洁,促进食欲。

(二)病情观察

观察痰液量、颜色、性质、气味和与体位的关系,记录 24 小时痰液排出量;定期测量生命体征,记录咯血量,观察咯血的颜色、性质及量;病情严重者需观察有无窒息前症状,发现窒息先兆,立即向医师汇报并配合处理。

(三)对症护理

1.促进排痰

(1)指导有效咳嗽和正确的排痰方法。

(2)采取体位引流者需依据病变部位选择引流体位,使病肺居上,引流支气管开口向下,利于痰液流出。一般于饭前 1 小时进行。引流时可配合胸部叩击,提高引流效果。

(3)必要时遵医嘱选用祛痰剂或 β_2 受体激动剂喷雾吸入,扩张支气管、促进排痰。

2.预防窒息

(1)痰液排除困难者,鼓励多饮水或雾化吸入,协助患者翻身、拍背或体位引流,以促进痰液排除,减少窒息发生的危险。

(2)密切观察患者的表情、神志、生命体征,观察并记录痰液的颜色、量与性质,及时发现和判断患者有无发生窒息的可能。如患者突然出现烦躁不安、神志不清,面色苍白或发绀、出冷汗、呼吸急促、咽喉部明显的痰鸣音,应警惕窒息的发生,并及时通知医师。

(3)对意识障碍、年老体弱、咳嗽咳痰无力、咽喉部明显的痰鸣音、神志不清者、突然大量呕吐物涌出等高危患者,立即做好抢救准备,如迅速备好吸引器、气管插管或气管切开等用物,积极配合抢救工作。

(四)心理护理

病程较长,咳嗽、咳痰、咯血反复发作或逐渐加重时,患者易产生焦虑、沮丧情绪。护士应多与其交谈,讲明支气管扩张反复发作的原因及治疗进展,帮助患者树立战胜疾病的信心,缓解焦虑不安情绪。咯血时医护人员应陪伴、安慰患者,帮助情绪稳定,避免因情绪波动加重出血。

(五)健康教育

1.疾病知识指导

帮助患者及家属了解疾病发生、发展与治疗、护理过程。与其共同制订长期防治计划。宣传防治百日咳、麻疹、支气管肺炎、肺结核等呼吸道感染的重要性；及时治疗上呼吸道慢性病灶；避免受凉，预防感冒；戒烟、减少刺激性气体吸入，防止病情恶化。

2.生活指导

讲明加强营养对机体康复的作用，使患者能主动摄取必需的营养素，以增强机体抗病能力。鼓励患者参加体育锻炼，建立良好的生活习惯，劳逸结合，以维护心、肺功能状态。

3.用药指导

向患者介绍常用药物的用法和注意事项，观察疗效及不良反应。指导患者及家属学习和掌握有效咳嗽、胸部叩击、雾化吸入和体位引流的方法，以利于长期坚持，控制病情的发展；了解抗生素的作用、用法和不良反应。

4.自我监测指导

定期复查。嘱患者按医嘱服药，教患者学会观察药物的不良反应。教会患者识别病情变化的征象，观察痰液量、颜色、性质、气味和与体位的关系，并记录 24 小时痰液排出量。如有咯血，窒息先兆，立即前往医院就诊。

（王海丽）

第三节　肺　炎

一、概述

（一）疾病概述

肺炎是指终末气道、肺泡和肺间质的炎症，可由病原微生物、理化因素、免疫损伤、过敏及药物所致。细菌性肺炎是最常见的肺炎，也是最常见的感染性疾病之一。在抗菌药物应用以前，细菌性肺炎对儿童及老年人的健康威胁极大，抗菌药物的出现及发展曾一度使肺炎病死率明显下降。但近年来，尽管应用强力的抗菌药物和有效的疫苗，肺炎总的病死率却不再降低，甚至有所上升。

（二）肺炎分类

肺炎可按解剖、病因或患病环境加以分类。

1.解剖分类

（1）大叶性（肺泡性）：肺炎病原体先在肺泡引起炎症，经肺泡间孔（Cohn 孔）向其他肺泡扩散，致使部分肺段或整个肺段、肺叶发生炎症改变。典型者表现为肺实质炎症，通常并不累及支气管。致病菌多为肺炎链球菌。X 线胸片显示肺叶或肺段的实变阴影。

（2）小叶性（支气管性）：肺炎病原体经支气管入侵，引起细支气管、终末细支气管及肺泡的炎症，常继发于其他疾病，如支气管炎、支气管扩张、上呼吸道病毒感染以及长期卧床的危重患者。其病原体有肺炎链球菌、葡萄球菌、病毒、肺炎支原体以及军团菌等。支气管腔内有分泌物，故常可闻及湿啰音，无实变的体征。X 线显示为沿肺纹理分布的不规则斑片状阴影，边缘密度浅而模糊，无实变征象，肺下叶常受累。

（3）间质性肺炎：以肺间质为主的炎症，可由细菌、支原体、衣原体、病毒或肺孢子菌等引起。

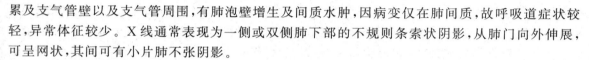

累及支气管壁以及支气管周围,有肺泡壁增生及间质水肿,因病变仅在肺间质,故呼吸道症状较轻,异常体征较少。X线通常表现为一侧或双侧肺下部的不规则条索状阴影,从肺门向外伸展,可呈网状,其间可有小片肺不张阴影。

2.病因分类

(1)细菌性肺炎:如肺炎链球菌、金黄色葡萄球菌、甲型溶血性链球菌、肺炎克雷伯杆菌、流感嗜血杆菌、铜绿假单胞菌肺炎等。

(2)非典型病原体所致肺炎:如军团菌、支原体和衣原体肺炎等。

(3)病毒性肺炎:如冠状病毒、腺病毒、呼吸道合胞病毒、流感病毒、麻疹病毒、巨细胞病毒、单纯疱疹病毒肺炎等。

(4)肺真菌病:如白念珠菌、曲霉菌、隐球菌、肺孢子菌肺炎等。

(5)其他病原体所致肺炎:如立克次体(如 Q 热立克次体)、弓形虫(如鼠弓形虫)、寄生虫(如肺包虫、肺吸虫、肺血吸虫)肺炎等。

(6)理化因素所致的肺炎:如放射性损伤引起的放射性肺炎,胃酸吸入引起的化学性肺炎,或对吸入或内源性脂类物质产生炎症反应的类脂性肺炎等。

3.患病环境分类

由于细菌学检查阳性率低,培养结果滞后,病因分类在临床上应用较为困难,目前多按肺炎的获得环境分成两类,有利于指导经验治疗。

(1)社区获得性肺炎(community acquired pneumonia,CAP)是指在医院外罹患的感染性肺实质炎症,包括具有明确潜伏期的病原体感染而在入院后平均潜伏期内发病的肺炎。其临床诊断依据如下:①新近出现的咳嗽、咳痰或原有呼吸道疾病症状加重,并出现脓性痰,伴或不伴胸痛。②发热。③肺实变体征和/或闻及湿啰音。④白细胞$>10\times10^9$/L 或 $<4\times10^9$/L,伴或不伴中性粒细胞核左移。⑤胸部 X 线检查显示片状、斑片状浸润性阴影或间质性改变,伴或不伴胸腔积液。以上①~④项中任何 1 项加第⑤项,除外非感染性疾病可做出诊断。CAP 常见病原体为肺炎链球菌、支原体、衣原体、流感嗜血杆菌和呼吸道病毒(甲、乙型流感病毒,腺病毒、呼吸合胞病毒和副流感病毒)等。

(2)医院获得性肺炎(hospital acquired pneumonia,HAP)亦称医院内肺炎,是指患者入院时不存在,也不处于潜伏期,而于入院 48 小时后在医院(包括老年护理院、康复院等)内发生的肺炎。HAP 还包括呼吸机相关性肺炎(ventilator associated pneumonia,VAP)和卫生保健相关性肺炎(healthcare associated pneumonia,HCAP)。其临床诊断依据是 X 线检查出现新的或进展的肺部浸润影加上下列三个临床征候中的两个或以上即可诊断为肺炎:①发热超过 38 ℃。②血白细胞计数增多或减少。③脓性气道分泌物。但 HAP 的临床表现、实验室和影像学检查特异性低,应注意与肺不张、心力衰竭和肺水肿、基础疾病肺侵犯、药物性肺损伤、肺栓塞和急性呼吸窘迫综合征等相鉴别。无感染高危因素患者的常见病原体依次为肺炎链球菌、流感嗜血杆菌、金黄色葡萄球菌、大肠埃希菌、肺炎克雷伯杆菌、不动杆菌属等;有感染高危因素患者为铜绿假单胞菌、肠杆菌属、肺炎克雷伯杆菌等,金黄色葡萄球菌的感染有明显增加的趋势。

(三)肺炎发病机制

正常的呼吸道免疫防御机制(支气管内黏液-纤毛运载系统、肺泡巨噬细胞等细胞防御的完整性等)使气管隆凸以下的呼吸道保持无菌。是否发生肺炎取决于两个因素:病原体和宿主因素。如果病原体数量多,毒力强和/或宿主呼吸道局部和全身免疫防御系统损害,即可发生肺炎。

病原体可通过下列途径引起肺炎：①空气吸入；②血行播散；③邻近感染部位蔓延；④上呼吸道定植菌的误吸。肺炎还可通过误吸胃肠道的定植菌(胃食管反流)和通过人工气道吸入环境中的致病菌引起。病原体直接抵达下呼吸道后，滋生繁殖，引起肺泡毛细血管充血、水肿，肺泡内纤维蛋白渗出及细胞浸润。除了金黄色葡萄球菌、铜绿假单胞菌和肺炎克雷伯杆菌等可引起肺组织的坏死性病变易形成空洞外，肺炎治愈后多不遗留瘢痕，肺的结构与功能均可恢复。

二、几种常见病原体所致肺炎

不同病原体所致肺炎在临床表现、辅助检查及治疗要点等方面均有差异。

(一)肺炎链球菌肺炎

肺炎链球菌肺炎是由肺炎链球菌或称肺炎球菌所引起的肺炎，约占社区获得性肺炎的半数。

1.临床表现

(1)症状：发病前常有受凉、淋雨、疲劳、醉酒、病毒感染史，多有上呼吸道感染的前驱症状。起病多急骤，高热、寒战，全身肌肉酸痛，体温通常在数小时内升至 39～40 ℃，高峰在下午或傍晚，或呈稽留热，脉率随之增速。可有患侧胸部疼痛，放射到肩部或腹部，咳嗽或深呼吸时加剧。痰少，可带血或呈铁锈色，胃纳锐减，偶有恶心、呕吐、腹痛或腹泻，易被误诊为急腹症。

(2)体征：患者呈急性热病容，面颊绯红，鼻翼翕动，皮肤灼热、干燥，口角及鼻周有单纯疱疹；病变广泛时可出现发绀。有败血症者，可出现皮肤、黏膜出血点，巩膜黄染。早期肺部体征无明显异常，仅有胸廓呼吸运动幅度减小，叩诊稍浊，听诊可有呼吸音减低及胸膜摩擦音。肺实变时叩诊浊音、触觉语颤增强并可闻及支气管呼吸音。消散期可闻及湿啰音。心率增快，有时心律不齐。重症患者有肠胀气，上腹部压痛多与炎症累及膈胸膜有关。重症感染时可伴休克、急性呼吸窘迫综合征及神经精神症状，表现为神志模糊、烦躁、呼吸困难、嗜睡、谵妄、昏迷等。累及脑膜时，有颈抵抗及出现病理性反射。

本病自然病程为 1～2 周。发病 5～10 天，体温可自行骤降或逐渐消退；使用有效的抗菌药物后可使体温在 1～3 天内恢复正常。患者的其他症状与体征亦随之逐渐消失。

(3)并发症：肺炎链球菌肺炎的并发症近年来已很少见。严重败血症或毒血症患者易发生感染性休克，尤其是老年人。表现为血压降低、四肢厥冷、多汗、发热、心动过速、心律失常等，而高热、胸痛、咳嗽等症状并不突出。其他并发症有胸膜炎、脓胸、心包炎、脑膜炎和关节炎等。

2.辅助检查

(1)血液检查：血白细胞计数(10～20)×10⁹/L，中性粒细胞多在 80% 以上，并有核左移，细胞内可见中毒颗粒。年老体弱、酗酒、免疫功能低下者的白细胞计数可不增高，但中性粒细胞的百分比仍增高。

(2)细菌学检查：痰直接涂片做革兰染色及荚膜染色镜检，如发现典型的革兰染色阳性、带荚膜的双球菌或链球菌，即可初步做出病原诊断。痰培养 24～48 小时可以确定病原体。聚合酶链反应检测及荧光标记抗体检测可提高病原学诊断率。痰标本送检应注意器皿洁净无菌，在抗菌药物应用之前漱口后采集，取深部咳出的脓性或铁锈色痰。10%～20% 患者合并菌血症，故重症肺炎应做血培养。

(3)X 线检查：早期仅见肺纹理增粗，或受累的肺段、肺叶稍模糊。随着病情进展，肺泡内充满炎性渗出物，表现为大片炎症浸润阴影或实变影，在实变阴影中可见支气管充气征，肋膈角可有少量胸腔积液。在消散期，X 线显示炎性浸润逐渐吸收，可有片状区域吸收较快，呈现"假空洞"征,多数病例在起病 3～4 周后才完全消散。老年患者肺炎病灶消散较慢,容易出现吸收不完全而成为机化性肺炎。

3.治疗要点

(1)抗菌药物治疗:一经诊断即应给予抗菌药物治疗,不必等待细菌培养结果。首选青霉素 G,用药途径及剂量视病情轻重及有无并发症而定:对于成年轻症患者,可用 24×10^5 U/d,分 3 次肌内注射,或用普鲁卡因青霉素每 12 小时肌内注射 60×10^4 U。病情稍重者,宜用青霉素 G $24\times10^5\sim48\times10^5$ U/d,分次静脉滴注,每 6～8 小时 1 次;重症及并发脑膜炎者,可增至 $10\times10^6\sim30\times10^6$ U/d,分 4 次静脉滴注。对青霉素过敏者,或耐青霉素或多重耐药菌株感染者,可用呼吸氟喹诺酮类、头孢噻肟或头孢曲松等药物,多重耐药菌株感染者可用万古霉素、替考拉宁等。

(2)支持疗法:患者应卧床休息,注意补充足够蛋白质、热量及维生素。密切监测病情变化,注意防止休克。剧烈胸痛者,可酌用少量镇痛药,如可卡因 15 mg。不用阿司匹林或其他解热药,以免过度出汗、脱水及干扰真实热型,导致临床判断错误。鼓励饮水每天 1～2 L,轻症患者不需常规静脉输液,确有失水者可输液,保持尿比重在 1.020 以下,血清钠保持在 145 mmol/L 以下。中等或重症患者[PaO_2<8.0 kPa(60 mmHg)或有发绀]应给氧。若有明显麻痹性肠梗阻或胃扩张,应暂时禁食、禁饮和胃肠减压,直至肠蠕动恢复。烦躁不安、谵妄、失眠者酌用地西泮 5 mg 或水合氯醛 1～1.5 g,禁用抑制呼吸的镇静药。

(3)并发症的处理:经抗菌药物治疗后,高热常在 24 小时内消退,或数天内逐渐下降。若体温降而复升或 3 天后仍不降者,应考虑肺炎链球菌的肺外感染,如脓胸、心包炎或关节炎等。持续发热的其他原因尚有耐青霉素的肺炎链球菌(PRSP)或混合细菌感染、药物热或并存其他疾病。肿瘤或异物阻塞支气管时,经治疗后肺炎虽可消散,但阻塞因素未除,肺炎可再次出现。10%～20%肺炎链球菌肺炎伴发胸腔积液者,应酌情取胸液检查及培养以确定其性质。若治疗不当,约 5%并发脓胸,应积极排脓引流。

(二)葡萄球菌肺炎

葡萄球菌肺炎是由葡萄球菌引起的急性肺化脓性炎症。常发生于有基础疾病如糖尿病、血液病、艾滋病、肝病、营养不良、酒精中毒、静脉吸毒或原有支气管肺疾病者。儿童患流感或麻疹时也易罹患。多急骤起病,高热、寒战、胸痛、痰脓性,可早期出现循环衰竭。X 线表现为坏死性肺炎,如肺脓肿、肺气囊肿和脓胸。若治疗不及时或不当,病死率甚高。

1.临床表现

(1)症状:本病起病多急骤,寒战、高热,体温多高达 40 ℃,胸痛,痰脓性,量多,带血丝或呈脓血状。毒血症状明显,全身肌肉、关节酸痛,体质衰弱,精神萎靡,病情严重者可早期出现周围循环衰竭。院内感染者通常起病较隐袭,体温逐渐上升。老年人症状可不典型。血源性葡萄球菌肺炎常有皮肤伤口、疖痈和中心静脉导管置入等,或静脉吸毒史,咳脓性痰较少见。

(2)体征:早期可无体征,常与严重的中毒症状和呼吸道症状不平行,其后可出现两肺散在性湿啰音。病变较大或融合时可有肺实变体征,气胸或脓气胸则有相应体征。血源性葡萄球菌肺炎应注意肺外病灶,静脉吸毒者多有皮肤针口和三尖瓣赘生物,可闻及心脏杂音。

2.辅助检查

(1)血液检查:外周血白细胞计数明显升高,中性粒细胞比例增加,核左移。

(2)X 线检查:胸部 X 线显示肺段或肺叶实变,可形成空洞,或呈小叶状浸润,其中有单个或多发的液气囊腔。另一特征是 X 线阴影的易变性,表现为一处炎性浸润消失而在另一处出现新的病灶,或很小的单一病灶发展为大片阴影。治疗有效时,病变消散,阴影密度逐渐减低,2～4 周后病变完全消失,偶可遗留少许条索状阴影或肺纹理增多等。

3.治疗要点

强调应早期清除引流原发病灶,选用敏感的抗菌药物。近年来,金黄色葡萄球菌对青霉素 G 的耐药率已高达 90%,因此可选用耐青霉素酶的半合成青霉素或头孢菌素,如苯唑西林钠、氯唑西林、头孢呋辛钠等,联合氨基糖苷类如阿米卡星等,亦有较好疗效。阿莫西林、氨苄西林与酶抑制剂组成的复方制剂对产酶金黄色葡萄球菌有效,亦可选用。对于抗甲氧西林金黄色葡萄球菌,则应选用万古霉素、替考拉宁等,近年国外还应用链阳霉素和噁唑烷酮类药物(如利奈唑胺)。万古霉素 1～2 g/d 静脉点滴,或替考拉宁首日 0.8 g 静脉点滴,以后 0.4 g/d,偶有药物热、皮疹、静脉炎等不良反应。临床选择抗菌药物时可参考细菌培养的药物敏感试验。

(三)肺炎支原体肺炎

肺炎支原体肺炎是由肺炎支原体引起的呼吸道和肺部的急性炎症改变,常同时有咽炎、支气管炎和肺炎。支原体肺炎占非细菌性肺炎的 1/3 以上,或各种原因引起的肺炎的 10%。秋冬季节发病较多,但季节性差异并不显著。

1.临床表现

潜伏期 2～3 周,通常起病较缓慢。症状主要为乏力、咽痛、头痛、咳嗽、发热、食欲缺乏、腹泻、肌痛、耳痛等。咳嗽多为阵发性刺激性呛咳,咳少量黏液。发热可持续 2～3 周,体温恢复正常后可能仍有咳嗽。偶伴有胸骨后疼痛。肺外表现更为常见,如皮炎(斑丘疹和多形红斑)等。体格检查可见咽部充血,儿童偶可并发鼓膜炎或中耳炎,颈淋巴结肿大。胸部体格检查与肺部病变程度常不相称,可无明显体征。

2.辅助检查

(1)X 线检查:X 线显示肺部多种形态的浸润影,呈节段性分布,以肺下野多见,有的从肺门附近向外伸展。病变常经 3～4 周后自行消散。部分患者出现少量胸腔积液。

(2)血常规检查:血白细胞总数正常或略增高,以中性粒细胞为主。

(3)病原体检查:起病 2 周后,约 2/3 的患者冷凝集试验阳性,滴度>1:32,如果滴度逐步升高,更有诊断价值。约半数患者对链球菌 MG 凝集试验阳性。凝集试验为诊断肺炎支原体感染的传统实验方法,但其敏感性与特异性均不理想。血清支原体 IgM 抗体的测定(酶联免疫吸附试验最敏感,免疫荧光法特异性强,间接血凝法较实用)可进一步确诊。直接检测标本中肺炎支原体抗原,可用于临床早期快速诊断。单克隆抗体免疫印迹法、核酸杂交技术及聚合酶链反应技术等具有高效、特异而敏感等优点,易于推广,对诊断肺炎支原体感染有重要价值。

3.治疗要点

早期使用适当抗菌药物可减轻症状及缩短病程。本病有自限性,多数病例不经治疗可自愈。大环内酯类抗菌药物为首选,如红霉素、罗红霉素和阿奇霉素。氟喹诺酮类如左氧氟沙星、加替沙星和莫西沙星等,四环素类也用于肺炎支原体肺炎的治疗。疗程一般 2～3 周。因肺炎支原体无细胞壁,青霉素或头孢菌素类等抗菌药物无效。对剧烈呛咳者,应适当给予镇咳药。若继发细菌感染,可根据痰病原学检查,选用针对性的抗菌药物治疗。

(四)肺炎衣原体肺炎

肺炎衣原体肺炎是由肺炎衣原体引起的急性肺部炎症,常累及上下呼吸道,可引起咽炎、喉炎、扁桃体炎,鼻窦炎、支气管炎和肺炎。常在聚居场所的人群中流行,如军队、学校、家庭,通常感染所有的家庭成员,但3岁以下的儿童患病较少。

1.临床表现

起病多隐袭,早期表现为上呼吸道感染症状。临床上与支原体肺炎颇为相似。通常症状较轻,发热、寒战、肌痛、干咳,非胸膜炎性胸痛,头痛、不适和乏力。少有咯血。发生咽喉炎者表现为咽喉痛、声音嘶哑,有些患者可表现为双阶段病程:开始表现为咽炎,经对症处理好转,1～3周后又发生肺炎或支气管炎,咳嗽加重。少数患者可无症状。肺炎衣原体感染时也可伴有肺外表现,如中耳炎,关节炎,甲状腺炎,脑炎,吉兰-巴雷综合征等。体格检查肺部偶闻湿啰音,随肺炎病变加重湿啰音可变得明显。

2.辅助检查

(1)血常规检查:血白细胞计数正常或稍高,血沉加快。

(2)病原体检查:可从痰、咽拭子、咽喉分泌物、支气管肺泡灌洗液中直接分离肺炎衣原体。也可用聚合酶链反应方法对呼吸道标本进行 DNA 扩增。原发感染者,早期可检测血清 IgM,急性期血清标本如 IgM 抗体滴度多1:16或急性期和恢复期的双份血清 IgM 或 IgG 抗体有4倍以上的升高。再感染者 IgG 滴度1:512或4倍增高,或恢复期 IgM 有较大的升高。咽拭子分离出肺炎衣原体是诊断的金标准。

(3)X 线检查:X 线胸片表现以单侧、下叶肺泡渗出为主。可有少到中量的胸腔积液,多在疾病的早期出现。肺炎衣原体肺炎常可发展成双侧,表现为肺间质和肺泡渗出混合存在,病变可持续几周。原发感染的患者胸片表现多为肺泡渗出,再感染者则为肺泡渗出和间质病变混合型。

3.治疗要点

肺炎衣原体肺炎首选红霉素,亦可选用多西环素或克拉霉素,疗程均为 14～21 天。阿奇霉素0.5 g/d,连用5天。氟喹诺酮类也可选用。对发热、干咳、头痛等可对症治疗。

(五)病毒性肺炎

病毒性肺炎是由上呼吸道病毒感染,向下蔓延所致的肺部炎症。可发生在免疫功能正常或抑制的儿童和成人。本病大多发生于冬春季节,暴发或散发流行。密切接触的人群或有心肺疾病者容易罹患。社区获得性肺炎住院患者约8%为病毒性肺炎。婴幼儿、老人、原有慢性心肺疾病者或妊娠妇女,病情较重,甚至导致死亡。

1.临床表现

好发于病毒疾病流行季节,临床症状通常较轻,与支原体肺炎的症状相似,但起病较急,发热、头痛、全身酸痛、倦怠等较突出,常在急性流感症状尚未消退时,即出现咳嗽、少痰或白色黏液痰、咽痛等呼吸道症状。小儿或老年人易发生重症病毒性肺炎,表现为呼吸困难、发绀、嗜睡、精神萎靡,甚至发生休克、心力衰竭和呼吸衰竭等并发症,也可发生急性呼吸窘迫综合征。本病常无显著的胸部体征,病情严重者有呼吸浅速,心率增快,发绀,肺部干、湿啰音。

2.辅助检查

(1)血常规检查:白细胞计数正常、稍高或偏低,血沉通常在正常范围。

(2)病原体检查:痰涂片所见的白细胞以单核细胞居多,痰培养常无致病细菌生长。

(3)X 线检查:胸部 X 线检查可见肺纹理增多,小片状浸润或广泛浸润,病情严重者显示双肺弥漫性结节性浸润,但大叶实变及胸腔积液者均不多见。病毒性肺炎的致病原不同,其 X 线征象亦有不同的特征。

3.治疗要点

以对症为主,卧床休息,居室保持空气流通,注意隔离消毒,预防交叉感染。给予足量维生素及蛋白质,多饮水及少量多次进软食,酌情静脉输液及吸氧。保持呼吸道通畅,及时消除上呼吸道分泌物等。

原则上不宜应用抗菌药物预防继发性细菌感染,一旦明确已合并细菌感染,应及时选用敏感的抗菌药物。

目前已证实较有效的病毒抑制药物如下:①利巴韦林具有广谱抗病毒活性,包括呼吸道合胞病毒、腺病毒、副流感病毒和流感病毒。0.8~1.0 g/d,分 3 或 4 次服用;静脉滴注或肌内注射每天 10~15 mg/kg,分 2 次。亦可用雾化吸入,每次 10~30 mg,加蒸馏水 30 mL,每天 2 次,连续 5~7 天。②阿昔洛韦具有广谱、强效和起效快的特点。临床用于疱疹病毒、水痘病毒感染。尤其对免疫缺陷或应用免疫抑制剂者应尽早应用。每次 5 mg/kg,静脉滴注,一天 3 次,连续给药 7 天。③更昔洛韦可抑制 DNA 合成。主要用于巨细胞病毒感染,7.5~15 mg/(kg·d),连用 10~15 天。④奥司他韦为神经氨酸酶抑制剂,对甲、乙型流感病毒均有很好作用,耐药发生率低,75 mg,每天 2 次,连用 5 天。⑤阿糖腺苷具有广泛的抗病毒作用。多用于治疗免疫缺陷患者的疱疹病毒与水痘病毒感染,5~15 mg/(kg·d),静脉滴注,每 10~14 天为 1 个疗程。⑥金刚烷胺有阻止某些病毒进入人体细胞及退热作用。临床用于流感病毒等感染。成人量每次 100 mg,晨晚各 1 次,连用 3~5 天。

(六)肺真菌病

肺真菌病是最常见的深部真菌病。近年来由于广谱抗菌药物、糖皮质激素、细胞毒药物及免疫抑制剂的广泛使用,器官移植的开展,以及免疫缺陷病如艾滋病增多,肺真菌病有增多的趋势。真菌多在土壤中生长,孢子飞扬于空气中,被吸入到肺部引起肺真菌病(外源性)。有些真菌为寄生菌,当机体免疫力下降时可引起感染。体内其他部位真菌感染亦可循淋巴或血液到肺部,为继发性肺真菌病。

1.临床表现

临床上表现为持续发热、咳嗽、咳痰(黏液痰或乳白色、棕黄色痰,也可有血痰)、胸痛、消瘦、乏力等症状。肺部体征无特异性改变。

2.辅助检查

肺真菌病的病理改变可有过敏、化脓性炎症反应或形成慢性肉芽肿。X 线表现无特征性可为支气管肺炎、大叶性肺炎、单发或多发结节,乃至肿块状阴影和空洞。病理学诊断仍是肺真菌病的金标准。

3.治疗要点

轻症患者经去除诱因后病情常能逐渐好转,念珠菌感染常使用氟康唑、氟胞嘧啶治疗,肺曲霉素病首选两性霉素 B。肺真菌病重在预防,合理使用抗生素、糖皮质激素,改善营养状况加强口鼻腔的清洁护理,是减少肺真菌病的主要措施。

三、护理评估

(一)病因评估

主要评估患者发病史与健康史,询问与本病发生相关的因素,如有无受凉、淋雨、劳累等诱因;有无上呼吸道感染史;有无性阻塞性肺疾病、糖尿病等慢性基础疾病;是否吸烟及吸烟量;是否长期使用激素、免疫抑制剂等。

（二）一般评估

1.生命体征

有无心率加快、脉搏细速、血压下降、脉压变小、体温不升、高热、呼吸困难等。

2.患者主诉

有无畏寒、发热、咳嗽、咳痰、胸痛、呼吸困难等症状。

3.精神和意识状态

有无精神萎靡、表情淡漠、烦躁不安、神志模糊等。

4.皮肤黏膜

有无发绀、肢端湿冷。

5.尿量

疑有休克者,测每小时尿量。

6.相关记录

体温、呼吸、血压、心率、意识、尿量(必要时记录出入量),痰液颜色、性状和量等情况。

（三）身体评估

1.视诊

观察患者有无急性面容和鼻翼翕动等表现;有无面颊绯红、口唇发绀、有无唇周疱疹、有无皮肤黏膜出血判断患者意识是否清楚,有无烦躁、嗜睡、惊厥和表情淡漠等意识障碍;患者呼吸时双侧呼吸运动是否对称,有无一侧胸式呼吸运动的增强或减弱;有无三凹征,有无呼吸频率加快或节律异常。

2.触诊

有无头颈部浅表淋巴结肿大与压痛,气管是否居中,双肺触觉语颤是否对称;有无胸膜摩擦感。

3.听诊

有无闻及肺泡呼吸音减弱或消失,异常支气管呼吸音,胸膜摩擦音和干、湿啰音等。

（四）心理-社会评估

患者在疾病治疗过程中的心理反应与需求,家庭及社会支持情况,引导患者正确配合疾病的治疗与护理。

（五）辅助检查结果评估

1.血常规检查

有无白细胞计数和中性粒细胞比例增高及核左移、淋巴细胞增多。

2.胸部 X 线检查

有无肺纹理增粗、炎性浸润影等。

3.痰培养

有无致病菌生长,药敏试验结果如何。

4.血气分析

是否有 PaO_2 减低和/或动脉血二氧化碳分压($PaCO_2$)升高。

（六）治疗常用药效果的评估

(1)应用抗生素的评估要点:①记录每次给药的时间与次数,评估有无按时、按量给药,是否足疗程。②评估用药后患者症状有否缓解。③评估用药后患者是否出现皮疹、呼吸困难等变态反应。④评估用药后患者有无胃肠道不适,使用氨基糖苷类抗生素注意有无肾、耳等不良反应。老年人或肾功能减退者应特别注意有无耳鸣、头晕、唇舌发麻不良反应。⑤使用抗真菌药后,评估患者有无肝功能受损。

(2)使用血管活性药时,需密切监测与评估患者血压、心率情况及外周循环改善情况。评估药液有无外渗等。

四、护理诊断

(一)体温过高
体温过高与肺部感染有关。

(二)清理呼吸道无效
清理呼吸道无效与气道分泌物多、痰液黏稠、胸痛、咳嗽无力等有关。

(三)潜在并发症
感染性休克。

五、护理措施

(一)体温过高

1.休息和环境

患者应卧床休息。环境应保持安静、阳光充足、空气清新,室温为 $18 \sim 20$ ℃,湿度 $55\% \sim 60\%$。

2.饮食

提供足够热量、蛋白质和维生素的流质或半流质饮食,以补充高热引起的营养物质消耗。鼓励患者足量饮水($2 \sim 3$ L/d)。

3.口腔护理

做好口腔护理,鼓励患者经常漱口;口唇疱疹者局部涂液体石蜡或抗病毒软膏。

4.病情观察

监测患者神志、体温、呼吸、脉搏、血压和尿量,做好记录,观察热型。重症肺炎不一定有高热,应重点观察儿童、老年人、久病体弱者的病情变化。

5.高热护理

寒战时注意保暖,及时添加被褥,给予热水袋时防止烫伤。高热时采用温水擦浴、冰袋、冰帽等物理降温措施,以逐渐降温为宜,防止虚脱。患者大汗时,及时协助擦汗和更换衣物,避免受凉。必要时遵医嘱使用退烧药。必要时遵医嘱静脉补液,补充因发热丢失的水分和盐,加快毒素排泄的热量散发。心脏病或老年人应注意补液速度,避免过快导致急性肺水肿。

6.用药护理

遵医嘱及时使用抗生素,观察疗效和不良反应。如头孢唑啉钠(先锋 V)可有发热、皮疹、胃肠道不适,偶见白细胞减少和丙氨酸氨基转移酶增高。喹诺酮类药(氧氟沙星、环丙沙星)偶见皮疹、恶心等。注意氨基糖苷类抗生素有肾、耳毒性的不良反应,老年人或肾功能减退者应慎用或适当减量。

(二)清理呼吸道无效

1.痰液观察

观察痰液颜色、性质、气味和量,如肺炎球菌肺炎呈铁锈色痰,克雷伯杆菌肺炎典型痰液为砖红色胶冻状,厌氧菌感染者痰液多有恶臭味等。最好在用抗生素前留取痰标本,痰液采集后应在10 分钟内接种培养。

2.鼓励患者有效咳嗽,清除呼吸道分泌物

痰液黏稠不易咳出、年老体弱者,可给予翻身、拍背、雾化吸入、机械吸痰等协助排痰。

(三)潜在并发症(感染性休克)

1.密切观察病情

一旦出现休克先兆,应及时通知医师,准备药品,配合抢救。

2.体位

将患者安置在监护室,仰卧中凹位,抬高头胸部 20°、抬高下肢约 30°,有利于呼吸和静脉血回流,尽量减少搬动。

3.吸氧

迅速给予高流量吸氧。

4.尽快建立两条静脉通道

遵医嘱补液,以维持有效血容量,输液速度个体化,以中心静脉压作为调整补液速度的指标,中心静脉压<0.5 kPa(5 cmH_2O)可适当加快输液速度,中心静脉压≥1.0 kPa(10 cmH_2O)时,输液速度则不宜过快,以免诱发急性左心衰竭。

5.纠正水、电解质和酸碱失衡

监测和纠正钾、钠、氯和酸碱失衡。纠正酸中毒常用 5%的碳酸氢钠静脉点滴,但输液不宜过多过快。

6.血管活性药物

在输入多巴胺、间羟胺(阿拉明)等血管活性药物时,应根据血压随时调整滴速,维持收缩压在 12.0～13.3 kPa(90～100 mmHg),保证重要器官的血液供应,改善微循环。注意防止液体溢出血管外引起局部组织坏死。

7.糖皮质激素应用

激素有抗炎抗休克,增强人体对有害刺激的耐受力的作用,有利于缓解症状,改善病情,及回升血压,可在有效抗生素使用的情况下短期应用,如氢化可的松 100～200 mg 或地塞米松 5～10 mg 静脉滴注,重症休克可加大剂量。

8.控制感染

联合使用广谱抗生素时,注意观察药物疗效和不良反应。

9.健康指导

(1)疾病预防指导:避免上呼吸道感染、受凉、淋雨、吸烟、酗酒,防止过度疲劳。尤其是免疫功能低下者(糖尿病、血液病、艾滋病、肝病、营养不良等)和慢性支气管炎、支气管扩张者。易感染人群如年老体弱者,慢性病患者可接种流感疫苗、肺炎疫苗等,以预防发病。

(2)疾病知识指导:对患者与家属进行有关肺炎知识的教育,使其了解肺炎的病因和诱因。指导患者遵医嘱按疗程用药,出院后定期随访。慢性病、长期卧床、年老体弱者,应注意经常改变体位、翻身、拍背,咳出气道痰液。

(3)就诊指标:出现高热、心率增快、咳嗽、咳痰、胸痛等症状及时就诊。

(王海丽)

第四节　重　症　哮　喘

支气管哮喘(简称哮喘)是常见的慢性呼吸道疾病之一,是由多种细胞包括气道的炎性细胞和结构细胞(如嗜酸性粒细胞、肥大细胞、T淋巴细胞、中性粒细胞、平滑肌细胞、气道上皮细胞等)和细胞组分参与的气道慢性炎症性疾病。这种慢性炎症导致气道高反应性,通常出现广泛多变的可逆性气流受限,并引起反复发作性的喘息、气急、胸闷或咳嗽等症状,常在夜间和/或清晨发作、加剧,多数患者可自行缓解或经治疗缓解。如果哮喘急性发作,虽经积极吸入糖皮质激素(≤1 000 μg/d)和应用长效 β_2 受体激动药或茶碱类药物治疗数小时,病情不缓解或继续恶化;或哮喘呈暴发性发作,哮喘发作后短时间内即进入危重状态,则称为重症哮喘。如病情不能得到有效控制,可迅速发展为呼吸衰竭而危及生命,故需住院治疗。

一、病因和发病机制

(一)病因
哮喘的病因还不十分清楚,目前认为同时受遗传因素和环境因素的双重影响。

(二)发病机制
哮喘的发病机制不完全清楚,可能是免疫-炎症反应、神经机制和气道高反应性及其之间的相互作用。重症哮喘目前已经基本明确的发病因素主要有以下几种。

1.诱发因素的持续存在

诱发因素的持续存在使机体持续地产生抗原-抗体反应,发生气道炎症、气道高反应性和支气管痉挛,在此基础上,支气管黏膜充血水肿、大量黏液分泌并形成黏液栓,阻塞气道。

2.呼吸道感染

细菌、病毒及支原体等的感染可引起支气管黏膜充血肿胀及分泌物增加,加重气道阻塞;某些微生物及其代谢产物还可以作为抗原引起免疫-炎症反应,使气道高反应性加重。

3.糖皮质激素使用不当

长期使用糖皮质激素常常伴有下丘脑-垂体-肾上腺皮质轴功能抑制,突然减量或停用,可造成体内糖皮质激素水平的突然降低,造成哮喘的恶化。

4.脱水、痰液黏稠、电解质紊乱

哮喘急性发作时,呼吸道丢失水分增加、多汗造成机体脱水,痰液黏稠不易咳出而阻塞大小气道,加重呼吸困难,同时由于低氧血症可使无氧酵解增加,酸性代谢产物增加,合并代谢性酸中毒,使病情进一步加重。

5.精神心理因素

许多学者提出心理社会因素通过对中枢神经、内分泌和免疫系统的作用而导致哮喘发作,是使支气管哮喘发病率和死亡率升高的一个重要因素。

二、急救护理

(一)护理目标

(1)及早发现哮喘先兆,保障最佳治疗时机,终止发作。

(2)尽快解除呼吸道阻塞,纠正缺氧,挽救患者生命。

(3)减轻患者身体、心理的不适及痛苦。

(4)提高患者的活动能力,提高生活质量。

(5)健康指导,提高自护能力,减少复发,维护肺功能。

(二)护理措施

(1)院前急救时的护理:①首先做好出诊前的评估。接到出诊联系电话时询问患者的基本情况,作出预测评估及相应的准备。除备常规急救药外,需备短效的糖皮质激素及 β_2 受体激动剂(气雾剂)、氨茶碱等。做好机械通气的准备,救护车上的呼吸机调好参数,准备吸氧面罩。②到达现场后,迅速评估病情及周围环境,判断是否有诱发因素。简单询问相关病史,评估病情。立即监测生命体征、意识状态的情况,发生呼吸、心搏骤停时立即配合医师进行心肺复苏,建立人工气道进行机械辅助通气。尽快解除呼吸道阻塞,及时纠正缺氧是抢救患者的关键。给予氧气吸入,面罩或者用高频呼吸机通气吸氧。遵医嘱立即帮助患者吸入糖皮质激素和 β_2 受体激动剂定量气雾剂,氨茶碱缓慢静脉滴注,肾上腺素 $0.25\sim0.5$ mg 皮下注射,30 分钟后可重复 1 次。迅速建立静脉通道。固定好吸氧、输液管,保持通畅。重症哮喘病情危急,严重缺氧导致极其恐惧、烦躁,护士要鼓励患者,端坐体位做好固定,扣紧安全带,锁定担架平车与救护车定位把手,并在旁扶持。运送途中,密切监护患者的呼吸频率及节律、血氧饱和度、血压、心率、意识的变化,观察用药反应。

(2)到达医院后,帮助患者取坐位或半卧位,放移动托板,使其身体伏于其上,利于通气和减少疲劳。立即连接吸氧装置,调好氧流量。检查静脉通道是否通畅。备吸痰器、气管插管、呼吸机、抢救药物、除颤器。连接监护仪,监测呼吸、心电、血压等生命体征。观察患者的意识、呼吸频率、哮鸣音高低变化。一般哮喘发作时,两肺布满高调哮鸣音,但重危哮喘患者,因呼吸肌疲劳和小气道广泛痉挛,使肺内气体流速减慢,哮鸣音微弱,出现"沉默胸",提示病情危重。护士对病情变化要有预见性,发现异常及时报告医师处理。

(3)迅速收集病史、以往药物服用情况,评估哮喘程度。如果哮喘发作经数小时积极治疗后病情仍不能控制,或急剧进展,即为重症哮喘,此时病情不稳定,可危及生命,需要加强监护、治疗。

(4)确保气道通畅维护有效排痰、保持呼吸道通畅是急重症哮喘的护理重点。①哮喘发作时,支气管黏膜充血水肿,腺体分泌亢进,合并感染更重,产生大量痰液。而此时患者因呼吸急促、喘息,呼吸道水分丢失,致使痰液黏稠不易咳出,大量黏痰形成痰栓阻塞气管、支气管,导致严重气道阻塞,加上气道痉挛,气道内压力明显增加,加重喘息及感染。因此必须注意补充水分、湿化气道,积极排痰,保持呼吸道通畅。②按时协助患者翻身、叩背,加强体位引流;雾化吸入,湿化气道,稀释痰液,防止痰栓形成。采用小雾量、短时间、间歇雾化方式,湿化时密切观察患者呼吸状态,发现喘息加重、血氧饱和度下降等异常立即停止雾化。床边备吸痰器,防止痰液松解后大量涌出导致窒息。吸痰时动作轻柔、准确,吸力和深度适当,尽量减少刺激并达到有效吸引。每次吸痰时间不超过 15 秒,该过程中注意观察患者的面色、呼吸、血氧饱和度、血压及心率的变化。

严格无菌操作,避免交叉感染。

(5)吸氧治疗的护理:①给氧方式、浓度和流量根据病情及血气分析结果予以调节。一般给予鼻导管吸氧,氧流量4~6 L/min;有二氧化碳潴留时,氧流量2~4 L/min;出现低氧血症时改用面罩吸氧,氧流量6~10 L/min。经过吸氧和药物治疗病情不缓解,低氧血症和二氧化碳潴留加剧时进行气管插管呼吸机辅助通气。此时应做好呼吸机和气道管理,防止医源性感染,及时有效地吸痰和湿化气道。气管插管患者吸痰前后均应吸入纯氧3~5分钟。②吸氧治疗时,观察呼吸窘迫有无缓解,意识状况,末梢皮肤黏膜颜色、湿度等,定时监测血气分析。高浓度吸氧($>60\%$)持续6小时以上时应注意有无烦躁、情绪激动、呼吸困难加重等中毒症状。

(6)药物治疗的护理:终止哮喘持续发作的药物根据其作用机制可分为具有抗炎作用和缓解症状作用两大类。给药途径包括吸入、静脉和口服。①吸入给药的护理:吸入的药物局部抗炎作用强,直接作用于呼吸道,所需剂量较小,全身性不良反应较少。剂型有气雾剂、干粉和溶液。护士指导患者正确吸入药物。先嘱患者将气呼尽,然后开始深吸气,同时喷出药液,吸气后屏气数秒,再慢慢呼出。吸入给药有口咽部局部的不良反应,包括声音嘶哑、咽部不适和念珠菌感染,吸药后让患者及时用清水含漱口咽部。密切观察与用药效果和不良反应,严格掌握吸入剂量。②静脉给药的护理:经静脉用药有糖皮质激素、茶碱类及β受体激动剂。护士要熟练掌握常用静脉注射平喘药物的药理学、药代动力学、药物的不良反应、使用方法及注意事项,严格执行医嘱的用药剂量、浓度和给药速度,合理安排输液顺序。保持静脉通路畅通,药液无外渗,确保药液在规定时间内输入。观察治疗反应,监测呼吸频率、节律、血氧饱和度、心率、心律和哮喘症状的变化等。应用拟肾上腺素和茶碱类药物时应注意观察有无心律失常、心动过速、血压升高、肌肉震颤、抽搐、恶心、呕吐等不良反应,严格控制输入速度,及时反馈病情变化,供医师及时调整医嘱,保持药物剂量适当;应用大剂量糖皮质激素类药物应观察是否有消化道出血或水钠潴留、低钾性碱中毒等表现,发现后及时通知医师处理。③口服给药的护理:重度哮喘吸入大剂量激素治疗无效的患者应早期口服糖皮质激素,一般使用半衰期较短的糖皮质激素,如泼尼松、泼尼松龙或甲泼尼龙等。每次服药护士应协助,看患者服下,防止漏服或服用时间不恰当。正确的服用方法是每天或隔天清晨顿服,以减少外源性激素对脑垂体-肾上腺轴的抑制作用。

(7)并发症的观察和护理:重危哮喘患者主要并发症是气胸、皮下气肿、纵隔气肿、心律失常、心功能不全等,发生时间主要在发病48小时内,尤其是前24小时。在入院早期要特别注意观察,尤应注意应用呼吸机治疗者及入院前有肺气肿和/或肺心病的重症哮喘患者。①气胸:发生率最高的并发症。气胸发生的征象是清醒患者突感呼吸困难加重、胸痛、烦躁不安,血氧饱和度降低。由于胸膜腔内压增加,使用呼吸机时机器报警。护士此时要注意观察有无气管移位,血流动力学是否稳定等,并立即报告医师处理。②皮下气肿:一般发生在颈胸部,重者可累及到腹部。表现为颈胸部肿胀,触诊有握雪感或捻发感。单纯皮下气肿一般对患者影响较轻,但是皮下气肿多来自气胸或纵隔气肿,如处理不及时可危及生命。③纵隔气肿:最严重的并发症,可直接影响到循环系统,导致血压下降、心律失常,甚至心搏骤停,短时间内导致患者死亡。发现皮下气肿,同时有血压、心律的明显改变,应考虑到纵隔气肿的可能,立即报告医师急救处理。④心律失常:患者存在的低氧及高碳酸血症、氨茶碱过量、电解质紊乱、胸部并发症等,均可导致各种期前收缩、快速心房纤颤、室上速等心律失常。发现新出现的心律失常或原有心律失常加重,要针对性地观察是否存在上述原因,作出相应的护理并报告医师处理。

(8)出入量管理:急重症哮喘发作时因张口呼吸、大量出汗等原因容易导致脱水、痰液黏稠不易咳出,必须严格出入量管理,为治疗提供准确依据。监测尿量,必要时留置导尿,准确记录24小时出入量及每小时尿量,观察出汗情况、皮肤弹性,若尿量少于 30 mL/h,应通知医师处理。神志清醒者,鼓励饮水。对口服不足及神志不清者,经静脉补充水分,一般每天补液 2 500～3 000 mL,根据患者的心功能状态调整滴速,避免诱发心力衰竭、急性肺水肿。在补充水分的同时应严密监测血清电解质,及时补充纠正,保持酸碱平衡。

(9)基础护理:哮喘发作时,患者生活不能自理,护士要做好各项基础护理。尽量维护患者的舒适感。①保持病室空气新鲜流通,温度(18～22 ℃)、湿度(50%～60%)适宜,避免寒冷、潮湿、异味。注意保暖,避免受凉感冒。室内不摆放花草,整理床铺时防止尘埃飞扬。护理操作尽量集中进行,保障患者休息。②帮助患者取舒适的半卧位和坐位,适当用靠垫等维持,减轻患者体力。每天 3 次进行常规口腔、鼻腔清洁护理,有利于呼吸道通畅,预防感染并发症。口唇干燥时涂液状石蜡。③保持床铺清洁、干燥、平整。对意识障碍加强皮肤护理,保持皮肤清洁、干燥,及时擦干汗液,更换衣服,每 2 小时翻身 1 次,避免局部皮肤长期受压。协助床上排泄,提供安全空间,尊重患者,及时清理污物并清洗会阴。

(10)安全护理:为意识不清、烦躁的患者提供保护性措施,使用床挡,防止坠床摔伤。哮喘发作时,患者常采取强迫坐位,给予舒适的支撑物,如移动餐桌、升降架等。哮喘缓解后,协助患者侧卧位休息。

(11)饮食护理:给予高热量、高维生素、易消化的流质食物,病情好转后改半流质、普通饮食。避免产气、辛辣、刺激性食物及容易引起过敏的食物,如鱼、虾等。

(12)心理护理:严重缺氧时患者异常痛苦,有窒息和濒死感,患者均存在不同程度的焦虑、烦躁或恐惧,后者诱发或加重哮喘,形成恶性循环。护士应主动与患者沟通,提供细致护理,给患者精神安慰及心理支持,说明良好的情绪能促进缓解哮喘,帮助患者控制情绪。

(13)健康教育:①为了有效控制哮喘发作、防止病情恶化,必须提高患者的自我护理能力,并且鼓励亲属参与教育计划,使其准确了解患者的需求,能提供更合适的帮助。患者经历自我处理成功的体验后会增加控制哮喘的信心,改善生活质量,提高治疗依从性。具体内容主要有哮喘相关知识,包括支气管哮喘的诱因、前驱症状、发作时的简单处理、用药等;自我护理技能的培养,包括气雾剂的使用、正确使用峰流速仪监测、合理安排日常生活和定期复查等。②指导环境控制:识别致敏源和刺激物,如宠物、花粉、油漆、皮毛、灰尘、吸烟、刺激性气体等,尽量减少与之接触。居室或工作学习的场所要保持清洁,常通风。③呼吸训练:指导患者正确的腹式呼吸法、轻咳排痰法及缩唇式呼吸等,保证哮喘发作时能有效地呼吸。④病情监护指导指导:患者自我检测病情,每天用袖珍式峰流速仪监测最大呼出气流速,并进行评定和记录。急性发作前的征兆有使用短效 β 受体激动剂次数增加、早晨呼气峰流速下降、夜间苏醒次数增加或不能入睡,夜间症状严重等。一旦有上述征象,及时复诊。嘱患者随身携带止喘气雾剂,一出现哮喘先兆时立即吸入,同时保持平静。通过指导患者及照护者掌握哮喘急性发作的先兆和处理常识,把握好急性加重前的治疗时间窗,一旦发生时能采取正确的方式进行自救和就医,避免病情恶化或争取抢救时间。⑤指导患者严格遵医嘱服药:指导患者应在医师指导下坚持长期、规则、按时服药,向患者及照护者讲明各种药物的不良反应及服用时注意事项,指导其加强病情观察。如疗效不佳或出现严重不良反应时立即与医师联系,不能随意更改药物种类、增减剂量或擅自停药。⑥指导患者适当锻炼,保持情绪稳定在缓解期可做医疗体操、呼吸训练、太极拳等,戒烟,减少对气道的刺激。避免情绪激动、精神紧张和过度疲劳,保持愉快情绪。⑦指导个人卫生和营养:细菌和病毒感染是哮喘发作的常见诱因。哮喘患者应注意与流感者隔离,定期注射流感疫苗,预防呼吸道感染。保持良好的营养状态,增强抗感染的能力。胃肠道反流可诱发哮喘发作,睡前 3 小时禁饮食、抬高枕头可预防。

（王海丽）

第五节　肺血栓栓塞症

肺栓塞是以各种栓子阻塞肺动脉系统为其发病原因的一组疾病或临床综合征的总称,包括肺血栓栓塞症、脂肪栓塞综合征、羊水栓塞、空气栓塞等。其中,肺血栓栓塞症占肺栓塞中的绝大多数,该病在我国绝非少见病,且发病率有逐年增高的趋势,死亡率高,但临床上易漏诊或误诊,如果早期诊断和治疗得当,生存的希望甚至康复的可能性是很大的。

肺血栓栓塞症为来自静脉系统或右心的血栓阻塞肺动脉或其分支所致疾病,以肺循环和呼吸功能障碍为其主要临床和病理生理特征。引起肺血栓栓塞症的血栓主要来源于深静脉血栓形成。

急性肺血栓栓塞症造成肺动脉较广泛阻塞时,可引起肺动脉高压,至一定程度导致右心失代偿、右心扩大,出现急性肺源性心脏病。

一、病理与病理生理

引起肺血栓栓塞症的血栓可以来源于下腔静脉径路、上腔静脉径路或右心腔,其中,大部分来源于下肢深静脉,特别是从腘静脉上端到髂静脉段的下肢近端深静脉。肺血栓栓塞症栓子的大小有很大的差异,可单发或多发,一般多部位或双侧性的血栓栓塞更为常见。

（一）对循环的影响

栓子阻塞肺动脉及其分支达一定程度后,通过机械阻塞作用,加之神经体液因素和低氧所引起的肺动脉收缩,使肺循环阻力增加,肺动脉高压,继而引起右室扩大与右侧心力衰竭。右心扩大致室间隔左移,使左室功能受损,导致心排血量下降,进而可引起体循环低血压或休克;主动脉内低血压和右心房压升高,使冠状动脉灌注压下降,心肌血流减少,特别是右心室内膜下心肌处于低灌注状态。

（二）对呼吸的影响

肺动脉栓塞后不仅引起血流动力学的改变,同时还可因栓塞部位肺血流减少,肺泡无效腔量增大;肺内血流重新分布,通气/血流比例失调;神经体液因素引起支气管痉挛;肺泡表面活性物质分泌减少,肺泡萎陷,呼吸面积减小,肺顺应性下降等因素导致呼吸功能不全,出现低氧血症和低碳酸血症。

二、急救护理

（一）基础护理

为了防止栓子的脱落,患者绝对卧床休息 2 周。如果已经确认肺栓塞的位置应取健侧卧位。避免突然改变体位,禁止搬动患者。86%的肺栓塞栓子来自下肢深静脉,而下肢深静脉血栓者

51％发生肺栓塞。因此有下肢静脉血栓者应警惕肺栓塞的发生。抬高患肢,并高于肺平面20～30 cm。密切观察患肢的皮肤有无青紫、肿胀、发冷、麻木等感觉障碍。一经发现及时通知医师处理,严禁挤压、热敷、针刺、按摩患肢,防止血栓脱落,造成再次肺栓塞。指导患者进食高蛋白、高维生素、粗纤维、易消化饮食,多饮水,保持大便通畅,避免便秘、咳嗽等,以免增加腹腔压力,影响下肢静脉血液回流。

(二)维持有效呼吸

本组病例89％患者有低氧血症。给予高流量吸氧,5～10 L/min,均以文丘里面罩或储氧面罩给氧,既能消除高流量给氧对患者鼻腔的冲击所带来的不适,又能提供高浓度的氧,注意及时根据血氧饱和度指数或血气分析结果来调整氧流量。年老体弱或痰液黏稠难以咳出患者,每天给予生理盐水 2 mL 加盐酸氨溴索 15 mg 雾化吸入 2 次。使痰液稀释,易于咳出,必要时吸痰,注意观察痰液的量、色、气味、性质。呼吸平稳后指导患者深呼吸运动,使肺早日膨胀。

(三)加强症状观察

肺栓塞临床表现多样化、无特异性,据报道典型的胸痛、咯血、呼吸困难三联征所占比例不到1/3,而胸闷、呼吸困难、晕厥、咯血、胸痛等都可为肺栓塞首要症状。因此接诊的护士除了询问现病史外,还应了解患者的基础疾病。目前已知肺栓塞危险因素如静脉血栓、静脉炎、血液黏滞度增加、高凝状态、恶性肿瘤、术后长期静卧、长期使用皮质激素等。患者接受治疗后,注意观察患者发绀、胸闷、憋气、胸部疼痛等症状有无改善。

(四)监测生命体征

持续多参数监护仪监护,专人特别护理。每15～30分钟记录1次,严密观察心率、心律、血氧饱和度、血压、呼吸的变化,发现异常及时报告医师,平稳后测生命体征,每小时1次。

(五)溶栓及抗凝护理

肺栓塞一旦确诊,最有效的方法是用溶栓和抗凝疗法,使栓塞的血管再通,维持有效的肺循环血量,迅速降低有心前阻力。溶栓治疗最常见的并发症是出血,为 5％～7％,致死性出血约为1％。因此要注意观察有无出血倾向,注意皮肤、黏膜、牙龈及穿刺部位有无出血,是否有咯血、呕血、便血等现象。严密观察患者意识、神志的变化,发现有头痛、呕吐症状,要及时报告医师处理。谨防脑出血的发生。溶栓期间要备好除颤器、利多卡因等各种抢救用品,防止溶栓后血管再通,部分未完全溶解的栓子随血流进入冠状动脉,发生再灌注心律失常。用药期间应监测凝血时间及凝血酶原时间。

(六)注重心理护理

胸闷、胸痛、呼吸困难,易给患者带来紧张、恐惧的情绪,甚至造成濒死感。有文献报道,情绪过于激动也可诱发栓子脱落,因此护士要耐心指导患者保持情绪的稳定。尽量帮助患者适应环境,接受患者这个特殊的角色,同时向患者讲解治疗的目的、要求、方法,使其对诊疗情况心中有数,减少不必要的猜疑和忧虑。及时取得家属的理解和配合。指导加强心理支持,采取心理暗示和现身说教,帮助患者树立信心,使其积极配合治疗。

(王海丽)

第六节　慢性阻塞性肺疾病

一、概述

（一）疾病概念

慢性阻塞性肺疾病（chronic obstructive pulmonary disease, COPD）是一组气流受限为特征的肺部疾病，气流受限不完全可逆，呈进行性发展，但是可以预防和治疗的疾病。慢性阻塞性肺疾病主要累及肺部，但也可以引起肺外各器官的损害。

慢性阻塞性肺疾病是呼吸系统疾病中的常见病和多发病，患病率和病死率均居高不下。

（二）相关病理生理

慢性支气管炎并发肺气肿时，视其严重程度可引起一系列病理生理改变。早期病变局限于细小气道，仅闭合容积增大，反映肺组织弹性阻力及小气道阻力的动态肺顺应性降低。病变累及大气道时，肺通气功能障碍，最大通气量降低。随着病情的发展，肺组织弹性日益减退，肺泡持续扩大，回缩障碍，则残气量及残气量占肺总量的百分比增加。肺气肿加重导致大量肺泡周围的毛细血管受膨胀肺泡的挤压而退化，致使肺毛细血管大量减少，肺泡间的血流量减少，此时肺泡虽有通气，但肺泡壁无血液灌流，导致生理无效腔气量增大；也有部分肺区虽有血液灌流，但肺泡通气不良，不能参与气体交换。如此，肺泡及毛细血管大量丧失，弥散面积减少，产生通气与血流比例失调，导致换气功能发生障碍。通气和换气功能障碍可引起缺氧和二氧化碳潴留，发生不同程度的低氧血症和高碳酸血症，最终出现呼吸衰竭。

（三）病因与诱因

确切的病因不清楚。但认为与肺部对香烟烟雾等有害气体或有害颗粒的异常炎症反应有关。这些反应存在个体易感因素和环境因素的互相作用。

（1）吸烟：为重要的发病因素，吸烟者慢性支气管炎的患病率比不吸烟者高2～8倍，烟龄越长，吸烟量越大，慢性阻塞性肺疾病患病率越高。

（2）职业粉尘和化学物质：接触职业粉尘及化学物质，如烟雾、变应原、工业废气及室内空气污染等，浓度过高或时间过长时，均可能产生与吸烟类似的慢性阻塞性肺疾病。

（3）空气污染：大气中的有害气体如二氧化硫、二氧化氮、氯气等可损伤气道黏膜上皮，使纤毛清除功能下降，黏液分泌增加，为细菌感染增加条件。

（4）感染因素：与慢性支气管炎类似，感染亦是慢性阻塞性肺疾病发生发展的重要因素之一。

（5）蛋白酶-抗蛋白酶失衡。

（6）炎症机制。

（7）其他：自主神经功能失调、营养不良、气温变化等都有可能参与慢性阻塞性肺疾病的发生、发展。

（四）临床表现

起病缓慢、病程较长。主要症状如下。

1.慢性咳嗽

随病程发展可终身不愈。常晨间咳嗽明显,夜间有阵咳或排痰。

2.咳痰

一般为白色黏液或浆液性泡沫性痰,偶可带血丝,清晨排痰较多。急性发作期痰量增多,可有脓性痰。

3.气短或呼吸困难

早期在劳力时出现,后逐渐加重,以致在日常活动甚至休息时也感到气短,是慢性阻塞性肺疾病的标志性症状。

4.喘息和胸闷

部分患者特别是重度患者或急性加重时出现喘息。

5.其他

晚期患者有体重下降,食欲减退等。

6.慢性阻塞性肺疾病病程分期

慢性阻塞性肺疾病的病程可以根据患者的症状和体征的变化分为如下两期:①急性加重期是指在疾病发展过程中,短期内出现咳嗽、咳痰、气促和/或喘息加重、痰量增多,呈脓性或黏液脓性痰,可伴发热等症状。②稳定期指患者咳嗽、咳痰、气促等症状稳定或较轻。

7.并发症

(1)慢性呼吸衰竭:常在慢性阻塞性肺疾病急性加重时发生,其症状明显加重,发生低氧血症和/或高碳酸血症,可具有缺氧和二氧化碳潴留的临床表现。

(2)自发性气胸:如有突然加重的呼吸困难,并伴有明显的发绀,患侧肺部叩诊为鼓音,听诊呼吸音减弱或消失,应考虑并发自发性气胸,通过 X 线检查可以确诊。

(3)慢性肺源性心脏病:由于慢性阻塞性肺疾病肺病变引起肺血管床减少及缺氧致肺动脉痉挛、血管重塑,导致肺动脉高压、右心室肥厚扩大,最终发生右心功能不全。

(五)辅助检验

1.肺功能检查

肺功能检查是判断气流受限的主要客观指标,对慢性阻塞性肺疾病诊断、严重程度评价、疾病进展、预后及治疗反应等有重要意义。

(1)第 1 秒用力呼气容积占用力肺活量百分比(FEV_1/FVC)是评价气流受限的一项敏感指标。

(2)第 1 秒用力呼气容积占预计值百分比($FEV_1\%$预计值),是评估慢性阻塞性肺疾病严重程度的良好指标,其变异性小,易于操作。

(3)吸入支气管舒张药后 $FEV_1/FVC < 70\%$ 及 $FEV_1 < 80\%$ 预计值者,可确定为不能完全可逆的气流受限。

2.胸部 X 线检查

慢性阻塞性肺疾病早期胸片可无变化,以后可出现肺纹理增粗、紊乱等非特异性改变,也可出现肺气肿改变。X 线胸片改变对慢性阻塞性肺疾病诊断特异性不高,主要作为确定肺部并发症及与其他肺疾病鉴别之用。

3.胸部 CT 检查

CT 检查不应作为慢性阻塞性肺疾病的常规检查。高分辨 CT 对有疑问病例的鉴别诊断有一定意义。

4.血气分析

血气分析对确定发生低氧血症、高碳酸血症、酸碱平衡失调以及判断呼吸衰竭的类型有重要价值。

5.其他

慢性阻塞性肺疾病合并细菌感染时,外周血白细胞计数增高,核左移。痰培养可能查出病原菌;常见病原菌为肺炎链球菌、流感嗜血杆菌、卡他莫拉菌、肺炎克雷伯杆菌等。

(六)治疗原则

1.缓解期治疗原则

减轻症状,阻止慢性阻塞性肺疾病病情发展,缓解或阻止肺功能下降,改善慢性阻塞性肺疾病患者的活动能力,提高其生活质量,降低病死率。

2.急性加重期治疗原则

控制感染、抗炎、平喘、解痉,纠正呼吸衰竭与右心衰竭。

(七)缓解期药物治疗

1.支气管舒张药

短期按需应用以暂时缓解症状,长期规则应用以减轻症状。

(1)β_2肾上腺素受体激动剂:主要有沙丁胺醇气雾剂,每次 $100\sim200\ \mu g$(1~2喷),定量吸入,疗效持续 4~5 小时,每 24 小时不超过 8~12 喷。特布他林气雾剂亦有同样作用。可缓解症状,尚有沙美特罗、福莫罗等长效 β_2肾上腺素受体激动剂,每天仅需吸入 2 次。

(2)抗胆碱能药:慢性阻塞性肺疾病常用的药物,主要品种为异丙托溴铵气雾剂,定量吸入,起效较沙丁胺醇慢,持续 6~8 小时,每次 40~80 mg,每天 3~4 次。长效抗胆碱药有噻托溴铵选择性作用于 M_1、M_3 受体,每次吸入 $18\ \mu g$,每天 1 次。

(3)茶碱类:茶碱缓释或控释片 0.2 g,每 12 小时 1 次;氨茶碱 0.1 g,每天 3 次。

2.祛痰药

对痰不易咳出者可应用。常用药物有盐酸氨溴索 30 mg,每天 3 次,N-乙酰半胱氨酸 0.2 g,每天3 次,或羧甲司坦 0.5 g,每天 3 次。稀化黏素 0.5 g,每天 3 次。

3.糖皮质激素

对重度和极重度患者(Ⅲ级和Ⅳ级),反复加重的患者,长期吸入糖皮质激素与长效 β_2肾上腺素受体激动剂联合制剂,可增加运动耐量、减少急性加重发作频率、提高生活质量,甚至有些患者的肺功能能得到改善。

4.长期家庭氧疗(LTOT)

对慢性阻塞性肺疾病慢性呼吸衰竭者可提高生活质量和生存率。对血流动力学、运动能力、肺生理和精神状态均会产生有益的影响。LTOT 指征:①$PaO_2\leqslant7.3$ kPa(55 mmHg)或 SaO_2 $\leqslant88\%$,有或没有高碳酸血症。②PaO_2 7.3~8.0 kPa(55~60 mmHg),或 $SaO_2<89\%$,并有肺动脉高压、心力衰竭水肿或红细胞增多症(血细胞比容 >0.55)。一般用鼻导管吸氧,氧流量为 1.0~2.0 L/min,吸氧时间 10~15 h/d。目的是使患者在静息状态下,达到 $PaO_2\geqslant8.0$ kPa (60 mmHg)和/或使 SaO_2 升至 90%。

(八)急性发作期药物治疗

1.支气管舒张药

药物同稳定期。有严重喘息症状者可给予较大剂量雾化吸入治疗,如应用沙丁胺醇 500 μg

或异丙托溴铵 500 μg,或沙丁胺醇 1 000 μg 加异丙托溴铵 250～500 μg,通过小型雾化器给患者吸入治疗以缓解症状。

2.抗生素

应根据患者所在地常见病原菌类型及药物敏感情况积极选用抗生素治疗。如给予 β 内酰胺类/β 内酰胺酶抑制剂;第二代头孢菌素、大环内酯类或喹诺酮类。如果找到确切的病原菌,根据药敏结果选用抗生素。

3.糖皮质激素

对需住院治疗的急性加重期患者可考虑口服泼尼松龙 30～40 mg/d,也可静脉给予甲泼尼龙 40～80 mg,每天 1 次。连续 5～7 天。

4.祛痰剂

溴己新 8～16 mg,每天 3 次;盐酸氨溴索 30 mg,每天 3 次酌情选用。

5.吸氧

持续低流量吸氧。

二、护理评估

(一)一般评估

1.生命体征

急性加重期时合并感染患者可有体温升高;呼吸频率常达每分钟 30～40 次。

2.患者主诉

有无慢性咳嗽、咳痰、气短、喘息和胸闷等症状。

3.相关记录

体温、呼吸、心率、皮肤、饮食、出入量、体重等记录结果。

(二)身体评估

1.视诊

胸廓前后径增大,肋间隙增宽,剑突下胸骨下角增宽,称为桶状胸。部分患者呼吸变浅,频率增快,严重者可有缩唇呼吸等。

2.触诊

双侧语颤减弱。

3.叩诊

肺部过清音,心浊音界缩小,肺下界和肝浊音界下降。

4.听诊

两肺呼吸音减弱,呼气延长,部分患者可闻及湿啰音和/或干啰音。

(三)心理-社会评估

患者在疾病治疗过程中的心理反应与需求,家庭及社会支持情况,引导患者正确配合疾病的治疗与护理。

(四)辅助检查结果评估

1.肺功能检查

吸入支气管舒张药后 $FEV_1/FVC < 70\%$ 及 $FEV_1 < 80\%$ 预计值者,可确定为不能完全可逆的气流受限。

2.血气分析

对确定发生低氧血症、高碳酸血症、酸碱平衡失调以及判断呼吸衰竭的类型有重要价值。

3.痰培养

痰培养可能查出病原菌。

(五)慢性阻塞性肺疾病常用药效果的评估

(1)每天用药剂量、用药的方法(雾化吸入法、口服、静脉滴注)的评估与记录。

(2)评估急性发作时,是否能正确使用定量吸入器(MDI),用药后呼吸困难是否得到缓解。

(3)评估患者是否掌握常用三种雾化吸器的正确使用方法:定量吸入器(MDI)、都保干粉吸入器、准纳器。并注意用后漱口。

三、护理诊断

(一)气体交换受损

气体交换受损与气道阻塞、通气不足、呼吸肌疲劳、分泌物过多和肺泡呼吸面积减少有关。

(二)清理呼吸道无效

清理呼吸道无效与分泌物增多而黏稠、气道湿度减低和无效咳嗽有关。

(三)焦虑

焦虑与健康状况改变、病情危重、经济状况有关。

四、护理措施

(一)休息与活动

中度以上慢性阻塞性肺疾病急性加重期患者应卧床休息,协助患者采取舒适体位,极重度患者宜采取身体前倾坐位,视病情增加适当的活动,以患者不感到疲劳,不加重病情为宜。

(二)病情观察

观察咳嗽、咳痰及呼吸困难的程度,观察血压、心率,监测动脉血气和水、电解质、酸碱平衡情况。

(三)控制感染

遵医嘱给予抗感染治疗,有效地控制呼吸道感染

(四)合理用氧

采用低流量持续给氧,流量 1～2 L/min。提倡长期家庭氧疗,每天氧疗时间在 15 小时以上。

(五)用药护理

遵医嘱应用抗生素、支气管舒张药和祛痰药,注意观察部效及不良反应。

(六)呼吸功能训练

指导患者正确进行缩唇呼吸和腹式呼吸训练。

1.缩唇呼吸

呼气时将口唇缩成吹笛子状,气体经缩窄的口唇缓慢呼出(图 2-1)。作用:提高支气管内压,防止呼气时小气道过早陷闭,以利肺泡气体排出。

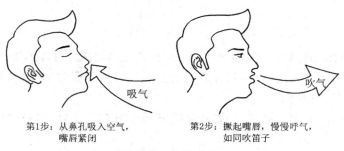

第1步：从鼻孔吸入空气，
嘴唇紧闭

第2步：撅起嘴唇，慢慢呼气，
如同吹笛子

图 2-1　缩唇呼吸

2.腹式呼吸

患者可取立位、平卧位、半卧位，两手分别放于前胸部和上腹部。用鼻缓慢吸气，膈肌最大程度下降，腹部松弛，腹部凸出，手感到腹部向上抬起；经口呼气，呼气时腹肌收缩，膈肌松弛，膈肌因腹部腔内压增加而上抬，推动肺部气体排出，手感到下降(图 2-2)。

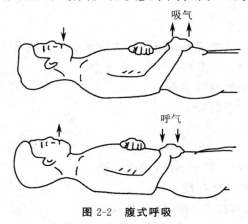

图 2-2　腹式呼吸

3.缩唇呼吸和腹式呼吸训练

每天训练 3~4 次，每次重复 8~10 次。

(七)保持呼吸道通畅

(1)痰多黏稠、难以咳出的患者需要多饮水，以达到稀释痰液的目的。

(2)遵医嘱每天进行氧气或超声雾化吸入。

(3)护士或家属协助给予胸部叩击和体位引流。

(4)指导有效咳嗽。尽可能加深吸气，以增加或达到必要的吸气容量；吸气后要有短暂的闭气，以使气体在肺内得到最大的分布，稍后关闭声门，可进一步增强气道中的压力，而后增加胸膜腔内压即增高肺泡内压力，这是使呼气时产生高气流的重要措施；最后声门开放，肺内冲出的高速气流，使分泌物从口中喷出。

(5)必要时给予机械吸痰或纤支镜吸痰。

(八)减轻焦虑

护士与家属共同帮助患者去除焦虑产生的原因；与家属、患者共同制订和实施康复计划；指导患者放松技巧。但要向家属与患者强调镇静安眠药对该病的危害，会抑制呼吸中枢，加重低氧血症和高碳酸血症，需慎用或不用。

(九)健康指导

1.疾病预防指导

戒烟是预防慢性阻塞性肺疾病的重要措施,避免粉尘和刺激性气体的吸入;避免和呼吸道感染患者接触,在呼吸道传染病流行期间,尽量避免去人群密集的公共场所;指导患者要根据气候变化,及时增减衣物,避免受凉感冒。

制订个体化锻炼计划:增强体质,按患者情况坚持全身有氧运动;坚持进行腹式呼吸及缩唇呼吸训练。

2.饮食指导

重视缓解期营养摄入,改善营养状况。应制订高热量、高蛋白、高维生素饮食计划。

3.家庭氧疗的指导

护士应指导患者和家属做到:①了解氧疗的目的、必要性及注意事项;②注意安全,供氧装置周围严禁烟火,防止氧气燃烧爆炸;③氧疗装置定期更换、清洁、消毒。

4.就诊指标

(1)患者咳嗽、咳痰症状加重。

(2)原有的喘息症状加重,或出现呼吸困难伴或不伴皮肤、口唇、甲床发绀。

(3)咳出脓性或黏液脓性痰,伴发热。

(4)突发明显的胸痛,咳嗽时明显加重。

(5)出现下垂部位水肿,如下肢等。

五、护理效果评价

(1)患者自觉症状好转(咳嗽、咳痰、呼吸困难减轻)。

(2)患者体温降至正常,生命体征稳定。

(3)患者能学会缩唇呼吸与腹式呼吸,学会有效咳嗽。

(4)患者能独立操作 3 种常用支气管扩张剂气雾剂的使用方法和注意事项。

(5)患者能掌握家属氧疗的方法与使用注意事项。

(6)患者情绪稳定。

(王海丽)

第三章 内分泌科的护理

第一节 糖 尿 病

糖尿病(diabetes mellitus,DM)是一组由多病因引起的以慢性高血糖为特征的代谢性疾病,是由胰岛素分泌和/或作用缺陷所引起。糖尿病是常见病、多发病。

一、分型

(一)1型糖尿病

1型糖尿病:胰岛B细胞破坏,常导致胰岛素绝对缺乏。

(二)2型糖尿病

2型糖尿病:从以胰岛素抵抗为主伴胰岛素分泌不足到以胰岛素分泌不足为主伴胰岛素抵抗。

(三)其他特殊类型糖尿病

其他特殊类型糖尿病指病因相对比较明确,如胰腺炎、库欣综合征等引起的一些高血糖状态。

(四)妊娠期糖尿病

妊娠期糖尿病指妊娠期间发生的不同程度的糖代谢异常。

二、病因与发病机制

糖尿病的病因和发病机制至今未完全阐明。总的来说,遗传因素及环境因素共同参与其发病过程。胰岛素由胰岛B细胞合成和分泌,经血液循环到达体内各组织器官的靶细胞,与特异受体结合并引发细胞内物质代谢效应。该过程中任何一个环节发生异常,均可导致糖尿病。

(一)1型糖尿病

1.遗传因素

遗传因素在1型糖尿病发病中起重要作用。

2.环境因素

糖尿病可能与病毒感染、化学毒物和饮食因素有关。

3.自身免疫

有证据支持1型糖尿病为自身免疫性疾病。

4.1 型糖尿病的自然史

1 型糖尿病的发生发展经历以下阶段。

(1)个体具有遗传易感性,临床无任何异常。

(2)某些触发事件,如病毒感染引起少量 B 细胞破坏并启动自身免疫过程。

(3)出现免疫异常,可检测出各种胰岛细胞抗体。

(4)B 细胞数目开始减少,仍能维持糖耐量正常。

(5)B 细胞持续损伤达到一定程度时(通常只残存 10%～20% 的 B 细胞),胰岛素分泌不足,出现糖耐量降低或临床糖尿病,需用外源胰岛素治疗。

(6)B 细胞几乎完全消失,需依赖外源胰岛素维持生命。

(二)2 型糖尿病

1.遗传因素与环境因素

有资料显示遗传因素主要影响 B 细胞功能。环境因素包括年龄增加、现代生活方式改变、营养过剩、体力活动不足、子宫内环境以及应激、化学毒物等。

2.胰岛素抵抗和 B 细胞功能缺陷

胰岛素抵抗是指胰岛素作用的靶器官对胰岛素作用的敏感性降低。B 细胞功能缺陷主要表现为胰岛素分泌异常。

3.糖耐量减低和空腹血糖调节受损

糖耐量减低是葡萄糖不耐受的一种类型。空腹血糖调节受损是指一类非糖尿病性空腹血糖异常,其血糖浓度高于正常,但低于糖尿病的诊断值。目前认为两者均为糖尿病的危险因素,是发生心血管病的危险标志。

4.临床糖尿病

达到糖尿病的诊断标准(表 3-1)。

表 3-1　糖尿病诊断标准

诊断标准	静脉血浆葡萄糖水平
(1)糖尿病症状＋随机血糖或	≥11.1 mmol/L
(2)空腹血浆血糖(FPG)或	≥7.0 mmol/L
(3)葡萄糖负荷后 2 小时血糖(2hPG)	≥11.1 mmol/L
无糖尿病症状者,需改天重复检查,但不做第 3 次 OGTT	

注:空腹的定义是至少 8 小时没有热量的摄入;随机是指一天当中的任意时间而不管上次进餐的时间及食物摄入量。

三、临床表现

(一)代谢紊乱综合征

1.“三多一少”

多饮、多食、多尿和体重减轻。

2.皮肤瘙痒

患者常有皮肤瘙痒,女性患者可出现外阴瘙痒。

3.其他症状

四肢酸痛、麻木、腰痛、性欲减退、月经失调、便秘和视物模糊等。

(二)并发症

1.糖尿病急性并发症

(1)糖尿病酮症酸中毒(diabetic ketoacidosis,DKA):最常见的糖尿病急症,以高血糖、酮症和酸中毒为主要表现。DKA 最常见的诱因是感染,其他诱因有胰岛素治疗中断或不适当减量、饮食不当、各种应激及酗酒等。临床表现为早期三多一少,症状加重;随后出现食欲缺乏、恶心、呕吐、多尿、口干、头痛、嗜睡,呼吸深快,呼气中有烂苹果味(丙酮);后期严重失水、尿量减少、眼球下陷、皮肤黏膜干燥,血压下降、心率加快,四肢厥冷;晚期出现不同程度意识障碍。

(2)高渗高血糖综合征:糖尿病急性代谢紊乱的另一临床类型,以严重高血糖、高血浆渗透压、脱水为特点,无明显酮症酸中毒,患者常有不同程度的意识障碍或昏迷。本病起病缓慢,最初表现为多尿、多饮,但多食不明显或反而食欲缺乏;随病情进展出现严重脱水和神经精神症状,患者反应迟钝、烦躁或淡漠、嗜睡,逐渐陷入昏迷、出现抽搐,晚期尿少甚至尿闭,但无酸中毒样深大呼吸。与 DKA 相比,失水更为严重、神经精神症状更为突出。

(3)感染性疾病:糖尿病容易并发各种感染,血糖控制差者更易发生,病情也更严重。

(4)低血糖:一般将血糖≤2.8 mmol/L 作为低血糖的诊断标准,而糖尿病患者血糖值≤3.9 mmol/L就属于低血糖范畴。低血糖有两种临床类型,即空腹低血糖和餐后(反应性)低血糖。低血糖的临床表现呈发作性,具体分为两类:①自主(交感)神经过度兴奋表现为多有出汗、颤抖、心悸、紧张、焦虑、饥饿、流涎、软弱无力、面色苍白、心率加快、四肢冰凉和收缩压轻度升高等。②脑功能障碍表现为初期表现为精神不集中、思维和语言迟钝、头晕、嗜睡、视物不清、步态不稳,后可有幻觉、躁动、易怒、性格改变、认知障碍,严重时发生抽搐和昏迷。

2.糖尿病慢性并发症

(1)微血管病变:这是糖尿病的特异性并发症。微血管病变主要发生在视网膜、肾、神经和心肌组织,尤其以肾脏和视网膜病变最为显著。

(2)大血管病变:这是糖尿病最严重、突出的并发症,主要表现为动脉粥样硬化。动脉粥样硬化主要侵犯主动脉、冠状动脉、脑动脉、肾动脉和肢体外周动脉等。

(3)神经系统并发症:以周围神经病变最常见,通常为对称性,下肢较上肢严重,病情进展缓慢。患者常先出现肢端感觉异常,如呈袜子或手套状分布,伴麻木、烧灼、针刺感或如踏棉垫感,可伴痛觉过敏、疼痛;后期可有运动神经受累,出现肌力减弱甚至肌萎缩和瘫痪。

(4)糖尿病足:指与下肢远端神经异常和不同程度周围血管病变相关的足部溃疡、感染和/或深层组织破坏,主要表现为足部溃疡、坏疽。糖尿病足是糖尿病最严重且需治疗费用最多的慢性并发症之一,是糖尿病非外伤性截肢的最主要原因。

(5)其他:糖尿病还可引起黄斑病、白内障、青光眼、屈光改变和虹膜睫状体病变等。牙周病是最常见的糖尿病口腔并发症。

在我国,糖尿病是导致成人失明、非创伤性截肢的主要原因;心血管疾病是使糖尿病患者致残、致死的主要原因。

四、辅助检查

(一)尿糖测定

尿糖受肾糖阈的影响。尿糖呈阳性只提示血糖值超过肾糖阈(大约10 mmol/L),尿糖呈阴性不能排除糖尿病可能。

（二）血糖测定

血糖测定的方法有静脉血葡萄糖测定、毛细血管血葡萄糖测定和 24 小时动态血糖测定 3 种。前者用于诊断糖尿病，后两种仅用于糖尿病的监测。

（三）口服葡萄糖耐量试验

当血糖高于正常范围而又未达到诊断糖尿病标准时，须进行口服葡萄糖耐量试验（OGTT）。OGTT 应在无摄入任何热量 8 小时后，清晨空腹进行，75 g 无水葡萄糖，溶于 250～300 mL 水中，5～10 分钟饮完，空腹及开始饮葡萄糖水后 2 小时测静脉血浆葡萄糖。儿童服糖量按 1.75 g/kg 计算，总量不超过 75 g。

（四）糖化血红蛋白 A_1 测定

糖化血红蛋白 A_1 测定：其测定值者取血前 8～12 周血糖的总水平，是糖尿病病情控制的监测指标之一，正常值是 3%～6%。

（五）血浆胰岛素和 C 肽测定

主要用于胰岛 B 细胞功能的评价。

（六）其他

根据病情需要选用血脂、肝肾功能等常规检查，急性严重代谢紊乱时的酮体、电解质、酸碱平衡检查，心、肝、肾、脑、眼科以及神经系统的各项辅助检查等。

五、治疗要点

糖尿病管理须遵循早期和长期、积极而理性、综合治疗和全面达标、治疗措施个体化等原则。国际糖尿病联盟（IDF）提出糖尿病综合管理 5 个要点（有"五驾马车"之称）：糖尿病健康教育、医学营养治疗、运动治疗、血糖监测和药物治疗。

（一）健康教育

健康教育是重要的基础管理措施，是决定糖尿病管理成败的关键。每位糖尿病患者均应接受全面的糖尿病教育，充分认识糖尿病并掌握自我管理技能。

（二）医学营养治疗

医学营养治疗是糖尿病基础管理措施，是综合管理的重要组成部分。详见饮食护理。

（三）运动疗法

在糖尿病的管理中占重要地位，尤其对肥胖的 2 型糖尿病患者，运动可增加胰岛素敏感性，有助于控制血糖和体重。运动的原则是适量、经常性和个体化。详见运动护理。

（四）药物治疗

1.口服药物治疗

（1）促胰岛素分泌剂。①药物：其作用不依赖于血糖浓度。常用的有格列苯脲、格列吡嗪、格列齐特、格列喹酮和格列美脲等。②非磺胺类药物：降血糖作用快而短，主要用于控制餐后高血糖。如瑞格列奈和那格列奈。

（2）增加胰岛素敏感性药物。①双胍类：常用的药物有二甲双胍。二甲双胍通常每天剂量 500～1 500 mg，分 2～3 次口服，最大剂量不超过每天 2 g。②噻唑烷二酮类：也称格列酮类，有罗格列酮和吡格列酮两种制剂。

（3）α-葡萄糖苷酶抑制剂：作为 2 型糖尿病第一线药物，尤其适用于空腹血糖正常（或偏高）而餐后血糖明显升高者。常用药物有阿卡波糖和伏格列波糖。

2.胰岛素治疗

胰岛素治疗是控制高血糖的重要和有效手段。

(1)适应证:①1型糖尿病。②合并各种严重的糖尿病急性或慢性并发症。③处于应激状态,如手术、妊娠和分娩等。④2型糖尿病血糖控制不满意,B细胞功能明显减退者。⑤某些特殊类型糖尿病。

(2)制剂类型:按作用快慢和维持作用时间长短,可分为速效、短效、中效、长效和预混胰岛素5类。根据胰岛素的来源不同,可分为动物胰岛素、人胰岛素和胰岛素类似物。

(3)使用原则:①胰岛素治疗应在综合治疗基础上进行。②胰岛素治疗方案应力求模拟生理性胰岛素分泌模式。③从小剂量开始,根据血糖水平逐渐调整。

(五)人工胰

人工胰由血糖感受器、微型电子计算机和胰岛素泵组成。目前尚未广泛应用。

(六)胰腺和胰岛细胞移植

治疗对象主要为1型糖尿病患者,目前尚局限于伴终末期肾病的患者。

(七)手术治疗

部分国家已将减重手术(代谢手术)推荐为肥胖2型糖尿病患者的可选择的治疗方法之一,我国也已开展这方面的治疗。

(八)糖尿病急性并发症的治疗

1.糖尿病酮症酸中毒

对于早期酮症患者,仅需给予足量短效胰岛素和口服液体,严密观察病情,严密监测血糖、血酮变化,调节胰岛素剂量。对于出现昏迷的患者应立即抢救,具体方法如下。

(1)补液:是治疗的关键环节。基本原则是"先快后慢,先盐后糖"。在1～2小时内输入0.9%氯化钠溶液1 000～2 000 mL,前4小时输入所计算失水量的1/3。24小时输液量应包括已失水量和部分继续失水量,一般为4 000～6 000 mL,严重失水者可达6 000～8 000 mL。

(2)小剂量胰岛素治疗:每小时0.1 U/kg的短效胰岛素加入生理盐水中持续静脉滴注或静脉泵入。根据血糖值调节胰岛素的泵入速度,血糖下降速度一般以每小时3.9～6.1 mmol/L(70～110 mg/dL)为宜,每1～2小时复查血糖;病情稳定后过渡到胰岛素常规皮下注射。

(3)纠正电解质及酸碱平衡失调:①轻度酸中毒一般不必补碱。补碱指征为血pH<7.1,HCO_3^-<5 mmol/L。应采用等渗碳酸氢钠(1.25%～1.4%)溶液。补碱不宜过多、过快,以避免诱发或加重脑水肿。②根据血钾和尿量补钾。

(4)防治诱因和处理并发症:如休克、严重感染、心力衰竭、心律失常、肾衰竭、脑水肿和急性胃扩张等。

2.高渗高血糖综合征

治疗原则同DKA。严重失水时,24小时补液量为6 000～10 000 mL。

3.低血糖

对轻至中度的低血糖,口服糖水或含糖饮料,进食面包、饼干、水果等即可缓解。重者和疑似低血糖昏迷的患者,应及时测定毛细血管血糖,甚至无须血糖结果,及时给予50%葡萄糖60～100 mL静脉注射,继以5%～10%葡萄糖液静脉滴注。另外,应积极寻找病因,对因治疗。

(九)糖尿病慢性并发症的治疗

1.糖尿病足

控制高血糖、血脂异常和高血压,改善全身营养状况和纠正水肿等;神经性足溃疡给予规范的伤口处理;给予扩血管和改善循环治疗;有感染出现时给予抗感染治疗;必要时行手术治疗。

2.糖尿病高血压

血脂紊乱和大血管病变,要控制糖尿病患者血压<17.3/10.7 kPa(130/80 mmHg);如尿蛋白排泄量达到1 g/24 h,血压应控制低于16.7/10.0 kPa(125/75 mmHg)。低密度脂蛋白胆固醇(LDL-C)的目标值为<2.6 mmol/L。

3.糖尿病肾病

早期筛查微量蛋白尿及评估GFR。早期应用血管紧张素转化酶抑制剂或血管紧张素Ⅱ受体阻滞剂,除可降低血压外,还可减轻微量清蛋白尿和使GFR下降缓慢。

4.糖尿病视网膜病变

定期检查眼底,必要时尽早使用激光进行光凝治疗。

5.糖尿病周围神经病变

早期严格控制血糖并保持血糖稳定是糖尿病神经病变最重要和有效的防治方法。在综合治疗的基础上,采用多种维生素及对症治疗可改善症状。

六、护理措施

(一)一般护理

1.饮食护理

应帮助患者制订合理、个性化的饮食计划,并鼓励和督促患者坚持执行。

(1)制订总热量。①计算理想体重(简易公式法):理想体重(kg)=身高(cm)-105。②计算总热量:成年人休息状态下每天每千克理想体重给予热量105~126 kJ,轻体力劳动126~147 kJ,中度体力劳动147~167 kJ,重体力劳动>167 kJ。儿童、孕妇、乳母、营养不良和消瘦以及伴有消耗性疾病者应酌情增加,肥胖者酌减,使体重逐渐恢复至理想体重的±5%。

(2)食物的组成和分配。①食物组成:总的原则是高碳水化合物、低脂肪、适量蛋白质和高纤维的膳食。碳水化合物所提供的热量占饮食总热量的50%~60%,蛋白质的摄入量占供能比的10%~15%,脂肪所提供的热量不超过总热量的30%,饱和脂肪酸不应超过总热量的7%,每天胆固醇摄入量宜<300 mg。②确定每天饮食总热量和碳水化合物、脂肪、蛋白质的组成后,按每克碳水化合物、蛋白质产热16.7 kJ,每克脂肪产热37.7 kJ,将热量换算为食品后制订食谱,可按每天三餐分配为1/5、2/5、2/5或1/3、1/3、1/3。

(3)注意事项。①超重者,禁食油炸、油煎食物,炒菜宜用植物油,少食动物内脏、蟹黄、蛋黄、鱼子、虾子等含胆固醇高的食物。②每天食盐摄入量应<6 g,限制摄入含盐高的食物,如加工食品、调味酱等。③严格限制各种甜食:包括各种糖果、饼干、含糖饮料、水果等。为满足患者口味,可使用甜味剂。对于血糖控制较好者,可在两餐之间或睡前加水果,如苹果、梨、橙子等。④限制饮酒量,尽量不饮白酒,不宜空腹饮酒。每天饮酒量≤1份标准量(1份标准量:啤酒350 mL或红酒150 mL或低度白酒45 mL,各约含乙醇15 g)。

2.运动护理

(1)糖尿病患者运动锻炼的原则:有氧运动、持之以恒和量力而行。

（2）运动方式的选择：有氧运动为主，如散步、慢跑、快走、骑自行车、做广播体操、打太极拳和球类活动等。

（3）运动量的选择：合适的运动强度为活动时患者的心率达到个体 60％的最大氧耗量，简易计算方法为：心率＝170－年龄。

（4）运动时间的选择：最佳运动时间是餐后 1 小时（以进食开始计时）。每天安排一定量的运动，至少每周 3 次。每次运动时间 30～40 分钟，包括运动前作准备活动和运动结束时的整理运动时间。

（5）运动的注意事项：①不宜空腹时进行，运动过程应补充水分，携带糖果，出现低血糖症状时，立即食用。②运动过程中出现胸闷、胸痛、视物模糊等应立即停止运动，并及时处理。③血糖＞14 mmol/L，应减少活动，增加休息。④随身携带糖尿病卡以备急需。⑤运动时，穿宽松的衣服，棉质的袜子和舒适的鞋子，可以有效排汗和保护双脚。

（二）用药护理

1.口服用药的护理

指导患者正确服用口服降糖药，了解各类降糖药的作用、剂量、用法、不良反应和注意事项。

（1）口服磺胺类药物的护理：①协助患者于早餐前 30 分钟服用，每天多次服用的磺胺类药物应在餐前 30 分钟服用。②严密观察药物的不良反应。最主要的不良反应是低血糖，护士应教会患者正确识别低血糖的症状及如何及时应对和选择医疗支持。③注意药物之间的协同与拮抗。水杨酸类、磺胺类、保泰松、利血平、β受体阻滞剂等药物与磺胺类药物合用时会产生协同作用，增强后者的降糖作用；噻嗪类利尿剂、呋塞米、依他尼酸、糖皮质激素等药物与磺胺类药物合用时会产生拮抗作用，降低后者的降糖作用。

（2）口服双胍类药物的护理：①指导患者餐中或餐后服药。②如出现轻微胃肠道反应，给予患者讲解和指导，以减轻患者的紧张或恐惧心理。③用药期间限制饮酒。

（3）口服 α-葡萄糖苷酶抑制剂类药物的护理：①应与第一口饭同时服用。②本药的不良反应有腹部胀气、排气增多或腹泻等症状，在继续使用或减量后消失。③服用该药时，如果饮食中淀粉类比例太低，而单糖或啤酒过多则疗效不佳。④出现低血糖时，应直接给予葡萄糖口服或静脉注射，进食淀粉类食物无效。

（4）口服噻唑烷二酮类药物的护理：①每天服用 1 次，可在餐前、餐中、餐后任何时间服用，但服药时间应尽可能固定。②密切观察有无水肿、体重增加等不良反应，缺血性心血管疾病的风险增加，一旦出现应立即停药。③如果发现食欲缺乏等情况，警惕肝功能损害。

2.使用胰岛素的护理

（1）胰岛素的保存：①未开封的胰岛素放于冰箱 4～8 ℃冷藏保存，勿放在冰箱门上，以免震荡受损。②正在使用的胰岛素在常温下（≤28 ℃）可使用 28 天，无须放入冰箱。③运输过程尽量保持低温，避免过热、光照和剧烈晃动等，否则可因蛋白质凝固变性而失效。

（2）胰岛素的注射途径：包括静脉注射和皮下注射。注射工具有胰岛素专用注射器、胰岛素笔和胰岛素泵。

（3）胰岛素的注射部位：皮下注射胰岛素时，宜选择皮肤疏松部位，如上臂三角肌、臀大肌、大腿前侧、腹部等。进行运动锻炼时，不要选择大腿、臂部等要活动的部位注射。注射部位要经常更换，如在同一区域注射，必须与上次注射部位相距 1 cm 以上，选择无硬结的部位。

（4）胰岛素不良反应的观察与处理：①低血糖反应。②变态反应表现为注射部位瘙痒，继而出现荨麻疹样皮疹,全身性荨麻疹少见。处理措施包括更换高纯胰岛素,使用抗组胺药及脱敏疗法,严重反应者中断胰岛素治疗。③注射部位皮下脂肪萎缩或增生时,采用多点、多部位皮下注射和及时更换针头可预防其发生。若发生则停止注射该部位后可缓慢自然恢复。④胰岛素治疗初期可发生轻度水肿,以颜面和四肢多见,可自行缓解。⑤部分患者出现视物模糊,多为晶状体屈光改变,常于数周内自然恢复。⑥体重增加以老年2型糖尿病患者多见,多引起腹部肥胖。护士应指导患者配合饮食、运动治疗控制体重。

(5)使用胰岛素的注意事项:①准确执行医嘱,按时注射。对40 U/mL和100 U/mL两种规格的胰岛素,使用时应注意注射器与胰岛素浓度的匹配。②长、短效或中、短效胰岛素混合使用时,应先抽吸短效胰岛素,再抽吸长效胰岛素,然后混匀,禁忌反向操作。③注射胰岛素时应严格无菌操作,防止发生感染。④胰岛素治疗的患者,应每天监测血糖2~4次,出现血糖波动过大或过高,及时通知医师。⑤使用胰岛素笔时要注意笔与笔芯是否匹配,每次注射前确认笔内是否有足够的剂量,药液是否变质。每次注射前安置新针头,使用后丢弃。⑥用药期间定期检查血糖、尿常规、肝肾功能、视力、眼底视网膜血管、血压及心电图等,了解病情及糖尿病并发症的情况。⑦指导患者配合糖尿病饮食和运动治疗。

(三)并发症的护理

1.低血糖的护理

(1)加强预防:①指导患者应用胰岛素和胰岛素促分泌剂,从小剂量开始,逐渐增加剂量,谨慎调整剂量。②指导患者定时定量进餐,如果进餐量较少,应相应减少药物剂量。③指导患者运动量增加时,运动前应增加额外的碳水化合物的摄入。④乙醇能直接导致低血糖,应指导患者避免酗酒和空腹饮酒。⑤容易在后半夜及清晨发生低血糖的患者,晚餐适当增加主食或含蛋白质较高的食物。

(2)症状观察和血糖监测:观察患者有无低血糖的临床表现,尤其是服用胰岛素促分泌剂和注射胰岛素的患者。对老年患者的血糖不宜控制过严,一般空腹血糖≤7.8 mmol/L,餐后血糖≤11.1 mmol/L即可。

(3)急救护理:一旦确定患者发生低血糖,应尽快给予糖分补充,解除脑细胞缺糖状态,并帮助患者寻找诱因,给予健康指导,避免再次发生。

2.高渗高血糖综合征的护理

(1)预防措施:定期监测血糖,应激状况时每天监测血糖。合理用药,不要随意减量或停药。保证充足的水分摄入。

(2)病情监测:严密观察患者的生命体征、意识和瞳孔的变化,记录24小时出入液量等。遵医嘱定时监测血糖、血钠和渗透压的变化。

(3)急救配合与护理:①立即开放两条静脉通路,准确执行医嘱,输入胰岛素,按照正确的顺序和速度输入液体。②绝对卧床休息,注意保暖,给予患者持续低流量吸氧。③加强生活护理,尤其是口腔护理、皮肤护理。④昏迷者按昏迷常规护理。

3.糖尿病足的预防与护理

(1)足部观察与检查:①每天检查双足1次,视力不佳者,亲友可代为检查。②了解足部有无感觉减退、麻木、刺痛感;观察足部的皮肤温度、颜色及足背动脉搏动情况。③注意检查趾甲、趾间、足底皮肤有无红肿、破溃、坏死等损伤。④定期做足部保护性感觉的测试,常用尼龙单丝测试。

（2）日常保护措施：保持足部清洁，避免感染，每天清洗足部1次，10分钟左右；水温适宜，不能烫脚；洗完后用柔软的浅色毛巾擦干，尤其是脚趾间；皮肤干燥者可涂护肤软膏，但不要太油，不能常用。

（3）预防外伤：①指导患者不能赤足走路，外出时不能穿拖鞋和凉鞋，不能光脚穿鞋，禁忌穿高跟鞋和尖头鞋，防止脚受伤。②应帮助视力不好的患者修剪趾甲，趾甲修剪与脚趾平齐，并锉圆边缘尖锐部分。③冬天不要使用热水袋、电热毯或烤灯保暖，防止烫伤，同时应注意预防冻伤。夏天注意避免蚊虫叮咬。④避免足部针灸、修脚等，防止意外感染。

（4）选择合适的鞋袜：①指导患者选择厚底、圆头、宽松、系鞋带的鞋子；鞋子的面料以软皮、帆布或布面等透气性好的面料为佳；购鞋时间最好是下午，需穿袜子试穿，新鞋第1次穿20～30分钟，之后再延长穿鞋时间。②袜子选择以浅色、弹性好、吸汗、透气及散热好的棉质袜子为佳，大小适中、无破洞和不粗糙。

（5）促进肢体血液循环：①指导患者步行和进行腿部运动（如提脚尖，即脚尖提起、放下，重复20次。试着以单脚承受全身力量来做）。②避免盘腿坐或跷二郎腿。

（6）积极控制血糖，说服患者戒烟：足溃疡的教育应从早期指导患者控制和监测血糖开始。同时告知患者戒烟，因吸烟会导致局部血管收缩而促进足溃疡的发生。

（7）及时就诊：如果伤口出现感染或久治不愈，应及时就医，进行专业处理。

（四）心理护理

糖尿病患者常见的心理特征有否定、怀疑、恐惧紧张、焦虑烦躁、悲观抑郁、轻视麻痹、愤怒拒绝和内疚混乱等。针对以上特征，护理人员应对患者进行有针对性的心理护理。糖尿病患者的心理护理因人而异，但对每一个患者，护士都要做到以和蔼可亲的态度进行耐心细致、科学专业的讲解。

（1）当患者拒绝承认患病事实时，护士应耐心主动地向患者讲解糖尿病相关的知识，使患者消除否定、怀疑、拒绝的心理，并积极主动地配合治疗。

（2）有轻视、麻痹心理的患者，应耐心地向患者讲解不重视治疗的后果及各种并发症的严重危害，使患者积极地配合治疗。

（3）指导患者学习糖尿病自我管理的知识，帮助患者树立战胜疾病的信心，使患者逐渐消除上述心理。

（4）寻求社会支持，动员糖尿病患者的亲友学习糖尿病相关知识，理解糖尿病患者的困境，全面支持患者。

（刘雪华）

第二节　亚急性与慢性甲状腺炎

甲状腺炎是指甲状腺组织发生变性、渗出、坏死、增生等炎症性病理改变而导致的临床疾病，可分为急性、亚急性和慢性。本节主要介绍亚急性和慢性甲状腺炎。

一、亚急性甲状腺炎

亚急性甲状腺炎可分为亚急性肉芽肿性和亚急性淋巴细胞性甲状腺炎。

(一)亚急性肉芽肿性甲状腺炎

1.常见病因

本病病因与病毒感染有关,多数患者于上呼吸道感染后发病。甲状腺轻中度肿大。甲状腺滤泡结构破坏和炎症细胞浸润伴肉芽肿形成。

2.临床表现

起病前 1～3 周常有病毒性咽炎、腮腺炎、麻疹或其他病毒感染的症状。甲状腺区发生明显疼痛。可有全身不适、食欲缺乏、肌肉疼痛、发热、心动过速、多汗等。少数患者有颈部淋巴结肿大。

3.辅助检查

急性期血白细胞轻至中度增高,中性粒细胞正常或稍高,偶见淋巴细胞增多,红细胞沉降率明显增快。血清 TT_3、TT_4、FT_4 升高,甲状腺摄^{131}I率降低。

甲状腺核素扫描可见图像残缺或显影不均匀。

4.治疗原则

(1)一般治疗和对症治疗。

(2)糖皮质激素治疗。

(3)甲状腺功能减退者补充甲状腺激素(TH)。

(4)手术治疗。

(二)亚急性淋巴细胞性甲状腺炎

其亦称无痛性甲状腺炎、产后甲状腺炎、寂静型甲状腺炎或非典型性甲状腺炎。

1.常见病因

本病病因与自身免疫损害有关。甲状腺有明显的淋巴细胞浸润及类似亚急性肉芽肿性病变。

2.临床表现

主要表现为甲状腺功能亢进症,可有心动过速、怕热、多汗、疲劳、肌无力、体重下降等,但无突眼和胫前黏液性水肿。甲状腺功能亢进症持续时间短,甲状腺轻度肿大,无触痛,质地较坚实。多数于数月后康复,少数发展为永久性甲状腺功能减退症。

3.辅助检查

早期,血 T_3、T_4 升高,红细胞沉降率正常或轻度升高;血清甲状腺过氧化物酶抗体(TPOAb)升高。甲状腺摄^{131}I率下降,超声检查示弥漫性或局灶性低回声区。

4.治疗原则

对症治疗。甲状腺功能亢进症症状明显者,可给予 β 受体阻滞剂如普萘洛尔,禁用手术与放射性核素治疗。

伴甲状腺功能减低症者可用甲状腺素钠($L-T_4$)或甲状腺片替代治疗 3～6 个月,然后停药。永久性甲状腺功能减低症者则需终身替代治疗。

二、慢性甲状腺炎

慢性甲状腺炎包括两种临床类型,即甲状腺肿大的桥本甲状腺炎(HT)和甲状腺萎缩的萎缩性甲状腺炎(AT)。

(一)常见病因

(1)遗传因素,免疫监视缺陷,环境因素。

(2)淋巴细胞浸润和弥漫性滤泡破坏。

(二)临床表现

HT为甲状腺炎中最常见的临床类型,90%以上发生于女性。HT的病程较长,甲状腺呈无痛性弥漫性肿大,质地韧如橡皮,随吞咽活动;表面常不光滑,结节的质地较硬。

(三)辅助检查

大多数患者血中甲状腺球蛋白抗体(TgAb)及TPOAb滴度明显升高,可持续较长时间,甚至可达数年或数十年。

(四)治疗原则

(1)伴甲状腺功能减低症时应用甲状腺激素补充治疗。

(2)伴甲状腺功能亢进症时行短期抗甲状腺药物治疗。

(3)进行性甲状腺增大或怀疑恶性病变时进行手术治疗。

三、护理评估

(一)病史

注意询问近期有无上呼吸道感染史。

(二)心理-社会反应

患者由于对甲状腺肿大性质不明,担心预后不良和恶变,加之甲状腺肿大影响形象,易产生焦虑、不安心理。

四、护理要点

(一)病情观察

1.病情变化的观察

本病可发生片断性甲状腺功能亢进和一过性甲状腺功能减低,永久性者少见。因此在整个病程中要严密观察体温、脉搏、呼吸、血压、心率、心律、饮食、情绪等变化;观察有无甲状腺毒症的表现,如心悸、出汗、神经过敏等;同时也要严密观察有无甲状腺功能减退症的表现,如少言懒动、动作缓慢、体温降低、黏液性水肿等,从而及时发现病情变化,及时给予对症治疗。

2.药物的不良反应观察

肾上腺糖皮质激素虽可使甲状腺缩小,但其具有一定的不良反应,亚急性期可短期使用,可以较快缓解,用药期间注意有无满月脸、水肿、骨质疏松、胃出血、诱发感染等。

3.治疗效果观察

首先观察体温是否下降,甲状腺肿块是否缩小、疼痛是否减轻或消失,红细胞沉降率是否恢复正常,嘱其不要用手去擦肿大的甲状腺组织,减少刺激,减少损伤。

(二)饮食

由于T_3、T_4分泌高,有时可伴高代谢症状,促进三大营养物质代谢,加速氧化,容易发生低血糖反应,所以进食高热量、高蛋白、富于碳水化合物(糖类)、含B族维生素饮食,禁食含碘高的食物等。

（三）休息

让患者了解休息与疾病复发的关系，保证充足的睡眠，避免过劳，才能有效调整神经内分泌系统，促使甲状腺激素正常分泌。休息的环境要安静，室温稍低。

（四）辅助检查的护理

在测基础代谢率、血清 T_3、T_4、摄取 ^{131}I 试验的前 1 天，向患者说明检查意义及注意事项，消除思想顾虑，测定前一夜一定要保证充足睡眠，不服安眠药，清晨监测前应禁食，不做任何活动。

五、护理措施

（一）安排安静凉爽的环境

（1）患者因为基础体温过高、怕热，所以护理人员应安排通风设备良好、有窗户的环境，夏天最好开空调。

（2）减少活动，保持安静，以免体力消耗。

（3）护理人员说话宜小声，避免嘈杂，给予安静的环境。

（二）避免刺激，减轻情绪不安

（1）限制访客，避免过多外来的刺激，而引起焦虑不安。

（2）实施计划性的集中护理，避免过多的打扰。

（3）解释病情时，尽量简单明了。

（4）随时注意患者的变化，避免过度激动，必要时可使用镇静药。

（5）鼓励患者观赏轻松地电视节目或听轻音乐，以放松心情。

（6）尽量避免和病情严重的患者同室，以免患者情绪不安。

（三）补充营养

（1）高热量、高蛋白质、高维生素、高矿物质饮食，并给予充足水分。

（2）禁止食用刺激性、调味品多的食物。

（3）少量多餐，并多摄取蔬菜和水果。

（四）药物治疗的护理

准时给药，观察药物的疗效和不良反应。

（五）给予心理支持

亚急性甲状腺炎患者，常表现为悲观、抑郁、恐惧，担心自己的疾病转化为甲状腺功能亢进症，且本病反复大，有较长的服药史，容易失去战胜疾病的信心。医护人员对待患者要诚恳、和蔼、耐心，取得患者的信任，告诉他们只要有信心，配合治疗，情绪上保持稳定，均能恢复。

（1）向家属解释病情，鼓励家属耐心地和患者沟通，并了解患者的行为，以及给予心理支持。

（2）给予患者更多的倾诉机会和时间，让患者感觉被关心和受重视。

（3）给予患者正向的反馈，并随时给予适当的赞美和鼓励。

（4）鼓励多参加社交活动。

（六）预防感染

（1）注意个人卫生。

（2）谨慎保暖，冬天避免四肢暴露于冷空气中。

（3）避免出入公共场所及与上呼吸道感染患者接触。

（4）避免皮肤破损。

(七)健康教育

(1)向患者介绍疾病的病因病理、治疗方法及预后。

(2)向患者介绍所用药物的不良反应。

(刘雪华)

第三节 甲状腺功能亢进症

甲状腺功能亢进症(简称甲亢)指甲状腺腺体本身产生甲状腺激素(TH)过多而引起的甲状腺毒症。Graves 病(GD)又称弥漫性毒性甲状腺肿,各种病因所致的甲亢中,以 Graves 病最多见。该病占全部甲亢的 $80\%\sim85\%$,女性高发,高发年龄为 $20\sim50$ 岁。本节以 Graves 病为例阐述甲状腺功能亢进症。

一、病因与发病机制

(一)遗传因素

GD 有显著的遗传倾向。

(二)免疫因素

本病以遗传、易感为背景,在感染、精神创伤等因素作用下,诱发体内免疫功能紊乱。

(三)环境因素

如细菌感染、性激素、应激等,可能是本病发生和病情恶化的重要诱因。

二、临床表现

(一)典型表现

1.甲状腺毒症

(1)高代谢综合征:患者常有疲乏无力、怕热多汗、多食善饥、体重显著下降等。

(2)精神神经系统:神经过敏、紧张焦虑、失眠不安、记忆力减退,手、眼睑震颤。

(3)心血管系统:心悸、胸闷、气短、心律失常、心力衰竭等。

(4)消化系统:因胃肠蠕动增快,消化吸收不良而出现排便次数增多。

(5)肌肉与骨骼系统:主要表现为甲状腺毒症性周期性瘫痪,主要累及下肢。甲亢可影响骨骼脱钙而发生骨质疏松。

(6)生殖系统:女性常有月经减少或闭经,男性有勃起功能障碍。

(7)造血系统:白细胞计数减少,血小板寿命缩短,可伴发血小板减少性紫癜。

2.甲状腺肿

常为弥漫性、对称性肿大。肿大程度与甲亢病情轻重无明显关联。甲状腺上下极可触及震颤,闻及血管杂音,为本病的重要体征。

3.眼征

GD 的眼部表现分为两类:一类为单纯性突眼;另一类为浸润性突眼。

(二)特殊临床表现

1.甲状腺危象

早期表现为原有的甲亢症状加重,并出现高热、大汗、心动过速(140 次/分以上)、烦躁不安、呼吸急促、恶心、呕吐、腹泻,严重者可有心力衰竭、休克及昏迷等。主要诱因:应激状态,严重躯体疾病,口服过量 TH 制剂,严重精神创伤及手术中过度挤压甲状腺。

2.甲状腺毒症性心脏病

主要表现为心房颤动和心力衰竭。

3.淡漠型甲状腺功能亢进症

多见于老年人,起病隐袭,主要表现为明显消瘦、心悸、乏力、神经质、腹泻,可伴有心房颤动、震颤和肌病等体征,但高代谢综合征、眼征和甲状腺肿均不明显。

4.妊娠期甲状腺功能亢进症

简称妊娠甲亢。

5.胫前黏液性水肿

水肿常见于胫骨前下 1/3 部位,皮损为对称性,皮损周围的表皮可有感觉过敏或减退。

6.Graves 眼病(GO)

男性多见,常见的临床表现有眼内异物感、胀痛、畏光、流泪、复视、斜视、视力下降,眼球显著突出。

三、辅助检查

(一)血清甲状腺激素测定

1.血清游离甲状腺素(FT_4)与游离三碘甲状腺原氨酸(FT_3)

FT_3、FT_4直接反映甲状腺功能状态,是临床诊断甲亢的首选指标。

2.血清总甲状腺素(TT_4)

血清总甲状腺素(TT_4)是甲状腺功能的基本筛选指标。

3.血清总三碘甲状腺原氨酸(TT_3)

血清总三碘甲状腺原氨酸(TT_3)为初诊甲亢、甲亢复发及疗效评判的敏感指标。

(二)促甲状腺激素(TSH)测定

血清 TSH 浓度的变化是反映甲状腺功能最敏感的指标。

(三)促甲状腺激素释放激素(TRH)兴奋试验

静脉注射 TRH 后 TSH 升高者可排除本病,TSH 不升高则支持甲亢的诊断。

(四)甲状腺[131]I 摄取率

甲亢时[131]I 摄取率表现为总摄取量升高,摄取高峰前移。

(五)甲状腺自身抗体测定

TSH 受体抗体(TRAb)和 TSH 受体刺激抗体(TSAb)是诊断 GD 的重要指标。TRAb 还可作为判断病情活动、复发、治疗停药的重要指标。

(六)影像学检查

放射性核素扫描、B 超、X 线摄片、CT、MRI 等可部分提示甲状腺及眼球后病变性质。

四、治疗要点

目前 3 种疗法被普遍应用,即抗甲状腺药物(ATD)、[131]I 和手术治疗。

（一）抗甲状腺药物

常用的药物有硫脲类和咪唑类两类,硫脲类包括丙硫氧嘧啶（PTU）和甲硫氧嘧啶（MTU）等;咪唑类包括甲巯咪唑（MMI）和卡比马唑（CMZ）等。严重病例、甲状腺危象或妊娠患者首选 PTU。

（二）^{131}I 治疗

^{131}I 甲亢的治愈率达到 85%,但不可避免的会引起甲状腺功能减退症等多种并发症。

（三）手术治疗

治愈率为 95% 左右,但可引起多种并发症。

（四）甲状腺危象的治疗

(1)针对诱因治疗。

(2)抑制 TH 合成:PTU 500~1 000 mg 首次口服或经胃管注入,以后每次 250 mg,每 4 小时口服 1 次。

(3)抑制 TH 释放:服 PTU 1 小时后再加用复方碘口服溶液 5 滴,每 6 小时 1 次,以后视病情逐渐减量,一般使用 3~7 天。

(4)β 受体阻滞剂:普萘洛尔 60~80 mg/d,每 4 小时 1 次。

(5)糖皮质激素:氢化可的松 300 mg 首次静脉滴注,以后每次 100 mg,每 8 小时 1 次。

(6)降低和清除血浆 TH:常规治疗效果不满意时,可选用腹膜透析、血液透析或血浆置换等措施。

(7)对症治疗:高热者予物理降温,避免用乙酰水杨酸类药物。给氧,纠正水、电解质和酸碱平衡紊乱,防治感染和各种并发症。

（五）Graves 眼病（GO）的治疗

有效控制甲亢是治疗 GO 的关键。

1.一般治疗

高枕卧位,限制钠盐及使用利尿剂,可减轻眼部水肿。另外还有戴有色眼镜,使用人工泪液,睡眠时眼睛不能闭合者使用盐水纱布或眼罩保护角膜,强制性戒烟等治疗措施。

2.应用糖皮质激素

泼尼松 40~80 mg/d,每天 2 次口服,持续 2~4 周。然后每 2~4 周减量 2.5~10 mg/d,持续治疗 3~12 个月。

3.球后外照射

与糖皮质激素联合使用可增加疗效。

4.眶减压手术

可引起术后复视。

五、护理措施

（一）一般护理

1.饮食

(1)应给予高热量、高蛋白、高维生素及矿物质丰富的饮食。主食应足量,增加瘦肉、蛋类、奶类等优质蛋白,多摄入新鲜蔬菜和水果。

(2)鼓励患者多饮水,每天饮水 2 000~3 000 mL,但并发心脏疾病者应避免大量饮水,预防因血容量增加而加重水肿和心力衰竭。

(3)禁止摄入辛辣刺激性的食物,禁止饮用浓茶、咖啡等,以免引起患者精神兴奋。

(4)减少食物中粗纤维的摄入,以减少排便次数。

(5)避免进食含碘丰富的食物,如海带、紫菜等海产品,慎食卷心菜、甘蓝等易致甲状腺肿食物。

2.运动

与患者及家属共同制订个体化活动计划,活动时以不感到疲劳为度。

3.休息

适当增加休息时间,保证充足睡眠,防止病情加重。病情重、有心力衰竭或严重感染者应严格卧床休息。

(二)病情观察

观察患者精神神志状态,注意生命体征及体重变化情况;注意手指震颤、恶心、呕吐、腹泻等临床表现;注意突眼、甲状腺肿的程度,了解突眼保护情况及用药情况。警惕甲状腺危象发生,一旦发生,立即报告医师并协助处理。

(三)突眼的护理

1.保护眼睛

(1)经常以眼药水湿润眼睛,防止角膜干燥。

(2)外出时戴眼罩或有色眼镜,以减少强光刺激或异物的损伤。

(3)睡前涂抗生素眼膏,并用无菌生理盐水纱布或眼罩覆盖双眼。

(4)定期眼科角膜检查以防止角膜溃疡造成失明。

2.减轻眼部症状

(1)限制钠盐摄入,遵医嘱适量使用利尿剂,睡眠或休息时抬高头部,以减轻球后软组织水肿。

(2)指导患者当眼睛有异物感、刺痛或流泪时,勿用手揉眼,可用0.5%甲基纤维素或0.5%氢化可的松溶液滴眼。

(四)用药护理

(1)指导患者遵医嘱正确用药。不可自行减量或停药,如病情发生变化应及时就医,调整用药。定期监测肝功能和血常规。

(2)密切观察并及时处理药物的不良反应。①粒细胞减少:主要表现为突然畏寒、高热、全身肌肉或关节酸痛、咽痛、溃疡和坏死。要定期复查血常规,若外周血白细胞低于3×10^9/L或中性粒细胞低于1.5×10^9/L,考虑停药,遵医嘱给予促进白细胞增生药物,进行保护性隔离,并预防交叉感染。②肝损坏:应立即停药并给予相应治疗。③药疹:较常见,可用抗组胺药控制症状,不必停药。若出现皮肤瘙痒、团块状等严重皮疹,应立即停药,以免发生剥脱性皮炎。

(五)甲状腺危象的护理

1.吸氧

呼吸困难时取半卧位,立即给予吸氧。

2.环境

保持病房环境安静,患者绝对卧床休息,减少探视,避免不良刺激。

3.及时、准确遵医嘱给药

立即建立静脉通道。遵医嘱使用 PTU、复方碘溶液、β 肾上腺素能受体阻滞剂、氢化可的松等药物，及时通过口腔、静脉补充液体。注意观察有无碘剂中毒或变态反应，心率过快者静脉输液速度不宜过快。

4.密切监测病情

观察生命体征、神志、出入量、躁动情况，尤其要密切监测体温和心率变化情况，注意有无心力衰竭、心律失常、休克等严重并发症。

5.对症护理

体温过高者给予冰敷或乙醇擦浴降温，必要时遵医嘱使用降温药物。躁动不安者使用床挡加以保护。昏迷者加强口腔护理、会阴护理、皮肤护理，给予气垫床，定时翻身、叩背，防止出现压疮、肺炎等并发症。

6.避免诱因

告知患者及家属甲状腺危象的诱因，如感染、精神刺激、创伤、用药不当等，并尽量帮助减少和避免诱因。

（六）心理护理

（1）鼓励患者表达内心感受，理解和同情患者，建立互信关系。让患者充分了解病情，学会控制情绪，并积极配合治疗。

（2）向患者亲属耐心讲解疾病知识，提高他们对疾病的认知水平，说明患者的情绪变化往往是病情所致，争取患者亲属的理解和支持，如保持居室安静和轻松的气氛，避免提供兴奋、刺激的信息，以减少患者激动、易怒的精神症状。

（3）患者病情稳定转入社区后，应提醒社区护士继续给予心理指导，以保证甲亢患者情绪护理的延续性，促进患者康复。

（七）健康指导

1.出院指导

（1）指导患者遵照医嘱按剂量、按疗程服药，强调长期服药的重要性。

（2）指导患者服药期间，定期复查血常规、肝肾功能和甲状腺功能。

（3）指导患者每天清晨自测脉搏，定期测量体重，脉搏减慢、体重增加是治疗有效的重要标志。

（4）鼓励患者保持身心愉快，避免精神刺激或过度劳累。

（5）指导患者家属关心体贴患者，为患者提供有力的支持，如为患者提供安静、通风良好的居室环境。

（6）对有生育需要的女性患者，应告知其妊娠可加重甲亢，宜治愈后再妊娠。

（7）指导患者出院后到社区卫生服务中心建档，接受社区延续性护理服务。

2.疾病预防与康复指导

（1）上衣宜宽松，严禁用手挤压甲状腺，以免甲状腺受压后甲状腺激素分泌增多，加重病情。

（2）若出现高热、恶心、呕吐、不明原因腹泻、突眼加重等，警惕甲状腺危象发生，及时就诊。

（3）鼓励患者参加社交活动，以免因社交障碍产生焦虑。

（刘雪华）

第四节　甲状腺功能减退症

甲状腺功能减退症(简称甲减)是由各种原因引起的低甲状腺素血症或甲状腺激素抵抗而引起的全身性低代谢综合征,病理特征表现为黏多糖在组织和皮肤堆积,表现为黏液性水肿。各年龄均可发病,女性较男性多见,临床甲减的患病率为 1% 左右。

一、病因与发病机制

(一)自身免疫损伤
最常见的是自身免疫性甲状腺炎引起 TH 合成和分泌减少。

(二)甲状腺破坏
由手术和放射性碘治疗所致。

(三)抗甲状腺药物
如锂盐、硫脲类等可抑制 TH 合成。

(四)碘过量
碘过量可引起具有潜在性甲状腺疾病者发生甲减,也可诱发和加重自身免疫性甲状腺炎。

(五)下丘脑和垂体病变
下丘脑和垂体病变是中枢性甲减的常见病因。

二、临床表现

(一)一般表现
易疲劳、畏寒、少汗、记忆力减退、食欲缺乏但体重不减或增加、便秘、月经不调等。典型者可见黏液性水肿面容:表情淡漠、眼睑水肿、面色苍白、皮肤干燥粗糙脱屑、毛发脱落、眉毛稀少等。

(二)肌肉和关节
肌肉软弱乏力,部分患者可伴有关节病变。

(三)心血管系统
心肌黏液水肿导致心肌收缩力损伤、心动过缓、心排血量下降。

(四)血液系统
主要表现为贫血。

(五)消化系统
厌食、腹胀、便秘等。

(六)内分泌生殖系统
性欲减退,女性患者常有月经失调,男性患者可出现勃起功能障碍。

(七)神经精神系统
记忆力减退、智力低下、反应迟钝、嗜睡、精神抑郁、有神经质表现。

(八)黏液性水肿昏迷
常见于病情严重者,多在冬季寒冷时发病,诱因为严重的全身性疾病、感染、寒冷、甲状腺激

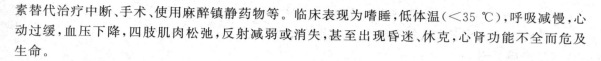

素替代治疗中断、手术、使用麻醉镇静药物等。临床表现为嗜睡,低体温($<35 \ ℃$),呼吸减慢,心动过缓,血压下降,四肢肌肉松弛,反射减弱或消失,甚至出现昏迷、休克,心肾功能不全而危及生命。

三、辅助检查

(一)血常规及生化检查
多为轻、中度正细胞正色素性贫血,血脂异常。

(二)甲状腺功能检查
血清 TSH 升高;TT_4、FT_4 降低是诊断本病的必备指标。

(三)甲状腺^{131}I 摄取率
低于正常。

(四)功能试验
TRH 兴奋试验主要用于原发性甲减与中枢性甲减的鉴别。

四、治疗要点

(一)替代治疗
首选左甲状腺素($L-T_4$)口服。

(二)对症治疗
有贫血者补充铁剂、维生素 B_{12}、叶酸等。

(三)黏液性水肿昏迷的治疗
(1)立即静脉补充 TH($L-T_3$ 或 $L-T_4$),清醒后改口服维持治疗。

(2)保温,给氧,保持呼吸道通畅。

(3)遵医嘱给予氢化可的松 $200\sim300 \ mg/d$ 持续静脉滴注,待患者清醒后逐渐减量。

(4)根据需要补液,但补液量不宜过多。

(5)控制感染,积极治疗原发病。

(6)监测血清离子、甲状腺激素、尿量、血压等。

五、护理措施

(一)饮食方面
给予高蛋白、高维生素、多纤维素、低钠、低脂、易消化饮食。嘱患者细嚼慢咽、少量多餐以免增加胃肠负担;多食蔬菜水果以增加膳食纤维摄入;每天饮水 $2 \ 000\sim3 \ 000 \ mL$。桥本甲状腺炎所致甲状腺功能减退症者应禁食含碘食物和药物,以免诱发严重黏液性水肿。

(二)病情观察
(1)监测生命体征的变化,尤其注意严密监测体温、心率及节律的变化。

(2)监测患者的神志和精神状态,观察患者有无表情淡漠、反应迟钝、精神异常。

(3)观察患者的活动能力,有无疲乏无力、肌肉萎缩。

(4)观察患者的进食和营养状况。

(三)用药护理
(1)用药前后分别测量脉搏,观察有无心悸、腹痛、心律失常、烦躁不安等药物过量的症状。

(2)观察患者的体重和水肿情况。

(3)甲状腺制剂需长期或终身服用,不能随意中断。

(四)对症护理

1.体温过低的护理

(1)注意保暖(如室温调节在 22～23 ℃,适当增加衣服,晚上睡觉时加盖被子,用热水袋,但要注意防止烫伤)。

(2)病情观察:监测生命体征变化,观察患者有无寒战、皮肤苍白等体温过低表现及心律不齐、心动过缓等现象,并及时通知医师。

2.便秘的护理

建立正常的排便习惯;进食粗纤维食物,多饮水;给予缓泻药,必要时使用开塞露。

3.社交障碍的护理

与患者建立良好的护患关系;保证环境的安静与舒适,鼓励家属探视;制订活动计划,并按计划指导和鼓励患者由简单到复杂地进行自我护理;鼓励患者多参与社交活动。

(五)黏液性水肿昏迷患者的护理

(1)避免诱因。

(2)病情监测:观察神志、体温、脉搏、呼吸、血压的变化,若出现体温<35 ℃、呼吸浅慢、心动过缓、血压降低、有嗜睡表现,或出现口唇发绀、呼吸深长、喉头水肿症状,立即通知医师并配合抢救。

(3)护理措施:建立静脉通道,遵医嘱给予抢救药物;保持呼吸道通畅,吸氧;监测生命体征;记录 24 小时出入液量;保暖,避免局部热敷,以免加重循环不良和烫伤。

(六)健康指导

(1)指导患者坚持服药,不可随意停药或变更剂量,否则可能导致心血管疾病。

(2)指导患者自我监测甲状腺激素服用过量的症状,如出现多食消瘦、脉搏>100 次/分、心律失常、发热、大汗、情绪激动等情况时,及时到医院就诊。

(3)给患者讲解黏液性水肿昏迷的原因及表现,若出现心动过缓、体温<35 ℃等,应及时就医。

(4)指导患者定期复查肝肾功能、甲状腺功能、血常规等。

(5)注意个人卫生,冬季注意保暖,减少出入公共场所,预防感染和创伤;慎用镇静、催眠、镇痛、麻醉等药物。

(6)为了防止皮肤干裂,可涂抹乳液和润肤油,洗澡时避免使用肥皂。

(刘雪华)

第五节　垂　体　瘤

垂体瘤是指一组来自腺垂体和神经垂体及胚胎期颅咽管囊残余鳞状上皮的肿瘤。临床上有明显症状者约占颅内肿瘤的 10%,无症状的微腺瘤较常见。以前叶的腺瘤占大多数,来自后叶者少见。本病男性略多于女性,发病年龄在 30～50 岁。

一、常见病因

垂体瘤的病因尚未完全阐明。涉及的因素有遗传性垂体瘤、激素分泌性垂体瘤、无功能性垂体腺瘤。

二、临床表现

(一)垂体瘤分泌激素的表现

垂体瘤分泌激素表现为乳素血症、巨人症与肢端肥大症、垂体性甲状腺功能亢进症、皮质醇增多症、性早熟与性腺功能减退、无功能性垂体瘤。

(二)肿瘤压迫的表现

肿瘤压迫表现为头痛、视神经通路受压、海绵窦综合征、下丘脑功能紊乱、嗅觉丧失与尿崩症、垂体卒中、脑积水、颅内压增高、癫痫样抽搐、脑脊液鼻漏。

(三)垂体激素缺乏伴催乳素(PRL)分泌增多的表现

垂体激素缺乏伴催乳素(PRL)分泌增多表现为身材矮小、性发育延迟、高 PRL 血症、尿崩症、垂体性甲状腺功能减低症、肾上腺皮质功能减退危象。

三、辅助检查

(一)一般检查

仔细询问病史和进行体格检查,包括神经系统、眼底、视力、视野检查,为垂体瘤的诊断提供重要依据。

(二)影像学检查

垂体肿瘤的诊断主要采用影像技术,如 CT、MRI 检查。其具有无创伤性、费用低等优点。MRI 不仅可发现直径 3 mm 的微腺瘤,而且可显示下丘脑结构,对于临床判断某些病变有肯定价值。

(三)各种垂体激素(GH、PRL、TsH、AcTH、FSH/LH)的测定

对诊断和鉴别诊断可提供一定的参考和疗效的判断。

四、治疗原则

垂体瘤的治疗目标:①减轻或消除肿瘤占位病变的影响;②纠正肿瘤分泌过多激素;③尽可能保留垂体功能。应从肿瘤的解剖、病理生理学和患者的全身情况来研究具体治疗方案。

(1)手术治疗:除催乳素瘤一般首先采用药物治疗外,所有垂体瘤药物治疗无效或不能耐受者均宜考虑手术治疗。除非大腺瘤已向鞍上和鞍旁伸展,要考虑开颅经额途径切除肿瘤,鞍内肿瘤一般均采取经蝶显微外科手术切除微腺瘤,手术治愈率为 70%～80%,复发率为 5%～15%。术后并发症,如暂时性尿崩症、脑脊液鼻漏、局部血肿、脓肿,感染发生率较低,病死率很低(<1%)。大腺瘤尤其是向鞍上或鞍旁发展的肿瘤,手术治愈率降低,术后并发症增加,较多发生尿崩症和腺垂体功能减退症,病死率也相对增加,可达 10%。

(2)放射治疗(简称放疗)。

(3)药物治疗。

五、护理评估

(一)健康史及相关因素

健康史及相关因素包括家族中有无垂体瘤系列发病者,初步诊断发病的时间,有无对生活质量的影响,发病特点。

1.一般情况

患者的年龄、性别、职业、营养状况等,尤其注意有无外伤史,强烈的精神刺激,与现患疾病相关的病史和药物应用情况及过敏史、手术史、家族史、遗传病史和女性患者生育史。

2.发病特点

患者有无身材矮小、低代谢状态、第二性征消失。

3.相关因素

患者是否存在继发性性腺、肾上腺皮质、甲状腺功能减低症和生长激素缺乏。

(二)身体状况

1.局部

头颅有无外伤、异常状况。

2.全身

营养状况、重要脏器功能状况。

3.辅助检查

包括特殊检查及有关手术耐受性检查的结果。

六、护理措施

(一)预防发生意外

(1)给予安静环境,以利于充分休息。

(2)不宜过度劳累和激烈运动。

(3)渐进性地改变姿势,以免血压变化,发生意外。

(4)上厕所或活动时,给予协助,避免跌倒。

(5)安装床挡、固定床轮。

(6)保持地面干净防止滑倒。

(二)预防感染

(1)摄取足够的营养,以增进对感染的抵抗力。

(2)减少到公共场所的机会。预防呼吸道、皮肤、泌尿系统、口腔、会阴部的感染。

(3)更换液体、敷料宜采用无菌技术。

(4)注意皮肤清洁,避免皮肤过度干燥或抓伤。

(5)遵医嘱合理使用抗生素。

(三)给予精神支持

(1)给予患者关爱与温暖,及时探望患者。

(2)应体谅患者的动作缓慢,避免轻视或不耐烦的表情。

(3)给予患者倾诉的机会和时间。

(4)协助家属给予支持。

(5)注意患者的情绪变化。

（四）预防昏睡

(1)密切观察生命体征。

(2)观察低血压、低血糖的症状。

(3)随时评估患者的意识状态,并维持呼吸道通畅。

(4)建立输液通道,并随时补充适当的水分。

(5)注意电解质失衡的症状。

（五）健康教育

(1)指导患者保持心情愉快,避免压力过大或情绪激动。

(2)避免发生感染。

(3)认识服用的药物种类、剂量及不良反应,并按时、按量服用。

(4)指导认识药物任意停用的危险性,且避免任意增减剂量。

(5)遇有感染、发热、压力增加造成身体不适时,应及时就医。

(6)避免长途旅行,如必须长途旅行在外,必须携带药物。

(7)外出应随身携带识别卡,以备发生意外时,可紧急对症处理。

(8)过马路时要小心车辆,避免因动作缓慢而发生意外。

(9)冬天要添加衣物,注意保暖。

（刘雪华）

第六节　皮质醇增多症

皮质醇增多症又称库欣综合征,是由各种病因造成肾上腺皮质分泌过多糖皮质激素(主要是皮质醇)所致病症的总称。本病多见于女性,以 20～40 岁居多,约占 2/3。

一、病因与发病机制

（一）依赖促肾上腺皮质激素(ACTH)的 Cushing 综合征

1.Cushing 病

最常见,指垂体 ACTH 分泌过多,伴肾上腺皮质增生。

2.异位 ACTH 综合征

垂体以外肿瘤分泌大量 ACTH,刺激肾上腺皮质增生,分泌过量的皮质醇。

（二）不依赖 ACTH 的 Cushing 综合征

不依赖 ACTH 的 Cushing 综合征包括:①肾上腺皮质腺瘤;②肾上腺皮质癌;③不依赖ACTH 的双侧肾上腺小结节性增生;④不依赖 ACTH 的双侧肾上腺大结节性增生。

二、临床表现

（一）向心性肥胖、满月脸、多血质外貌

面圆而成暗红色,胸、腹、颈、背部脂肪甚厚。

(二)全身肌肉及神经系统

肌无力,下蹲后起立困难。患者常有不同程度的精神、情绪变化。

(三)皮肤表现

皮肤薄,微血管脆性增加,下腹两侧、大腿外侧等处可出现紫红色条纹。

(四)代谢障碍

葡萄糖耐量减低,部分患者出现类固醇性糖尿病。

(五)对感染抵抗力减弱

长期皮质醇分泌增多使免疫功能下降,感染多见。

(六)心血管表现

高血压常见,且常伴有动脉硬化和肾小球动脉硬化。长期高血压可并发左心室肥大、心力衰竭和脑血管意外。

(七)性功能障碍

女性患者大多出现月经不调,男性患者可出现性欲减退等。

三、辅助检查

(一)皮质醇测定

血浆皮质醇水平升高而昼夜节律消失,24 小时尿 17-羟皮质类固醇升高。

(二)地塞米松抑制试验

各型皮质醇增多症都不能被小剂量地塞米松抑制。能被大剂量地塞米松抑制者,病变大多为垂体性;不能被大剂量地塞米松抑制者,可能为原发性肾上腺皮质肿瘤或异位 ACTH 综合征。

(三)ACTH 兴奋试验

垂体性库欣病和异位 ACTH 综合征者常有反应,原发性肾上腺皮质肿瘤者多数无反应。

(四)影像学检查

肾上腺 B 超检查、CT 检查、MRI 检查等,可显示病变部位的影像学改变。

四、治疗要点

(一)手术治疗

垂体瘤切除术、肾上腺皮质肿瘤切除手术。

(二)放疗

用于轻型病例的治疗或手术后的辅助治疗。

(三)药物治疗

1.影响神经递质的药物

如溴隐亭、赛庚啶、丙戊酸钠等。

2.皮质醇合成抑制剂

如米托坦、美替拉酮、氨鲁米特、酮康唑等。

五、护理措施

(一)一般护理

1.饮食护理

(1)给予低钠、高钾、高蛋白、低碳水化合物、低热量的食物,预防和控制水肿。

（2）鼓励患者多食柑橘类、香蕉、南瓜等含钾高的食物。

（3）鼓励患者进食富含钙及维生素 D 的食物,如牛奶、虾皮等。

2.休息与体位

合理的休息可避免水肿加重。平卧时可适当抬高双下肢,有利于静脉回流。

3.运动

鼓励患者适当活动,但要避免剧烈运动,变换体位时动作宜轻柔,防止因跌倒或碰撞引起骨折。

（二）病情观察

（1）监测患者水肿情况,每天测量体重,记录 24 小时液体出入量,监测电解质浓度和心电图变化。

（2）密切观察生命体征,定期监测血常规,注意有无感染征象。

（3）观察患者有无关节痛及腰背痛等情况,及时告知医师,必要时使用助行器辅助行动。

（4）注意患者精神、情绪的变化,观察睡眠情况。

（三）预防感染的护理

（1）保持病房环境清洁,温度、湿度适宜,避免患者暴露在污染的环境中,减少感染机会。

（2）严格执行无菌操作,尽量减少侵入性治疗措施以降低感染和交叉感染的危险。

（3）协助患者做好个人卫生,避免皮肤擦伤和感染。长期卧床者,定时翻身,防止出现压疮。做好口腔护理,防止出现口腔感染。

（四）用药护理

1.应用利尿剂的护理

水肿严重时,遵医嘱给予利尿剂,注意观察水肿消退情况及不良反应,如出现心律失常、恶心、呕吐、腹胀等低钾症状和体征时,及时处理。

2.糖皮质激素替代治疗的护理

指导患者坚持服药,不宜中断,防止肾上腺危象发生。服药过程中注意监测血压、电解质的变化。

3.服用阻断皮质醇生成药物的护理

注意观察药物的不良反应,如低血压、头晕、嗜睡、口干、恶心呕吐、头痛、腹泻、皮疹等症状,定期复查肝功能等。

（五）心理护理

（1）皮质醇增多症患者因外貌形象改变,易缺乏自尊,产生焦虑、烦躁心理,护士应多与患者沟通和交流,沟通时语言亲切、态度温和,鼓励患者表达其感受,耐心倾听,指导患者正确应对焦虑等不良情绪。

（2）指导患者家属对其提供有效的心理、情感支持,尽量避免干扰患者情绪的情况发生。

（六）健康指导

（1）指导患者正确用药并掌握药物疗效和不良反应的观察,告知激素替代治疗的患者,遵医嘱正确服药,不可擅自停药,否则会引起肾上腺危象。

（2）指导患者日常生活中预防感染的措施:如减少去公共场所,寒冷天气注意保暖,防止感冒等。

（3）指导家属为患者提供安全、舒适的环境,移除环境中不必要的家具或摆设,浴室应铺上防滑垫,防止患者跌倒。

(4)告知患者定期门诊复查。如发生虚弱、头晕、发热、恶心、呕吐等应立即就诊。

(刘雪华)

第七节　单纯性肥胖

肥胖症是由包括遗传和环境因素在内的多种因素相互作用而引起的体内脂肪堆积过多、分布异常、体重增加的一组慢性代谢性疾病。根据肥胖的病因,可分为单纯性肥胖与继发性肥胖两大类。单纯性肥胖是指无明显的内分泌和代谢性疾病病因引起的肥胖,它属于非病理性肥胖。单纯性肥胖是各类肥胖中最常见的一种,占肥胖人群的 95% 左右。许多城市的流行病学调查显示单纯性肥胖的患病率随着年龄的增长而增加,不同年龄段的患病率是不同的。本节主要讲述单纯性肥胖患者的护理。

一、病因与发病机制

单纯性肥胖的病因和发病机制尚未完全阐明,其主要原因是遗传因素和环境因素共同作用的结果。总的来说,热量摄入多于热量消耗使脂肪合成增加是肥胖的物质基础。正常脂肪组织主要由脂肪细胞、少数成纤维细胞和少量细胞间胶原物质组成。脂肪组织平均含脂肪约80%、含水约 18%,含蛋白质约 2%。深部脂肪组织比皮下脂肪组织含水略多,肥胖者脂肪组织含水量增多。当肥胖发生时,一般仅见脂肪细胞的明显肥大,但是当缓慢长期持续肥胖时,脂肪细胞既肥大,同时数量也增多。

二、临床表现

任何年龄都可以发生肥胖,但是女性单纯性肥胖者发病多在分娩后和绝经期后,男性多在35 岁以后。喜欢进食肥肉、甜食、油腻食物或啤酒者容易发胖。睡前进食和多吃少动为单纯性肥胖的常见原因。一般轻度肥胖症无自觉症状。中重度肥胖症可以引起气急、关节痛、肌肉酸痛、体力活动减少、焦虑及忧郁等。肥胖症常有高胰岛素血症、血脂异常症、高尿酸血症、糖尿病、脂肪肝、胆囊疾病、高血压、冠心病、睡眠呼吸暂停综合征、静脉血栓等疾病伴发。

三、辅助检查

(一)体质指数(BMI)

BMI＝体重(kg)/身高(m)^2,是较常用的指标,可以更好反映肥胖的情况。我国正常人的 BMI 在 24 以下,≥24 即为超重,≥28 为肥胖。

(二)理想体重(IBW)

可衡量身体肥胖程度,主要用于计算饮食中热量。40 岁以下,IBW(kg)＝身高(cm)－105;40 岁以上 IBW(kg)＝身高(cm)－100,但通常认为合理体重范围为理想体重正负 10%。

(三)腰围(WC)

WHO 建议男性 WC>94 cm,女性 WC>80 cm 诊断为肥胖。中国肥胖问题工作组建议,我

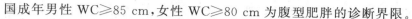

国成年男性 WC≥85 cm,女性 WC≥80 cm 为腹型肥胖的诊断界限。

(四)腰/臀比(WHR)

以肋骨下缘至髂前上棘之间的中点的径线为腹围长度与以骨盆最突出点的径线为臀部围长(以 cm 为单位)之比所得的比值。正常成人 WHR 男性<0.90、女性<0.85,超过此值为内脏型肥胖。

(五)血液生化

单纯性肥胖者可有口服糖耐量异常,故应检查空腹及餐后 2 小时血糖;可合并有高脂血症,严重者有乳糜血,应定期检查血脂;血尿酸可有升高,但机制尚未清楚。

(六)腹部 B 超

检查肝脏和胆囊,有无脂肪肝、胆结石、慢性胆囊炎。

四、治疗要点

防治的两个关键环节是减少热能摄取及增加热能消耗。治疗方法强调以行为、饮食、运动为主的综合疗法,必要时辅以药物或手术治疗。继发性肥胖症应针对病因进行治疗,各种并发症与伴随病应给予相应处理。结合患者实际情况制订合理减肥目标极为重要,体重短期内迅速下降而不能维持往往使患者失去信心。

五、护理措施

(一)教育与行为护理

(1)评估患者:评估患者发病的原因,体重增加的情况,饮食习惯、进餐量及次数,排便习惯。有无行动困难、腰痛、便秘、怕热、多汗、头晕、心悸等伴随症状及其程度。观察是否存在影响摄食行为的精神心理因素。

(2)制订个体化饮食计划和目标,对患者进行行为教育,包括食物的选择与烹饪,摄食行为等,护士应检查计划执行情况。

(3)教导患者改变不良饮食行为技巧,如增加咀嚼次数,减慢进食速度;进餐时集中注意力,避免边看电视、边听广播或边阅读边吃饭。避免在社交场合因为非饥饿原因进食。

(4)克服疲乏、厌烦、抑郁期间的进食冲动。

(二)饮食护理

(1)合理分配营养比例:碳水化合物、蛋白质、脂肪所提供能量的比例,分别占总热量的60%～65%、15%～20%和 25%。

(2)合理搭配饮食:适量优质蛋白质、复合碳水化合物(如谷类)、足够的新鲜蔬菜(400～500 g/d)和水果(100～200 g/d),适量维生素及微量营养素。

(3)避免进食油煎食品、方便面、快餐、巧克力等,少食甜食,可进食胡萝卜、芹菜、黄瓜、西红柿、苹果等低热量食物来满足"饱腹感"。

(4)提倡少食多餐,可每天 4～5 餐,每餐 7～8 分饱,因为有资料表明若每天 2 餐,可增加皮脂厚度和血清胆固醇水平。限制饮酒,鼓励患者多饮水。

(三)运动护理

制订个体化运动方案,提倡有氧运动,循序渐进并持之以恒。建议每次运动 30～60 分钟,包括前后 10 分钟的热身及整理运功,持续运动 20 分钟左右。运动形式包括散步、快走、慢跑、游泳、跳舞、做广播体操、打太极拳、各种球类活动等。运动方式及运动量根据患者的年龄、性别、病情及有无并发症等情况确定。避免运动过度或过猛,避免单独运动。

(四)用药护理

应指导患者正确服药,并观察和及时处理药物的不良反应。如西布曲明的不良反应有头痛、畏食、口干、失眠、心率加快等,一些受试者服药后血压轻度升高,因此禁用于患有冠心病、充血性心力衰竭、心律失常和脑卒中的患者。奥利司他主要的不良反应是胃肠积气、大便次数增多和脂肪泻,恶臭,肛门的周围常有脂滴溢出而容易污染内裤,应指导患者及时更换,并注意肛门周围皮肤护理。

(五)精神心理调适

对因焦虑、抑郁等不良情绪导致进食量增加的患者,应针对其精神心理状态给予相应的辅导;对于有严重心理问题的患者建议转入心理专科治疗。

(六)病情观察

观察患者的体重变化,并评估其营养状况,是否对日常生活产生影响或引起并发症。注意热量摄入过低是否引起衰弱、脱发、抑郁甚至心律失常,因此必须严密观察并及时按医嘱处理。

(七)健康指导

对患者进行健康教育,说明肥胖对健康的危害性,使他们了解肥胖症与心血管疾病、高血压、糖尿病、血脂异常等患病率密切相关。宣讲基本的营养、饮食知识,培养患者养成健康的饮食习惯。

(刘雪华)

第八节　血脂异常

血脂异常指血浆中脂质量和质的异常,通常指血浆中胆固醇和/或甘油三酯(TG)升高,也包括高密度脂蛋白胆固醇降低。由于脂质不溶或微溶于水,必须与蛋白质结合形成脂蛋白才能在血液循环中运转,因此血脂异常实际上表现为脂蛋白异常血症。

一、病因与发病机制

脂蛋白代谢过程极为复杂,不论何种病因,若引起脂质来源、脂蛋白合成、代谢过程关键酶异常或降解过程受体通路障碍等,均可能导致血脂异常。

(一)原发性血脂异常

大多数原发性血脂异常认为是由多个基因与环境因素综合作用的结果。有关的环境因素包括不良的饮食习惯、体力活动不足、肥胖、年龄增加以及吸烟、酗酒等。

(二)继发性血脂异常

1.全身系统性疾病

如糖尿病、甲状腺功能减退症、皮质醇增多症、肝肾疾病、系统性红斑狼疮、骨髓瘤等可引起继发性血脂异常。

2.药物

如噻嗪类利尿剂、β受体阻滞剂等。长期大量使用糖皮质激素可促进脂肪分解、血浆总胆固醇(TC)和甘油三酯(TG)水平升高。

二、临床表现

多数血脂异常患者无任何症状和异常体征,只是在常规血液生化检查时被发现。血脂异常的临床表现如下。

(一)黄色瘤、早发性角膜环和脂血症眼底改变

由脂质局部沉积引起,其中以黄色瘤较为常见。黄色瘤是一种异常的局限性皮肤隆起,颜色可为黄色、橘黄色或棕红色,多呈结节、斑块或丘疹形状,质地一般柔软,最常见的是眼睑周围扁平黄色瘤。早发性角膜环出现于40岁以下,多伴有血脂异常。严重的高甘油三酯血症可产生脂血症眼底改变。

(二)动脉粥样硬化

脂质在血管内皮沉积引起动脉粥样硬化、早发性和进展迅速的心脑血管和周围血管病变。

三、辅助检查

(一)生化检查

测定空腹状态下(禁食12～14小时,抽血前的最后一餐应忌食高脂食物和禁酒)血浆或血清TC、TG、LDL-C和HDL-C是最常用的实验室检查方法。LDL-C和HDL-C分别指低密度脂蛋白(LDL)和高密度脂蛋白(HDL)中的胆固醇含量。

(二)超速离心技术

超速离心技术是脂蛋白异常血症分型的金标准。

四、治疗要点

治疗原则:继发性血脂异常应以治疗原发病为主。治疗措施应是综合性的,生活方式干预是首要的基本的治疗措施。治疗血脂异常最主要的目的在于防治缺血性心血管疾病。

(一)治疗性生活方式改变(TLC)

1.医学营养治疗(MNT)

为治疗血脂异常的基础,需长期坚持。根据患者血脂异常的程度、分型以及性别、年龄和劳动强度等制订食谱。饮食中减少饱和脂肪酸和胆固醇摄入,增加植物固醇和可溶性纤维。

2.控制体重

增加有规律的体力活动,保持合适的体质指数(BMI)。

3.其他

戒烟;限盐;限制饮酒,禁烈性酒。

(二)药物治疗

1.羟甲基戊二酸单酰辅酶A(HMG-CoA)还原酶抑制剂

又称他汀类,适用于高胆固醇血症和以胆固醇升高为主的混合性高脂血症。常用药物有辛伐他汀、阿托伐他汀等。

2.苯氧芳酸类

又称贝特类,适用于高甘油三酯血症和以甘油三酯升高为主的混合型高脂血症。常用药物有非诺贝特、苯扎贝特等。

3.烟酸类

烟酸属 B 族维生素,其用量超过作为维生素作用的剂量时,有调脂作用。常用药物有烟酸、阿昔莫司。

4.胆酸螯合剂

又称树脂类,适用于高胆固醇血症和以胆固醇升高为主的混合性高脂血症。常用药物有考来烯胺等。

5.依折麦布

肠道胆固醇吸收抑制剂,适用于高胆固醇血症和以胆固醇升高为主的混合性高脂血症。

6.普罗布考

适用于高胆固醇血症,尤其是纯合子型家族性高胆固醇血症。

7.n-3 脂肪酸制剂

n-3(ω-3)长链多不饱和脂肪酸是海鱼油的主要成分。适用于高甘油三酯血症和以甘油三酯升高为主的混合性高脂血症。

(三)血浆净化治疗

仅用于极个别对他汀类药物过敏或不能耐受的严重难治性高胆固醇血症者。

(四)手术治疗

对于非常严重的高胆固醇血症,可考虑手术治疗,包括部分回肠末段切除术、门腔静脉分流术和肝脏移植术等。

(五)基因治疗

可能成为未来根治基因缺陷所致血脂异常的方法。

五、护理措施

(一)一般护理

1.饮食护理

给予患者低脂、低热量、高纤维素饮食。

(1)低脂饮食:避免高脂、高胆固醇饮食,如少食脂肪含量高的肉类,尤其是肥肉,进食禽肉应去除皮脂;少食油炸食品;少食用动物油脂、棕榈油等富含饱和脂肪酸食物,以及蛋黄、动物内脏、鱼子、鱿鱼、墨鱼等高胆固醇食物。

(2)低热量饮食:如淀粉、玉米、鱼类、豆类、奶类、蔬菜、瓜果等,可减少总热量摄入,减少胆固醇合成,促使超体重患者增加脂肪消耗,有利于降低血脂。控制碳水化合物的摄入量,防止多余的糖分转化为血脂。

(3)高纤维素饮食:多吃粗粮、杂粮、米糠、麦麸、干豆类、蔬菜、海带、水果等,增加食物纤维含量,满足患者饱腹感,有利于减少热能的摄入,并提高食物纤维与胆汁酸的结合,增加胆盐在粪便的排泄,降低血清胆固醇浓度。

(4)戒烟限酒:禁用烈性酒,以减少引起动脉粥样硬化的危险因素。

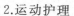

2.运动护理

根据患者生活方式、体重的不同,制订科学的运动计划。提倡中、低强度的有氧运动方式,如快步行走、慢跑、游泳、做体操、打太极拳、骑自行车等,每天坚持 30 分钟,每周 5 次以上,活动时心率以不超过 170 次/分为宜,运动后以微汗、不疲劳、无不适反应为宜。做到持之以恒,根据个体情况循序渐进。

(二)用药护理

指导患者正确服用调节血脂药物,观察和处理药物不良反应。

1.他汀类药物

少数病例服用大剂量时可引起转氨酶升高、肌肉疼痛,严重者可引起横纹肌溶解、急性肾衰竭等,用药期间定期监测肝功能。除阿托伐他汀和瑞舒伐他汀可在任何时间服药外,其余制剂均为每晚顿服。此类药物不宜用于儿童、孕妇及哺乳期妇女。

2.贝特类药物

不良反应一般较轻微,主要有恶心、腹胀、腹泻等胃肠道反应,有时有一过性血清转氨酶升高,宜在饭后服用。

3.烟酸类药物

不良反应为面部潮红、瘙痒、胃肠道症状,严重不良反应是使消化性溃疡恶化,偶见肝功能损害,可指导患者饭后服用。

4.树脂类药物

主要不良反应为恶心、呕吐、腹胀、腹痛、便秘。也可干扰其他药物的吸收,如叶酸、地高辛、贝特类、他汀类、抗生素、甲状腺素、脂溶性维生素等,可在服用本类药物前 1~4 小时或 4 小时后服用其他药物。

(刘雪华)

第九节　高尿酸血症

根据其血尿酸浓度分为相对增高和绝对增高两类。一般情况下,不论男、女,当血清尿酸值 ≥416.5 mol/L(7.0 mg/dL)被称为高尿酸血症,过此值即达超饱和,尿酸可呈针状晶体析出。由嘌呤代谢紊乱和/或尿酸排泄障碍所致的一种晶体性关节炎,临床表现为高尿酸血症和尿酸盐结晶沉积(痛风石)所致的特征性急、慢性关节炎。痛风石除在关节、肌腱及其周围沉积外,还可在肾脏沉积,并可发生尿酸盐肾病、尿酸性尿路结石等,严重者可出现肾功能不全。痛风常与肥胖、高脂血症、糖尿病、高血压以及心脑血管病伴发。

一、病因与发病机制

(一)病因

痛风的直接原因是高尿酸血症。尿酸盐的溶解度在正常生理情况下即 pH 为 7.4,温度 37 ℃时为 381 mol/L(6.4 mg/d),超过此浓度即达超饱和状态而出现尿酸盐结晶析出,痛风的关节病变、肾脏损伤以及痛风石都与尿酸盐的沉积有关。

1.原发性

病因不明,包括以下两种。

(1)特发性:占原发性痛风的 99%,多见于 40 岁以上的男性和绝经期妇女,部分有家族史,为常染色体多基因遗传。

(2)特异性酶缺陷:少见,起病年龄较早属 X 性联遗传。主要为嘌呤合成途径中相关的酶,如次黄嘌呤、鸟嘌呤磷酸核糖转移(HGPRT)缺陷或核酸核糖焦磷酸合成酶活性增高引起嘌呤生成增多所致。

2.继发性

继发于其他疾病,包括遗传性疾病(如糖原累积病 1 型、Lesch-Nyhan 综合征)、获得性疾病(如血液病、肾脏疾病)或药物(利尿药、水杨酸制剂、化学治疗药)。

(二)发病机制

尿酸是嘌呤代谢的最终产物,嘌呤代谢紊乱或肾脏排泄尿酸减少均可引起高尿酸血症。健康人血浆中尿酸量为 0.12~0.36 mmol/L,男性平均为 0.27 mmol/L,女性平均为 0.21 mmol/L 左右。当血液中尿酸含量升高超过 7 mg/dL,尿酸与 Na^+ 形成溶解度极低的尿酸钠结晶,即可沉积于关节、软组织、软骨及肾等处,从而导致关节炎、尿路结石及肾脏疾病。

经化疗或放疗,瘤组织被迅速破坏,核酸分解剧增,以致并发高尿酸血症及肾功能减退。一般在血 pH 为 7.4 时,尿酸均为可溶性尿酸钠盐;在血 pH 为 5 时,则成为不溶解的尿酸盐结晶沉积于远端肾小管,导致急性高尿酸血症肾病。现将这种急性代谢紊乱称为急性肿瘤溶解综合征。实践表明,肾血流量减低者立即化疗易发生肾衰竭。肿瘤迅速溶解且尿少者,发生肾衰竭的危险比尿量正常者明显增高。

有一小部分原发性痛风患者,尿酸的生成并不增加,高尿酸血症的形成主要是由肾脏的清除减退所致。肾脏对尿酸盐的排泄是一个复杂的过程,尿酸盐可自由透过肾小球,但滤过的尿酸盐几乎完全被近曲小管所吸收(分泌前再吸收),而后肾小管分泌尿酸盐,分泌后的尿酸盐又有部分被吸收(分泌后再吸收)。当肾小球的滤过减少,或肾小管对尿酸盐的再吸收增加,或肾小管排泄尿酸盐减少时,均可引起尿酸盐的排泄减少,导致高尿酸血症。

二、临床表现

(一)全身症状

急性发作时患者可伴有头痛、发热、白细胞计数增高等。若尿酸盐在肾间质组织沉淀可形成肾结石,严重时可出现急性肾衰竭等症状。

(二)痛风特征

多在夜间发作,起病急骤(数小时),24~48 小时达到高峰,疼痛剧烈,不能忍受被褥的覆盖。关节红、肿、痛、热,好发于指(趾)关节、跖趾、踝膝、指、腕、肘关节。多于 3 天至 2 周缓解。

(三)痛风结石

多见耳轮、肘、前臂伸侧、跖趾、指间、掌指、足及膝关节等处。痛风石与血清尿酸水平和持续时间相关,多在起病 10 年后出现。血尿酸>535 mmol/L,50% 发生;血尿酸<475 mmol/L,90% 不发生。痛风石发生时间较短,通过治疗可以缩小或消失。

(四)关节受累情况

起初为单关节,反复发作则多关节受累。有些患者长期反复发作发展成为慢性关节炎及关节畸形,严重者可累及肩、腕、脊柱、低髂等关节。

(五)肾脏并发症

约 1/3 患者发生,见于痛风病程的任何时期;尿酸性肾石病,10%～25%痛风患者中发生;部分患者首发无症状或肾绞痛、血尿或尿路刺激症状。痛风性肾病进展缓慢,肾浓缩功能受损,间歇或持续性蛋白尿、血尿、水肿、高血压慢性肾功能不全。急性尿酸性肾病多见于继发性高尿酸血症,大量尿酸结晶阻塞肾小管、肾盂、输尿管,出现少尿、无尿等急性肾衰竭症状,尿中可见大量尿酸结晶和红细胞。

三、辅助检查

(一)血尿酸测定

一般认为采用尿酸酶法测定,男性＞416 μmol/L(7 mg/d),女性＞357 μmol/L(6 mg/d),具有诊断价值。男性和绝经后女性的血尿酸＞420 μmol/L(7 mg/d),绝经前女性的血尿酸为350 μmol/L(58 mg/dL),称为高尿酸血症。

(二)尿液尿酸测定

正常成人低嘌呤饮食 5 天后,第 6 天留取 24 小时尿,采用尿液尿酸测定,正常成人 24 小时尿液中尿酸总量不超过 3.6 mmol/h(600 mg/24 h)。原发性痛风患者 90%尿酸排出 3.6 mmol/24 h,故尿酸排泄正常,不能排除痛风,而尿酸＞6.0 mmol/24 h,提示尿酸产生过多。通过尿液尿酸测定,可初步判定高尿酸血症的分型,有助于降尿酸药物的选择及鉴别尿路结石的性质。

(三)X 线检查

早期急性关节炎期可见软组织肿胀;慢性期或反复发作后,可见软骨缘破坏,关节面不规则;典型者由于尿酸盐侵蚀骨质,使之呈圆形或不整齐的穿凿样、凿孔样、虫蚀样或弧形、圆形骨质透亮缺损,为痛风的 X 线特征。

(四)关节腔穿刺检查

急性痛风性关节炎发作时,肿胀关节腔内可有积液,以注射针抽取滑液检查,具有重要诊断意义。即使在无症状期,亦可在许多关节找到尿酸钠结晶。95%以上急性痛风性关节炎滑液中可发现尿酸盐结晶。

(五)痛风结节检查

活检或穿刺抽吸其内容物,做特殊化学试验或显微镜检查,可查到尿酸钠结晶。此项检查具有确诊意义。

(六)腹部 X 线片或静脉肾盂造影

腹部 X 线片或静脉肾盂造影可发现结石。

(七)其他

肾脏 B 超、肾功能检查。

四、诊断

(一)高尿酸血症的标准

正常嘌呤饮食状态下,非同日两次空腹血尿酸水平:男性＞416.5 μmol/L 或女性＞:357 μmol/L。

(二)高尿酸血症的分型诊断

分型诊断有助于发现高尿酸血症的病因,给予针对性治疗。高尿酸血症患者低嘌呤饮食

5 天后,留取 24 小时尿液检测尿酸水平。

1.尿酸排泄不良型

尿酸排泄少于 2.86 μmol/(kg·h),尿酸清除率<6.2 mL/min。

2.尿酸生成过多型

尿酸排泄>3 μmol/(kg·h),尿酸清除率≥6.2 mL/min。

3.混合型

尿酸排泄超过 3 μmol/(kg·h),尿酸清除率<6.2 mL/min。

考虑到肾功能对尿酸排泄的影响,以肌酐清除率校正,根据尿酸清除率/肌酐清除率比值对高尿酸血症分型如下:>10%为尿酸生成过多型;<5%为尿酸排泄不良型;5%～10%为混合型。

五、护理

(一)观察要点

(1)观察局部疼痛是否急骤、剧烈,有无半夜突发脚疼并不能忍受被覆盖的特点。

(2)观察有无典型的关节炎发作表现,反复发作的关节红肿痛热,典型部位为足趾关节,其他包括踝、膝、腕、肘和掌指关节。

(3)诱因:有无肥胖、食入高嘌呤及高热量饮食、酗酒、过度疲劳、精神紧张、创伤、湿冷、脚扭伤、感染等诱发因素。

(4)有无痛风石的体征,了解结石的部位及有无症状。

(5)观察体温的变化,有无发热等。

(6)监测血、尿酸的变化。

(7)发作未经治疗是否可自行缓解,观察秋水仙碱等药物对急性关节炎的治疗效果,注意有无胃部刺激征或腹泻等。

(8)注意诱发因素、家族史、发病年龄,以及结石史。

(二)饮食治疗护理

1.急性痛风患者的饮食治疗

(1)限制嘌呤摄入:通过限制饮食中的嘌呤,减少体内尿酸形成。可根据病情轻重决定膳食中嘌呤的含量。无论急性期或缓解期均应控制摄入嘌呤含量高的食品。急性期应予低嘌呤饮食,应严格限制嘌呤在每天 150 mg 以下。需选含嘌呤低的饮食,禁用含嘌呤高食物,如动物内脏、沙丁鱼、凤尾鱼、鲭鱼、小虾、扁豆、黄豆、浓肉汤及菌藻类等。对于含有高嘌呤的鱼类、肉类,在食用前可先用开水煮一下,使大部分嘌呤溶解进入汤中,然后弃汤吃肉,或再进行加工烹调。这样既能补充优质蛋白质,又可减少嘌呤的摄入。

(2)限制能量摄入,降低体重:因痛风患者多伴有肥胖、高血压和糖尿病等,故应限制热能,设法达到理想体重。热能根据病情而定,一般为每天 1 500～1 800 kcal。控制主食、甜食、零食的摄入;增加运动,超重者应减重,但切忌减重过快,应循序而进,减重过快促进脂肪分解,易导致饥饿性酮症,引起痛风急性发作。

(3)蛋白质:蛋白质摄入量不宜过高,否则不利于尿酸的排出。标准体重时蛋白质可按每天 0.8～1.0 g/kg 供给,全天在 40～65 g,可选用牛奶、鸡蛋、谷类、蔬菜作为蛋白质的来源。以植物蛋白为主,动物蛋白可选用牛奶、鸡蛋。因牛奶、鸡蛋无细胞结构,不含核蛋白,可在蛋白质供给量允许范围内选用。尽量不用肉类等,如一定用,可将瘦肉、禽肉等少量,经煮沸弃汤后食用。

(4)脂肪:限制脂肪的摄入量,脂肪具有阻碍肾排泄尿酸的作用,使尿酸升高,同时脂肪供给的热能高,易引起肥胖,对患者不利。脂肪摄入量控制在每天 50 g 左右。烹调方法多采用蒸、煮、炖等用油少的方法。

(5)维生素和矿物质:供给充足 B 族维生素和维生素 C。多供给蔬菜、水果等偏碱性食物。摄入蔬菜每天 1 000 g,水果 200~300 g;在碱性环境能提高尿酸盐溶解度,有利于尿酸排出。且蔬菜和水果富含维生素 C,能促进组织内尿酸盐溶解。痛风症患者易患高血压和高血脂等,应限制钠盐摄入,通常每天 2~5 g。

(6)水分:多饮水,食用含水分多的水果和食物,液体量维持在每天 2 000~3 000 mL,以保证尿量,促进尿酸的排出;肾功能不全时水分宜适量饮用。

(7)禁用刺激性食品:禁用强烈香料及调味品,如酒和辛辣调味品。过去曾禁用咖啡、茶叶和可可,因分别含有咖啡因、茶碱和可可碱。但咖啡因、茶叶碱和可可碱在体内代谢中并不产生尿酸盐,也不在痛风石里沉积,故可适量选用。据报道,过分嗜好辛辣食物者平均血尿酸水平显著高于不食辛辣浓烈的食物。

(8)忌酒(包括啤酒):因为啤酒本身就含有嘌呤,加之乙醇可促进尿酸的合成,过多地饮酒还会引起乳酸升高,进而阻碍尿酸排出。

2.慢性痛风患者的饮食治疗

给予平衡饮食,适当放宽嘌呤摄入的限制,但仍禁食含嘌呤较多的食物,限量选含嘌呤在75 mg 以内的食物,自由选食含嘌呤量少的食物。坚持减肥,维持理想体重。

治疗目的:迅速控制痛风性关节炎急性发作,预防急性关节炎发作,纠正高尿酸血症,防止尿酸盐的沉积造成的关节破坏及肾损害,促进结石溶解。手术剔除痛风石,对损毁关节进行矫形手术,以提高生活质量。

急性期治疗护理:痛风急性发作,应绝对卧床休息,抬高患肢,积极控制疼痛的发作。秋水仙碱、吲哚美辛及皮质激素治疗可取得良好效果。

用药原则:痛风发作时使用秋水仙碱治疗,可取得良好效果,必要时用吲哚美辛、糖皮质激素等。发作期间要控制高嘌呤类饮食,服用别嘌呤类醇以降低血尿酸含量,需长期服用。

用药护理:指导患者了解药物的作用、不良反应,观察其对药物耐受的剂量,及时监测血常规和肝肾功能。同时,鼓励患者多饮水以稀释尿液,每天液体摄入总量为 2 000~3 000 mL,使排尿量每天达 2 000 mL,促进尿酸排泄,防止结石的形成。

六、健康教育

(一)认识高尿酸血症的相关危险因素

长期摄入高嘌呤的食物饮食史,如动物蛋白、啤酒、虾、干鱿鱼、沙丁鱼等;超重或肥胖者患有高血压、血脂异常、冠心病、糖尿病、尿路结石以及肾功能障碍的人;有痛风家族史、中老年男性、血尿酸水平高于正常;关节周围皮下或耳郭处发现有结节者,有原因不明的泌尿系统结石,尤其是多发或双侧广泛肾结石;都应定期检查血尿酸含量。

(二)高尿酸血症预防

(1)寻找高尿酸的原因,如使用利尿药、降压药、化疗药等药物因素及肾病、血液病、糖尿病等,找出原因。

(2)避免相关诱因:应避免肥胖、食入高嘌呤及高热量饮食、酗酒、过度疲劳、精神紧张、关节创伤、湿冷等诱发因素。

（3）多饮水：每天 2 000～3 000 mL，每天尿量保持在 2 000 mL，以增加和促进尿酸排泄。适当饮用碱性矿泉水，调节尿 pH 在 6.5 左右（这时最适合尿酸结晶溶解和排出）。

（4）增加有氧运动：如步行、健身、跳舞、游泳、骑自行车等。强度适宜，达到少量出汗即可。避免剧烈活动，使有氧运动变为无氧运动，后者反而使体内分解代谢旺盛而致尿酸增高。

（5）合理安排日常生活起居，避免过度疲劳，紧张焦虑。保持心情舒畅，注意劳逸结合。

（6）超重、肥胖者：减低体重。

（7）合理饮食：限制总热量摄入，糖类占总热量的 50%～60%，蛋白质摄入控制每天在 8～1.0 g/kg，脂肪摄入量控制在每天 50 g/d 左右，限制食用富含嘌呤的脑、肝、肾等动物内脏，以及海鲜、鲤鱼、火腿、香肠等。适当选择含嘌呤少的食物，如菜花、菠菜、麦片、青鱼、白鱼、鸡、火腿、全麦面包片、虾、羊肉、牛肉等。可以多选用含嘌呤很少的食物，如奶类、蛋类、蔬菜类。

（8）对疑诊患者及其家属进行检查，及早发现高尿酸血症。

（9）继发于血液疾病的血尿酸过高者，应积极治疗。放疗、化疗期间服用别嘌呤醇，以预防痛风的发生或恶化。

（10）避免应用噻嗪类、乙酰唑胺利尿药和吡嗪酰胺抗结核药，以免滞留尿酸盐的排泄。

（刘雪华）

第十节 尿 崩 症

尿崩症是指下丘脑抗利尿激素合成分泌不足或肾脏对抗利尿激素（ADH）反应缺陷或降解过快而引起的临床综合征。尿崩症可发生于任何年龄，以青少年为多见，男性多于女性。

一、常见病因

（一）中枢性尿崩症

ADH 缺乏或分泌障碍：①原发性中枢性尿崩症；②继发性中枢性尿崩症；③遗传性中枢性尿崩症；④无渴性尿崩症。

（二）肾性尿崩症

（1）先天性肾性尿崩症。

（2）后天性肾性尿崩症：①长期锂盐治疗；②急性肾衰竭；③遗传性中枢性尿崩症。

二、临床表现

尿崩症的主要临床表现为多尿、烦渴与多饮，起病常较急，一般起病日期明确。24 小时尿量可多达 10 L，最多不超过 18 L，但也有报道每天达 40 L 者，尿比重常在 1.005 以下。失水、皮肤干燥、心悸、便秘、乏力、头痛、头晕、焦虑、失眠、烦躁，严重者电解质紊乱和视力下降，部分患者体形消瘦。

由于低渗性多尿，血浆渗透压常轻度升高，因而兴奋口渴中枢，患者因烦渴而大量饮水，喜冷饮。当病变累及下丘脑口渴中枢时，口渴感消失，或由于手术、麻醉、颅脑外伤等原因，患者处于意识不清状态，如不及时补充大量水分，可出现严重失水，血浆渗透压与血清钠浓度明显升高，出现高钠血症,表现为极度软弱、发热、精神症状、谵妄,甚至死亡,多见于继发性尿崩症。当尿崩症合并腺垂体功能不全时,尿崩症症状反而会减轻,糖皮质激素替代治疗后症状再现或加重。长期多尿可导致膀胱容量增大,因此排尿次数相应有所减少。

三、辅助检查

(1)一般检查:①尿液检查(尿常规,尿量、尿比重、尿渗透压);②血液检查(电解质、血浆蛋白、血钾、血渗透压);③肾功能检查。

(2)高分辨率的核磁检查。

四、治疗原则

(一)药物治疗

1.去氨加压素

其抗利尿作用强,而无加压作用,不良反应少,为目前治疗尿崩症的首选药物。去氨加压素制剂的用法:①鼻腔喷雾吸入,每天 2 次,每次 $10\sim20\ \mu g$(儿童患者每次 $5\ \mu g$,每天 1 次);②口服醋酸去氨加压素片剂,每次 $0.1\sim0.4\ mg$,每天 $2\sim3$ 次,部分患者可睡前服药 1 次,以控制夜间排尿和饮水次数,得到足够的睡眠和休息;③肌内注射制剂每毫升含 $4\ \mu g$,每天 $1\sim2$ 次,每次 $1\sim4\ \mu g$(儿童患者每次 $0.2\sim1\ \mu g$)。由于剂量的个体差异大,用药必须个体化,严防水中毒的发生。

2.鞣酸加压素注射液

剂量为 $5\ U/mL$,首次 $0.1\sim0.2\ mL$,肌内注射,以后观察逐日尿量,以了解药物奏效程度及作用持续时间,从而调整剂量及间隔时间,一般注射 $0.2\sim0.5\ mL$,效果可维持 $3\sim4$ 天,具体剂量因人而异,用时应摇匀。长期应用 2 年左右因产生抗体而减效。慎防用量过大引起水中毒。

3.氢氯噻嗪

每次 $25\ mg$,每天 $2\sim3$ 次,可使尿量减少一半。其作用机制可能是由于尿中排钠增加,体内缺钠,肾近曲小管重吸收增加,到达远曲小管原尿减少,因而尿量减少,对肾性尿崩症也有效。长期服用氢氯噻嗪可能引起低钾、高尿酸血症等,应适当补充钾盐。

4.卡马西平

能刺激精氨加压素(AVP)分泌,使尿量减少,每次 $0.1\ g$,每天 $2\sim3$ 次。其作用不及氯磺丙脲。

5.氯磺丙脲

刺激 AVP 释放并增强 AVP 对肾小管的作用。服药后可使尿量减少,尿渗透压增高,每天剂量不超过 $0.2\ g$,早晨一次口服。本药可引起严重低血糖,也可引起水中毒,应加以注意。

(二)病因治疗

继发性尿崩症尽量治疗其原发病。

五、护理评估

(一)健康史及相关因素

1.一般情况

患者的年龄、性别、职业、营养状况等,尤其注意有无外伤史、强烈的精神刺激史、与现患疾病相关的病史和药物应用情况,以及过敏史、手术史、家族史、遗传病史和女性患者生育史。

2.发病特点

患者有无多尿、烦渴与多饮,尿液的颜色。

(二)身体状况

全身营养状况、重要脏器功能状况。

(三)辅助检查

禁用加压试验和高张食盐试验。

六、护理措施

(一)适当补充水分,预防脱水

(1)准确记录出入量,如发现出量多于入量时,应立即补充适当的水分。

(2)意识不清或进食困难的患者,必须建立静脉通路,维持体液的平衡。

(3)告知患者和家属脱水及休克的症状,如口腔黏膜干燥、皮肤失去弹性等,以便及早发现、及时处理。

(二)维持良好充分的睡眠

(1)每天睡觉前,可遵医嘱给予抗利尿药物,减少夜尿次数。

(2)床旁备有饮水设备,以备饮用。

(3)病房保持阴凉安静,正常湿度,以减少水分的丧失。

(4)为使白天也有适当的睡眠,应注意病房的安静,避免亮光嘈杂声。

(三)给予精神支持

(1)以温和和接纳的态度和患者相处,建立良好的护患关系。

(2)接受患者焦虑的情绪和行为,以感同身受的态度使患者感到被理解及接纳。

(3)随时表达对患者的关心,不嘲笑或讥讽患者。

(4)介绍相类似的患者与之认识,尤其是治疗后病况稳定者,以增加患者对治疗的信心。

(四)密切观察服用药物的作用及不良反应

(1)患者服用油剂加压素后,避免饮用过多的水,以免水分滞留在体内。

(2)使用加压素后,应密切观察患者有无水中毒症状及电解质平衡情况等。

(四)健康教育

(1)向患者及家属讲解疾病相关知识。轻度脑损伤或感染引起的尿崩症可完全恢复;颅内肿瘤或全身性疾病所致者,预后不良;特发性尿崩症常属永久性,在充分的饮水供应和适当的抗利尿治疗下,通常可以基本维持正常的生活,对寿命影响不大。

(2)避免强烈的精神刺激,如惊吓、过度紧张、悲伤等。

(3)避免外伤及脑部手术的损伤。

(刘雪华)

第十一节　低血糖症

低血糖症是一组由多种病因引起的以血浆葡萄糖(简称血糖)浓度过低,临床上以交感神经兴奋和脑细胞缺糖为主要特点的综合征。一般以血浆葡萄糖浓度＜2.8 mmol/L(50 mg/dL)作为低血糖症的标准。但对于糖尿病患者,血糖＜3.9 mmo/L 时就属于低血糖范围。

一、临床分类

临床上按低血糖症的发生与进食的关系分为空腹(吸收后)低血糖症和餐后(反应性)低血糖症。空腹低血糖症主要病因是不适当的高胰岛素血症,餐后低血糖症是胰岛素反应性释放过多。临床上反复发生空腹低血糖症提示有器质性疾病;餐后引起的反应性低血糖症,多见于功能性疾病。某些器质性疾病(如胰岛素瘤)虽以空腹低血糖为主,但也可有餐后低血糖发作。

二、临床表现

低血糖呈发作性,时间及频率随病因不同而异,临床表现可归纳为两方面。

(一)自主(交感)神经过度兴奋表的现

低血糖发作时交感神经和肾上腺髓质释放肾上腺素、去甲肾上腺素和一些肽类物质,表现为出汗、颤抖、心悸、紧张、焦虑、饥饿、流涎、软弱无力、面色苍白、心率加快、四肢冰凉、收缩压轻度升高等。

(二)脑功能障碍的表现

低血糖时中枢神经的表现可轻可重。初期表现为精神不集中,思维和语言迟钝,头晕、嗜睡、视物不清、步态不稳,可有幻觉、躁动、易怒、行为怪异等精神症状。皮质下受抑制时可出现骚动不安,甚而强直性惊厥、锥体束征阳性。波及延脑时进入昏迷状态,各种反射消失,如果低血糖持续得不到纠正,常不易逆转甚至死亡。

低血糖时临床表现的严重程度取决于:①低血糖的程度;②低血糖发生的速度及持续的时间;③机体对低血糖的反应性;④年龄等。低血糖时机体的反应个体差别很大,低血糖症状在不同的个体可不完全相同,但在同一个体可基本相似。长期慢性低血糖者多有一定的适应能力,临床表现不太显著,以中枢神经功能障碍表现为主。糖尿病患者由于血糖快速下降,即使血糖＞2.8 mmol/L,也可出现明显的交感神经兴奋症状,称为低血糖反应。部分患者虽然低血糖但无明显症状,往往不被觉察,极易进展成严重低血糖症,陷于昏迷或惊厥称为未察觉的低血糖症。

三、治疗原则

(一)低血糖发作的处理

轻者口服糖水、含糖饮料,或进食糖果、饼干、面包、馒头等即可缓解。重者和疑似低血糖昏迷的患者,应及时测定毛细血管血糖,甚至无须血糖结果,及时给予静脉注射50%葡萄糖注射液60～100 mL,再用5%～10%葡萄糖注射液静脉滴注,神志不清者,切忌喂食以避免消化道窒息。

(二)病因治疗

确诊为低血糖症尤其空腹低血糖发作者,大多由器质性疾病所致,应积极寻找致病原因进行对因治疗。若由药物引起者应停药或调整用药;疑胰岛素瘤者,则应术前明确定位并进行肿瘤切除术,预后大多良好。

四、护理评估

(1)评估患者对低血糖相关知识的掌握程度。

(2)评估患者血糖监测的情况及操作准确度。

(3)评估患者饮食、运动、服药及胰岛素注射情况。

五、护理措施

(一)低血糖的预防

(1)告知患者培养良好的生活习惯,不空腹饮酒、不做剧烈活动、进食规律。

(2)告知患者合理使用胰岛素和口服降糖药物,严格遵医嘱,不随意增减。

(3)严密监测血糖,防止无症状低血糖,特别是睡前血糖,以防夜间低血糖。

(4)治疗原发病。

(二)低血糖的护理

(1)绝对卧床休息,保持室内通风。

(2)严密监测血糖及意识、生命体征变化情况,并做好记录。

(3)能自己进食的低血糖患者,如血糖≤3.9 mmol/L,应给予口服糖水,或静脉输注葡萄糖注射液;如血糖＞3.9 mmo/L 时,可嘱患者进食一些糖类,如面包、糕点等。

(4)昏迷及躁动的患者应有专人看护,注意患者安全,可使用床护栏,必要时可使用约束带。

(三)健康教育

(1)遵医嘱合理使用胰岛素:不能在注射胰岛素超过 30 分钟后进食,胰岛素注射剂量必须精确。

(2)初次使用胰岛素及更换胰岛素品种或胰岛素剂量的患者,应随身携带点心以备加餐。

(3)严密监测血糖:每周至少 2 天测空腹、早餐后 2 小时、睡前的血糖,并记录。

(4)运动量适当:应做有氧的轻体力运动。

(5)外出旅行应询问医师胰岛素及药物的用量,必要时可适当减少,并携带一些水果糖、饼干。

(6)对于常发生低血糖的患者可制作急救卡片,卡上写明病情、姓名、地址、家人电话、紧急处理方法及马上送医院,并随身携带此卡。

(7)出现昏迷喝糖水无效时,应立即送往医院救治。

(刘雪华)

第十二节 醛固酮增多症

醛固酮增多症可分为原发性和继发性两类,前者是由于肾上腺皮质本身病变(肿瘤或增生),分泌过多的醛固酮,导致水钠潴留、血容量扩张、肾素-血管紧张素系统活性受抑制,称为原发性醛固酮增多症;后者则是肾上腺皮质以外的因素兴奋肾上腺皮质球状带,使醛固酮分泌增多,称为继发性醛固酮增多症。该病的发病高峰为 30~50 岁,但新生儿亦可发病,女性多于男性。

一、常见病因

肾上腺醛固酮瘤(APA)是原发性醛固酮增多症最主要的病因,占原发性醛固酮增多症的

70%～80%，以单侧肾上腺腺瘤最多见，双侧或多发性腺瘤较少，个别病例可为一侧腺瘤伴对侧增生。其他少见的原因包括特发性醛固酮增多症(IHA)、可抑制性醛固酮增多症(GRA)、继发性肾上腺皮质增生(PAH)、分泌醛固酮的肾上腺皮质癌、家族性醛固酮增多症(FH)以及异位醛固酮分泌腺瘤和癌。

二、临床表现

原发性醛固酮增多症的一系列临床表现均由过量分泌醛固酮所致，主要表现为高血压、低血钾性碱中毒、血浆醛固酮升高，肾素-血管紧张素系统受抑制等。

(一)高血压

高血压是最早且最常见的表现，少数醛固酮瘤患者的血压在正常范围内，但手术后患者发生低血压，说明术前仍存在相对性高血压。

(二)低血钾

主要表现为周期性瘫痪，麻木、手足抽搐，其他表现包括肾脏表现(多尿、夜尿增多，尿比重低且对 AVP 不敏感)和心血管系统表现(心肌肥厚、心律失常、心肌纤维化和心力衰竭)。另外，缺钾可引起胰岛 β 细胞释放胰岛素减少，因此原发性醛固酮增多症患者可出现糖耐量减低；原发性醛固酮增多症患者尿钙排泄增多，为了维持正常血钙水平，甲状旁腺激素(PTH)分泌增多等。

三、治疗原则

腺瘤、癌肿、原发性肾上腺皮质增生应选择手术治疗，特发性醛固醇症和糖皮质激素(GC)可抑制性醛固酮增多症(GRA)应采用药物治疗。

四、护理评估

(1)健康史及相关因素：初步发病的时间、病因、精神、生活、环境、各种诱因等。

(2)一般情况：患者的年龄、性别、职业、手术史、家族史等。

(3)发病特点：患者的皮肤状况，发病的过程等。

(4)评估高血压症状，监测患者血压，每 4 小时 1 次。

(5)评估患者有无心律失常。

(6)评估患者皮肤弹性，皮肤温度、湿度和颜色及黏膜情况。

(7)监测患者的尿量、尿的颜色及尿的比重。

(8)评估患者饮水量及液体出入是否平衡，监测电解质水平。

(9)每天测体重 1 次。

五、护理措施

(1)病情观察：高血压者，测量血压每 4 小时 1 次，遵医嘱应用降压药；低血钾者，遵医嘱给予口服或静脉补钾；如出现手足抽搐等低血钙症状，遵医嘱给药并定时测定血钙。

(2)配合做好重要脏器功能检查及有关临床试验。

(3)防止意外：患者有肌肉功能障碍，容易跌倒，故应限制其活动范围，防止意外损伤。

(4)防治并发症：常见肺炎、肺不张，应采取相应的防治措施。

(5)饮食及服用药物护理：指导患者选用低钠、高钾饮食；遵医嘱给予肾上腺皮质激素、氯化钾和螺内酯等。

（6）一般护理：①嘱患者保持心情舒畅，避免紧张、激动的情绪变化；②创造良好、安静和舒适的病房环境；③嘱患者卧床休息，避免劳累；④低盐饮食，鼓励摄取含钙或钾多的水果和蔬菜；⑤指导患者进行适当的功能锻炼，与患者一起制定活动计划；⑥必要时协助患者自理，如协助患者穿衣、扣纽扣、系鞋带等；⑦把患者经常使用的物品放在其伸手可及之处；⑧必要时给予患者辅助活动器材；⑨遵医嘱给予降压药物治疗；⑩鼓励患者口服补液，并提供患者喜欢的饮料。

（7）出现高血压危象时护理：应绝对卧床休息，要让患者取半卧位，或将床头抬高30°，可以起到所需的体位性降压作用，避免一切有不良刺激的活动，安定患者的情绪，避免患者躁动。脑出血患者采取左侧卧位，头偏向一侧；立即吸入氧气，如患者呼吸道分泌物较多，应吸痰，保持呼吸道通畅；立即建立静脉通路，迅速应用降压药物，一般首选硝普钠，并严密观察血压的变化，注意降压不宜过低，以免造成脑供血不足和肾血流量下降，如果出现出汗、头痛、不安、心悸、胸骨后疼痛等血管过度扩张的现象，应该立即停止静脉滴注。也可以选用硝酸甘油、硝苯地平舌下含服，制止抽搐时用地西泮肌内注射或静脉注射，降低颅内压、减轻脑水肿用呋塞米或甘露醇快速静脉滴注。

（8）心理护理：肾上腺疾病的患者病史比较长，一部分患者合并有心脑血管疾病，由于缺乏有关医学方面知识，对治疗失去信心。责任护士要讲解疾病相关方面的知识，做好健康教育工作，将制定的宣传材料发给患者看，消除患者思想顾虑，减轻心理负担，鼓励患者表达自己的感受，了解患者对接受治疗及预后的真实想法，增强其战胜疾病的信心，以最佳的心态接受治疗。

帮助患者提高对疾病的认识和了解：①耐心解答患者的问题，给患者讲解疾病的过程及治疗方法；②指导患者正确对待疾病、认识和了解疾病；③关心、爱护帮助患者，使其保持精神稳定并乐意接受治疗；④帮助患者建立配合治疗的信心。

（9）健康教育：①教会患者识别高血压、高血压危象的前驱症状，如出现剧烈头痛，应立即休息、口服降压药、到附近医院就诊等；②养成良好的生活习惯，进食清淡、低脂、低动物脂肪饮食，控制体重，避免超重，戒烟、酒，禁高糖、高脂、高盐饮食，适当进行体育锻炼，按医嘱定时服药；③定期监测血压、定时服药、定时监测心肾功能，以免发生高血压危象及其他并发症；④认识服用药物的种类、剂量及不良反应，并按时按量服用；⑤定期了解复查。

（姜凤青）

第十三节　嗜铬细胞瘤

嗜铬细胞瘤是指由神经嵴起源的嗜铬细胞肿瘤，肿瘤细胞主要合成和分泌大量的儿茶酚胺（CA）。

肿瘤大多来源于肾上腺髓质的嗜铬细胞，另一部分来源于肾上腺外的嗜铬组织，称为肾上腺外的嗜铬细胞瘤。

嗜铬细胞瘤的发病率较低，在初诊的高血压患者中所占比例为0.1%～0.5%。各年龄段均可发病，其发病高峰为30～50岁，男性和女性的发病率基本上相同，儿童少见。80%～～90%的嗜铬细胞瘤是良性的，恶性占10%～16%。嗜铬细胞瘤偶为遗传性，可为多发性内分泌腺瘤综

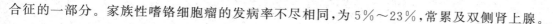

合征的一部分。家族性嗜铬细胞瘤的发病率不尽相同,为 5%～23%,常累及双侧肾上腺。

一、常见病因

散发型嗜铬细胞瘤的病因仍不清楚,常为单个,80%～85%的肿瘤位于肾上腺内,右侧略多于左侧,少部分肿瘤位于肾上腺以外的嗜铬组织。家族型嗜铬细胞瘤则与遗传有关,常为多发性,也多位于肾上腺内,可累及双侧肾上腺,肾上腺外少见。

二、临床表现

主要表现为高血压和头痛、心悸、多汗三联征,高血压表现为阵发性、持续性或在持续性高血压的基础上有阵发性加重。

少数严重病例表现为嗜铬细胞瘤高血压危象,其特点表现为血压骤升达超警戒水平或高、低血压反复交替发作,血压大幅度波动,时而急剧升高,时而突然下降,甚至出现低血压、休克。有的患者在高血压危象时发生脑出血或急性心肌梗死。

其他表现包括:直立性低血压和休克、胸痛、心绞痛,甚至急性心肌梗死,基础代谢率上升,出现不耐热、多汗、体重减轻等表现,血糖升高,精神紧张、焦虑、烦躁,严重者有恐惧感或濒死感。有的患者可出现晕厥、抽搐、症状性癫痫发作等精神、神经症状。

三、治疗原则

手术切除是嗜铬细胞瘤最终的治疗手段。术前必须进行一段时间(一般为 2 周)的肾上腺能受体阻滞治疗,以抑制过度受刺激的交感神经系统,恢复有效血容量,提高患者的手术耐受力。手术成功的关键是充分的术前准备,术前应按常规给予药物治疗。

(1)α 肾上腺受体阻滞剂:酚苄明(氧苯苄胺)是首选的 α 受体阻滞剂,常用于手术前准备,一般应在 2 周以上。

(2)β 肾上腺能受体阻滞剂。

(3)补充血容量:血压基本控制后,患者可食用高钠饮食,必要时在手术前静脉输注血浆或其他胶体溶液。血容量恢复正常后,发生直立性低血压的频率和程度可明显减轻。

(4)其他降压药治疗:钙通道阻滞剂、ACEI 对嗜铬细胞瘤高血压也有一定的降低作用。硝普钠可用于嗜铬细胞瘤高血压危象发作时或手术中血压持续增高时的抢救。

四、护理评估

(1)根据患者的症状和体征评估患者嗜铬细胞瘤情况。

(2)根据高血压程度评估心脑肺受累的情况,出现异常立即为患者测血压并记录。

(3)根据全身状况评估耐受手术的程度。

(4)根据患者阵发性高血压发作的诱因,评估发作的强度及频率。

(5)评估患者情绪,判断有无兴奋、激动的心理因素及焦虑程度。

(6)评估患者出汗情况,判断基础代谢情况。

五、护理措施

(一)心理护理

由于嗜铬细胞瘤分泌大量的激素对机体代谢的影响,可引起多系统功能异常,术前需进行多项特殊检查和充分的术前准备,因此应向患者耐心解释疾病相关知识、检查的目的及手术治疗的必要性,以消除其焦躁情绪,减少刺激,避免因过度激动和悲伤而加重病情,使其主动配合治疗和护理。

(二)饮食护理

给予低盐、高蛋白质饮食,多食含钾、钙、维生素高的食物,合并糖尿病者给予糖尿病饮食,以控制血糖。因患者基础代谢增高,常出汗,消耗大,应鼓励患者多喝水。

(三)活动护理

患者可因精神刺激、身体活动、肿瘤被挤压而出现发作性高血压,因此应限制患者活动范围,勿远离病房,防止跌倒,加强防护措施。针对诱因,采取措施减少高血压发作,并随时做好发作时的抢救工作。

(四)观察血压、心率变化

应用药物控制血压、心率时,应注意用药前后血压、心率的变化及用药后反应,特别是静脉应用扩血管药物治疗时要随血压变化调整合适的滴速,避免血压骤升骤降,血压控制正常或接近正常 2～4 周,血压稳定方可手术。

(五)预防感染

防止着凉,避免感冒;保持室内空气新鲜,每天开窗通风 2 次,每次 30 分钟;保持床铺清洁,注意患者皮肤卫生;术前 1 天遵医嘱应用足量抗生素。

(六)健康教育

1.心理疏导

给患者讲解保持平静心情,避免兴奋、激动的意义。

2.指导患者学会自我护理

防止外伤,注意卫生,预防感染。防着凉,防感冒。尽量避免诱发因素,如突然的体位变化、取重物、咳嗽、情绪激动、挤压腹部等高血压发作诱因。

3.用药指导

术后需肾上腺皮质激素替代治疗者应坚持服药,在肾上腺功能恢复的基础上逐渐减量,切勿自行加减药量。术后血压仍较高者,需服用降压药治疗,定时测量血压,根据血压调整药量,勿自行加减药量或停药。

4.定期复查

术后 2 周复查血、尿内邻苯二酚胺及其代谢产物的含量,观察有无变化。

(邹　敏)

第四章 心胸外科的护理

第一节 胸 部 损 伤

胸廓由胸椎、胸骨、肋骨和肋间组织组成,外有胸壁和肩部肌肉,内有胸膜。上口由胸骨上缘和第1肋组成,下口为膈所封闭,主动脉、胸导管、奇静脉、食管和迷走神经以及下腔静脉穿过各自裂孔进入腹腔。膈是重要呼吸肌,呼气时变为圆顶形,吸气时变为扁平以增加胸腔容量。

纵隔为两肺间的胸内空隙,前为胸骨,后为胸椎,两侧为左右胸膜。除两肺外,胸内器官均居于纵隔。纵隔的位置有赖于两侧胸膜腔压力的平衡。

胸膜腔左右各一。胸膜有内外两层,即脏层和壁层,两层间为潜在的胸膜腔,只有少量浆液。腔内压力$-0.78\sim-0.98$ kPa($-8\sim-10$ cmH$_2$O),如负压消失肺即萎陷,故在胸部损伤或开胸手术后,保持胸膜腔内的负压,至关重要。

一、病因与发病机制

胸部损伤一般根据是否穿破壁层胸膜,造成胸膜腔与外界相通而分为闭合性和开放性损伤两类。闭合性损伤多由暴力挤压、冲撞或钝器打击胸部引起,轻者造成胸壁软组织挫伤或单根肋骨骨折,重者可发生多根多处肋骨骨折或伴有胸腔内器官损伤;开放性损伤多为利器或枪弹伤所致,胸膜的完整性遭到破坏,导致开放性气胸或血胸,并常伴有胸腔内器官损伤,若同时伤及腹部脏器,称之为胸腹联合伤。

二、临床表现

(一)胸痛

胸痛是胸部损伤的主要症状,常位于受损处,伴有压痛,呼吸时加剧。

(二)呼吸困难

胸部损伤后,疼痛可使胸廓活动受限、呼吸浅快。血液或分泌物堵塞气管、支气管,肺挫伤导致肺水肿、出血或淤血,气、血胸使肺膨胀不全等均致呼吸困难。多根多处肋骨骨折,胸壁软化引起胸廓反常呼吸运动,则加重呼吸困难。

(三)咯血

小支气管或肺泡破裂,出现肺水肿及毛细血管出血者,痰中常带血或咯血;大支气管损伤者,咯血量较多,且出现较早。

(四)休克

胸内大出血、张力性气胸、心包腔内出血、疼痛及继发感染等,均可导致休克的发生。

(五)局部体征

因损伤性质和轻重而不同,可有胸部挫裂伤、胸廓畸形、反常呼吸运动、皮下气肿、骨摩擦音、伤口出血、气管和心脏向健侧移位征象。胸部叩诊呈鼓音或浊音,听诊呼吸音减低或消失。

三、护理

(一)护理目标

(1)患者能采取有效的呼吸方式或维持氧的供应,肺内气体交换得到改善。

(2)患者掌握正确的咳嗽排痰方法,保持呼吸道通畅和胸腔闭式引流的效果。

(3)维持体液平衡和血容量。

(4)疼痛缓解或消失。

(5)患者情绪稳定,解除或减轻心理压力。

(6)防治感染,并发症及时发现或处理。

(二)护理措施

1.严密观察生命体征和病情变化

如患者出现烦躁、口渴、面色苍白、呼吸短促、脉搏快弱、血压下降等休克时,应针对导致休克的原因加强护理。失血性休克的患者,应在中心静脉压的监测下,迅速补充血容量,维持水、电解质和酸碱平衡。对开放性气胸,应立即在深呼气末用无菌凡士林纱布及厚棉垫加压封闭伤口,以避免纵隔扑动。张力性气胸则应迅速在患者锁骨中线第2肋间行粗针头穿刺减压,置管行胸腔闭式引流术,以降低胸膜腔压力,减轻肺受压,改善呼吸和循环功能。

经以上措施处理后,病情无明显好转,血压持续下降或一度好转后又继续下将,血红蛋白、红细胞计数、血细胞比容持续降低,胸穿抽出血很快凝固或因血凝固抽不出血液,X线显示胸膜腔阴影继续增大,胸腔闭式引流抽出血量≥200 mL/h,并持续>3小时,应考虑胸膜腔内有活动性出血,咯血或咯大量泡沫样血痰,呼吸困难加重,胸腔闭式引流有大量气体溢出,常提示肺、支气管严重损伤,应迅速做好剖胸手术准备工作。

2.多肋骨骨折

应紧急行胸壁加压包扎固定或牵引固定,矫正胸壁凹陷,以消除或减轻反常呼吸运动,维持正常呼吸功能,促使伤侧肺膨胀。

3.保持呼吸道通畅

严密观察呼吸频率、幅度及缺氧症状,给予氧气吸入,氧流量2～4 L/min。鼓励和协助患者有效咳嗽排痰,痰液黏稠不易排出时,应用祛痰药以及超声雾化或氧气雾化吸入。疼痛剧烈者,遵医嘱给予止痛剂。及时清除口腔、上呼吸道、支气管内分泌物或血液,可采用鼻导管深部吸痰或支气管镜下吸痰,以防窒息。必要时行气管切开呼吸机辅助呼吸。

4.解除心包压塞

疑有心脏压塞患者,应迅速配合医师施行剑突下心包穿刺或心包开窗探查术,以解除急性心包压塞,并尽快准备剖胸探查术。术前快速大量输血、抗休克治疗。对刺入心脏的致伤物尚留存在胸壁,手术前不宜急于拔除。如发生心搏骤停,须配合医师急行床旁开胸挤压心脏,解除心包压塞,指压控制出血,并迅速送入手术室继续抢救。

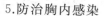

5.防治胸内感染

胸部损伤尤其是胸部穿透伤引起血胸的患者易导致胸内感染,要密切观察体温的变化,定时测体温。在清创、缝合、包扎伤口时注意无菌操作,防止伤口感染,合理使用抗生素。高热患者,给予物理或药物降温。患者出现寒战、发热、头痛、头晕、疲倦等中毒症状,血常规示白细胞计数升高,胸穿抽出血性混浊液体,并查见脓细胞,提示血胸已继发感染形成脓胸,应按脓胸处理。

6.行闭式引流

行胸穿或胸腔闭式引流术患者,按胸穿或胸腔闭式引流常规护理。

7.做好生活护理

因伤口疼痛及带有各种管道,患者自理能力下降,护士应关心体贴患者,根据患者需要做好生活护理。协助患者床上排大小便,做好伤侧肢体及肺的功能锻炼,鼓励患者早期下床活动。

8.做好心理护理

患者由于意外创伤的打击,对治疗效果担心,对手术恐惧,患者表现为心情紧张、烦躁、忧虑等。护士应加强与患者沟通,做好心理护理。向患者及其家属解释各项治疗、护理过程,愈后情况及手术的必要性,提供有关疾病变化及各种治疗信息,鼓励患者树立信心,积极配合治疗。

(秦 硕)

第二节 心脏瓣膜病

一、疾病概述

心脏瓣膜的功能是维持心内血液的正确方向,由心房流入心室及由心室流进大动脉。一旦瓣膜发生病变(纤维化增生、钙化以及粘连等),并发狭窄或闭锁不全,不但心肌逐渐代偿增生肥厚,而且可以引发血流动力学方面的变化。

心脏是人体最重要的器官之一,也是血液循环动力环节,有人把它比喻"水泵",这个泵内有四扇"门",随着心跳不停开启闭合。但是,这四扇"门",受到感染、风湿、先天因素、黏液病变等,导致瓣膜形态和功能异常,达到一定程度,就会出现狭窄、钙化、撕裂、脱垂等病变。目前对于中重度瓣膜病变唯一有效的方法是通过外科手术修复或是置换这扇"门",这种手术,就是心脏瓣膜置换术,也可以通俗说成是心脏外科医师"换瓣术"。

心脏瓣膜置换术是采用由合成材料制成的人工机械瓣膜或用生物组织制成的人工生物瓣膜替换的手术,简称换瓣。生物瓣中心血流,具有良好的血流动力学特性,血栓发生率低,不必终身抗凝,但其寿命问题至今未获得满意解决,多数患者面临二次手术;机械瓣具有较高的耐力和持久性等特性,临床应用广泛,但机械瓣最大的难题是患者必须终身抗凝且潜在易发血栓栓塞和出血的可能,给患者的工作、生活带来诸多不便。故出院后患者是否能做好自我管理,对提升生活质量以及预防术后并发症有着重要的意义。

(一)心脏瓣膜病的临床表现及手术方法

瓣膜性心脏病是二尖瓣、三尖瓣、主动脉瓣和肺动脉瓣的瓣膜因风湿热、黏液变形、退行性改变、先天性畸形、缺血性坏死、感染或创伤等出现了病变,影响血液的正常流动,从而造成心脏功能的异常,最终导致心力衰竭的单瓣膜或多瓣膜病变。此病呈现慢性发展的过程,在瓣膜病变早期可无临床症状,当出现心律失常、心力衰竭,或发生血栓栓塞事件才会出现相应的临床症状。患者常表现为活动后心慌、气短、疲乏和倦怠,活动耐力明显减低稍做运动便会出现呼吸困难(即劳力性呼吸困难),重者出现夜间阵发性呼吸困难甚至无法平卧休息。也有部分可因急性缺血坏死、急性感染性心内膜炎等发生,表现出急性心力衰竭的症状如急性肺水肿。部分二尖瓣狭窄的患者可出现痰中带有血丝及咯出大量新鲜血液。在急性左心衰竭时出现大量粉红色泡沫痰。

(二)心脏瓣膜病分型

1.二尖瓣狭窄

二尖瓣狭窄(mitral stenosis,MS)是由各种原因使心脏二尖瓣瓣叶、瓣环等结构出现异常,造成功能障碍,造成二尖瓣开放受限,引起血流动力学发生改变(如左心室回心血量减少,左心房压力增高等),从而影响正常心脏功能而出现一系列症状。其中,由于风湿热导致的二尖瓣狭窄最为常见。风湿性瓣膜病中大约有40%为不合并其他类型单纯性二尖瓣狭窄。

正常二尖瓣口面积为 $4\sim6$ cm² 当瓣口狭窄至 2 cm²,左心房压力增高,左心房增大,肌束肥厚,患者出现疲劳后呼吸困难、心悸、休息症状不明显,当瓣膜病变进一步加重狭窄至 1 cm² 左右,左心房扩大超过代偿极限,肺循环淤血。患者低于正常活动感到明显呼吸困难、心悸、咳嗽。可出现咯血、表现为痰中带血或大量咯血。当瓣膜狭窄至 0.8 cm² 左右,长期肺循环压力增高。超过右心室可代偿能力,继发右心衰竭,表现为肝大、腹水、颈静脉怒张、下肢水肿等。此时,患者除典型二尖瓣面容(口唇发绀,面颊潮红)外,面部、乳晕等部位也可以出现色素沉着。瓣膜病症状明显,造成血流动力学改变尽早手术。单纯狭窄,瓣膜成分好者可行闭式二尖瓣交界分离术或球囊扩张术。伴左心房血栓、瓣膜钙化等,需要直视下行血栓清除及人工心脏瓣膜置换术。

2.二尖瓣关闭不全

任何二尖瓣装置自身各组织结构异常或功能障碍使瓣膜在心室射血期闭合不完全,主要病因中,风湿性病变、退行性病变和缺血性病变等较多见。50%以上病例合并二尖瓣狭窄。左心室收缩,由于二尖瓣两个瓣叶闭合不全,一部分血液由心室通过二尖瓣逆向流入左心房,使排入体循环血流量减少,左心房血流量增多,压力升高,左心房前负荷增加,左心房扩大,左心室也逐渐扩大和肥厚,同时二尖瓣环也扩大,使二尖瓣关闭不全加重,左心室长期负荷加重,最终产生左心衰竭,表现为咳嗽频繁,端坐呼吸,咳白色或粉红色泡沫样痰。同时导致肺循环压力增高,最后可引起右心衰竭。表现为颈静脉怒张,肝大,腹水,下肢水肿。二尖瓣关闭不全症状明显,心功能受影响,心脏扩大应及时行手术治疗。

手术方法:二尖瓣成形术,包括瓣环重建或缩小,腱索和乳头修复及人工腱索和人工瓣环植入。此技术可以保存自身瓣膜功能,对患者术后恢复及远期预后有重大意义。腱索、乳头肌等结构和功能病变较轻。随着手术发展,经皮介入二尖瓣成形术也逐渐成为治疗瓣膜严重增厚、钙化、腱索、乳头肌严重粘连伴或不伴二尖瓣狭窄,不适于实施瓣膜成形的患者需行二尖瓣置换术。二尖瓣置换术后效果较好,但需要严格抗凝及保护心脏功能治疗。临床常使用的人工瓣膜包含机械瓣膜、生物瓣膜两类,各有优缺点,需根据实际情况选用。

3.主动脉瓣狭窄

主动脉瓣狭窄(aortic stenosis,AS)是指由于各种因素所使主动脉瓣膜和附属结构病变,致使主动脉瓣开放受限,主动脉瓣狭窄。单纯的主动脉瓣狭窄病例较少,常伴有主动脉瓣关闭不全及二尖瓣病变。正常成人主动脉瓣口面积约为 3.0 cm²,按照狭窄的程度可将主动脉瓣狭窄分为轻度狭窄、中度狭窄和重度狭窄。由于左心室收缩力强,代偿功能好,轻度狭窄并不产生明显血流动力学改变。但瓣膜口面积小于 1.0 cm²,左心室射血受阻,左心室后负荷增加,长期病变结果是左心室代偿性肥厚,单纯的狭窄左心室腔常呈向心性肥厚。早期临床表现常不明显,病情加重后常出现心悸、气短、头晕、心绞痛。心肌肥厚劳损后心肌供血不足更加明显,常呈劳力性心绞痛。心力衰竭后左心室扩大,舒张末压增高,使左心房和肺毛细血管压力也明显升高,患者出现咳嗽,呼吸困难等症状。主动脉区可闻及 3~4 级粗糙收缩期杂音,向颈部传导,伴或不伴有震颤。严重狭窄,出现肝大、腹水、全身水肿表现。重症者可因心肌供血不足发生猝死。主动脉瓣狭窄早期没有临床症状,部分重度主动脉瓣狭窄患者也没有明显症状,但是有猝死和晕厥潜在的风险。临床上出现心绞痛、晕厥和心力衰竭患者,病情往往迅速发展恶化,所以应该尽早实施手术治疗,切除病变瓣膜,进行瓣膜置换术,也有少部分报道用球囊扩张术,但效果差,容易造成瓣膜关闭不全和钙化赘生物脱落,导致栓塞并发症。

4.主动脉瓣关闭不全

主动脉瓣关闭不全是指瓣叶变形、增厚、钙化、活动受限不能严密闭合,主动脉瓣关闭不全不常单独存在,常合并主动脉瓣狭窄。一般可由风湿热、细菌性心内膜炎、马方综合征、先天性动脉畸形、主动脉夹层动脉瘤等引起。

主动脉瓣关闭不全左心室舒张期同时接受来自左心房和经主动脉瓣逆向回流血液,收缩力增强,并逐渐扩大、肥厚。当病变过重,超过了左心室代偿能力,则出现呼吸困难、心脏跳动剧烈、颈动脉波动加强等症状。由于舒张压降低,冠脉供血减少,加上左心室高度肥厚,耗氧量加大,心肌缺血明显,心前区疼痛也逐渐加重,最后出现心力衰竭。听诊可在胸骨左缘第三肋间闻及舒张期泼水样杂音,脉压增大。

人工瓣膜置换术是治疗主动脉瓣关闭不全主要手段,应在心力衰竭症状出现前实施。风湿热和绝大多数其他病因引起主动脉瓣关闭不全都应该实施瓣膜置换术。常用瓣膜为机械瓣膜和生物瓣膜。瓣膜修复术较少使用,不能完全消除主动脉瓣的反流。由于升主动脉动脉瘤使瓣环扩张所致主动脉瓣关闭不全,可行瓣环紧缩成形术。

(三)治疗原则

1.非手术治疗

常给予强心、利尿、补钾、抗凝、抗感染、纠正心力衰竭、营养支持等方式治疗。

2.手术治疗

手术治疗是心脏瓣膜病的根治方法,多采用人工心脏瓣膜置换或瓣膜成形术。

二、术后护理常规

(一)维持稳定的血流动力学

早期监测中心静脉压、动脉压、肺动脉压等,根据监测指标及病情遵医嘱补充血容量,调整正性肌力药物及扩血管药物,维护心功能。控制输液速度和量,预防发生肺水肿、左心衰竭。

(二)呼吸功能监护与护理

严格遵守呼吸机使用原则及注意事项,加强呼吸道的管理,定时翻身、拍背、吸痰,保证供氧,并观察痰液颜色、性质、量,预防肺部并发症。

(三)维持电解质平衡

瓣膜置换术后每天监测血钾情况,低血钾易造成心律失常,一般血清钾维持在 4~5 mmol/L,

静脉补钾时要选择深静脉,补钾后及时复查血钾。

(四)引流液的观察

术后保持引流管的通畅,注意引流液的颜色、量及性质。如引流液过多,应考虑是否鱼精蛋白中和肝素不足。注意观察有无心脏压塞的征象,如出现心率快、血压低、静脉压高、尿量少等应及时通知医师。

(五)周围循环观察

观察肢体末梢皮肤颜色、温度变化,及时保暖。4 小时测量体温 1 次,体温过高时遵医嘱给予降温处理,观察效果。

(六)并发症观察及护理

1.瓣周瘘

瓣周瘘是瓣膜置换术后一种少见而严重的并发症。术后重点评估心功能状态,监测并控制感染。注意观察尿色、尿量,如长期为血红蛋白尿应及时报告医师,同时注意碱化尿液,防止肾衰竭。

2.心律失常

密切观察患者的心电示波及心电图变化,及早发现并纠正引发严重室性心律失常的诱因,如心肌缺血缺氧、低钾等。保持静脉通畅,备好抢救物品及药品。

3.出血

术后应用抗凝治疗期间根据化验结果(PT 值在 24 秒左右、INR 值在 2~2.5)调整用药量。密切注意出血倾向(血尿、牙龈出血、皮肤黏膜出血等),必要时减用或暂停抗凝药,但尽量避免用凝血类药。

4.栓塞及中枢神经并发症

加强巡视,严密观察意识、瞳孔、肢体疼痛、皮肤颜色的改变和肢体活动情况等。发现异常情况及时通知医师,及时发现,及时治疗。

5.感染性心内膜炎

术前合理使用抗生素,术后严格无菌操作,监测体温,可疑患者进行多次重复血培养,使用抗生素时严格掌握用量及时间。

(七)健康指导

(1)养成良好生活习惯,避免紧张,保持心情舒畅。

(2)加强营养,不宜吃太咸食物,适当限制饮水,避免加重心脏负担。

(3)预防感冒及呼吸道感染,不乱用抗生素。

(4)增强体质,术后应休息半年,保持适当的活动量,避免活动量过大和劳累,如感到劳累、心慌气短,马上停止活动,继续休息。

(5)在医师指导下按时服用抗凝、强心、利尿、抗心律失常药物,并注意观察药物作用及不良反应,观察有无出血情况等,准确记录出入量。

(6)合并心房颤动或有血栓病史的患者告知其突然出现胸闷憋气等不适症状时,及时就医。

(7)定期门诊复查心电图、超声、胸部 X 线片及血化验。

(秦　硕)

第五章　泌尿外科的护理

第一节　肾　结　石

肾结石是指发生于肾盏、肾盂及肾盂与输尿管连接部的结石。肾结石在尿路结石中占有重要地位。肾结石通常无症状,当结石在尿路中移动时才引起症状,造成血尿或者不同程度的尿路梗阻;可伴有疼痛、尿路感染、全身性败血症、恶心和呕吐。患者有突发的严重腰部绞痛或腹痛。疼痛可放射至腹股沟、睾丸或阴茎头,这取决于梗阻部位。

一、护理诊断

(一)感染
与可能存留的残余结石有关。

(二)生活自理能力部分缺陷
与肾部分切除后卧床及静脉补液有关。

二、护理措施

(一)术前护理
(1)心理护理:详细评估患者对疾病的心理感受,以及接受手术治疗的心理准备。与患者建立良好的护患关系,进行有效的沟通,以解除患者的顾虑和恐惧,增强患者的信心。

(2)注意休息,适当活动:避免活动量大,结石位置变换,发生嵌顿,加重痛苦,消耗体力。如出现肾绞痛,可对症解痉止痛。

(3)肾结石合并重度肾积水时卧床休息。

(4)适当应用抗生素,嘱患者大量饮水,预防泌尿系统感染。

(二)术后护理
1.尿液的观察

术后留置肾盂造瘘管、导尿管,给予妥善固定,尤其翻身活动时避免牵拉,以防脱出。密切观察患者尿液的颜色、量,当肾造瘘管引出鲜红色血液时,应及时通知医师,给予止血药物并夹闭肾盂造瘘。适当卧床休息,待肾造瘘管引流液颜色变浅后可下床活动。

2.预防尿瘘

保持肾造瘘管及导尿管通畅,减轻肾体的张力,促进切口愈合;同时给予静脉营养,能进食者,鼓励进食高蛋白、易消化的食物,促进组织修复。

3.应用抗生素

残余结石是造成泌尿系统感染的主要原因。取石术后需足量尽早应用抗生素,预防感染;同时应注意要补足液体量,增加尿量,达到冲洗的作用。

(秦 硕)

第二节 肾 囊 肿

肾囊肿属于良性肿瘤,在肾囊性疾病中,单纯性肾囊肿最为常见,一般为单侧单发,双侧发生少见。任何年龄均可发生,但 2/3 以上见于 60 岁以上者,被认为是老年病。临床表现为腰腹不适或疼痛、血尿、腹部肿块和高血压。如肾囊肿<4 cm,无肾盂、肾盏明显受压,无感染、恶变、高血压或症状不明显者,只需密切随访观察,定期 B 超复查。手术方式主要为腹腔镜囊肿去顶术。

一、护理诊断

(一)知识缺乏
与缺乏疾病相关知识有关。

(二)恐惧
与不了解病情有关。

(三)疼痛
与手术有关。

(四)并发症
出血,与手术有关。

二、护理措施

(一)术前护理
(1)心理护理:术前评估患者的身心状态及患者对手术的心理接受能力,通过护理与患者建立良好的护患关系,鼓励患者树立战胜疾病的信心。

(2)加强营养,保持大便通畅。

(二)术后护理
1.体位

术后平卧位,血压平稳后给予半卧位。开腹手术需准备腹带。

2.出血的观察

密切注意有无术后出血及休克表现。观察患者生命体征及意识情况,观察腹部情况及伤口敷料有无渗血渗液,保持引流管通畅,记录引流液的色、量和性质;一般 24 小时内引流液<200 mL,以后逐渐减少,颜色逐渐变淡,24～72 小时拔除引流管。如发现引流量多同时血压下降,脉快而弱,应警惕邻近脏器(如肝、脾、肠管及胰腺尾)的误伤及内出血的可能,及时通知医师进行处理。

3.抗生素的应用

选择对肾脏无害或毒性较轻的抗生素,保护肾功能。

4.预防术后并发症

卧床期间鼓励并协助患者定时翻身,给予拍背,嘱患者将痰液及时咳出,防止发生肺部感染,嘱患者多活动双下肢,防止下肢静脉血栓的形成,第二天可下床活动,以有利于尽早排气及伤口的愈合。

5.饮食护理

术后患者禁食水6～8小时,排气后可进流食,逐渐进食。

6.疼痛

可遵医嘱给予止痛镇静剂。

(三)健康指导

定期门诊复查,每3个月复查B超、CT。

(秦 硕)

第三节 输尿管结石

输尿管结石是常见的泌尿系统疾病,输尿管结石90％以上是在肾内形成而降入输尿管,原发于输尿管的结石,除非有输尿管梗阻病变,是很少见的。输尿管结石的病因与肾结石相同,但结石进入输尿管后逐渐变成枣核形。疼痛和血尿是输尿管结石的主要症状,其他症状包括恶心、呕吐、尿频、发热、寒战、排石史等。外科手术治疗主要实施输尿管切开取石术。

一、护理诊断

(一)疼痛

由结石嵌顿引起。

(二)部分生活自理能力缺陷

与术后卧床有关。

(三)潜在并发症

尿瘘,与手术有关。

二、护理措施

(一)术前护理

1.心理护理

详细评估患者对疾病的心理感受,以及接受手术治疗的心理准备。与患者建立良好的护患关系,进行有效的沟通,以解除患者顾虑和恐惧,增强患者的信心。

2.疼痛的护理

通常疼痛在前,血尿在后。疼痛发作时注意保护患者,防止意外发生,可给予解痉镇痛剂,并观察用药后的效果。

3.嘱患者多饮水

观察尿液颜色,如出现混浊,伴有尿频、尿急或尿痛等症状,通知医师,口服抗生素,预防感染。

4.术日晨的准备

术日晨协助患者去放射科重拍腹部平片,确定结石位置,拍片后患者即平卧于平车上,嘱患者尽量不动,防止结石变换位置。术前留置导尿管,注意无菌操作。

(二)术后护理

1.引流管的护理

术后常留置输尿管吻合口引流管、导尿管及输尿管支架管各一根,应妥善固定,防止扭曲、脱落、并密切观察各管引流液的颜色、量。当引流液颜色鲜红,量>100 mL/h 时,立即通知医师给予处理。

2.尿瘘的观察

当输尿管吻合口张力增大,缝合处愈合不良或缝合欠佳,可导致尿瘘的发生。一旦发现吻合口引流量突然增加,色呈浅红或浅黄,提示有尿瘘发生的可能。应保持引流管的通畅,输尿管支架管放置时间相对延长,静脉补充蛋白质,促进组织修复及瘘口愈合。若瘘口长期不愈合,可能需再次手术。

3.预防感染

尿液引流不畅或留有残余结石是导致泌尿系统感染的主要原因,应监测体温及血常规,并静脉输入抗生素防治感染。

(三)健康指导

(1)术后 3 个月门诊复查,了解输尿管有无狭窄和肾功能恢复情况。常规拔除输尿管支架管。

(2)由于出院期间带有输尿管支架管,嘱患者活动时勿剧烈,尤其是腰部,防止发生腰痛等症状。

(3)根据患者的结石情况给予相应的饮食指导。

(秦　硕)

第四节　膀　胱　结　石

膀胱结石分为原发性和继发性两种,大多数发生于男性。膀胱结石的发病率有明显的地区、种族和年龄差异。营养不良,尤其是缺乏动物蛋白的摄入,是发生膀胱结石的主要原因。其主要临床表现有:尿痛、排尿障碍和血尿。疼痛为下腹部和会阴部钝痛,也可为明显或剧烈疼痛,常因活动和剧烈运动而诱发加剧。手术主要以经尿道膀胱结石碎石术为主。膀胱镜碎石术是在膀胱镜直视下,用碎石钳夹碎结石,然后反复用生理盐水冲洗膀胱,排出碎石渣;残留的小碎石也可随尿排出。有严重的膀胱、尿道疾病,如膀胱炎、膀胱挛缩、尿道狭窄或小儿膀胱结石不宜做膀胱镜碎石术。

一、护理诊断

(一)有感染的危险
与手术创伤有关。

(二)潜在的并发症
出血,与手术中造成尿道损伤有关。

二、护理措施

(一)术前护理

1.心理护理

了解患者的心理状况,对患者进行有效的沟通和宣教工作,减轻患者的心理压力。

2.疼痛的护理

疼痛发作时注意保护患者,防止意外发生;可给予解痉镇痛剂,并观察用药后效果。

(二)术后护理

1.预防感染

因为尿道细小使碎石钳不易插入,膀胱容量小则视野不清。其主要并发症为出血、感染和损伤,术前合并泌尿系统感染者应控制感染。遵医嘱应用抗生素。

2.术后观察出血情况

膀胱或尿道损伤后,如反复过度的冲洗膀胱,能引起血尿。血尿持续 1~3 天,轻者嘱咐患者多喝水,增加尿量,以冲洗膀胱。血尿明显甚至出现小血块时,应随时挤压导尿管,以便小血块快速排出。必要时给止血药或于膀胱冲洗液中加止血剂,如每 1 000 mL 生理盐水加酚磺乙胺 2~4 g,每次冲入 50~100 mL 液体,然后抽出液体,反复冲洗 3~4 次,每隔 2~3 小时冲洗 1 次。

3.持续膀胱冲洗

如患者血尿比较严重,尿液呈深红色,应行持续膀胱冲洗,速度以 60 滴/分为宜。冲洗过程中应保持冲洗液通畅,并定时挤压引流管,切勿打折受压。如有膀胱痉挛现象,遵医嘱应用解痉药物。

(三)健康指导

1.定期复查

结石易复发,嘱患者定期复查。

2.饮食指导

根据结石成分分析结果,指导患者合理饮食。如草酸钙结石者应避免食用菠菜和豆腐;尿酸结石者应少食动物的内脏,因动物内脏内含有较高的嘌呤。

(秦 硕)

第五节 膀 胱 癌

膀胱癌是泌尿系统最常见的肿瘤,发病率在泌尿生殖系肿瘤中占首位,包括上皮性肿瘤、腺癌及鳞状上皮癌,其中98%的膀胱癌来自上皮组织,其中移行上皮癌占95%。膀胱癌的发病年龄多在40岁以上,男女之比为4∶1。病因有以下几点:长期接触芳香族等致癌物质;吸烟;体内色氨酸代谢异常;药物;膀胱局部黏膜长期受到刺激等。临床表现主要是间歇性、无痛性、肉眼血尿或显微镜下血尿,尿频、尿急、尿痛等膀胱刺激症状及排尿困难,严重的可引起肾积水,出现腰酸、腰疼、发热等表现。主要治疗方法有手术治疗、放疗、化疗、介入治疗,其中手术治疗又分经尿道膀胱肿瘤切除术、膀胱部分切除术和根治性膀胱全切术(回肠代膀胱术)。

一、护理诊断

(一)焦虑

与手术有关。

(二)自我形象紊乱

与尿路改道有关。

(三)生活自理能力部分缺陷

与术后卧床、多管道牵拉有关。

(四)潜在并发症

吻合口瘘,与手术伤口及低蛋白血症有关。

二、护理措施

(一)术前护理

(1)评估患者营养状况,鼓励进食高蛋白、高维生素、易消化的食物。

(2)心理护理:多巡视病房,加强护患间的沟通,了解患者所想,解除思想顾虑。向尿路改道者讲解手术的必要性及术后自我护理的方法。

(3)肠道准备:术前一天口服酚酞片2片,术晨开塞露1支置肛。全膀胱切除肠道准备需要术前三天开始禁食补液。术前两天开始肠道准备,予导泻药(和爽)口服,2次/天,直至解出无渣便。术前一天禁水。在进行肠道准备的过程中,嘱患者大量饮水,每天3 000 mL左右,观察患者排便情况,如大便颜色、排便效果等。询问患者有无头晕、乏力,预防脱水发生,保证患者安全。

(二)术后护理

(1)密切监测生命体征,每小时测量生命体征,如生命体征平稳可行半卧位。

(2)引流管护理:术后各种引流管较多,通常留置胃管、左右输尿管支架管、左右盆腔(或耻骨后)引流管,应分别标明,避免混淆。保持各种引流管通畅,妥善固定,防止移位和脱出。密切观察引流液的颜色、性质和量;详细记录24小时出入量。观察腹部伤口情况,如出现渗血、渗液,需通知医师进行换药。如发生吻合口瘘,立即通知并协助医师处理,及时清理分泌物,应用硼锌糊或保护膜保护周围皮肤。

(3)代膀胱引流管的护理:如回肠代膀胱,可能因肠道分泌黏液而堵塞,在巡视患者时经常挤压管道,保持通畅。必要时遵医嘱用生理盐水或5%碳酸氢钠溶液间断冲洗,防止堵塞,碱化尿液,预防高氯性酸中毒。

(4)营养支持:由于术中实施肠道吻合,因此禁食时间相对延长。为保证足够的营养,常需静脉营养治疗。如用外周静脉输液,需要注意血管的选择性保护,防止药液外渗,预防静脉炎的发生,如发生静脉炎可用多磺酸黏多糖(喜疗妥)进行局部涂抹。如留置外周中心静脉导管,应保持通畅,严格按照外周中心静脉导管正确流程操作。

(5)预防感染:督促患者进行床上活动,促进肠道蠕动,早日排气。鼓励患者咳嗽,必要时进行雾化吸入治疗,每天 2～3 次。

(6)饮食护理:术后禁食 1～3 天,肠蠕动恢复后,先进流质的食物,禁忌喝牛奶、豆浆等产气的食物,逐渐过渡到半流质的食物、软饭和普食。

(7)疾病观察:对膀胱癌术后者进行膀胱灌注化疗,化疗药物可预防或推迟肿瘤复发。膀胱灌注药物后需将药物保留在膀胱内,变换体位,俯、仰、左、右侧卧位以便药物与膀胱黏膜充分接触,需要观察患者对化疗药物有无变态反应,如出现头晕、恶心、心慌、出虚汗等现象,立即通知医师积极抢救;对回肠代膀胱术行皮肤造口的患者要进行健康指导,应学会自我护理,保持造口的清洁,定期更换尿袋。

(三)健康指导

注意休息,适度地进行身体锻炼,加强体质和营养;禁止吸烟;多吃水果蔬菜。术后 1 个月复查。膀胱癌复发率或再发率很高,患者需定期复查 B 超、CT 和血尿常规,有利于及时发现复发或转移。

(秦　硕)

第六节　尿 道 下 裂

尿道下裂是男性泌尿系统生殖系最常见的先天畸形。正常情况下,当胚胎第 7 周后尿道皱襞自尿道近段逐渐向龟头端融合成一管形即尿道,当尿道皱襞形成管形发生障碍时即导致尿道下裂。临床上按尿道开口位置分四型:阴茎头型、阴茎体型、阴囊型、会阴型。其主要临床症状:排尿异常为尿线细,自下无射程,排尿时打湿衣裤;阴茎勃起时明显向下弯曲。手术一般分为两期:第一期阴茎矫正术,第二期尿道成形术。

一、护理诊断

(一)疼痛

与手术伤口有关(或与阴茎头肿胀有关)。

(二)生活自理能力部分缺陷

与术后卧位有关。

(三)潜在并发症

感染,与手术有关。

二、护理措施

(一)术前护理

(1)更换内裤,避免漏尿引起尿疹和皮肤溃烂。

(2)术前 3 天开始,每天用肥皂水清洁阴茎冠状沟、阴囊皮肤各一次,并用聚维酮碘棉球局部擦拭。

(3)观察患者有无尿频、尿急等症状,如有应用抗生素积极治疗,防止泌尿系统感染。

(4)心理指导:尽早手术,可促进生殖器正常发育,也可正常排尿。

(二)术后护理

1.导尿管固定

妥善固定导尿管,保持通畅;导尿管同时起到支架作用,操作时注意保护导尿管,防止活动时牵拉脱出。

2.观察血运,保持局部清洁

密切观察阴茎局部情况,阴茎头充血、水肿、颜色发绀等提示血运不佳,及时通知医师给予处理。

3.观察排尿情况

观察引流尿液的性质、颜色及量,保持膀胱造瘘管通畅,避免从尿道排尿,保持伤口敷料干燥完整。活动时防止膀胱造瘘管脱出。术后10~12天拔除导尿管,鼓励患者自行站立排尿,观察排尿出口和尿线。若排尿正常可于1~2天后拔除膀胱造瘘管,若排尿困难,通知医师尽早行尿道扩张术。

4.饮食护理

嘱患者多饮水,每天1 500~2 000 mL,可起到自然冲洗作用。肛门排气后进流食,减少粪便形成,以防污染伤口;给予高蛋白、高热量、高维生素、易消化的食物,多进粗纤维食物,多吃新鲜蔬菜和水果,保持大便通畅,预防便秘,必要时给予缓泻剂。

5.减轻疼痛

用支被架支起棉被,避免直接接触伤口,减轻疼痛及污染伤口的机会。尿道下裂修补术后,因膀胱造瘘管、尿道支架管、血块等刺激,可引起膀胱痉挛或尿道肌肉痉挛而致疼痛,尤其术后1~3天症状最明显,以后逐渐减轻。术后给予雌激素治疗,7天每晚口服己烯雌酚1 mg,防止阴茎勃起而造成伤口疼痛和出血,影响伤口愈合,必要时给予止痛剂。

6.预防感染

伤口感染是造成尿道成形术失败的主要原因,应积极预防;保持伤口敷料清洁、干燥,应用抗生素预防感染。

7.心理护理

护士应尊重患者,保护其隐私,取得患者的信任,使其能够主动配合治疗、护理工作,并给患者讲解,如果配合好治疗、护理的工作能够尽快康复,拔除导尿管后,就能像正常人一样站立排尿,树立患者战胜疾病的信心,并在其治疗、护理后给予鼓励及表扬。

(三)健康指导

(1)注意休息,术后1~2个月限制剧烈活动,防止伤口裂开。

(2)加强营养,多食高蛋白(鱼、肉类)、富含维生素(蔬菜水果等)的食物。

(3)保持会阴部清洁,注意患者的排尿情况,多喝水,保持大小便通畅。

(4)术后1个月后复诊,行预防性尿道扩张1次,有尿道狭窄者定期行尿道扩张,有尿瘘者于术后半年修补。

(5)如有异常(尿线变细、尿漏等),及时就诊,以免造成尿道狭窄。

(秦　硕)

第六章　产科的护理

第一节　妊娠剧吐

妊娠剧吐是指妊娠期恶心,频繁呕吐,不能进食,导致脱水,酸、碱平衡失调以及水、电解质紊乱,甚至肝肾功能损害,严重可危及孕妇生命。其发生率为 0.3%～1%。

一、病因

尚未明确,可能与下列因素有关。

(一)绒毛膜促性腺激素(HCG)水平增高

因早孕反应的出现和消失的时间与孕妇血清 HCG 值上升、下降的时间一致;另外多胎妊娠、葡萄胎患者 HCG 值,显著增高,发生妊娠剧吐的比例也增高;而终止妊娠后,呕吐消失。但症状的轻重与血 HCG 水平并不一定呈正相关。

(二)精神及社会因素

恐惧妊娠、精神紧张、情绪不稳、经济条件差的孕妇易患妊娠剧吐。

(三)幽门螺杆菌感染

近年研究发现,妊娠剧吐的患者与同孕周无症状孕妇相比,血清抗幽门螺杆菌的 IgG 浓度升高。

(四)其他因素

维生素缺乏,尤其是维生素 B_6 缺乏可导致妊娠剧吐;变态反应;研究发现几种组织胺受体亚型与呕吐有关,临床上抗组胺治疗呕吐有效。

二、病理生理

(1)频繁呕吐导致失水、血容量不足、血液浓缩、细胞外液减少,钾、钠等离子丢失使电解质平衡失调。

(2)不能进食,热量摄入不足,发生负氮平衡,使血浆尿素氮及尿酸升高;由于机体动用脂肪组织供给热量,脂肪氧化不全,导致丙酮、乙酰乙酸及 β-羟丁酸聚集,产生代谢性酸中毒。

(3)由于脱水、缺氧血转氨酶值升高,严重时血胆红素升高。机体血液浓缩及血管通透性增加,另外,钠盐丢失,不仅尿量减少,尿中可出现蛋白及管型。肾脏继发性损害,肾小管有退行性变,部分细胞坏死,肾小管的正常排泌功能减退,终致血浆中非蛋白氮、肌酐、尿酸的浓度迅速增加。肾功能受损和酸中毒使细胞内钾离子较多地移到细胞外,出现高钾血症,严重时心脏停搏。

(4)病程长达数周者,可致严重营养缺乏,由于维生素 C 缺乏,血管脆性增加,可致视网膜出血。

三、临床表现

(一)恶心、呕吐

多见于年轻初孕妇,一般停经 6 周左右出现恶心、呕吐,逐渐加重直至频繁呕吐不能进食。

(二)水电解质紊乱

严重呕吐、不能进食导致失水、电解质紊乱,使氢、钠、钾离子大量丢失,出现低钾血症。营养摄入不足可致负氮平衡,使血浆尿素氮及尿素增高。

(三)酸碱平衡失调

机体动用脂肪组织供给能量,使脂肪代谢中间产物酮体增多,引起代谢性酸中毒。病情发展,可出现意识模糊。

(四)维生素缺乏

频繁呕吐、不能进食可引起维生素 B_1 缺乏,导致 Wernicke-Korsakoff 综合征。维生素 K 缺乏,可致凝血功能障碍,常伴血浆蛋白及纤维蛋白原减少,增加孕妇出血倾向。

四、辅助检查

(一)尿液检查

患者尿比重增加,尿酮体阳性,肾功能受损时,尿中可出现蛋白和管型。

(二)血液检查

血液浓缩,红细胞计数增多,血细胞比容上升,血红蛋白值增高;血酮体可为阳性,二氧化碳结合力降低;肝肾功能受损害时胆红素、转氨酶、肌酐和尿素氮升高。

(三)眼底检查

严重者出现眼底出血。

五、诊断及鉴别诊断

根据病史、临床表现及妇科检查,诊断并不困难。可借助 B 超检查排除滋养叶细胞疾病,此外尚需与可引起呕吐的疾病,如急性病毒性肝炎、胃肠炎、胰腺炎、胆管疾病、脑膜炎、脑血管意外及脑肿瘤等鉴别。

六、并发症

(一)Wernicke-Korsakoff 综合征

发病率为妊娠剧吐患者的 10%,是由于妊娠剧吐,长期不能进食,导致维生素 B_1 缺乏引起的中枢系统疾病,Wernicke 脑病和 Korsakoff 综合征是一个病程中的先后阶段。

维生素 B_1 是糖代谢的重要辅酶,参与糖代谢的氧化脱羧代谢,维生素 B_1 缺乏时,体内丙酮酸及乳酸堆积,发生糖代谢的三羧酸循环障碍,使得主要靠糖代谢供给能量的神经组织、骨骼肌和心肌代谢出现严重障碍。病理变化主要发生在丘脑、下丘脑的脑室旁区域、中脑导水管的周围区灰质、乳头体、第四脑室底部,迷走神经运动背核,可出现不同程度的神经细胞和神经纤维轴索或髓鞘的丧失,伴有星形细胞和小胶质细胞的增生。毛细血管扩张,血管的外膜和内皮细胞明显增生,有散在小出血灶。

Wernicke 脑病表现为眼球震颤、眼肌麻痹等眼部症状、躯干性共济失调及精神障碍,可同时出现,但大多数患者精神症状迟发。Korsakoff 综合征表现为严重的近事记忆障碍,表情呆滞、缺乏主动性,产生虚构与错构。部分伴有周围神经病变。严重时发展为永久性的精神、神经功能障碍,出现神经错乱、昏迷甚至死亡。

(二)Mallory-Weis 综合征

胃-食管连接处的纵向黏膜撕裂出血,引起呕血和黑粪。严重时,可使食管穿孔,表现为胸痛、剧吐、呕血,需急症手术治疗。

七、治疗与护理

治疗原则:休息,适当禁食,计出入量,纠正脱水、酸中毒及电解质紊乱,补充营养,并需要良好的心理支持。

(一)补液治疗

每天应补充葡萄糖液、生理盐水、平衡液,总量 3 000 mL 左右,加维生素 B_6 100 mg。维生素 C 2～3 g,维持每天尿量≥1 000 mL,肌内注射维生素 B_1,每天 100 mg。为了更好地利用输入的葡萄糖,可适当加用胰岛素。根据血钾、血钠情况决定补充剂量。根据二氧化碳结合力值或血气分析结果,予以静脉滴注碳酸氢钠溶液。

一般经上述治疗 2～3 天后,病情大多迅速好转,症状缓解。待呕吐停止后,可试进少量流食,以后逐渐增加进食量,调整静脉输液量。

(二)终止妊娠

经上述治疗后,若病情不见好转,反而出现下列情况,应迅速终止妊娠:①持续黄疸。②持续尿蛋白。③体温升高,持续在 38 ℃以上。④心率＞120 次/分。⑤多发性神经炎及神经性体征。⑥出现 Wernicke-Korsakoff 综合征。

(三)妊娠剧吐并发 Wernicke-Korsakoff 综合征的治疗

如不紧急治疗,该综合征的死亡率高达 50%,即使积极处理,死亡率约 17%。在未补给足量维生素 B_1 前,静脉滴注葡萄糖会进一步加重三羧酸循环障碍,使病情加重,导致患者昏迷甚至死亡。对长期不能进食的患者应给维生素 B_1,400～600 mg 分次肌内注射,以后每天 100 mg 肌内注射至能正常进食为止,然后改口服,并给予多种维生素。同时应对其内分泌及神经状态进行评价,对病情严重者及时终止妊娠。早期大量维生素 B_1 治疗,上述症状可在数天至数周内有不同程度的恢复,但仍有 60% 患者不能得到完全恢复,特别是记忆恢复往往需要 1 年左右的时间。

八、预后

绝大多数妊娠剧吐患者预后良好,仅少数病例因病情严重而需终止妊娠。然而对胎儿方面,曾有报道妊娠剧吐发生酮症者,所生后代的智商较低。

(张 杰)

第二节 早　产

早产是指妊娠满 28 周至不足 37 周(196～258 天)间分娩者。此时娩出的新生儿称为早产儿,体重为 1 000～2 499 g。各器官发育尚不够健全,出生孕周越小,体重越轻,预后越差。国内早产占分娩总数的 5%～15%。约 15%早产儿于新生儿期死亡。近年来由于早产儿治疗学的发展及监护手段的进步,其生存率明显提高,伤残率下降,国外学者建议将早产定义时间上限提前到妊娠 20 周。

一、病因

诱发早产的常见原因有:①胎膜早破、绒毛膜羊膜炎最常见,30%～40%早产与此有关;②下生殖道及泌尿道感染,如 B 族溶血性链球菌、沙眼衣原体、支原体感染、急性肾盂肾炎等;③妊娠并发症,如妊娠期高血压疾病、妊娠期肝内胆汁淤积症,妊娠合并心脏病、慢性肾炎、病毒性肝炎、急性肾盂肾炎、急性阑尾炎、严重贫血、重度营养不良等;④子宫过度膨胀及胎盘因素,如羊水过多、多胎妊娠、前置胎盘、胎盘早剥、胎盘功能减退等;⑤子宫畸形,如纵隔子宫、双角子宫等;⑥宫颈内口松弛;⑦每天吸烟>10 支,酗酒。

二、临床表现

早产的主要临床表现是子宫收缩,最初为不规则宫缩,常伴有少许阴道流血或血性分泌物,以后可发展为规则宫缩,其过程与足月临产相似,胎膜早破较足月临产多见。宫颈管先逐渐消退,然后扩张。妊娠满 28 周至不足 37 周出现至少 10 分钟一次的规则宫缩,伴宫颈管缩短,可诊断先兆早产。妊娠满 28 周至不足 37 周出现规则宫缩(20 分钟≥4 次,或 60 分钟≥8 次,持续>30 秒),伴宫颈缩短≥80%,宫颈扩张1 cm以上,诊断为早产临产。部分患者可伴有少量阴道流血或阴道流液。以往有晚期流产、早产史及产伤史的孕妇容易发生早产。诊断早产一般并不困难,但应与妊娠晚期出现的生理性子宫收缩相区别。生理性子宫收缩一般不规则、无痛感,且不伴有宫颈管消退和宫口扩张等改变。

三、处理原则

若胎膜未破,胎儿存活、无胎儿窘迫,无严重妊娠并发症及并发症时,应设法抑制宫缩,尽可能延长孕周;若胎膜已破,早产不可避免时,应设法提高早产儿存活率。

四、护理评估

(一)病史
详细评估可致早产的高危因素,如孕妇以往有流产、早产史或本次妊娠期有阴道流血史,则发生早产的可能性大,应详细询问并记录患者既往出现的症状及接受治疗的情况。

(二)身心诊断
妊娠晚期者子宫收缩规律(20 分钟≥4 次),伴以宫颈管消退≥75%,以及进行性宫颈扩张

2 cm以上时,可诊断为早产者临产。

早产已不可避免时,孕妇常会不自觉地把一些相关的事情与早产联系起来而产生自责感;由于孕妇对结果的不可预知,恐惧、焦虑、猜测也是早产孕妇常见的情绪反应。

(三)辅助检查

通过全身检查及产科检查,结合阴道分泌物的生化指标检测,核实孕周,评估胎儿成熟度、胎方位等;观察产程进展,确定早产的进程。

五、护理诊断

(一)有新生儿受伤的危险

与早产儿发育不成熟有关。

(二)焦虑

与担心早产儿预后有关。

六、护理目标

(1)新生儿不存在因护理不当而产生的并发症。

(2)患者能平静地面对事实,接受治疗及护理。

七、护理措施

(一)预防早产

孕妇良好的身心状况可减少早产的发生,突发的精神创伤亦可诱发早产。因此,应做好孕期保健工作,指导孕妇加强营养,保持平静心情。避免诱发宫缩的活动,如抬举重物、性生活等。高危孕妇必须多卧床休息,以左侧卧位为宜,以增加子宫血循环,改善胎儿供氧,慎做肛查和引导检查等,积极治疗并发症。宫颈内口松弛者应于孕14~18周或更早些时间做预防性宫颈环扎术,防止早产的发生。

(二)药物治疗的护理

先兆早产的主要治疗为抑制宫缩,与此同时,还要积极控制感染治疗并发症。护理人员应能明确具体药物的作用和用法,并能识别药物的不良反应,以避免毒性作用的发生,同时,应对患者做相应的健康教育。常用抑制宫缩的药物有以下几类。

1.β肾上腺素受体激动素

其作用为激动子宫平滑肌β受体,从而抑制宫缩。此类药物的不良反应为心跳加快、血压下降、血糖增高、血钾降低、恶心、出汗、头痛等。常用药物有利托君、沙丁胺醇等。

2.硫酸镁

镁离子直接作用于肌细胞,使平滑肌松弛,抑制子宫收缩。一般采用25%硫酸镁20 mL加于5%葡萄糖液100~250 mL中,在30~60分钟内缓慢静脉滴注,然后用25%硫酸镁20~10 mL加于5%葡萄糖液100~250 mL中,以每小时1~2 g的速度缓慢静脉滴注,直至宫缩停止。

3.钙通道阻滞剂

阻滞钙离子进入细胞而抑制宫缩。常用硝苯地平5~10 mg,舌下含服,每天3次。用药时必须密切注意孕妇血压的变化,若合并使用硫酸镁时更应慎重。

4.前列腺素合成酶抑制剂

前列腺素有刺激子宫收缩和软化宫颈的作用,其抑制剂则有减少前列腺素合成的作用,从而抑制宫缩。常用药物有吲哚美辛及阿司匹林等。但此类药物可抑制胎儿前列腺素的合成和释放,使胎儿体内前列腺素减少,而前列腺素有药物可通过胎盘抑制胎儿前列腺素的合成和释放,使胎儿体内前列腺素减少,而前列腺素有维持胎儿动脉导管开放的作用,缺乏时导管可能过早关闭而致胎儿血循环障碍。因此,临床已较少应用,必要时仅能短期(不超过 1 周)服用。

(三)预防新生儿并发症的发生

在保胎过程中,应每天行胎心监护,教会患者自数胎动,有异常时及时采用应对措施。在分娩前按医嘱给孕妇糖皮质激素如地塞米松、倍他米松等,可促胎肺成熟,是避免发生新生儿呼吸窘迫综合征的有效步骤。

(四)为分娩做准备

如早产已不可避免,应尽早决定合理分娩的方式,如臀位、横位。估计胎儿成熟度低,而产程又需较长时间者,可选用剖宫产术结束分娩;经阴道分娩者,应考虑使用产钳和会阴切开术以缩短产程,从而减少分娩过程中对胎头的压迫。同时,充分做好早产儿保暖和复苏的准备,临产后慎用镇静剂,避免发生新生儿呼吸抑制的情况;产程中应给孕妇吸氧;新生儿出生后,立即结扎脐带,防止过多母血进入胎儿循环,造成循环系统负荷过载。

(五)为孕妇提供心理支持

安排时间与孕妇进行开放式的讨论,让患者了解早产的发生并非她的过错,有时甚至是无缘由的。也要避免为减轻孕妇的负疚感而给予过于乐观的保证。由于早产是出乎意料的,孕妇多没有精神和物质准备,对产程的孤独无助感尤为敏感,因此,丈夫、家人和护士在身旁提供支持较足月分娩更显重要,并能帮助孕妇重建自尊,以良好的心态承担早产儿母亲的角色。

八、护理效果评价

(1)患者能积极配合医护措施。

(2)母婴顺利经历全过程。

(张 杰)

第三节 前置胎盘

妊娠 28 周后,胎盘附着于子宫下段,甚至胎盘下缘达到或覆盖宫颈内口,其位置低于胎先露部,称为前置胎盘。前置胎盘是妊娠晚期的严重并发症,也是妊娠晚期阴道流血最常见的原因。其发病率国外报道 0.5%,国内报道 0.24%～1.57%。

一、病因

目前尚不清楚,高龄初产妇(年龄>35 岁)、经产妇及多产妇、吸烟或吸毒妇女为高危人群。其病因可能与下述因素有关。

（一）子宫内膜病变或损伤

多次刮宫、分娩、子宫手术史等是前置胎盘的高危因素。上述情况可损伤子宫内膜，引起子宫内膜炎或萎缩性病变，再次受孕时子宫蜕膜血管形成不良、胎盘血供不足，刺激胎盘面积增大延伸到子宫下段。前次剖宫产手术瘢痕可妨碍胎盘在妊娠晚期向上迁移。增加前置胎盘的可能性。据统计发生前置胎盘的孕妇，85％～95％为经产妇。

（二）胎盘异常

双胎妊娠时胎盘面积过大，前置胎盘发生率较单胎妊娠高 1 倍；胎盘位置正常而副胎盘位于子宫下段接近宫颈内口；膜状胎盘大而薄，扩展到子宫下段，均可发生前置胎盘。

（三）受精卵滋养层发育迟缓

受精卵到达子宫腔后，滋养层尚未发育到可以着床的阶段，继续向下游走到达子宫下段，并在该处着床而发育成前置胎盘。

二、分类

根据胎盘下缘与宫颈内口的关系，将前置胎盘分为 3 类（图 6-1）。

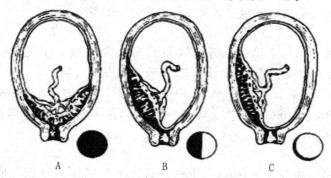

图 6-1 前置胎盘的类型
A.完全性前置胎盘；B.部分性前置胎盘；C.边缘性前置胎盘

（1）完全性前置胎盘：又称中央性前置胎盘，胎盘组织完全覆盖宫颈内口。
（2）部分性前置胎盘：宫颈内口部分为胎盘组织所覆盖。
（3）边缘性前置胎盘：胎盘附着于子宫下段，胎盘边缘到达宫颈内口，未覆盖宫颈内口。

胎盘位于子宫下段，与胎盘边缘极为接近，但未达到宫颈内口，称为低置胎盘。胎盘下缘与宫颈内口的关系可因宫颈管消失、宫口扩张而改变。前置胎盘类型可因诊断时期不同而改变，如临产前为完全性前置胎盘，临产后因宫口扩张而成为部分性前置胎盘。目前临床上均依据处理前最后一次检查结果来决定其分类。

三、临床表现

（一）症状

前置胎盘的典型症状是妊娠晚期或临产时，发生无诱因、无痛性反复阴道流血。妊娠晚期子宫下段逐渐伸展，牵拉宫颈内口，宫颈管缩短；临产后规律宫缩使宫颈管消失成为软产道的一部分。宫颈外口扩张，附着于子宫下段及宫颈内口的胎盘前置部分不能相应伸展而与其附着处分离，血窦破裂出血。前置胎盘出血前无明显诱因，初次出血量一般不多，剥离处血液凝固后，出血自然停止；也有初次即发生致命性大出血而导致休克的。由于子宫下段不断伸展，前置胎盘出血常反复发生，出血量也越来越多。阴道流血发生的迟早、反复发生次数、出血量多少与前置胎盘的类型有关。完全性前置胎盘初次出血时间早，多在妊娠28周左右，称为"警戒性出血"。边缘性前置胎盘出血多发生于妊娠晚期或临产后，出血量较少。部分性前置胎盘的初次出血时间、出血量及反复出血次数，介于两者之间。

(二)体征

患者一般情况与出血量有关，大量出血呈现面色苍白、脉搏增快微弱、血压下降等休克表现。腹部检查：子宫软，无压痛，大小与妊娠周数相符。由于子宫下段有胎盘占据，影响胎先露部入盆，故胎先露高浮，易并发胎位异常。反复出血或一次出血量过多，使胎儿宫内缺氧，严重者胎死宫内。当前置胎盘附着于子宫前壁时，可在耻骨联合上方听到胎盘杂音。临产时检查见宫缩为阵发性，间歇期子宫完全松弛。

四、处理原则

处理原则是抑制宫缩、止血、纠正贫血和预防感染。根据阴道流血量、有无休克、妊娠周数、胎位、胎儿是否存活、是否临产及前置胎盘类型等综合作出决定。

(一)期待疗法

应在保证孕妇安全的前提下尽可能延长孕周，以提高围产儿存活率。适用于妊娠＜34周、胎儿体重＜2 000 g、胎儿存活、阴道流血量不多、一般情况良好的孕妇。

尽管国外有资料证明，前置胎盘孕妇的妊娠结局住院与门诊治疗并无明显差异，但我国仍应强调住院治疗。住院期间密切观察病情变化，为孕妇提供全面优质护理是期待疗法的关键措施。

(二)终止妊娠

1.终止妊娠指征

孕妇反复发生多量出血甚至休克者，无论胎儿成熟与否，为了母亲安全应终止妊娠；期待疗法中发生大出血或出血量虽少，但胎龄达孕36周以上，胎儿成熟度检查提示胎儿肺成熟者；胎龄未达孕36周，出现胎儿窘迫征象，或胎儿电子监护发现胎心异常者；出血量多，危及胎儿；胎儿已死亡或出现难以存活的畸形，如无脑儿。

2.剖宫产

剖宫产可在短时间内娩出胎儿，迅速结束分娩，对母儿相对安全，是处理前置胎盘的主要手段。剖宫产指征应包括完全性前置胎盘，持续大量阴道流血；部分性和边缘性前置胎盘出血量较多，先露高浮，短时间内不能结束分娩；胎心异常。术前应积极纠正贫血、预防感染等，备血，做好处理产后出血和抢救新生的准备。

3.阴道分娩

边缘性前置胎盘、枕先露、阴道流血不多、无头盆不称和胎位异常，估计在短时间内能结束分娩者，可予试产。

五、护理评估

(一)病史

除个人健康史外，在孕产史中尤其注意识别有无剖宫产术、人工流产术及子宫内膜炎等前置胎盘的易发因素。此外妊娠中特别是孕28周后，是否出现无痛性、无诱因、反复阴道流血症状，并详细记录具体经过及医疗处理情况。

（二）身心状况

患者的一般情况与出血量的多少密切相关。大量出血时可见面色苍白、脉搏细速、血压下降等休克症状。孕妇及其家属可因突然阴道流血而感到恐惧或焦虑，既担心孕妇的健康，更担心胎儿的安危，可能显得恐慌、紧张、手足无措。

（三）诊断检查

1.产科检查

子宫大小与停经月份一致，胎儿方位清楚，先露高浮，胎心正常，也可因孕妇失血过多致胎心异常或消失。前置胎盘位于子宫下段前壁时，可于耻骨联合上方听见胎盘血管杂音。临产后检查，宫缩为阵发性，间歇期子宫肌肉可以完全放松。

2.超声波检查

B超断层相可清楚看到子宫壁、胎头、宫颈和胎盘的位置，胎盘定位准确率达95％，可反复检查，是目前最安全、有效的首选检查方法。

3.阴道检查

目前一般不主张应用。只有在近临产期出血不多时，终止妊娠前为除外其他出血原因或明确诊断决定分娩方式前考虑采用。要求阴道检查操作必须在输血、输液和做好手术准备的情况下方可进行。怀疑前置胎盘的个案，切忌肛查。

4.术后检查胎盘及胎膜

胎盘的前置部分可见陈旧血块附着呈黑紫色或暗红色，如这些改变位于胎盘的边缘，而且胎膜破口处距胎盘边缘＜7 cm，则为部分性前置胎盘。如行剖宫产术，术中可直接了解胎盘附着的部分并确立诊断。

六、护理诊断

（一）潜在并发症

出血性休克。

（二）有感染的危险

与前置胎盘剥离面靠近子宫颈口、细菌易经阴道上行感染有关。

七、护理目标

（1）接受期待疗法的孕妇血红蛋白不再继续下降，胎龄可达或更接近足月。

（2）产妇未发生产后出血或产后感染。

八、护理措施

根据病情须立即接受终止妊娠的孕妇，立即安排孕妇去枕侧卧位，开放静脉，配血，做好输血准备。在抢救休克的同时，按腹部手术患者的护理进行术前准备，并做好母儿生命体征监护及抢救准备工作。接受期待疗法的孕妇的护理措施如下。

（一）保证休息

减少刺激孕妇需住院观察，绝对卧床休息，尤以左侧卧位为佳，并定时间断吸氧，每天3次，每次1小时，以提高胎儿血氧供应。此外，还需避免各种刺激，以减少出血可能。医护人员进行腹部检查时动作要轻柔,禁做阴道检查和肛查。

(二)纠正贫血

除采取口服硫酸亚铁、输血等措施外,还应加强饮食营养指导,建议孕妇多食高蛋白及含铁丰富的食物,如动物肝脏、绿叶蔬菜和豆类等。一方面有助于纠正贫血;另一方面还可以增强机体抵抗力,同时也促进胎儿发育。

(三)监测生命体征

及时发现病情变化,严密观察并记录孕妇生命体征,阴道流血的量、色,流血事件及一般状况,检测胎儿宫内状态。按医嘱及时完成实验室检查项目,并交叉配血备用。发现异常及时报告医师并配合处理。

(四)预防产后出血和感染

(1)产妇回病房休息时严密观察产妇的生命体征及阴道流血情况,发现异常及时报告医师处理,以防止或减少产后出血。

(2)及时更换会阴垫,以保持会阴部清洁、干燥。

(3)胎儿分娩后,及早使用宫缩剂,以预防产后大出血;对新生儿严格按照高危儿处理。

(五)健康教育

护士应加强对孕妇的管理和宣教。指导围孕期妇女避免吸烟、酗酒等不良行为,避免多次刮宫、引产或宫内感染,防止多产,减少子宫内膜损伤或子宫内膜炎。对妊娠期出血,无论量多少均应就医,做到及时诊断、正确处理。

九、护理效果评价

(1)接受期待疗法的孕妇胎龄接近(或达到)足月时终止妊娠。

(2)产妇产后未出现产后出血和感染。

(张　杰)

第四节　胎　盘　早　剥

妊娠20周以后或分娩期正常位置的胎盘在胎儿娩出前部分或全部从子宫壁剥离,称为胎盘早剥。胎盘早剥是妊娠晚期严重并发症,具有起病急、发展快特点,若处理不及时可危及母儿生命。

一、病因

胎盘早剥确切的原因及发病机制尚不清楚,可能与下述因素有关。

(一)孕妇血管病变

孕妇患严重妊娠期高血压疾病、慢性高血压、慢性肾脏疾病或全身血管病变时,胎盘早剥的发生率增高。妊娠合并上述疾病时,底蜕膜螺旋小动脉痉挛或硬化,引起远端毛细血管变性坏死甚至破裂出血,血液流至底蜕膜层与胎盘之间形成胎盘后血肿,致使胎盘与子宫壁分离。

(二)机械性因素

外伤尤其是腹部直接受到撞击或挤压;脐带过短(<30 cm)或脐带围绕颈、绕体相对过短时,分娩过程中胎儿下降牵拉脐带造成胎盘剥离;羊膜穿刺时刺破前壁胎盘附着处,血管破裂出血引起胎盘剥离。

(三)宫腔内压力骤减

双胎妊娠分娩时,第一胎儿娩出过速;羊水过多时,人工破膜后羊水流出过快,均可使宫腔内压力骤减,子宫骤然收缩,胎盘与子宫壁发生错位剥离。

(四)子宫静脉压突然升高

妊娠晚期或临产后,孕妇长时间仰卧位,巨大妊娠子宫压迫下腔静脉,回心血量减少,血压下降。此时子宫静脉淤血、静脉压增高、蜕膜静脉床淤血或破裂,形成胎盘后血肿,导致部分或全部胎盘剥离。

(五)其他一些高危因素

如高龄孕妇、吸烟、可卡因滥用、孕妇代谢异常、孕妇有血栓形成倾向、子宫肌瘤(尤其是胎盘附着部位肌瘤)等与胎盘早剥发生有关。有胎盘早剥史的孕妇再次发生胎盘早剥的危险性比无胎盘早剥史者高 10 倍。

二、分类及病理变化

胎盘早剥主要病理改变是底蜕膜出血并形成血肿,使胎盘从附着处分离。按病理类型,胎盘早剥可分为显性、隐性及混合性 3 种(图 6-2)。若底蜕膜出血量少,出血很快停止,多无明显的临床表现,仅在产后检查胎盘时发现胎盘母体面有凝血块及压迹。若底蜕膜继续出血,形成胎盘后血肿,胎盘剥离面随之扩大,血液冲开胎盘边缘并沿胎膜与子宫壁之间经过颈管向外流出,称为显性剥离或外出血。若胎盘边缘仍附着于子宫壁或由于胎先露部固定于骨盆入口,使血液积聚于胎盘与子宫壁之间,称为隐性剥离或内出血。由于子宫内有妊娠产物存在,子宫肌不能有效收缩,以压迫破裂的血窦而止血,血液不能外流,胎盘后血肿越积越大,子宫底随之升高。当出血达到一定程度时,血液终会冲开胎盘边缘及胎膜外流,称为混合型出血。偶有出血穿破胎膜溢入羊水中成为血性羊水。

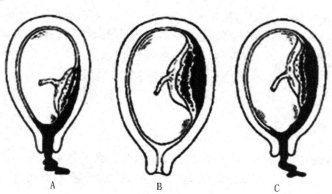

图 6-2 胎盘早剥类型

A.显性剥离;B.隐性剥离;C.混合性剥离

胎盘早剥发生内出血时,血液积聚于胎盘与子宫壁之间,随着胎盘后血肿压力的增加,血液浸入子宫肌层,引起肌纤维分离、断裂甚至变性,当血液渗透至子宫浆膜层时,子宫表面现紫蓝色瘀斑,称为子宫胎盘卒中,又称为库弗莱尔子。有时血液还可渗入输卵管系膜、卵巢生发上皮下、阔韧带内。子宫肌层由于血液浸润、收缩力减弱,造成产后出血。

严重的胎盘早剥可以引发一系列病理生理改变。从剥离处的胎盘绒毛和蜕膜中释放大量组织凝血活酶,进入母体血循环,激活凝血系统,导致弥散性血管内凝血(DIC),肺、肾等脏器的毛细血管内微血栓形成,造成脏器缺血和功能障碍。胎盘早剥持续时间越长,促凝物质不断进入母血,激活纤维蛋白溶解系统,产生大量的纤维蛋白原降解产物(FDP),引起继发性纤溶亢进。发生胎盘早剥后,消耗大量凝血因子,并产生高浓度FDP,最终导致凝血功能障碍。

三、临床表现

根据病情严重程度,Sher 将胎盘早剥分为 3 度。

(一)Ⅰ度

多见于分娩期,胎盘剥离面积小,患者常无腹痛或腹痛轻微,贫血体征不明显。腹部检查见子宫软,大小与妊娠周数相符,胎位清楚,胎心率正常。产后检查见胎盘母体面有凝血块及压迹即可诊断。

(二)Ⅱ度

胎盘剥离面为胎盘面积 1/3 左右。主要症状为突然发生持续性腹痛、腰酸或腰背痛,疼痛程度与胎盘后积血量成正比。无阴道流血或流血量不多,贫血程度与阴道流血量不相符。腹部检查见子宫大于妊娠周数,子宫底随胎盘后血肿增大而升高。胎盘附着处压痛明显(胎盘位于后壁则不明显),宫缩有间歇,胎位可扪及,胎儿存活。

(三)Ⅲ度

胎盘剥离面超过胎盘面积 1/2。临床表现较Ⅱ度重。患者可出现恶心、呕吐、面色苍白、四肢湿冷、脉搏细数、血压下降等休克症状,且休克程度大多与阴道流血量不成正比。腹部检查见子宫硬如板状,宫缩间歇时不能松弛,胎位扪不清,胎心消失。

四、处理原则

纠正休克、及时终止妊娠是处理胎盘早剥的原则。患者入院时,情况危重、处于休克状态,应积极补充血容量,及时输入新鲜血液,尽快改善患者状况。胎盘早剥一旦确诊,必须及时终止妊娠。终止妊娠的方法根据胎次、早剥的严重程度、胎儿宫内状况及宫口开大等情况而定。此外,对并发症如凝血功能障碍、产后出血和急性肾衰竭等进行紧急处理。

五、护理评估

(一)病史

孕妇在妊娠晚期或临产时突然发生腹部剧痛,有急性贫血或休克现象,应引起高度重视。护士需结合有无妊娠期高血压疾病或高血压病史、胎盘早剥史、慢性肾炎史、仰卧位低血压综合征史及外伤史,进行全面评估。

(二)身心状况

胎盘早剥孕妇发生内出血时,严重者常表现为急性贫血和休克症状,而无阴道流血或有少量阴道流血。因此对胎盘早剥孕妇除进行阴道流血的量、色评估外,应重点评估腹痛的程度、性质,

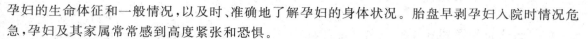

孕妇的生命体征和一般情况,以及时、准确地了解孕妇的身体状况。胎盘早剥孕妇入院时情况危急,孕妇及其家属常常感到高度紧张和恐惧。

(三)诊断检查

1.产科检查

通过四步触诊判断胎方位、胎心情况、宫高变化、腹部压痛范围和程度等。

2.B 超检查

正常胎盘 B 超图像应紧贴子宫体部后壁、前壁或侧壁,若胎盘与子宫体之间有血肿时,在胎盘后方出现液性低回声区,暗区常不止一个,并见胎盘增厚。若胎盘后血肿较大时,能见到胎盘胎儿面凸向羊膜腔,甚至能使子宫内的胎儿偏向对侧。若血液渗入羊水中,见羊水回声增强、增多,由羊水混浊所致。当胎盘边缘已与子宫壁分离,未形成胎盘后血肿,则见不到上述图像,故B 超检查诊断胎盘早剥有一定的局限性。重型胎盘早剥时常伴胎心、胎动消失。

3.实验室检查

主要了解患者贫血程度及凝血功能。重型胎盘早剥患者应检查肾功能与二氧化碳结合力。若并发 DIC 时进行筛选试验(血小板计数、凝血酶原时间、纤维蛋白原测定),结果可疑者可做纤溶确诊试验(凝血酶时间、优球蛋白溶解时间、血浆鱼精蛋白副凝时间)。

六、护理诊断

(一)潜在并发症

弥散性血管内凝血。

(二)恐惧

此与胎盘早剥引起的起病急、进展快,危及母儿生命有关。

(三)预感性悲哀

此与死产、切除子宫有关。

七、护理目标

(1)孕妇出血性休克症状得到控制。

(2)患者未出现凝血功能障碍、产后出血和急性肾衰竭等并发症。

八、护理措施

胎盘早剥是一种妊娠晚期严重危及母儿生命的并发症,积极预防非常重要。护士应使孕妇接受产前检查,预防和及时治疗妊娠期高血压疾病、慢性高血压、慢性肾病等;妊娠晚期避免仰卧位及腹部外伤;施行外倒转术时动作要轻柔;处理羊水过多和双胎者时,避免子宫腔压力下降过快等。对于已诊断为胎盘早剥的患者,护理措施如下。

(一)纠正休克

改善患者的一般情况护士应迅速开放静脉,积极补充其血容量,及时输入新鲜血液。既能补充血容量,又可补充凝血因子。同时密切监测胎儿状态。

(二)严密观察病情变化

及时发现并发症,凝血功能障碍表现为皮下、黏膜或注射部位出血,子宫出血不凝,有时有尿血、咯血及呕血等现象;急性肾衰竭可表现为尿少或无尿。护士应高度重视上述症状,一旦发现,及时报告医师并配合处理。

（三）为终止妊娠做好准备

一旦确诊,应及时终止妊娠,以孕妇病情轻重、胎儿宫内状况、产程进展、胎产式等具体状态决定分娩方式,护士需做好相应准备。

（四）预防产后出血

胎盘早剥的产妇胎儿娩出后易发生产后出血,因此分娩后应及时给予宫缩剂,并配合按摩子宫,必要时按医嘱做切除子宫的术前准备。未发生出血者,产后仍应加强生命体征观察,预防晚期产后出血的发生。

（五）产褥期的处理

患者在产褥期应注意加强营养,纠正贫血。更换消毒会阴垫,保持会阴清洁,预防感染。根据孕妇身体情况给予母乳指导。死产者及时给予退乳措施,可分娩后 24 小时内尽早服用大剂量雌激素,同时紧束双乳,少进汤类。

九、护理效果评价

(1)母亲分娩顺利,婴儿平安出生。

(2)患者未出现并发症。

（张　杰）

第五节　胎儿发育异常

一、胎儿发育异常的类型

（一）巨大胎儿

体重达到或超过 4 000 g 的胎儿称为巨大胎儿,约占出生总数的 6%,见于父母身材高大者、过期妊娠、妊娠合并糖尿病、孕期营养过度者,亦多见于经产妇。近年来因营养过盛而致巨大儿孕妇有逐渐增加的趋势,临产表现为:妊娠期子宫增大较快,妊娠后期孕妇常出现呼吸困难,自觉腹部沉重及两肋部胀痛。临床若经阴道分娩常发生头盆不称,致使产程延长。

（二）脑积水

胎头脑室内外有大量脑脊液(500～3 000 mL 或更多)潴积于颅腔内,使颅腔体积增大,颅缝明显增宽,囟门显著增大,称为脑积水。脑积水常伴有脊柱裂、足内翻等畸形,发生率为 0.5‰。临床表现为明显头盆不称,跨耻征阳性,如不及时处理可导致子宫破裂。

（三）其他胎儿异常

1.联体双胎

联体双胎发生率为 0.02‰,B 超可确诊。

2.胎儿颈、胸、背、腹、臀等处发生肿瘤或发育异常

胎儿颈、胸、背、腹、臀等处发生肿瘤或发育异常,使局部体积增大造成难产,通常于第二产程胎先露下降受阻,经阴道检查时被发现。

二、处理原则

（一）巨大儿

定期产前检查，一旦发现为巨大儿应查明原因。如系糖尿病孕妇，则需积极治疗，于孕36周后根据胎儿成熟度、胎盘功能及血糖控制情况择期引产或行剖宫产。临产后，根据孕妇及胎儿的具体情况综合分析，选择阴道分娩或剖宫产术，以减少围产儿的死亡率。

（二）胎儿畸形

定期产前检查，一旦确诊及时引产终止妊娠，以母体免受伤害为原则。若在第二产程发现胎儿畸形，应尽量辨清胎儿异常的具体部位，选用对母体最安全的方法结束分娩。

三、护理评估

（一）病史

了解有无分娩巨大儿、畸形儿的家族史、孕产史，有无糖尿病病史。查阅产前检查资料，了解孕妇身高、骨盆测量值、胎方位，估计胎儿大小、有无羊水过多、有无胎儿畸形等，在产程中应注意评估产程进展及胎儿的情况等。

（二）身心状态

胎儿发育异常可造成头盆不称、产程延长、产程停滞等一系列表现。孕妇因产程延长、产程停滞，分娩的压力增大，常表现出烦躁不安、激动易怒。因胎儿畸形导致此次妊娠失败，使孕妇感到很悲伤，表现为沉默寡言或哭泣流泪。

（三）诊断检查

1.腹部检查

腹部明显膨隆、宫底高、先露高浮、胎体粗大、只听到一个胎心音可能为巨大儿。若为头先露，在耻骨联合上方可扪及宽大、骨质薄软、有弹性的胎头，胎头过大与胎体不相称，胎头高浮，跨耻征阳性，胎心音在脐上听得最清楚，应考虑为脑积水。

2.肛查及阴道检查

若感胎头很大、颅缝宽、囟门大且紧张、颅骨骨质薄而软、触之有乒乓球的感觉，可诊断为脑积水。

3.B超

可估计胎儿的大小，判断胎儿有无明显的畸形，如脑积水、无脑儿、先天性多囊肾、胎儿腹水等。

四、护理诊断

（一）焦虑

焦虑与担心胎儿的安危及自身受到伤害有关。

（二）悲伤

悲伤与胎儿畸形有关。

（三）有感染的危险

有感染的危险与手术操作有关。

(四)潜在并发症

子宫破裂与头盆不称有关。

五、护理目标

(1)产妇自诉焦虑程度减轻。

(2)产妇能顺利度过悲伤期。

(3)产后体温、脉搏、血白细胞正常,伤口愈合良好,无感染征象出现。

(4)产妇顺利通过分娩,无并发症发生。

六、护理措施

(一)巨大儿拟定剖宫产

应遵医嘱做好择期剖宫产术的术前准备。拟定阴道分娩者应严密观察宫缩及产程进展的情况,注意胎心音变化,发现产程进展缓慢、胎心音>160次/分、<120次/分或不规则,应及时通知医师,并做好急诊剖宫产术的术前准备。

(二)胎儿畸形

一旦确诊为胎儿畸形,应及时引产终止妊娠,以保护母体免受损害为原则。脑积水若为头先露,当宫口开大3 cm时即行脑室穿刺抽出脑脊液,也可在临产前在B超指示下经腹腔穿刺抽出脑脊液,以缩小头颅体积而有利于娩出。若为臀先露,可经脊椎裂孔插管至脑室后缓慢放出脑脊液,使头颅体积缩小,便于牵出胎儿,如胎儿有腹水,应给予腹部穿刺,放出腹水,缩小体积后娩出。畸胎引产分娩发动后,应严密观察宫缩及产程进展的情况,发现异常及时通知医师,并协助处理。保持良好的营养状况,维持水电解质平衡,必要时给予补液。指导产妇采用深呼吸、按摩下腹部、放松等方法来减轻疼痛和分娩压力。接产时正确保护会阴,尽量避免会阴裂伤。

(三)加强心理护理

对巨大胎儿拟定经阴道分娩者,应及时向孕妇提供产程进展的信息,以增加其信心,及时向孕妇提供胎儿宫内的健康状况,以减轻其焦虑程度。

对畸胎分娩的产妇更应给予关心和照顾,尽量避免提及胎儿,避免与有新生儿的产妇同室,避免刺激性语言,以防引起产妇伤感。多与产妇交谈,鼓励其诉说心中的不悦,鼓励家人多陪伴,帮助其尽快度过悲伤期。

七、护理效果评价

(1)产妇的焦虑情绪已减轻。

(2)产妇已顺利度过悲伤期。

(3)产妇的体温、脉搏正常,没有发生感染征象。

(4)产妇平安分娩,没有发生并发症。

(张　杰)

第六节 妊娠期高血压疾病

妊娠期高血压疾病是妊娠期特有的疾病,发病率在我国为 9.4%～10.4%,在国外为 7%～12%。本病命名强调生育年龄妇女发生高血压、蛋白尿症状与妊娠之间的因果关系。多数患者在妊娠期出现一过性高血压、蛋白尿症状,分娩后即随之消失。该病严重影响母婴健康,是孕产妇和围产儿患病率及病死率升高的主要原因。

一、高危因素与病因

(一)高危因素

流行病学调查发现,与妊娠期高血压疾病发病风险增加密切相关有如下高危因素:初产妇、孕妇年龄过小或超过 35 岁、多胎妊娠、妊娠期高血压病史及家族史、慢性高血压、慢性肾炎、抗磷脂抗体综合征、糖尿病、肥胖、营养不良、低社会经济状况。

(二)病因

妊娠期高血压疾病至今病因不明,多数学者认为当前可较合理解释的原因有如下几种。

1.异常滋养层细胞侵入子宫肌层

研究认为,子痫前期患者胎盘有不完整的滋养层细胞侵入子宫动脉,蜕膜血管与血管内滋养母细胞并存,子宫螺旋动脉发生广泛改变,包括血管内皮损伤、组成血管壁的原生质不足、肌内膜细胞增殖及脂类,首先在肌内膜细胞,其次在吞噬细胞中积聚,最终发展为动脉粥样硬化而引发妊娠期高血压疾病的一系列症状。

2.免疫机制

妊娠被认为是成功的自然同种异体移植。胎儿在妊娠期内不受排斥是因胎盘的免疫屏障作用、母体内免疫抑制细胞及免疫抑制物的作用。研究发现,子痫前期呈间接免疫,子痫前期孕妇组织相容性抗原 HLA-DR4 明显高于正常孕妇。HLA-DR4 在妊娠期高血压疾病发病中的作用可能为:①直接作为免疫基因,通过免疫基因产物,如抗原影响 R 噬细胞呈递抗原;②与疾病致病基因连锁不平衡;③使母胎间抗原呈递及识别功能降低,导致封闭抗体产生不足,最终导致妊娠期高血压疾病的发生。

3.血管内皮细胞受损

炎性介质,如肿瘤坏死因子、白细胞介素-6、极低密度脂蛋白等可能促成氧化应激,使类脂过氧化物持续生成,产生大量毒性因子,引起血管内皮损伤,干扰前列腺素平衡而使血压升高,导致一系列病理变化。研究认为这些炎性介质、毒性因子可能来源于胎盘及蜕膜,因此,胎盘血管内皮损伤可能先于全身其他脏器。

4.遗传因素

妊娠期高血压疾病的家族多发性提示遗传因素与该病发生有关。研究发现,血管紧张素原基因变异的妇女,妊娠期高血压疾病的发生率较高;也有人发现妇女纯合子基因突变有异常滋养细胞浸润;遗传性血栓形成可能发生于子痫前期。单基因假设能够解释子痫前期的发生,但多基因遗传也不能排除。

5.营养缺乏

已发现多种营养,如低清蛋白血症、钙、镁、锌、硒等缺乏与子痫前期发生发展有关。研究发现妊娠期高血压疾病患者的细胞内钙离子升高、血清钙下降,会导致血管平滑肌细胞收缩,血压上升。

6.胰岛素抵抗

近年来研究发现,妊娠期高血压疾病患者存在胰岛素抵抗,高胰岛素血症可导致一氧化氮(NO)合成下降及脂质代谢紊乱,影响前列腺素 E_2 的合成,增加外周血管的阻力,升高血压。因此认为胰岛素抵抗与妊娠期高血压疾病的发生密切相关,但尚需进一步研究。

二、病理生理变化

本病基本病理生理变化是全身小血管痉挛,内皮损伤及局部缺血,全身各系统各脏器灌流减少。由于小动脉痉挛,造成管腔狭窄、血管外周阻力增大、内皮细胞损伤、通透性增加、体液和蛋白质渗漏,表现为血压上升、蛋白尿、水肿和血液浓缩等。全身各组织器官因缺血、缺氧而受到不同程度损害。严重者,脑、心、肝、肾及胎盘等的病理变化可导致抽搐、昏迷、脑水肿、脑出血,以及心、肾衰竭、肺水肿、肝细胞坏死及被膜下出血。胎盘绒毛退行性变、出血和梗死,胎盘早期剥离及凝血功能障碍而导致弥散性血管内凝血等。其主要病理生理变化简示如图 6-3。

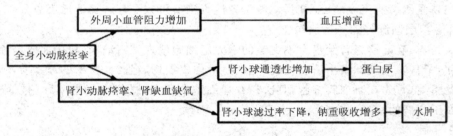

图 6-3　妊娠期高血压疾病病理生理变化

三、临床表现与分类

妊娠期高血压疾病分类与临床表现(表 6-1)。

表 6-1　妊娠期高血压疾病分类及临床表现

分类	临床表现
妊娠期高血压	妊娠期首次出现血压≥18.7/12.0 kPa(140/90 mmHg),并于产后 12 周恢复正常;尿蛋白(一);少数患者可伴有,上腹部不适或血小板计数减少,产后方可确诊
子痫前期	
轻度	妊娠 20 周以后出现血压≥18.7/12.0 kPa(140/90 mmHg);尿蛋白>0.3 g/24 h 或随机尿蛋白(＋);可伴有上腹不适、头痛等症状
重度	血压≥21.3/14.7 kPa(160/110 mmHg);尿蛋白>2.0 g/24 h 或随机尿蛋白>(＋＋);血清肌酐>10⁶ mmol/L,血小板计数低于 100×10⁹/L;血 LDH 升高;血清 ALT 或 AST 升高;持续性头痛或其他脑神经或视觉障碍;持续性上腹不适
子痫	子痫前期孕妇抽搐不能用其他原因解释

分类	临床表现
慢性高血压并发子痫前期	血压高血压孕妇妊娠 20 周以前无尿蛋白,若出现尿蛋白>0.3 g/24 h;高血压孕妇妊娠 20 周后突然尿蛋白增加或血压进一步升高或血小板计数<100×10⁹/L
妊娠合并慢性高血压	妊娠前或妊娠 20 周前舒张压>12.0 kPa(90 mmHg)(除外滋养细胞疾病),妊娠期无明显加重;或妊娠 20 周后首次诊断高血压并持续到产后 12 周后

需要注意以下几方面。

(1)通常正常妊娠、贫血及低蛋白血症均可发生水肿,妊娠期高血压疾病的水肿无特异性,因此不能作为其诊断标准及分类依据。

(2)血压较基础血压升高 4.0/2.0 kPa(30/15 mmHg),但低于 18.7/12.0 kPa(140/90 mmHg)时,不作为诊断依据,但必须严密观察。

(3)重度子痫前期是妊娠 20 周后出现高血压、蛋白尿,且伴随以下至少一种临床症状或体征者:①收缩压>24.0 kPa(180 mmHg),或舒张压>14.7 kPa(110 mmHg);②24 小时尿蛋白>3.0 g,或随机尿蛋白(+++)以上;③中枢神经系统功能障碍;④精神状态改变和严重头痛(频发,常规镇痛药不缓解);⑤脑血管意外;⑥视力模糊,眼底点状出血,极少数患者发生皮质性盲;⑦肝细胞功能障碍,肝细胞损伤,血清转氨酶至少升高 2 倍;⑧上腹部或右上象限痛等肝包膜肿胀症状,肝被膜下出血或肝破裂;⑨少尿,24 小时尿量<500 mL;⑩肺水肿,心力衰竭;⑪血小板计数<100×10⁹/L;⑫凝血功能障碍;⑬微血管病性溶血(血 LDH 升高);⑭胎儿生长受限、羊水过少、胎盘早剥。

子痫前可有不断加重的重度子痫前期,但子痫也可发生于血压升高不显著、无蛋白尿或水肿者。通常产前子痫较多,约 25%子痫发生于产后 48 小时。

子痫抽搐进展迅速,前驱症状短暂,表现为抽搐、面部充血、口吐白沫、深昏迷;随之深部肌肉僵硬;很快发展成典型的全身阵挛性惊厥、有节律的肌肉收缩和紧张,持续 1~1.5 分钟,期间患者无呼吸动作,此后抽搐停止,呼吸恢复,但患者仍昏迷,最后意识恢复,但有困顿、易激惹、烦躁等症状。

四、治疗

妊娠期高血压疾病的治疗目的和原则是争取母体可以完全恢复健康,胎儿出生后能够存活,以对母儿影响最小的方式终止妊娠。妊娠期高血压患者可住院也可在家治疗,应保证休息,加强孕期检查,密切观察病情变化,以防发展为重症。子痫前期应住院治疗、积极处理,防止发生子痫及并发症,治疗原则为解痉、降压、镇静,合理扩容及利尿,适时终止妊娠。

常用的治疗药物:①解痉药物以硫酸镁为首选药物。硫酸镁有预防和控制子痫发作的作用,适用于子痫前期和子痫的治疗。②镇静药物适用于对硫酸镁有禁忌或疗效不明显时,但分娩时应慎用,以免药物通过而对胎儿产生影响,主要用药有地西泮和冬眠合剂。③降压药物仅适用于血压过高,特别是舒张压高的患者,舒张压≥14.7 kPa(110 mmHg)或平均动脉压≥14.7 kPa(110 mmHg)者,可应用降压药物。选用的药物以不影响心排血量、肾血流量及子宫胎盘灌注量为宜。常用药物有肼屈嗪、硝苯地平、尼莫地平等。④扩容药物,扩容应在解痉的基础上进行。扩容治疗时,应严密观察脉搏、呼吸、血压及尿量,防止肺水肿和心力衰竭的发生。常用的扩容剂有血清蛋白、全血、平衡液和右旋糖酐-40。⑤利尿剂仅用于全身性水肿、急性心力衰竭、肺水肿、脑水肿、血容量过高且伴有潜在肺水肿者。用药过程中应严密监测患者的水和电解质平衡情况，以及药物的毒副反应。常用药物有呋塞米、甘露醇。

五、护理评估

(一)病史

详细询问患者与孕前及妊娠20周前有无高血压、蛋白尿和/或水肿及抽搐等征象；既往病史中有无原发性高血压、慢性肾炎及糖尿病；有无家族史。此次妊娠经过，出现异常现象的时间及治疗经过。

(二)身心状况

除评估患者一般健康状况外，护士需重点评估患者的血压、蛋白尿、水肿、自觉症状，以及抽搐、昏迷等情况。在评估过程中应注意以下几方面。

(1)初测高血压有升高者，需休息1小时后再测，方能正确反映血压情况。同时不要忽略测得血压与其基础血压的比较，而且也可经过翻身试验(roll over test,ROT)进行判断，即存孕妇左侧卧位时测血压直至血压稳定后，嘱其翻身卧位5分钟再测血压，若仰卧位舒张压较左侧卧位≥2.7 kPa(20 mmHg)，提示有发生先兆子痫的倾向。

(2)留取24小时尿进行尿蛋白检查。凡24小时蛋白尿定量≥0.3 g者为异常。由于蛋白尿的出现及量的多少反映了肾小管痉挛的程度和肾小管细胞缺氧及其功能受损的程度，护士应给予高度重视。

(3)妊娠后期水肿发生的原因除妊娠期高血压疾病外，还可由于下腔静脉受增大子宫压迫使血液回流受阻、营养不良性低蛋白血症以及贫血等引起，因此水肿的轻重并不一定反应病情的严重程度；但是水肿不明显者，也有可能迅速发展为子痫，应引起重视。此外，还应注意水肿不明显，但体重于1周内增加超过0.5 kg的隐性水肿。

(4)孕妇出现头痛、眼花、胸闷、恶心、呕吐等自觉症状时，提示病情的进一步发展，即进入子痫前期阶段，护士应高度重视。

(5)抽搐与昏迷是最严重的表现，护士应特别注意发作状态、频率、持续时间、间隔时间、神智情况，以及有无唇舌咬伤、摔伤，甚至发生骨折、窒息或吸入性肺炎等。

妊娠期高血压疾病孕妇的心理状态与病情程度密切相关。妊娠期高血压孕妇由于身体尚未感到明显不适，心理上往往易忽略，不予重视。随着病情的发展，当血压明显升高，出现自觉症状时，孕妇紧张、焦虑、恐惧的心理也会随之加重。此外，孕妇的心理状态还与孕妇对疾病的认识，以及其支持系统的认识与帮助有关。

(三)诊断检查

1.尿常规检查

根据蛋白尿量确定病情严重程度；根据镜检出现管型判断肾功能受损情况。

2.血液检查

(1)测定血红蛋白、血细胞比容、血浆黏度、全血黏度，以了解血液浓缩程度；重症患者应测定血小板数、凝血时间，必要时测定凝血酶时间、纤维蛋白原和鱼精蛋白副凝试验("3P"试验)等，以了解有无凝血功能异常。

(2)测定血电解质及二氧化碳结合力，以及时了解有无电解质紊乱及酸中毒。

(3)肝、肾功能测定:如进行丙氨酸氨基转移酶(ACT)、血尿素氮、肌酐及尿酸等测定。

(4)眼底检查:重度子痫前期时,眼底小动脉痉挛,动静脉比例可由正常的2:3变为1:2甚至1:4,或出现视网膜水肿、渗出、出血,甚至视网膜剥离、一时性失明等。

(5)其他检查:如心电图、超声心动图、胎盘功能、胎儿成熟度检查等,可视病情而定。

六、护理诊断

(一)体液过多
与下腔静脉受增大子宫压迫或血液回流受阻或营养不良性低蛋白血症有关。

(二)有受伤的危险
与发生抽搐有关。

(三)潜在并发症
胎盘早期剥离。

七、护理目标

(1)妊娠期高血压孕妇病情缓解,发展为中、重度。

(2)子痫前期病情控制良好、未发生子痫及并发症。

(3)妊娠高血压疾病孕妇知道孕期保健的重要性,积极配合产前检查及治疗。

八、护理措施

(一)妊娠期高血压疾病的预防
护士应加强孕早期健康教育,使孕妇及其家属了解妊娠期高血压疾病的知识及其对母儿的危害,从而促使孕妇自觉于妊娠早期开始做产前检查,并坚持定期检查,以便及时发现异常,及时得到治疗和指导。同时,还应指导孕妇合理饮食,增加富含蛋白质、维生素及铁、钙、锌的食物,减少过量脂肪和盐的摄入,对预防妊娠期高血压疾病有一定作用,尤其是钙的补充,可从妊娠20周开始,每天补充钙剂2 g,可降低妊娠期高血压疾病的发生。此外,孕妇应采取左侧卧位休息以增加胎盘绒毛血供,同时保持心情愉快也有助于妊娠期高血压疾病的预防。

(二)妊娠期高血压的护理

1.保证休息

妊娠期高血压孕妇可在家休息,但需注意适当减轻工作,创造安静、清洁环境,以保证充分的睡眠(8~10 h/d)。在休息和睡眠时以左侧卧位为宜,在必要时也可换成右侧卧位,但要避免平卧位,其目的是解除妊娠子宫下腔静脉的压迫,改善子宫胎盘循环。此外,孕妇精神放松、心情愉快也有助于抑制妊娠期高血压疾病的发展。因此,护士应帮助孕妇合理安排工作和生活,既不紧张劳累,又不单调郁闷。

2.调整饮食

妊娠期高血压孕妇除摄入足量的蛋白质(100 g/d 以上)、蔬菜,补充维生素、铁和钙剂外,食盐不必严格限制,因为长期低盐饮食可引起低钠血症,易发生产后血液循环衰竭,而且低盐饮食也会影响食欲,减少蛋白质的摄入,加强母儿不利;但全身水肿的孕妇应限制食盐的摄入量。

3.加强产前保健

根据病情需要适当增加检查次数,加强母儿监测措施,密切注意病情变化,防止发展为重症。

同时向孕妇及其家属讲解妊娠期高血压疾病相关知识,便于病情发展时孕妇能及时汇报,并督促孕妇每天数胎动。检测体重,及时发现异样,从而提高孕妇的自我保健意识,并取得家属的支持和理解。

(三)子痫前期的护理

1.一般护理

(1)轻度子痫前期的孕妇需住院治疗,卧床休息,左侧卧位;保持病室安静,避免各种刺激。若孕妇为重度子痫前期患者,护士还应准备以下物品:呼叫器、床挡、急救车、吸引器、氧气、开口器、产包及急救药品,如硫酸镁、葡萄糖酸钙等。

(2)每4小时测1次血压,如舒张压渐上升,提示病情加重,并随时观察和询问孕妇有无头晕、头痛、恶心等自觉症状。

(3)注意胎心变化,以及胎动、子宫敏感度(肌张力)有无变化。

(4)重度子痫前期孕妇应根据病情需要,适当限制食盐摄入量(每天少于3 g),每天或隔天测体重,每天记录液体出入量、测尿蛋白。必要时测24小时蛋白定量,测肝肾功能、二氧化碳结合力等项目。

2.用药护理

硫酸镁是目前治疗子痫前期的首选解痉药物。镁离子能抑制运动神经末梢对乙酰胆碱的释放,阻断神经和肌肉间的传导,使骨骼肌松弛;镁离子可以刺激血管内皮细胞合成前列环素,降低机体对血管紧张素Ⅱ的反应,缓解血管痉挛状态,从而预防和控制子痫的发作。同时,镁离子可以提高孕妇和胎儿血红蛋白的亲和力,改善氧代谢。护士应明确硫酸镁的用药方法、毒性反应及注意事项。

(1)用药方法:硫酸镁可采用肌内注射或静脉用药。①肌内注射:通常于用药2小时后血液浓度达高峰,且体内浓度下降缓慢,作用时间长,但局部刺激性强,患者常因疼痛而难以接受。注射时应注意使用长针头行深部肌内注射,也可加利多卡因于硫酸镁溶液中,以缓解疼痛刺激,注射后用无菌棉球或创可贴覆盖针孔,防止注射部位感染,必要时可行局部按揉或热敷,促进肌组织对药物的吸收。②静脉用药:可行静脉滴注或推注,静脉用药后可使血中浓度迅速达到有效水平,用药后约1小时血浓度可达高峰,停药后血浓度下降较快,但可避免肌内注射引起的不适。基于不同用药途径的特点,临床多采用两种方式互补长短。

(2)毒性反应:硫酸镁的治疗浓度和中毒浓度相近,因此在进行硫酸镁治疗时应严密观察其毒性作用,并认真控制硫酸镁的入量。通常主张硫酸镁的滴注速度以1 g/h为宜,不超过2 g/h,每天维持用量15～20 g。硫酸镁过量会使呼吸和心肌收缩功能受到抑制,危及生命。中毒现象首先表现为膝反射减弱或消失,随着血镁浓度的增加可出现全身肌张力减退及呼吸抑制,严重者心跳可突然停止。

(3)注意事项:护士在用药前及用药过程中均应监测孕妇血压,同时还应监测以下指标。①膝腱反射必须存在;②呼吸不少于16次/分;③尿量每24小时不少于600 mL,或每小时不少于25 mL,尿少提示排泄功能受抑制。由于钙离子可与镁离子争夺神经细胞上的同一受体,阻止镁离子的继续结合,因此应随时准备好10%的葡萄糖酸钙注射液,以便出现毒性作用时及时予以解毒。10%葡萄糖酸钙10 mL在静脉推注时宜在3分钟内推完,必要时可每小时重复1次,直至呼吸、排尿和神经抑制恢复正常,但2.1小时内不超过8次。

（四）子痫患者的护理

子痫为妊娠期高血压疾病最严重的阶段，直接关系到母儿安危，因此子痫患者的护理极为重要。

1.协助医师控制抽搐

患者一旦发生抽搐，应尽快控制。硫酸镁为首选药物，必要时可加用强有力的镇静药物。

2.专人护理，防止受伤

在子痫发生后，首先应保持患者的呼吸道通畅，并立即给氧，用开口器或于上、下磨牙间放置一缠好纱布的压舌板，用舌钳固定舌头，以防咬伤唇舌或发生舌后坠；使患者取头低侧卧位，以防黏液吸入呼吸道或舌头阻塞呼吸道，也可避免发生低血压综合征；必要时，用吸引器吸出喉部黏液或呕吐物，以免窒息。在患者昏迷或未完全清醒时，禁止给予一切饮食和口服药，防止误入呼吸道而致吸入性肺炎。

3.减少刺激，以免诱发抽搐

患者应安置于单人暗室，保持绝对安静，以避免声、光刺激；一切治疗活动和护理操作尽量轻柔且相对集中，避免干扰患者。

4.严密监护

密切注意血压、脉搏、呼吸、体温及尿量（留置导尿管）、记录出入量，及时进行必要的血、尿化验和特殊检查，及早发现脑出血、肺水肿、急性肾衰竭等并发症。

5.为终止妊娠做好准备

子痫发作者往往在发作后自然临产，应严密观察并及时发现产兆，且做好母子抢救准备。如经治疗病情得以控制仍未临产者，应在孕妇清醒后 24～48 小时内引产，或子痫患者经药物控制后 6～12 小时，需考虑终止妊娠。护士应做好终止妊娠的准备。

（五）妊娠期高血压疾病的护理

妊娠期高血压疾病孕妇的分娩方式应根据母儿的情形而定。若决定经阴道分娩，在第一产程中，应密切监测患者的血压、脉搏、尿量、胎心和子宫收缩情况，以及有无自觉症状；血压升高时应及时与医师联系；在第二产程中应尽量缩短产程，避免产妇用力，初产妇可行会阴侧切并用产钳助产；在第三产程中，需预防产后出血，在胎儿娩出前肩后立即静脉推注缩宫素（禁用麦角新碱），及时娩出胎盘并按摩宫底，观察血压变化，重视患者的主诉。病情较重者于分娩开始即需开放静脉。胎盘娩出后测血压，病情稳定者，方可送回病房。重症患者产后应继续硫酸镁治疗 1～2 天，产后 21 小时至 5 天内仍有发生子痫的可能，故不可放松治疗及其护理措施。

妊娠期高血压疾病孕妇在产褥期仍需继续监测血压，产后 48 小时内应至少每 4 小时观察 1 次血压，即使产前未发生抽搐，产后 48 小时也有发生的可能，故产后 48 小时内仍应继续硫酸镁的治疗和护理。使用大量硫酸镁的孕妇，产后易发生子宫收缩乏力，恶露较常人多，因此应严密观察子宫复旧情况，严防产后出血。

九、护理效果评价

（1）妊娠期高血压孕妇休息充分，睡眠良好，饮食合理，病情缓解，未发展为重症。

（2）子痫前期预防病情得以控制，未发生子痫及并发症。

（3）妊娠期高血压孕妇分娩经过顺利。

（4）治疗中，患者未出现硫酸镁的中毒反应。

（张　杰）

第七章　老年病科的护理

第一节　老年人心肌病

一、疾病简介

心肌病通常指病因不能明确的心肌疾病,称特发性心肌病,主要为扩张型心肌病、肥厚型心肌病、限制型心肌病和致心律失常型心肌病。其中以扩张型心肌病和肥厚型心肌病较为常见。病因明确的或断发于全身疾病的为特异性心肌病。心肌病分类如下。

(一)特异性心肌病

特异性心肌病指伴有特异性心脏病或特异性系统性疾病的心肌疾病。

1.缺血性心肌病

缺血性心肌病表现为扩张型心肌病伴收缩功能损伤,而不能以冠状动脉病变或缺血损伤的范围来解释。

2.瓣膜性心肌病

瓣膜性心肌病表现为心室功能障碍而超过了其异常负荷。

3.高血压性心肌病

高血压性心肌病常表现为左心室肥大伴扩张型或限制型心肌病心力衰竭的特点。

4.炎症性心肌病

炎症性心肌病为心肌炎伴心功能不全。已知的炎症性心肌病有特异性、自身免疫性及感染性。

5.代谢性心肌病

(1)内分泌性:如甲状腺功能亢进、减退,肾上腺皮质功能不全,嗜铬细胞瘤,肢端肥大症和糖尿病。

(2)家族性累积性和浸润性疾病:如血色病、糖原累积病、Hurler 综合征、Refsum 综合征、Neimann-Pick 病、Hand-Christian 病、Fabry-Anderson 病及 Morquio-Ullrich 病。

(3)缺乏性心肌病:如钾代谢紊乱、镁缺乏症、营养障碍(如恶性营养不良、贫血、维生素 B_1 缺乏症及硒缺乏症)。

(4)淀粉样变性:如原发性、继发性、家族性及遗传性心脏淀粉样变,家族性地中海热及老年性淀粉样变。

6.全身系统疾病

全身系统疾病包括结缔组织病,如系统性红斑狼疮、结节性多动脉炎、风湿性关节炎、硬皮病和皮肌炎;浸润和肉芽肿,如结节病及白血病。

7.肌营养不良

肌营养不良包括 Duchenne 肌营养不良、Becker 肌营养不良、强直性肌营养不良。

8.神经肌肉病变

神经肌肉病变包括遗传性共济失调、Noonan 综合征及着色斑病。

9.过敏及中毒反应

过敏及中毒反应包括对乙醇、儿茶酚胺、蒽环类药物、放射线等损害的反应。酒精性心肌病有可能为过量饮酒,现今尚不能确定乙醇是致病性还是条件性作用,也尚无确切的诊断标准。

10.围产期心肌病

可首次在围产期发病,可能为一组不同的疾病。

(二)特发性心肌病

心肌病是指伴有心功能障碍的心肌疾病,可分为扩张型心肌病、肥厚型心肌病、限制型心肌病和致心律失常型心肌病。

1.扩张型心肌病

左心室或双侧心室扩张及收缩功能障碍,可以是特发性、家族性或遗传性、病毒性和/或免疫性、酒精性或中毒性,以及并发于已知的心血管疾病,但其心功能损伤程度不能以异常负荷或缺血损伤的范围来解释。组织学改变是非特异性的。临床表现通常伴有心力衰竭,且呈进行性,常有心律失常、血栓栓塞及猝死,并可发生在病程中的任何一期内。

2.肥厚型心肌病

特点为左心室或右心室肥厚,通常是非对称性,并侵及室间隔。典型者左心室容量正常或减低,常有收缩期压力阶差。家族性通常为常染色体显性遗传,本病由肌质网收缩蛋白基因突变所致。典型形态学改变为心肌细胞肥大和排列紊乱,周围疏松结缔组织增多。多发生心律失常及早年猝死。

3.限制型心肌病

其特点为一侧或两侧心室有限制充盈及舒张期容量减少,其收缩功能正常或接近正常,心室壁增厚,可能伴增生的间质纤维化。可以是特发性的或伴发于其他疾病(如淀粉样变性,伴或不伴嗜酸性粒细胞增多症的心内膜心肌病)。

4.致心律失常型右心室心肌病

其特点为右心室心肌进行性被纤维脂肪组织所代替,初始为局限性,逐渐发展为全右心受累,有时左心室也受累,而室间隔相对不受侵犯。多为家族性,属常染色体显性遗传及不完全性外显,有时为隐性型。表现为心律失常,常可猝死,尤其是年轻患者。

5.不定型心肌病

不定型心肌病包括不能分入任何组织的少数患者(如弹力纤维增生症,未侵及心肌,收缩功能有障碍,只有轻度扩张,线粒体受波及)。

有些疾病可表现为一型以上的心肌病(如淀粉样变、高血压)。心律失常和传导系统疾病可以为原发性心肌异常,现尚未归入心肌病内。

二、主要表现

(一)扩张型心肌病

又称充血性心肌病,病理上以心肌变性、纤维化、心腔扩张为突出,其主要特征是心肌收缩功能障碍,进而发生心功能不全。患者容易合并各种心律失常及栓塞,甚或发生猝死。多有心悸、气急、胸闷、心前区憋痛不适等症状。重者出现水肿、端坐呼吸、肝大伴压痛等充血性心力衰竭的表现。

(二)肥厚型心肌病

以心肌非对称性肥厚、心室腔缩小为特征。可有心悸、气促、胸闷胸痛、劳力性呼吸困难等症状。重者发生头晕及晕厥。伴有流出道梗阻时,在起立时或运动中常诱发眩晕,甚至有神志丧失的表现。

(三)限制型心肌病

以心内膜纤维增生为主,致使心脏的收缩及舒张功能都受影响。以右心回流障碍、右心衰竭显著,可出现心悸、呼吸困难、水肿、颈静脉怒张、肝大及腹水等表现。

三、治疗要点

(一)病因防治

积极处理各种病毒感染。

(二)促进心肌代谢

给予肌苷、大剂量维生素 C 和极化液等。

(三)控制心力衰竭

应用利尿剂及强心苷,剂量宜由小至大,逐步增加。

(四)纠正心律失常

根据不同类型的心律失常选抗心律失常药物。

四、护理措施

(一)心理护理

及时了解和家属的心理状态,根据存在的不同心理状态,给予相应的心理疏导,介绍有关注意事项、关心体贴询问病情,主动了解需要,用热情和蔼的态度取得他们的信任,使其解除思想顾虑和精神紧张,以最佳的精神状态接受和配合治疗。同时还应注意在情绪稳定期间及时给予保健指导,讲解出院后的饮食、休息及注意事项。

(二)生活护理

建立良好的护患关系,满足生活上的必要需求。饮食给予低盐、低脂、清淡易消化吸收的食物,补充适量纤维素、新鲜水果蔬菜,进食量不可过饱,以防增加心脏负担。便秘时适当口服缓泻剂,告诫切忌屏气用力,以免加重心脏的负担,诱发心肌缺血,教育在排便时呼气或含服硝酸甘油,每天按肠蠕动方向按摩腹部数次,以促进排便。

(三)高危因素的护理

1.晕厥的治疗和护理

晕厥是猝死的先兆,应引起临床重视。临床护理不容忽视,护士应详细询问有无晕厥发作史,了解晕厥发生的次数、每次持续的时间、与体位的关系及发作前是否有前驱症状,如面色苍白、恶心、呕吐、头晕、眼黑、出冷汗等。嘱适当卧床休息,避免剧烈活动、情绪激动,协助做好生活护理。外出检查时由专人陪送。避免因心率加快、心肌收缩加重梗阻,导致脑供血下降发生晕厥。同时,肥厚型心肌病多服用β受体阻滞剂普萘洛尔和钙通道拮抗剂维拉帕米等,负性肌力药物抑制心肌收缩,减轻流出道阻塞。护士要注意观察上述药物对血压和心率的不良影响,避免晕厥的发生。

2.猝死的预防及护理

肥厚型心肌病在发生猝死前往往尚未明确诊断或新近确诊而不易预知,而猝死仅为首发的临床表现。护理上应密切注意的自觉症状,注意心率和心律的变化,尤其是任何室性心律失常的发生。值班护士应熟练掌握除颤器的使用和紧急心肺复苏。对各种心电图变化、心律失常的图形能准确判断,以便尽早做好抢救准备工作,争取抢救时间。

3.心律失常的护理

评估心律失常可能引起的临床症状,如心悸、乏力、胸闷、头晕、晕厥等,注意观察和询问这些症状的程度、持续时间以及给日常生活带来的影响。定期测量心率和心律。及时进行心电监护,密切观察有无心律失常的发生。其次为高度房室传导阻滞、三束支传导阻滞。多数传导阻滞可恢复,必要时安置起搏器。护士应掌握心电图机的使用方法,在心律失常突然发作时及时描记心电图并标明日期和时间。如需持续心电监测的,应注意观察发作次数、持续时间、治疗效果等情况。必要时准备好急救药品、抢救设备,及时给予急救。教育注意劳逸结合,生活规律,保持情绪稳定,避免摄入刺激性食物,如咖啡、浓茶、烈性酒、可乐等;心动过缓应避免屏气用力动作,如用力排便等,以免因兴奋迷走神经而加重心动过缓。

4.心力衰竭的护理

尚未发生心力衰竭的要避免劳累,注意预防呼吸道感染,戒烟、酒。一旦发生心力衰竭应注意充分休息,给予低盐或无盐、高维生素易消化饮食,宜少食多餐,合理补给维生素 B_1 及维生素 C,低钾适当增加蔬菜、瓜果、肉汤及橘子汁等。给予氧气吸入,严密观察患者生命体征变化、呼吸困难程度、咳嗽、咯痰情况及肺内啰音变化。遵医嘱服药,用药过程中密切观察的面色、心率、心律、血压、尿量、神志等变化,使用利尿剂时,应严格记录出入量,监测电解质变化情况,如低钾、低钠等;使用血管扩张剂要控制输液速度并监测血压,做好护理记录,延缓病情恶化。

肥厚型心肌病的进展缓慢,但如病情进展迅速或心室舒张末期血压过高则预后较差。除严格、持续合理安排活动量、坚持治疗外,还应注意保持情绪稳定,避免剧烈运动、持重、屏气动作,以减少猝死的发生。此外,对直系亲属进行超声心动图检查可及早发现病情。

五、保健

(1)积极治疗可能导致心肌病的原发病。

(2)根据心功能情况,适当活动,但切忌不可过累,应多休息,病情严重时应卧床休息。

(3)饮食宜清淡,有心力衰竭时应控制钠、水摄入,生活规律,避免受寒而诱发疾病加重。

(赵新新)

第二节　老年人心绞痛

一、疾病简介

本病是老年人常见的疾病,是由冠状动脉供血不足,心肌急剧和暂时的缺血与缺氧而致阵发性前胸压榨感或疼痛为特点的临床证候。常有劳累或情绪激动诱发,持续数分钟,经休息或使用硝酸酯制剂后完全缓解。

二、主要表现

心绞痛是患者自觉症状,典型病史诊断率达90%。因此,仔细询问病史是诊断心绞痛的主要手段,任何实验室检查均不能替代。心绞痛症状包括5个方面。

(一)疼痛部位

典型部位位于胸骨后或左胸前区,每次发作部位相对固定,手掌大小范围,甚至横贯全胸,界限不很清楚。可放射至左肩、左臂内侧,达无名指和小指,或放射至咽、牙龈、下颌、面颊。

(二)疼痛性质

为一种钝痛,常为压迫、发闷、紧缩、烧灼等不适感,重症发作时常伴出汗。

(三)诱因

劳力性心绞痛发生在劳力时或情绪激动时,包括饱餐、排便均可诱发;卧位心绞痛常在平卧后1~3小时内,严重者平卧数十分钟发生;自发心绞痛发作常无诱因;变异心绞痛常在午间或凌晨睡眠中定时发作。

(四)持续时间

一般3~5分钟,重度可达10~15分钟,极少数>30分钟,超过者需与心肌梗死鉴别。

(五)缓解方式

劳力性心绞痛发作时被迫停止动作或自行停止活动数分钟即可完全缓解;舌下含硝酸甘油1~3分钟即完全缓解,一般不超过5分钟;卧位心绞痛需立即坐起或站立才可逐渐缓解。

三、治疗要点

心绞痛的治疗原则是降低心肌耗氧量、增加心肌供血、改善侧支循环。

(一)纠正冠心病易患因素

如治疗高血压、高血脂、糖尿病、戒烟、减轻体重等;对贫血、甲状腺功能亢进症、心力衰竭等增加心肌氧耗的因素亦加以纠治。

(二)调整生活方式,减轻或避免心肌缺血的发生

对于心绞痛,应养成良好的生活习惯,消除各种诱发因素,如避免劳累、情绪激动、饱餐、寒冷、大量吸烟等。

（三）药物治疗

1.硝酸酯类

重要的抗心绞痛药物。硝酸酯类药物系静脉和动脉扩张剂,在低剂量下以静脉扩张为主,大剂量时同时扩张动、静脉。

2.β受体阻滞剂

β受体阻滞剂治疗心绞痛的机制是通过降低心率、心肌收缩力和心室壁张力而使心肌耗氧量降低,故适用于劳力性心绞痛。

3.钙通道拮抗剂

其作用机制为:①阻滞钙离子细胞内流,使心肌收缩力降低,血管扩张;②解除冠状动脉痉挛;③减慢心率;③对抗缺血引起的心肌细胞内钙超负荷。

4.抗血小板药物

常用阿司匹林 50～150 mg,每天 1 次;双嘧达莫 25 mg,每天 3 次。

（四）手术和介入性治疗

对于心绞痛,待临床症状控制以后,有条件者应行冠脉造影检查,根据造影结果,视病变的范围、程度、特点分别选择行冠状动脉腔内成形术或冠状动脉搭桥术。

四、护理措施

（一）病情观察

1.症状观察

(1)部位:常见于胸骨中段或上段之后,其次为心前区,可放射至颈、咽部,左肩与左臂内侧,直至环指和小指。

(2)性质:突然发作的胸痛,常呈压榨、紧闷、窒息感,常迫使停止原有动作。

(3)持续时间:多在 1～5 分钟内,很少超过 15 分钟。

(4)诱因因素:疼痛多发生于体力劳动、情绪激动、饱餐、受寒等情况下。

(5)缓解方式:休息或含服硝酸甘油后几分钟内缓解。

2.体征

发作时面色苍白、冷汗、气短或有濒死恐惧感,有时可出现血压波动或心律、心率的改变。

3.症状的处理

密切观察脉搏、血压、呼吸的变化情况;密切观察疼痛的部位、性质、范围、放射性、持续时间、诱因及缓解方式,以利于及时正确地判断、处理。在有条件情况下应进行心电监护,无条件时,对心绞痛发作者应定期检测心电图观察其改变。

（二）护理要点

(1)主要表现为疼痛,应即刻给予休息、停止活动、舌下含服硝酸甘油,必要时给予适量镇静剂,如地西泮等,发作期可给予吸氧。休息心绞痛发作时应立即就地休息、停止活动。

(2)饮食:给予高维生素、低热量、低动物脂肪、低胆固醇、适量蛋白质、易消化的清淡饮食,少量多餐,避免过饱及刺激性食物与饮料,禁烟酒,多吃蔬菜、水果。

(3)保持大便通畅。

(4)心理护理。

五、保健

(1)指导合理安排工作和生活,急性发作期间应就地休息,缓解期注意劳逸结合。

(2)消除紧张、焦虑、恐惧情绪,避免各种诱发因素。

(3)指导正确使用心绞痛发作期及预防心绞痛的药物。

(4)宣传饮食保健的重要性让主动配合。

(5)定期随访。

(赵新新)

第三节 老年人急性心肌梗死

一、疾病简介

急性心肌梗死是冠心病 4 种类型中最严重的一种,也是危害老年人最严重的疾病之一,由于冠状动脉分支完全梗死,引起心肌坏死。本病多发生于安静状态或夜间睡眠时,但是尽管其发作突然,但它在发作之前大多有些征兆,如原来没有心绞痛者,突然发作心绞痛,或者原来有心绞痛发作者,发作越加频繁,时间延长,服硝酸甘油效果不佳甚至无效,或者原来有高血压,心绞痛发作时血压反而下降,并出现晕厥等情况,此时均应警惕急性心肌梗死的发生。

二、主要表现

(一)先兆

据统计 15%～65%的患者有各种先兆症状,表现为发作性肌无力,以四肢最为明显,或诉乏力、体力下降、消化不良、呕吐等,或有稳定型心绞痛突然演变为恶性心绞痛,或临床表现为梗死前心绞痛的患者均提示心肌梗死随时可能发生。

(二)疼痛

最常见的是原有的稳定型心绞痛变为不稳定型,或继往无心绞痛,突然出现长时间心绞痛。疼痛典型的心肌梗死症状包括突然发作剧烈持久的胸骨后压榨性疼痛、休息和含硝酸甘油不能缓解,常伴烦躁不安、出汗、恐惧或濒死感;少数患者无疼痛,一开始即表现为休克或急性心力衰竭。

(三)胃肠症状

部分患者疼痛位于上腹部,被误认为胃穿孔、急性胰腺炎等急腹症,脑卒中样发作可见于年龄大的。

(四)全身症状

发热、白细胞增高,血沉增快;胃肠道症状多见于下壁梗死患者;心律失常见于 75%～95%患者,发生在起病的 1～2 周内,而以 24 小时内多见,前壁心肌梗死易发生室性心律失常,下壁心肌梗死易发生房室传导阻滞;心力衰竭主要是急性左心衰竭,在起病的最初几小时内发生,发生率为 32%～48%,表现为呼吸困难、咳嗽、发绀、烦躁等症状。

（五）体征

心界可轻到中度增大，心率增快或减慢，心音减弱，可出现第四心音或第三心音，10％～20％患者在发病2～3天出现心尖部收缩期杂音提示乳头肌功能不全，但要除外室间隔穿孔，此时常伴有心包摩擦音，若合并心力衰竭与休克会出现相应体征。

三、治疗要点

及早发现，及早住院，并加强入院前就地处理。治疗原则为挽救濒死的心肌，缩小梗死面积，保护心脏功能，及时处理各种并发症。

（一）监护和一般治疗

急性期绝对卧床1～3天；吸氧；持续心电监护观察心率、心律变化及血压和呼吸，监护3～5天，必要时监测肺毛楔入压和静脉压；低盐、低脂、少量多餐、保持大便通畅，1周下床活动，2周在走廊内活动，3周出院，严重者适当延长卧床与住院时间。

（二）镇静止痛

用吗啡或哌替啶肌内注射，4～6小时可重复1次。烦躁不安者用哌替啶和异丙嗪肌内注射或静脉注射。

（三）调整血容量

入院后尽快建立静脉通道，前3天缓慢补液，注意出入平衡。

（四）缩小梗死面积的措施

溶栓治疗：可使血运重建，心肌再灌注。发病6小时内，有持续胸痛，ST段抬高，且无溶栓禁忌证者，可选用尿激酶或链激酶加入0.9％氯化钠溶液中30分钟内滴入，继用肝素抗凝治疗3～5天。

（五）抗心律失常

利多卡因预防性用于易产生心室颤动、发病6小时内的初发年轻。

（六）急性心肌梗死后合并心源性休克和泵衰竭的治疗

肺水肿时首选硝普钠静脉滴注，同时用吗啡、呋塞米、毛花苷C，并须监测血容量、血压、心排血量及肺毛楔入压，心源性休克可用多巴胺、多巴酚丁胺或间羟胺，如能维持血压，可加用硝普钠。有条件者用主动脉内气囊反搏术，可提高存活率。

（七）急性心肌梗死二期预防

出院前利用24小时动态心电监测、超声心动图、放射性同位素运动试验，发现有症状或无症状性心肌缺血和严重心律失常，了解心功能，从而估计预后，决定并实行冠状动脉造影，经皮腔内冠状动脉成形术或冠状动脉搭桥术，以预防再梗死或猝死。

（八）生活与工作安排

出院后经2～3个月，酌情恢复部分或轻工作，以后部分患者可恢复全天工作，但要避免过劳或过度紧张。

四、护理措施

（一）病情观察

1.急性心肌梗死的早期发现

（1）突然严重的心绞痛发作或原有心绞痛程度加重，发作频繁，时间延长或含服硝酸甘油无效并伴有胃肠道症状者,应立即通知医师,并加以严密观察。

(2)心电图检查 S-T 段一时性上升或明显下降,T 波倒置或增高。

2.三大合并症观察

(1)心律失常:①室性期前收缩,即期前收缩出现在前一心搏的 T 波上;②频发室性期前收缩,每分钟超过 5 次;③多源性室性期前收缩或室性期前收缩呈二联律。以上情况有可能发展为室性心动过速或心室颤动。必须及时给予处理。

(2)心源性休克:早期可以出现烦躁不安,呼吸加快,脉搏细速,皮肤湿冷,继之血压下降、脉压变小。

(3)心力衰竭:心力衰竭早期突然出现呼吸困难、咳嗽,心率加快、舒张早期奔马律,严重时可出现急性肺水肿,易发展为心源性休克。

(二)护理要点

(1)疼痛:绝对卧床休息,注意保暖,并遵医嘱给予解除疼痛的药物,如硝酸异山梨酯,严重者可选用吗啡等。

(2)心源性休克:应将头部及下肢分别抬高 30°~40°,高流量吸氧,密切观察生命体征、神志、尿量,必要时留置导尿管观察每小时尿量,保证静脉输液通畅,有条件者可通过中心静脉或肺微血管楔压进行监测。应做好的皮肤护理、口腔护理、按时翻身预防肺炎等并发症,做好 24 小时监测记录。

(3)密切观察生命体征的变化,预防并发症,如乳头肌功能失调或断裂、心脏破裂、室壁瘤、栓塞等。

五、保健

(1)积极治疗高血压、高脂血症、糖尿病等疾病。

(2)合理调整饮食,适当控制进食量,禁忌刺激性食物及烟、酒,少吃动物脂肪及胆固醇较高的食物。

(3)避免各种诱发因素,如紧张、劳累、情绪激动、便秘、感染等。

(4)注意劳逸结合,当病程进入康复期后可适当进行康复锻炼,锻炼过程中应注意观察有否胸痛、呼吸困难、脉搏增快,甚至心律、血压及心电图的改变,一旦出现应停止活动,并及时就诊。

(5)按医嘱服药,随身常备硝酸甘油等扩张冠状动脉的药物,并定期门、随访。

(6)指导及家属当病情突然变化时应采取简易应急措施。

(赵新新)

第四节　老年人肺源性心脏病

一、疾病简介

患有多年慢性支气管炎的中老年人可并发阻塞性肺气肿,常可出现逐渐加重的呼吸困难,初时往往在活动后气短,渐至休息时也感气促,在寒冷季节常因呼吸道感染使症状加重,甚至发生发绀或呼吸衰竭。由于长期反复咳嗽使肺泡膨胀、压力增高、肺泡周围毛细血管受压而阻力加大,加重了心脏负担,久之可导致肺源性心脏病。

肺源性心脏病是老年人常见病。简单地说就是肺源性心脏病的简称,慢性支气管炎反复发作,支气管黏膜充血、水肿,大量黏液性渗出物阻塞小气道,气道不通畅,造成肺泡间隔断裂,影响气体交换功能,就会出现肺气肿。由于支气管炎不断发作,甚至引起支气管周围炎和肺炎,炎症波及附近的肺动脉和支气管动脉,致使这些动脉的管壁增厚、管腔变得狭窄,就会引起肺动脉压力增高,进而引起右心室和右心房肥大。发展成为阻塞性肺气肿,最后导致肺源性心脏病。支气管炎→肺气肿→肺源性心脏病,这就是本病演变的 3 个阶段。

二、主要表现

(一)原有肺部疾病的表现

有长期的咳嗽、咯痰、气促和哮喘等症状和肺气肿体征,如桶状胸,肺部叩诊呈高清音,肺下界下移。听诊呼吸音减弱或有干湿性啰音,心浊音界不易叩出,心音遥远,某些患者可伴有杵状指。

(二)心脏受累的表现

肺部疾病累及心脏的过程是逐渐的长期的,早期仅为疲劳后感到心悸气短,以及肺动脉高压及右心室肥大,如肺动脉第二心音亢进。剑突下有较明显的心脏搏动。叩诊可能肺动脉及心浊音界扩大,但多数因伴有肺气肿而不易查出,随病程进展逐渐出现心悸,气急加重,或有发绀。后期可出现右心衰竭的表现,如颈静脉怒张、肝大和压痛、下肢水肿和腹水。心悸常增快,可有相对性二尖瓣关闭不全,在三尖瓣区或剑突下可闻及收缩期吹风样杂音,或心前区奔马律。

(三)呼吸衰竭的表现

病变后期如继发感染,往往出现严重的呼吸困难、咳喘加重。白黏痰增多或吐黄绿色脓痰,发绀明显,头痛,有时烦躁不安,有时神志模糊,或嗜睡,或谵语,四肢肌肉抖动即所谓"肺性脑病";其原因是血氧减少,二氧化碳潴留中毒,酸碱平衡失调,电解质紊乱及脑组织 pH 下降等一系列内环境紊乱所致。

三、治疗要点

(一)基础疾病和发病诱因的治疗

在治疗肺实质性疾病引起的肺源性心脏病时,应积极有效地控制感染。根据临床表现和痰细菌培养及药物敏感试验结果合理选用抗生素。感染细菌不明确时应使用兼顾球菌和杆菌的抗菌药物。保持呼吸道通畅,鼓励咯痰,气道局部湿化或用祛痰药排痰,应用支气管扩张症药,包括 β 受体激动药、茶碱及抗胆碱药物等。合理实施氧疗,合并呼吸衰竭伴中度以上二氧化碳潴留的宜用持续性控制性给氧,以达到既能将血氧含量提高到生命安全水平,又能避免二氧化碳过度升高对呼吸的抑制。氧流量通常控制在 0.8～1.5 L/min,使氧分压调整在 6.7～8.0 kPa(50～60 mmHg);往往病情愈重,氧流量控制愈严格。若在前述治疗过程中神志状态恶化,呼吸明显抑制,咳嗽反射减弱,二氧化碳分压>10.7 kPa(80 mmHg)时,可试用呼吸兴奋药。对其效果尚有不同的看法。常用药物的疗效依次为多沙普仑、香草酸二乙胺、氨苯噻唑、巴豆丙酰胺及尼可刹米。重症呼吸衰竭经保守治疗 12～24 小时无效时,应及时实施机械通气治疗。经鼻腔插管比经口腔或气管切开有更多的优点,已被普遍应用。在治疗肺血管病引起的肺源性心脏病时,对肺血栓形成或栓塞宜应用口服抗凝药(如华法林)或肺动脉血栓摘除术治疗;活动性肺血管炎需抗炎或服用肾上腺皮质激素。

(二)肺动脉高压的降压治疗

降低肺动脉压为一辅助治疗,常用的血管扩张药有钙通道阻滞剂(硝苯地平)、肼屈嗪、肾上腺能受体阻断药(酚苄明、酚妥拉明、妥拉唑林、哌唑嗪)、硝酸盐制剂及血管紧张素转换酶抑制剂(后者只用于缺氧性肺源性心脏病)。血管扩张药可产生某些不良反应,特别在重症,可引起低血压、低氧加重、矛盾性肺动脉压升高,甚至猝死,因此,应在密切监护下使用。

(三)心力衰竭的治疗

与一般心力衰竭的治疗基本相同,可慎用地高辛,使用利尿药、血管扩张药和血管紧张素转换酶抑制剂(卡托普利、依那普利)等。当并存有重度呼吸衰竭时,应侧重于使呼吸通畅,注意防止过度利尿引起排痰困难。

(四)稳定期的康复治疗

康复治疗的目的是稳定情绪,逆转的心理和心理病理状态,并尽可能提高心肺功能和生活质量。常用的疗法如下。

1.教育

对及其家庭成员进行有关肺源性心脏病的卫生常识教育和医护指导,以调动战胜疾病的主动精神。

2.长期家庭氧疗

每天吸氧至少 15 小时,长期坚持。这不仅能降低肺动脉压力,增加心排血量,缓解症状,增强体质,改善预后,甚至可使增厚的肺血管改变逆转。

3.中药扶正固本、活血化瘀治疗

常用的药物有黄芪、党参、白术、防风、茯苓、麦冬、五味子、紫河车、丹参、当归、川芎等。

4.预防感冒、及时控制肺部感染

可用肺炎球菌疫苗和流感病毒疫苗预防肺内感染,也可试服黄芪或间歇注射核酪以提高机体的免疫功能。继发于病毒感染的呼吸道细菌感染以流感嗜血杆菌、肺炎链球菌及部分革兰阴性杆菌最为常见,因此,应及时选用对这些细菌比较敏感的抗生素进行治疗。

5.改善心肺功能

常用的药物有肾上腺能受体激动药和茶碱类药物,部分可试用皮质激素。其他尚有气功疗法、呼吸治疗及物理治疗等。

四、护理措施

(一)心理护理

因长期患病,对治疗失去信心,护士应经常与谈心,解除对疾病的忧虑和恐惧,增强与疾病斗争的信心;同时要解决实际困难,使其安心治疗。

(二)生活护理

心肺功能代偿良好时,可让适当参加体能锻炼,但不易过度活动,还应注意休息。当出现呼吸困难、发绀、水肿等症状加重时,心肺功能失代偿时,应绝对卧床休息或半坐卧位,抬高床头减轻呼吸困难,给低流量持续氧气吸入,生活上满足需求,做好生活护理,加强巡视病情。

（三）基础护理

病室保持整洁、光线充足，经常开窗，空气对流，温湿度要适当。对长期卧床应预防压疮发生，保持皮肤清洁，每 4 小时按摩受压部位或给气垫床，骨突部位给棉垫圈或气圈，每天早晚用温水擦洗臀部，经常为翻身，更换衣服。保证营养供给，做好口腔护理，防止口腔溃疡、细菌侵入，必要时用复方硼砂溶液漱口。减少院内感染，提高护理质量。

（四）饮食指导

肺源性心脏病是慢性疾病，应限制钠盐摄入，鼓励进高蛋白、高热量、多维生素饮食，同时忌辛辣刺激性食物，戒烟、酒，出汗多时应给钾盐类食物，不能进食者可行静脉补液，速度不宜过快，以减轻心脏负担。

（五）控制感染

控制呼吸道感染是治疗肺源性心脏病的重要措施。应保持呼吸道通畅，可给氧气吸入，痰多时可行雾化吸入，无力排痰者及时吸痰，协助患者翻身；按医嘱给抗生素，注意给药方法和用药时间，输液时应现用现配，以免失去疗效；做好 24 小时出入量记录，对于全身水肿，注射针眼处应压迫片刻，以防感染。用利尿剂时，需观察有无水电解质紊乱及给药效果。

（六）密切观察病情，提高对病情的观察能力

要认真观察神志、发绀，注意体温、脉搏、呼吸、血压及心率变化，输液速度不宜过快，一般以20～30 滴/分为宜，以减轻心脏负担。护士夜间加强巡视，因肺源性心脏病的死亡多发生夜间0～4 时，询问病情要详细，观察有无上消化道出血及肺性脑病的征象，警惕晚期合并弥散性血管内凝血，发现情况及时报告医师，所以护士在抢救治疗肺源性心脏病中起着重要作用。

五、保健

（1）严寒到来时，要及时增添衣服，尽量避免着凉，不能让自己有畏寒感，外出时更要注意穿暖。因一旦受凉，支气管黏膜血管收缩，加之肺源性心脏病免疫功能低下，很容易引起病毒和细菌感染。一般先是上呼吸道，而后蔓延至下呼吸道，引起肺炎或支气管肺炎。此外，脚的保暖对肺源性心脏病也十分重要，不可忽视。

（2）多参加一些户外活动，接触太阳光。天气晴朗时早上可到空气新鲜处如公园或树林里散散步，做一些力所能及的运动，如打太极拳、做腹式呼吸运动，以锻炼膈肌功能，并要持之以恒。出了汗及时用干毛巾擦干，并及时更换内衣。研究结果表明，长期坚持力所能及的运动，可提高机体免疫功能，能改善肺功能。运动量以不产生气促或其他不适为前提。避免到空气污浊的地方去。

（3）保持室内空气流通。早上应打开窗户，以换进新鲜空气。在卧室里烧炭火或煤火尤其是缺乏排气管时，对肺源性心脏病不利，应尽量避免。

（4）生活要有规律。每天几点钟起床，几点钟睡觉，何时进餐，何时大便，何时外出散步，都要有规律。中午最好睡睡午觉。心情要舒畅，家庭成员要和睦相处。肺源性心脏病由于长期受疾病折磨，火气难免大些，应尽量克制，不要发脾气。

（5）吸烟者要彻底戒烟，甚至不要和吸烟者一起叙谈、下棋、玩牌等，因被动吸烟对肺源性心脏病同样有害。有痰要及时咳出，以保持气道清洁。

（6）要补充营养。肺源性心脏病多有营养障碍，消瘦者较多，但又往往食欲不好。原则上应少食多餐，还可适当服一些健胃或助消化药。不宜进食太咸的食品。

(7)肺源性心脏病并发下呼吸道感染的表现往往很不典型,发热、咳嗽等症状可能不明显,有时仅表现为气促加重、痰量增多或痰颜色变浓。这都应及时到医院就诊,不要耽误。

(8)自己不要滥用强心、利尿和普萘洛尔类药物。因用药不当可加重病情,甚至发生意外。

(9)有条件者可进行家庭氧疗,这对改善缺氧,提高生活质量和延长寿命都有所裨益。

(10)为提高机体免疫功能,在严寒到来之前可肌内注射卡介苗注射液,每次 1 mL,每周 2 次,共 3 个月。这样可减少感冒和上呼吸道感染发生。

(赵新新)

第五节　老年人高脂血症

高脂血症是指脂质代谢或运转异常而使血浆中一种或几种脂质高于正常的一类疾病。由于血脂在血液中是以脂蛋白的形式进行运转的,因此,高脂血症实际上也可认为是高脂蛋白血症。老年人高脂血症的发病率明显高于年轻人。LDL、TC、HDL 与临床心血管病事件发生密切相关。

一、健康史

(1)询问患者病史,主要是引起高脂血症的相关疾病,如有无糖尿病、甲状腺功能减退症、肾病综合征、透析、肾移植及胆管阻塞等。

(2)询问患者有无高脂饮食、嗜好油炸食物、酗酒、运动少等不良生活和饮食习惯。

二、临床表现

患者血脂中一项或多项脂质检测指标超过正常值范围。此外,部分患者的临床特征是眼睑黄斑瘤、肌腱黄色瘤及皮下结节状黄色瘤(好发于肘、膝、臀部)。易伴发动脉粥样硬化、肥胖或糖尿病。少数患者有肝、脾大。此外,患者常有眩晕、心悸、胸闷、健忘、肢体麻木等自觉症状。但部分患者虽血脂高而无任何自觉症状。

三、实验室及其他检查

(一)血脂

常规检查血浆 TC 和 TG 的水平。我国血清 TC 的理想范围是 <5.20 mmol/L,$5.23\sim5.69$ mmol/L 为边缘升高,>5.72 mmol/L 为升高。TG 的合适范围是 <1.70 mmol/L,≥1.70 mmol/L 为升高。

(二)脂蛋白

正常值 LDL <3.12 mmol/L,$3.15\sim3.61$ mmol/L 为边缘升高;>3.64 mmol/L 为升高;正常 HDL ≥1.04 mmol/L,<0.91 mmol/L 为减低。

四、心理-社会状况

了解老年患者对高脂血症的认识和患病的态度,有无治疗的意愿。

五、护理诊断

(一)活动无耐力
活动无耐力与肥胖导致体力下降有关。

(二)知识缺乏
缺乏高脂血症的有关知识。

(三)个人应对无效
个人应对无效与不良饮食习惯有关。

六、护理目标

(1)患者体重接近或恢复正常。

(2)患者血脂指标恢复正常或趋于正常。

(3)患者自觉饮食习惯得到纠正。

七、护理措施

(一)建立良好的生活习惯,纠正不良的生活方式

1.饮食

由于降血脂药物的不良反应及考虑治疗费用,并且大部分人经过饮食控制可以使血脂水平有所下降,故提倡首先采用饮食治疗。饮食控制应长期自觉地进行。膳食宜清淡、低脂肪,烹调用植物油,每天低于 25 g。少吃动物脂肪、内脏、甜食、油炸食品及含热量较高的食品,宜多吃新鲜蔬菜和水果,少饮酒、不吸烟。设计饮食治疗方案时应仔细斟酌膳食,尽可能与患者的生活习惯相吻合。以便使患者可接受而又不影响营养需要的最低程度。主食每天不要超过 300 g 可适当饮绿茶,以利降低血脂。

2.休息

生活要有规律,注意劳逸结合,保证充足睡眠。

3.运动

鼓励老年人进行适当的体育锻炼,如散步、慢跑、太极拳、门球等,不仅能增加脂肪的消耗、减轻体重,而且可减轻高脂血症。活动量应根据患者的心脑功能、生活习惯和身体状况而定,提倡循序渐进,不宜剧烈运动。若经过饮食和调节生活方式达半年以上,血脂仍未降至正常水平,则可考虑使用药物治疗。

(二)用药护理

对饮食治疗无效,或有冠心病、动脉粥样硬化等危险因素的患者应考虑药物治疗。治疗前应向患者进行药物治疗目的、药物的作用与不良反应等方面的详细指导,以利长期合作。向患者详述服药的剂量和时间,并定期随诊,监测血脂水平。常用的调节血脂药有以下几种。

1.羟甲基戊二酰辅酶 A(hydroxy-methyl-glutaryl coenzyme A,HMG-CoA)

HMG-CoA 主要能抑制胆固醇的生物合成。

2.贝特类

此类药不良反应较轻微,主要有恶心、呕吐、腹泻等胃肠道症状。肝肾功能不全者忌用。

3.胆酸螯合树脂质

此类药阻止胆酸或胆固醇从肠道吸收,使其随粪便排出。不良反应有胀气、恶心、呕吐、便秘,并干扰叶酸、地高辛、甲状腺素及脂溶性维生素的吸收。

4.烟酸

烟酸有明显的调脂作用。主要不良反应有面部潮红、瘙痒、胃肠道症状。

(三)心理护理

主动关心患者,耐心解答其各种问题,使患者明了本病经过合理的药物和非药物治疗病情可控制,解除患者思想顾虑,使其保持乐观情绪,树立战胜疾病的信心,并长期坚持治疗,以利控制病情。

(四)健康教育

(1)向患者及其家属讲解老年高脂血症的有关知识,使其明了糖尿病、肾病综合征和甲状腺功能减退症等可引起高脂血症,积极治疗原发病。

(2)引导患者及其家属建立健康的生活方式,坚持低脂肪、低胆固醇、低糖、清淡的饮食原则,控制体重;生活规律,坚持运动,劳逸结合;戒烟、戒酒。

(3)交代患者严格遵医嘱服药,定期监测血脂、肾功能等。

(赵新新)

第六节　老年人骨质疏松症

骨质疏松症(osteoporosis,OP)是一种以低骨量、骨组织细微结构衰退为特征,骨质脆性增加和易于骨折的一种全身性代谢性骨病。骨质疏松症分为原发性和继发性两类。老年人骨质疏松症属于原发性骨质疏松症(POP)。其显著特点是易发生病理性骨折,患骨质疏松症(OP)的老年人较易发生股骨颈骨折、脊椎骨折,尤其以髋部骨折及其并发症对老年人的威胁最严重,一年内可有 15% 死亡,致残率达 50%。

原发性骨质疏松症(POP)可分为Ⅰ型和Ⅱ型两种亚型。

Ⅰ型即绝经后骨质疏松症,发生于绝经后女性,其中多数患者的骨转换率增高,亦称为高转换型骨质疏松症。

Ⅱ型骨质疏松症多见于 60 岁以上的老年人,总体女性发病率显著高于男性。

一、病因

30～40 岁时骨量的积累达到一生中的高峰。40～50 岁以后,骨量开始丢失。随年龄增长,骨代谢中骨重建处在负平衡状态。老年性骨质疏松,女性多发生在绝经后 20 年左右,男性大多在 60 岁以上发生。发病率女性高于男性,女∶男约为 2∶1。老年骨质疏松的发生与多种因素相关。

(一)遗传因素

多种基因的表达水平和基因多态性可影响骨代谢,如雌激素受体的基因、维生素 D 受体的基因等。另外,骨质疏松性骨折的发生与骨基质胶原和其他结构成分的遗传差异有关。

（二）内分泌因素

与老年性骨质疏松发生密切相关的内分泌因素包括以下两种。

1.雌激素

雌激素在骨重建的平衡中起着重要作用,女性绝经后雌激素水平的下降,易出现骨质丢失,引起骨质疏松。

2.甲状旁腺素（PTH）

随着年龄的增长,老年人因胃肠功能衰退,导致钙摄入不足或肠道对钙的吸收下降,则 PTH 分泌增加,维护血钙水平。而 PTH 可促进破骨细胞的作用,导致骨的吸收大于形成,引起骨质减少。

（三）饮食因素

钙是骨矿物中最主要的成分,维生素 D 有促进肠钙吸收、促进骨细胞的活性作用,磷、蛋白质及微量元素对于骨基质形成密切相关,这些物质的缺乏都可使骨的形成减少。

（四）生活方式

体力活动是刺激骨形成的基本方式,活动过少或长期卧床易使骨量减少发生骨质疏松。此外,光照减少、吸烟、酗酒等均是骨质疏松的诱发因素。

二、身体评估

（一）骨痛和肌无力

骨质疏松症较早出现的症状是骨痛,以腰背部疼痛为主,由脊柱向两侧扩散,久坐或久立疼痛加重,仰卧或坐位疼痛减轻,负重能力下降或不能负重。

（二）身高缩短和脊柱变形（驼背）

骨质疏松严重时,可因椎体骨密度减少导致脊椎椎体压缩变形。每个椎体缩短约 2 mm,身高缩短 3～6 cm。严重者因椎体压缩呈前、后高度不等的楔形,形成驼背。

（三）骨折

骨折是导致老年骨质疏松症患者活动受限甚至引起寿命缩短的最常见、最严重的并发症。骨折的好发部位是脊椎的胸腰段、髋部和桡骨远端。常因轻微活动或创伤诱发,如打喷嚏、弯腰、负重、挤压或摔倒等。老年前期以桡骨远端骨折常见,老年期以后以腰椎和股骨上端多见。脊柱压缩性骨折可引起胸廓畸形,使肺功能受损、心血管功能障碍,引起胸闷、气促、呼吸困难等表现。

三、辅助检查

（一）生化检查

主要有以下检查。

1.尿羟赖氨酸糖苷（HOLG）

尿羟赖氨酸糖苷是骨吸收的敏感指标,可升高。

2.骨钙素（BGP）

BGP 是骨更新的敏感指标,可出现轻度升高。

（二）X 线检查

当骨量丢失超过 30％时 X 线摄片上才能显示出骨质疏松,因此,不利于早期诊断。主要表现为皮质变薄、骨小梁减少变细、骨密度降低、透明度增大。晚期出现骨变形及骨折。

(三)骨密度测定

采用单光子骨密度吸收仪(SPA)、双能 X 线吸收仪(DEXA)、定量 CT(QCT)等方法可测出骨密度。

四、心理-社会因素

身体外形的改变会引起老年人的心理负担,不愿进入公共场所,也会因身体活动不便或担心骨折而拒绝锻炼,因身体不适加上外形变化的影响,可能使老年人的自尊心受到挫伤,从而不利于身体功能的改善。

五、护理诊断

(1)慢性疼痛:与骨质疏松、肌肉疲劳、骨折等有关。

(2)躯体活动障碍:与疼痛、骨折引起的活动受限有关。

(3)潜在并发症:骨折与骨质疏松、过度运动有关。

(4)情境性自尊低下:与身长缩短或驼背有关。

六、护理措施

治疗和护理目标:①按照饮食与运动原则,合理进餐和运动,维持机体的功能。②老年患者能正确使用药物或非药物的方法减轻或解除疼痛增加舒适感。③骨折老年人在限制活动期间未发生有关的并发症。④老年人能正视自身形象的改变,情绪稳定,无社交障碍。

(一)一般护理

1.营养与饮食

鼓励老年人多摄入含钙和维生素 D 丰富的食物,含钙高的食品有牛奶、豆制品、海带、虾米等,富含维生素 D 的食品有禽、蛋、肝、鱼肝油等。每天营养素的供应量:蛋白质 60~70 g,蔬菜 350~500 g,钙 800 mg,维生素 D 10 μg(400 IU),食盐<6 g,维生素 C 60 mg。

2.活动与休息

根据每个人的身体情况,制订不同的活动计划。对能运动的老年人,每天进行 30 分钟左右的体育活动以增加和保持骨量;对因疼痛而活动受限的老年人,指导老年人维持关节的功能位,每天进行关节的活动训练。对因为骨折而固定或牵引的老年人,要求每小时尽可能活动身体数分钟,如甩动臂膀、扭动足趾等。

(二)减轻或缓解疼痛

通过卧床休息,使腰部软组织和脊柱肌群得到松弛可减轻疼痛,也可通过洗热水浴、按摩、擦背以促进肌肉放松。对疼痛严重者,可遵医嘱使用止痛药、肌肉松弛剂等药物。

(三)预防并发症

为老年人提供安全的生活环境或装束,防止跌倒和损伤。对已发生骨折的老年人,应每 2 小时翻身一次,保护和按摩受压部位,指导老年人进行呼吸和咳嗽训练,做被动和主动的关节活动训练,定期检查防止并发症的发生。

(四)用药护理

1.钙制剂

注意不可同绿叶蔬菜一起服用,以免因钙螯合物形成降低钙的吸收,使用过程中应增加饮水量,增加尿量以减少泌尿系统结石的形成,并防止便秘。

2.钙调节剂

钙调节剂包括降钙素、维生素 D 和雌激素。使用降钙素时要观察有无低血钙和甲状腺功能亢进的表现。服用维生素 D 的过程中,要监测血清钙和肌酐的变化。对使用雌激素的老年女性患者,应详细了解是否有乳腺癌等家族史和心血管方面的病史,注意阴道出血情况,定期做乳房检查。

3.二磷酸盐

如依替磷酸二钠、阿伦磷酸钠等,此类药物的消化道反应较常见,应晨起空腹服用,同时饮水 200～300 mL。至少半小时内不能进食或喝饮料,也不宜平卧,以减轻对消化道的刺激。静脉注射要注意血栓性疾病的发生。

(五)心理护理

通过与老年人倾心交谈,鼓励其表达内心的感受,明确忧虑的根源。指导老年人穿宽松的上衣掩饰形体的改变,强调老年人资历、学识或人格方面的优势,增强其自信心,逐渐适应形象的改变。

(六)健康指导

1.基础知识指导

通过书籍、图片和影像资料,讲解骨质疏松发生的原因、表现、辅助检查结果的解释及治疗方法。

2.日常生活指导

坚持适度的运动(每次半小时,每周 3～5 次)和户外日光照晒,对预防骨质疏松有重要意义。在日常活动中,防止跌倒,避免用力过度,也可通过辅助工具协助完成各种活动。

3.饮食指导

提供老年人每天的饮食计划单,学会各种营养素的合理搭配,尤其是多摄入含钙及维生素 D 丰富的食物。

4.用药指导

指导老年人服用可咀嚼的片状钙剂,应在饭前 1 小时及睡前服用,应与维生素 D 同时服用,教会老年人观察各种药物的不良反应,明确各种不同药物的使用方法及疗程。

七、护理效果评价

老年人的疼痛症状减轻或消失;每天能合理地进食、活动和用药,躯体功能有所改善;无骨折发生或骨折后未出现并发症;情绪稳定,能正确对待疾病造成的影响。

(赵新新)

第七节　老年人低血压

一、疾病简介

什么是低血压? 无论是由于生理或病理原因造成血压收缩压低于 13.3 kPa(100 mmHg),那就会形成低血压,平时讨论的低血压大多为慢性低血压。慢性低血压据统计发病率为 4% 左右,老年人群中可高达 10%。慢性低血压一般可分为 3 类:①体质性低血压,一般认为与遗传和体质瘦弱有关,多见于 20～50 岁的妇女和老年人,轻者可无如何症状,重者出现精神疲怠、头晕、头痛,甚至昏厥。夏季气温较高时更明显。②直立性低血压是从卧位到坐位或直立位时,或长时间站立出现血压突然下降超 2.7 kPa(20 mmHg),并伴有明显症状。这些症状包括头昏、头晕、视力模糊、乏力、恶心、认识功能障碍、心悸、颈背部疼痛。直立性低血压与多种疾病有关,如多系统萎缩、糖尿病、帕金森病、多发性硬化病、围绝经期障碍、血液透析、手术后遗症、麻醉、降压药、利尿药、催眠药、抗精神抑郁药等,或其他如久病卧床,体质虚弱的老年人。③继发性低血压是由某些疾病或药物引起的低血压,如脊髓空洞症、风湿性心脏病、降压药、抗抑郁药和慢性营养不良症、血液透析患者。

二、主要表现

病情轻微症状可有头晕、头痛、食欲缺乏、疲劳、脸色苍白、消化不良、晕车船等;严重症状包括直立性眩晕、四肢冷、心悸、呼吸困难、共济失调、发音含糊,甚至昏厥,需长期卧床。这些症状主要因血压下降,导致血液循环缓慢,远端毛细血管缺血,以致影响组织细胞氧气和营养的供应,二氧化碳及代谢废物的排泄。尤其影响了大脑和心脏的血液供应。长期如此使机体功能大大下降,主要危害包括视力、听力下降,诱发或加重老年性痴呆,头晕、昏厥、跌倒、骨折发生率大大增加。乏力、精神疲怠、心情压抑、忧郁等情况经常发生,影响了患者生活质量。据国外专家研究显示,低血压可能导致脑梗死和心肌梗死。直立性低血压病情严重后,可出现每当变换体位时血压迅速下降,发生晕厥,以致被迫卧床不起,另外诱发脑梗死、心肌缺血,给患者、家庭和社会带来严重问题。

三、治疗要点

低血压轻者如无任何症状,无须药物治疗。主要治疗为积极参加体育锻炼,改善体质,增加营养,多喝水,多吃汤,每天食盐略多于常人。重者伴有明显症状,必须给予积极治疗,改善症状,提高生活质量,防止严重危害发生。近年来推出 α 受体激动剂管通,具有血管张力调节功能,可增加外周动、静脉阻力,防止下肢大量血液瘀滞,并能收缩动脉血管,达到提高血压,加大脑、心脏等重要脏器的血液供应,改善低血压的症状,如头晕、乏力、易疲劳等症状。其他药物还有麻黄碱、双氢麦角碱、氟氢可的松等,中药治疗等效果和不良反应有待进一步考察。

四、护理措施

(1)适当增加食盐用量,同时多饮水,较多的水分进入血液后可增加血容量,从而可提高血压。

(2)增加营养,吃些有利于调节血压的滋补品,如人参、黄芪、生脉饮等。此外,适当喝些低度酒也可提高血压。

(3)加强体育锻炼,提高机体调节功能。体育锻炼无论对高血压或低血压都有好处。

(4)为防止晕倒,老年低血压平时应注意动作不可过快过猛,从卧位或坐位起立时,动作应缓慢一点。排尿性低血压还应注意,在排尿时最好用手扶住一样较牢固的东西,以防摔倒。

(5)药物治疗,可选用米多君、哌甲酯、麻黄碱等升压药及三磷腺苷、辅酶 A、B 族维生素及维生素 C,以改善脑组织代谢功能。

五、保健

(1)平时养成运动的习惯,均衡的饮食,培养开朗的个性,及足够的睡眠。所以低血压的人,应过规律的生活。

(2)低血压入浴时,要小心防范突然起立而晕倒,泡温泉也尽量缩短时间。

(3)对血管扩张剂、镇静降压药等慎用。

(4)有直立性低血压的人可以穿弹性袜。夜间起床小便或早晨起床之前先宜活动四肢,或伸一下懒腰,这样活动片刻之后再慢慢起床,千万不要一醒来就猛然起床,以预防短暂性大脑缺血。也可以在站立之前,先闭合双眼,颈前屈到最大限度,而后慢慢站立起来,持续 10～15 秒后再走动,即可达到预防直立性低血压的目的。

(赵新新)

第八节　老年人贫血

一、疾病简介

贫血是老年人临床常见的症状。随着年龄的增加,贫血发病率也会上升,因为老年人的某些生理特点与贫血的发生也有一定的关系。老年人贫血主要是缺铁性贫血和慢性疾病性贫血,其次为营养性巨幼细胞贫血。在经济条件较差的人群中易发生营养性贫血。老年人贫血的发生较为缓慢、隐蔽,常会被其他系统疾病症状所掩盖。如心悸、气短、下肢水肿及心绞痛等症状在贫血及心血管疾病时均可出现,临床上多考虑为心血管疾病而忽视了贫血的存在。实际上,也可能是贫血加重了心血管的负担,使原有的心脏病症状加重。此外,贫血时神经精神症状常较为突出,如淡漠、无欲、反应迟钝,甚至精神错乱,常被误诊为老年精神病。

贫血是一种症状,造成贫血的原因比较复杂,对老年人贫血应该寻找出造成贫血的真正原因。老年人贫血常见原因是营养不良或继发于其他全身性疾病。再生障碍性贫血及溶血性贫血不多见。营养不良性贫血中以缺铁性贫血最常见。食物缺铁,吸收不良或慢性失血均可造成铁的缺乏。老年人咀嚼困难,限制饮食,胃酸缺乏,吸烟喝酒,饭后饮茶等都可造成铁吸收障碍。慢性失血以胃溃疡出血、十二指肠溃疡出血、消化道肿瘤出血、痔疮、鼻出血及钩虫感染为常见。继发性贫血的常见原因是老年人肿瘤、肾炎和感染。有些药物如某些降糖、氯霉素、抗风湿药、利尿药等,除可直接对骨髓造血功能影响外,还可通过自身免疫机制造成溶血性贫血。

二、主要表现

老年人贫血进展缓慢,其症状、体征与贫血本身及由引起贫血的原发病共同所致,其表现与贫血的程度、发生的进度、循环血量有无改变有关。

(一)皮肤黏膜

皮肤黏膜苍白最为常见,苍白程度受贫血程度、皮内毛细血管的分布、皮肤色泽、表皮厚度以及皮下组织水分多少的影响。苍白比较明显的部位有睑结膜、口唇、甲床、手掌及耳轮。

(二)肌肉

主要表现为疲乏无力,是由于骨骼肌缺氧所致。

(三)循环系统

表现为活动后心悸、气短,严重贫血可出现心绞痛、贫血性心脏病、心脏扩大乃至心力衰竭。

(四)呼吸系统

表现为气短和呼吸困难。

(五)中枢神经系统

缺氧可致头昏、头痛、耳鸣、眼花、注意力不集中及记忆力减退、困倦、嗜睡乃至意识障碍。

(六)消化系统

常见食欲减退、腹胀、恶心、腹泻、便秘、消化不良等。

三、治疗要点

老年人贫血的治疗原则与年轻人相同,首先针对病因。一般用药原则是针对性强,尽量单一用药,剂量要充足,切忌盲目混合使用多种抗贫血药。老年人贫血一般多为继发性贫血,当然是要以治疗原发病为主,只有治好了原发病,贫血症状才有可能得到纠正。

四、护理措施

(一)休息

可视贫血的严重程度及发生速度而定,对严重贫血并伴有临床症状的,要采取适当休息,限制下床活动,卧床或绝对卧床休息。对有一定代偿能力的,要给予一定的关照。休息的环境应清洁、安静、舒适、阳光充足、空气流通。温湿度适宜,并与感染隔离。

(二)病情观察

观察体温、脉搏、呼吸、血压情况的变化,及可能合并出现的出血与感染的早期临床表现,及时处理。

(三)营养

应给予高热量、高蛋白、高维生素及含无机盐丰富的饮食。通过适当调整饮食以协助改善胃肠道症状。

(四)症状护理

心悸、气短应尽量减少活动,降低氧的消耗,必要时吸氧。头晕由脑组织缺氧所致,应避免突然变换体位,以免造成晕厥后摔倒受伤。有慢性口腔炎及舌炎时应注意刷牙,用复方硼砂溶液定时漱口,口腔溃疡时可贴溃疡药膜。

(五)皮肤毛发护理

定期洗澡、擦澡、保持皮肤和毛发清洁。

(六)心理护理

耐心、细致地做好思想工作,关心体贴,解除的各种不良情绪反应及精神负担,增强战胜疾病的信心。心力衰竭或烦躁、易怒、淡漠、失眠、面色、手掌和黏膜苍白。

五、保健

(1)平时应注意膳食的均衡,食物中应有充足的新鲜蔬菜、肉类、奶类及蛋类制品,菠菜、芥蓝

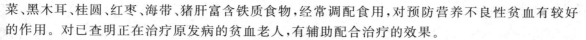

菜、黑木耳、桂圆、红枣、海带、猪肝富含铁质食物，经常调配食用，对预防营养不良性贫血有较好的作用。对已查明正在治疗原发病的贫血老人，有辅助配合治疗的效果。

（2）对老年人来讲，许多急性、慢性疾病，特别是常见的感染性疾病都可引起继发性贫血，如肿瘤、慢性支气管炎、结核、胆囊炎、肾盂肾炎、前列腺肥大、尿路感染、糖尿病及慢性肝炎或肝硬化等。因此，积极有效地预防这些疾病，一旦患有疾病应及时进行治疗，不让疾病长期不愈，就可减少继发性贫血的发生率。

（赵新新）

第九节　老年人咯血

一、疾病简介

咯血是指喉部以下的呼吸器官出血，经咳嗽动作从口腔出。咯血首先须与口腔、咽、鼻出血鉴别。口腔与咽部出血易观察到局部出血灶。鼻腔出血多从前鼻孔流出，常在鼻中隔前下方发现出血灶，诊断较易。有时鼻腔后部出血量较多，可被误诊为咯血，如用鼻咽镜检查见血液从后鼻孔沿咽壁下流，即可确诊。大量咯血还须与呕血相鉴别。前者常有肺结核、肺癌、支气管扩张、心脏病等病史，出血前有咳嗽、喉部痒感、胸闷感，咯出血液为鲜红色，混有泡沫痰，一般无柏油样便；后者常有消化性溃疡、胃溃疡、胃癌等病史，出血前有上腹部不适、恶心、呕吐等症状，呕出血液为棕黑色或暗红色、有时为鲜红色，混有食物残渣、胃液，有柏油样便，可在呕血停止后仍持续数天。

二、主要表现

（一）年龄

青壮年咯血多见于肺结核、支气管扩张症、风湿性心瓣膜病二尖瓣狭窄等。40岁以上有长期大量吸烟史（纸烟20支/天×20年以下）者，要高度警惕支气管肺癌。

（二）咯血量

大量咯血主要见于肺结核空洞、支气管扩张症，支气管肺癌的咯血主要表现为持续或间断痰中带血，少有大咯血。

（三）颜色与性状

肺结核、支气管扩张症咯血颜色鲜红；铁锈色血痰主要见于肺炎菌大叶性肺炎和肺泡出血；专红色胶冻样血痰主要见于肺炎克雷伯杆菌肺炎。二尖瓣狭窄咯血一般为暗红色，左心衰竭肺水肿时咯浆液性粉红色泡沫样血痰。

（四）咯血的伴随症状

1.咯血伴发热

咯血伴发热见于肺结核、肺炎、肺脓肿。

2.咯血伴胸痛

咯血伴胸痛见于肺结核、肺梗死、支气管肺癌等。

3.咯血伴呛咳

咯血伴呛咳见于支气管肺癌、支原体肺炎。

4.咯血伴脓痰

咯血伴脓见于支气管扩张症、肺脓肿、肺结核空洞等。

5.咯血伴皮肤黏膜出血

咯血伴皮肤黏膜出血应考虑血液病、流行性出血热、肺出血型钩端螺旋体病。

6.咯血伴杵状指(趾)

咯血伴杵状指(趾)见于支气管扩张症、肺脓肿、支气管肺癌。

7.咯血伴黄疸

须注意钩端螺旋体病、大叶性肺炎、肺梗死等。

三、治疗要点

(1)镇静、休息:小量咯血无须特殊处理,仅需休息、对症治疗。中量以上咯血需卧床休息,患侧卧位或平卧位。对精神紧张、恐惧不安者,应解除其顾虑,必要时可给予少量镇静药。咳嗽剧烈的大咯血者,可适当给予镇咳药,但禁用吗啡,以免过度抑制咳嗽引起窒息。

(2)加强护理,密切观察中量以上咯血者,应定时测量血压、脉搏和呼吸。鼓励轻咳,将血液咳出,以免滞留于呼吸道内。保持呼吸道畅通,保持大便通畅。

(3)大咯血应开放静脉,备血,必要时补充血容量。

(4)止血药的应用。①垂体后叶素:能收缩肺小动脉,使局部血流减少、血栓形成而止血。②酚妥拉明:通过直接扩张血管平滑肌,降低肺动静脉压而止血。③普鲁卡因:有扩张血管和镇静作用。④止血药。氨基己酸(6-氨基己酸):抑制纤溶酶原激活为纤溶酶,从而抑制纤维蛋白溶解。酚磺乙胺(止血敏):增强血小板和毛细血管功能。卡巴克络(安络血):增强毛细血管对损伤的抵抗力。维生素K:促进肝脏合成凝血酶原,促进凝血。纤维蛋白原:可在凝血酶作用下形成许多纤维蛋白单体,后者在凝血因子Ⅻ的作用下形成纤维蛋白,促进止血。云南白药:0.3~0.5 g,每天3次,口服。

(5)皮质类固醇:具有非特异性抗炎作用,减少血管通透性,可短期少量应用。

四、护理措施

(一)病情观察

(1)患者的呼吸、血压、脉搏、心率、神志、尿量、皮肤及甲床色泽,及时发现休克。

(2)咯血颜色和量,并记录。

(3)止血药物的作用和不良反应。

(4)窒息的先兆症状:咯血停止、发绀、自感胸闷、心慌、大汗淋漓、喉痒有血腥味及精神高度紧张等情况。

(二)护理要点

(1)宜卧床休息,保持安静,避免不必要的交谈。及时清除血污物品,保持床单位整洁。

(2)护士应向患者做必要的解释,使其放松身心,配合治疗,鼓励将血轻轻咯出。

(3)一般静卧休息,使小量咯血自行停止。大咯血患者应绝对卧床休息,减少翻动,协助患者取患侧卧位,头侧向一边,有利于健侧通气,对肺结核患者还可防止病灶扩散。

（4）保证静脉通路通畅，并正确计算每分钟滴速。

（5）准确记录出血量和每小时尿量。

（6）应备齐急救药品及器械。如止血剂、强心剂，呼吸中枢兴奋剂等药物。此外应备开口器、金属压舌板、舌钳、氧气筒或氧气枕、电动吸引器等急救器械。

（7）药物应用。①止血药物：咯血量较大者常用垂体后叶素 50 U 加入 10％ 葡萄糖 40 mL 缓慢静脉推注，或用垂体后叶素加入葡萄糖氯化钠中静脉滴注。注意观察用药不良反应。高血压，冠心病，孕妇禁用。②镇静剂：对烦躁不安者常用镇静剂，如地西泮 5～10 mg 肌内注射。禁用吗啡、哌替啶，以免抑制呼吸。③止咳剂：大咯血伴剧烈咳嗽时可用少量止咳药。

（8）咯血者暂禁食，小咯血者宜进少量凉或温的流质饮食，避免饮用浓茶、咖啡、酒等刺激性饮料，多饮水及多食富含纤维素食物，以保持大便通畅。便秘时可给缓泻剂以防诱发其咯血。

（9）窒息的预防及抢救配合：①应向患者说明咯血时不要屏气，否则易诱发喉头痉挛，如出血引流不畅形成血块，将造成呼吸道阻塞。应尽量将血轻轻咯出，以防窒息。②准备好抢救用品如吸痰器、鼻导管、气管插管和气管切开包。③一旦出现窒息，开放气道是抢救的关键一环，上开口器立即挖出口腔、鼻腔内血凝块，用吸引器吸出呼吸道内的血液及分泌物。④迅速抬高患者床脚，使成头低足高位。⑤如患者神志清楚，鼓励患者用力咳嗽，并用手轻拍患侧背部促使支气管内淤血排出。⑥如患者神志不清则应速将患者上半身垂于床边并一手托扶，另一手轻拍患侧背部。⑦清除患者口、鼻腔内之淤血。用压舌板刺激其咽喉部，引起呕吐反射，使能咯出阻塞咽喉部的血块，对牙关紧闭者用开口器及舌钳协助。⑧如以上措施不能使血块排出，则应立即用吸引器吸出淤血及血块，必要时立即行气管插管或气管镜直视下吸取血块。气道通畅后，若患者自主呼吸未恢复，应行人工呼吸，给高流量吸氧或按医嘱应用呼吸中枢兴奋剂。

五、保健

（1）向患者讲解保持大便通畅的重要性。

（2）不要过度劳累，避免剧烈咳嗽。

（3）适当锻炼，避免剧烈运动。

（赵新新）

第十节　老年人尿失禁

尿失禁是指尿液不能自行控制而自尿道口溢出或流出。引起尿失禁的原因可因年老而排尿功能减退、膀胱容量减少、盆底支持组织松弛等造成，也可由神经性疾病、泌尿系统感染、精神及环境因素所致。尿失禁极度困扰老年人，不仅造成皮肤损伤，反复尿路感染，还可引起老年人的心理问题。

一、护理评估

（一）健康史

询问老年人是否患有泌尿系统感染、糖尿病、脊髓疾病、老年性痴呆、脑卒中等疾病；询问诱发尿失禁的原因,如咳嗽、打喷嚏等,失禁时有无尿意及流出的尿量;询问有无尿道手术史、分娩史及外伤史及饮酒和服药情况。评估老年人的居住环境,如卫生间是否靠近卧室,照明及设施情况。

(二)身体状况

1.尿失禁的临床分类

临床上尿失禁分为急性尿失禁和慢性尿失禁两类。

(1)急性尿失禁:常见于急性意识障碍、急性泌尿系统感染、阴道感染、心理异常以及粪便嵌塞或使用某些镇静剂、利尿剂等,病因祛除尿失禁即可消失。

(2)慢性尿失禁:是由多种原因导致的膀胱功能障碍而出现持久性尿失禁,可分为三种类型。①压力性尿失禁:是指短暂的腹压增高而引起的反射性尿液流出。表现为咳嗽、打喷嚏、大哭、开怀大笑或运动时出现不自主地尿液流出。与老年人组织松弛,膀胱尿道括约肌张力减低有关;老年女性症状明显。②急迫性尿失禁:患者有强烈尿意,并迫不及待地排出大量尿液。尿失禁往往突然发生,几乎没有或完全没有先兆。③充盈性尿失禁:是由于膀胱过度充盈,在膀胱逼尿肌没有收缩的情况下尿液不自主地溢出。

2.评估尿失禁的方法

(1)直肠指诊:了解肛门括约肌张力、球海绵体肌反射、前列腺大小和质地、有无粪便嵌顿。

(2)女性外生殖器检查:了解有无阴道前后壁膨出、子宫下垂、萎缩性阴道炎等。

(3)尿道压力测试:在老年人膀胱充盈情况下,于站立位时咳嗽或举重物,观察是否有漏尿情况,用于确定压力性尿失禁。

(三)辅助检查

尿常规、尿培养,了解有无泌尿系统感染。有多尿现象时应做血糖等检查。

(四)心理-社会状况

尿失禁对老年人的影响包括躯体、心理、社会和生活质量。尿失禁老年人容易患会阴部湿疹、压疮、反复尿路感染,影响睡眠和性生活;因害怕漏尿或身体有异味而不愿与人交往,常害怕被别人嫌弃,易造成家庭关系紧张;老年人极易产生苦恼、自卑、耻辱、沮丧、退缩、孤独等心理问题,甚至出现绝望感。用于治疗和护理的费用增加使老年人及家庭的经济负担加重,生活质量下降。

二、常见护理诊断与医护合作性问题

(一)尿失禁

尿液不自主流出与骨盆肌肉和支持结构退行性改变有关。

(二)有皮肤完整性受损的危险

会阴部皮肤糜烂、压疮与尿失禁有关。

(三)社交障碍

不愿与人交往与窘迫、异味、不适有关。

(四)潜在并发症

尿路感染、压疮。

三、护理计划与实施

治疗和护理目标:①增强老年人自信心,能主动配合,积极治疗;②能合理饮食和活动锻炼

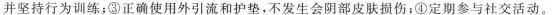

并坚持行为训练;③正确使用外引流和护垫,不发生会阴部皮肤损伤;④定期参与社交活动。

（一）一般护理

在病情允许的情况下,鼓励老年尿失禁者适当参加活动,生活自理或部分自理,避免疲劳。保证营养的供应,合理补充水分。指导老年人保持会阴部皮肤的干燥、清洁,尿湿后及时用温水清洗会阴部,更换被污染的衣裤和被褥,以防局部皮肤因尿液刺激造成糜烂、破溃。生活不能自理的老年人,可使用尿片或尿不湿,每天 2 次用温水清洗会阴部,并保持会阴部干燥。

（二）心理及家庭支持

尊重老年人的人格自尊,注意保护其隐私,做好家庭工作,共同配合给予老年人安慰、鼓励和心理支持,减轻老年人的窘迫感和自卑感。全面评估老年人的现状,及时发现造成尿失禁的原因,与老年人及家属共同制定护理措施。

（三）行为训练

教会老年人功能锻炼的方法。

（1）进行排尿训练,让老年人每次排尿时,做排尿与终止尿流交替进行的练习,告诉老年人每次排尿时都应练习数次。

（2）教会老年人有意识地进行收腹提肛动作,躺着或坐着时,有意识地紧缩肛门括约肌(如同紧缩肛门尽量不让大便解出来一样)约 5 秒钟,放松后再重复练习数次,以加强盆底肌肉的张力。

（3）教会老年人每天早晚进行自我按摩,用手掌揉小腹 20～30 次,可增加腹肌紧张度,刺激盆腔肌肉和膀胱肌肉的收缩,加强排尿的自控能力。

（四）用药护理

对女性压力性尿失禁者多采用雌激素与 α 受体拮抗剂如丙咪嗪联合应用。积极祛除诱发因素,及时发现尿路感染的症状,并按医嘱给予抗感染治疗。

（五）健康教育

（1）向老年人及家属讲解可能引起尿失禁的生理和心理因素,强调对老年尿失禁应重视预防,积极控制相关疾病。告知老年人有尿意应及时排尿,避免长时间憋尿,并告知家属提醒老年人莫忘按时上厕所。

（2）指导和帮助改善老年人的居住环境,使老年人及家属懂得积极和友善的环境对控制尿失禁的重要性。居室应光线良好,座椅应高矮适宜,因为老年人从低矮的椅子上站起来比从高的椅子上站起来更困难、紧张和费时。卫生间应靠近老年人的卧室,坐便器和走道应有扶手。合理布局尤其是厕所的位置,有助于减少尿失禁的发生。

（3）指导老年人建立良好的生活习惯。①穿宽松、柔软、舒适且易解易系的衣裤,减轻对腹部的压力。②夜间便器放在伸手容易拿到的地方,以利老年人及时排尿。③定时开门窗,通风换气,保持室内空气清新,使患者舒适。④合理安排饮水,一般晚餐后应适当控制水的摄入,保证充分的睡眠时间,也可避免夜尿增多而引起尿失禁。⑤忌食刺激性饮食,如咖啡、茶、碳酸饮料等。

（4）提醒老年人注意药物对尿失禁的影响,利尿剂应避免夜间使用,镇痛剂和酒精会降低括约肌对排尿反应的敏感性,尽量减少使用。

（5）鼓励老年人参加各种社交活动和适当运动。

四、护理评价

老年人能主诉尿失禁的次数减少；能主动参与治疗护理活动；局部皮肤清洁、干燥；愿意参与社交活动。

（赵新新）

第十一节　老年人皮肤瘙痒

皮肤瘙痒是指因为皮肤受到刺激所引起的一种皮肤感觉，产生一种搔抓的欲望。皮肤瘙痒是老年人皮肤病中最常见的症状。痒本身并不造成对生命的直接威胁，因此常被忽略，但是皮肤瘙痒可严重影响老人的生活质量，应值得高度重视和积极防治。引起皮肤瘙痒的病因有皮肤瘙痒症和具有痒感的各种皮肤病两类。皮肤瘙痒症在老年人中患病率达10.47％，因为老年人皮肤萎缩，皮脂和汗腺分泌减少，皮肤干燥，对外界刺激抵抗力弱，轻的刺激即引起痒感。其特征是无原发皮疹而有痒感，搔抓后留有抓痕、血痂和色素斑。全身各部位皆发痒，但以下肢和背部为重，为阵发性发作，一般夜间较为严重。另外，某些刺激如风吹、局部汗渍、痔疮、肛裂、直肠或者阴道分泌物，过多洗澡、嗜辛辣食物、情绪变化、昆虫叮咬等也是引起瘙痒的原因。全身性疾病如糖尿病、缺铁性贫血、胆汁性肝硬化、某些肿瘤及肠道寄生虫病等也可伴有皮肤瘙痒症状。有痒感的皮肤病患病率达13.57％，最常见的是皮炎湿疹类皮肤病，如接触性皮炎、钱币形湿疹、瘀积性皮炎、慢性单纯性苔藓、脂溢性皮炎、老年性红皮病，其特征是多有原发疾病及典型皮损表现。

一、护理评估

（1）询问瘙痒开始的时间、频率、严重程度，抓痒行为发生率；瘙痒一般发生在什么部位，是否影响睡眠，食辛辣、海鲜等食物后瘙痒是否加重，间隔多长时间淋浴一次，一般使用什么样的洗浴液；瘙痒发生对其日常生活的影响，有无体温升高、皮损出现。

（2）了解既往疾病史和引起瘙痒的诱因，如有无荨麻疹、尿毒症、糖尿病、缺铁性贫血、下肢静脉曲张、皮炎、湿疹、疥疮、昆虫咬伤等病史；有无接触过化妆品、清洁剂、花粉等变应原；从事的职业有无与酸碱及溶剂等化学物质接触；近来有无外出旅游，居家环境清洁与否，有无在过冷或过热的气候下活动的病史。

（3）评估患者及家属对皮肤瘙痒知识的了解程度和认识能力，皮肤瘙痒对患者情绪的影响和心理反应，如是否出现烦躁、焦虑、紧张、恐惧。

（4）视诊皮肤有无皮损、干燥、粗糙，皮损形态、大小、表面、边缘、颜色、分布，有无抓痕、血痂、糜烂、色素沉着。触诊皮肤弹性、温度，有无压痛，有无黏液性水肿，有无淋巴结肿大。外阴、肛门指检了解有无念珠菌感染、肛裂、痔疮等。

（5）检查全血红细胞、血红蛋白、白细胞及分类、血细胞比容，以了解有无贫血、真性红细胞增多症。大便检查包括常规及潜血，了解有无肠道寄生虫及肠道肿瘤。查血糖、肝肾功能、甲状腺激素，了解有无糖尿病、尿毒症、甲状腺功能异常。肿大的淋巴结穿刺活检，了解有无淋巴系统恶性肿瘤。

二、护理措施

(1)创造良好的居室环境,室内通风良好,整洁卫生,陈设雅致。根据老年人的兴趣和爱好,摆放花卉,创造有生气的空间,令人心情舒畅。室温维持在 20～25 ℃,室内相对湿度在 50%～60%,使皮肤柔韧,增强对外环境刺激的抵抗力,预防皮肤干燥、裂口等。多休息,保持安静,减少活动,可减少出汗。

(2)加强皮肤清洁与保养。①定期清洁或浸浴:一般每天至少洗脸两次(早、晚),餐后漱口,睡前洗脚。每周洗澡一次,夏天可增加。注意清洗颈部、腋下、腹股沟、会阴部等皮肤皱褶处。不用或少用浴皂,浴皂宜选用硼酸、羊脂香皂,否则会引起皮肤干燥、瘙痒。洗浴水温以35～40 ℃为宜,过热会引起血管扩张,导致头晕。浴巾应选用质地柔软的棉质毛巾。皮肤干燥者可用 15～30 mL的润肤油加入浴缸,浸泡 15～30 分钟以滋润皮肤。瘙痒明显者可将250～450 g 的玉米粉加入小壶热水中,调和成胶体状,倒入浴缸,浸润 15～30 分钟,对止痒有效。②皮肤保养:平时穿长袖衣服或戴帽子防晒,穿质地柔软、光滑、吸湿性强、通风性好的纯棉、麻丝织品内衣。衣裤要穿着宽松,以减少对皮肤的摩擦和利于皮肤的排泄。瘙痒者平时保持指甲平整,睡眠时带上棉质手套,避免抓伤皮肤。瘙痒难耐时,以手掌根部按压方式,或用指腹按摩,代替抓痒,免除皮肤受损伤。当皮肤干燥时,应减少淋浴次数,并于浴后用润肤液润滑皮肤。平时常用润肤油或乳液抹在完好的皮肤上,以滋润皮肤。对光敏感的皮肤,慎用含香料的化妆品。

(3)合理饮食。因某些食物会使机体产生致痒的疾病如荨麻疹、过敏性皮炎、银屑病,应指导患者避免食用,如酒、葱、蒜、姜等辛辣食物或海鲜、奶品、蛋。勿饮浓茶、咖啡、可可、巧克力等饮料,因为这些饮料会刺激神经中枢,或导致血管扩张,增加痒的感觉。帮助患者选择利于病情恢复的饮食,多吃绿色、黄色、红色等新鲜的蔬菜及水果,以补充维生素 A、维生素 E、维生素 C,防止皮肤粗糙,延缓皮肤老化。

(4)维持良好的情绪。向患者说明情绪不稳定,可使痒感加重,应保持心胸开阔、豁达、乐观向上,加强自我调适,保持愉快的心情,学会调整情绪的技巧,避免情绪波动。如果瘙痒在夜间发生,以致烦躁而无法入睡时,可在睡前作一短暂的温水淋浴帮助入睡。瘙痒致焦虑、紧张者,可指导患者采取放松或冥想等技巧,以缓解压力,或提供转移注意力的方法,如阅报、听音乐、看电视、与好友聊天,来分散患者瘙痒不适感。

(5)遵医嘱服用抗组胺药如苯海拉明和镇静药。外用止痒药膏或皮质类固醇制剂,但禁用强效类固醇涂擦脸部、外生殖器官或皮肤皱褶处。如痒感难止且为局部发痒者,可以考虑使用针灸或经皮电刺激等方法治疗。原发疾病引起者,则应治疗原发病。皮肤破损者,加用抗生素治疗。

(6)根据患者及家属的文化接受能力选择恰当的宣教方式,组织患者和患者家属参加关于皮肤瘙痒知识的宣教讲座,现场解说止痒技巧,树立战胜疾病的信心。指导患者生活有规律,参加社区各项公益性活动和体育锻炼,增添生活乐趣,调节患者心情,有利于缓解病情。

(7)教会患者评估类固醇类药物的不良反应及应用时的注意事项,并说明及时门诊随访,调整治疗方案的重要性。

(赵新新)

第十二节　老年人压疮

压疮是由于身体局部组织长期受压,血液循环障碍,造成皮肤及皮下组织持续缺血、缺氧,营养不良而导致组织溃烂坏死。压疮一旦发生将给患者增加新的痛苦,加重病情,延长病程,若继发感染可导致严重败血症而危及老年人的生命。

一、护理评估

(一)危险因素

老年人发生压疮的原因复杂多样,一般可概括为两大类。

1.外源性因素

(1)力学因素:包括压力、摩擦力和剪切力。通常由2～3种力联合作用所致。

(2)潮湿:汗液、尿液、大小便、伤口渗液及引流液等的浸渍、刺激,导致皮肤抵抗能力下降,局部皮肤易破损而发生压疮。

(3)石膏绷带、夹板使用不当:使用石膏绷带、夹板或牵引固定时,松紧不适宜,衬垫不当,致使局部血循环不良,组织缺血坏死。

2.内源性因素

(1)老化:随年龄增长,皮肤变得松弛干燥,缺乏弹性、出现皱褶,皮下脂肪萎缩变薄,血流缓慢,对压迫的耐受力下降,而发生压疮。

(2)营养不良:老年人常因摄入及吸收不足、低蛋白血症、患慢性疾病、恶性肿瘤等原因出现消瘦、全身营养不良,造成皮下脂肪减少、肌萎缩,对压迫的缓冲力降低发生压疮。

(3)感觉、运动功能减退:老年人常因年龄大,合并瘫痪、老年性痴呆、意识障碍及关节炎等,出现感觉、运动功能减退,对压迫的感受性和躲避能力降低,发生压疮。

通过评分的方式对老年人发生压疮的危险性进行评估(表7-1)。评分≤16分时,易发生压疮;分数越低,发生压疮的危险性越高。

表 7-1　压疮危险因素评估表

	4分	3分	2分	1分
神志状态	清醒	淡漠	模糊	昏迷
营养状况	好	一般	差	极差
运动情况	运动自如	轻度受限	重度受限	运动障碍
活动情况	活动自如	扶助行走	依赖轮椅	卧床不起
排泄控制	能控制	尿失禁	大便失禁	两便失禁
循环	毛细血管再灌注迅速	毛细血管再灌注减慢	轻度水肿	中度至重度水肿
体温	36.6～37.2 ℃	37.2～37.7 ℃	37.7～38.3 ℃	大于38.3 ℃
使用药物	未使用镇静剂和类固醇	使用镇静剂	使用类固醇	使用镇静剂和类固醇

(二)健康史

仔细询问老年人有无伴发与长期卧床相关的疾病或因素;平素的饮食营养状况、活动情况和精神状态;姿势、体位及其更换的频率和方法;居室的温湿度;衣被的面料和质地,皮肤及床单位的清洁度;护理用具的完好程度;家属对老年人的关心照顾情况等。询问有无皮肤受损及其特点,如出现的时间、部位、病灶数目、创面大小、分期;有无寒战、发热、疼痛、意识模糊等伴随症状。

(三)身体状况

压疮一般仅表现局部症状和体征,严重者可因继发感染而出现发热、寒战、食欲缺乏、意识障碍、皮肤黏膜淤点等全身反应。

压疮是老年护理过程中常见的问题之一,老年人压疮的特点如下。

1.比较隐蔽

老年人感觉及反应迟钝、痴呆等原因,使早期发现压疮相当困难。

2.易继发感染

老年人机体免疫力下降,压疮局部及其周围组织易继发感染,严重者可并发全身感染而危及生命。

3.全身反应不明显

老年人因感觉迟钝、身体虚弱及机体免疫力低下,即使继发全身感染时,中毒表现也常不典型、不明显,易贻误治疗时机。

4.愈合困难

老年人由于营养不良、皮肤老化、组织修复能力差、合并慢性病等原因,一旦发生压疮,很难愈合。

(四)辅助检查

根据压疮的局部及全身症状和体征选择相应检查方法,如可疑压疮合并感染时,可行创面和血液的细菌学培养及药敏试验。

(五)心理-社会状况

老年人发生压疮后,除增加老年人新的痛苦外,同时可因其创面难以愈合、分泌物产生的异味,出现焦虑、自卑自责、不愿与人交往、悲观、绝望、强化患者角色的被动性心理、情感和行为的改变。

二、常见护理诊断及医护合作性问题

(一)皮肤完整性受损

与局部组织长期受压、营养不良等有关。

(二)潜在并发症——感染

与局部组织破损、老年人机体抵抗力下降、营养不良等因素有关。

三、护理计划与实施

治疗和护理目标:消除产生压疮的因素,患者在住院期间能保持皮肤的完整性,未发生压疮或经过精心护理后压疮愈合未发生感染等并发症;患者及家属掌握预防压疮的有关知识与护理技能,能参与压疮的自我护理。压疮的发生可以预防,预防的关键是消除其发生的原因。护士需将预防压疮的有关知识与技能教给老年人及其家属,使之配合护士加强对老年患者的护理,做到勤观察、勤翻身、勤按摩、勤整理、勤更换和营养好;同时应做好交接班工作,严格细致交接老年人局部皮肤情况及护理措施落实情况;对已发生压疮的老年人,应立即给予治疗和护理。其具体的护理措施如下。

(一)去除危险因素

如采取措施解除局部压迫,积极治疗原发病等。

(二)改善全身营养,促进压疮愈合

良好的营养是压疮愈合的重要条件。应加强老年人的营养,增加优质蛋白质和热能的摄入,纠正负氮平衡,补充富含维生素和微量元素的食物。遵医嘱使用药物,促进创面的愈合。对于水肿患者,应根据水肿的程度限制水、钠摄入。

(三)压疮局部的护理

1.淤血红肿期

此期护理原则是去除危险因素,加强预防,避免压疮继续发展。如增加翻身次数,防止局部继续受压、受潮;采用湿热敷、红外线照射等方法促进局部的血液循环。

2.炎性浸润期

此期护理原则是保护皮肤,预防感染。对未破的小水疱要减少摩擦,防破溃感染,促进水疱自行吸收;大水疱在不剪去表皮的情况下,用无菌注射器抽出疱内液体,涂以消毒液,用无菌敷料包扎,并可继续采用红外线照射。

3.溃疡期

此期护理原则是清洁创面,促进愈合。避免局部组织继续受压,保持创面清洁干燥,创面感染较轻者,用无菌生理盐水、0.02%呋喃西林、0.1%～0.3%依沙吖啶清洁创面,再用凡士林纱布及敷料包扎,1～2天更换敷料一次;对于溃疡较深、引流不畅者,先清洁创面,去除坏死组织,用3%过氧化氢溶液冲洗,防止厌氧菌的生长,促进愈合。感染的创面应每周采集分泌物做细菌培养及药敏试验,按结果选用药物。另外,可用红外线灯照射或局部高压氧辅助治疗,达到促进创面愈合的目的。

(四)积极防治并发症

压疮若处理不及时或处理不当均可并发全身感染,引起败血症。护士应协助医师在全面提高老年人抵抗力的基础上,正确处理创面,加强外源性感染的预防,密切观察压疮局部,动态监测生命体征的变化。一旦发生感染,遵医嘱给予抗生素治疗。

(五)健康指导

向老年人、家属讲解有关压疮的发生、发展、预防及治疗、护理的一般知识,使老年患者及家属能积极参与自我护理。

四、护理评价

(1)是否有效地消除了产生压疮的因素,老年人未发生压疮;或经过积极有效的处理,压疮愈合,老年人感觉舒适,皮肤保持完好状态。

(2)老年人及家属学会了预防压疮的相关知识和技能,并能参与压疮的自我护理。

(赵新新)

第八章　精神科的护理

第一节　神经衰弱

神经衰弱是由于脑神经活动长期持续性过度紧张,导致大脑的兴奋与抑制过程失调而产生的神经症,主要以脑和躯体功能衰弱为特征,主要特点是精神易兴奋和脑力易疲乏,以及紧张、烦恼、易激惹等情绪症状和肌肉紧张性疼痛、睡眠障碍等生理功能紊乱症状。症状不是继发于躯体或脑的疾病,也不是其他任何精神障碍的一部分。在我国 15～19 岁居民中,神经衰弱患病率为 13.03%,占全部神经症的 58.7%,居各类神经症之首。

一、病因与发病机制

(一)社会-心理因素

神经系统功能过度紧张,尤其长期心理冲突和精神创伤引起负性情感体验是常见原因,如生活节奏紊乱,过分劳累紧张,学习和工作不适应,家庭纠纷,婚姻、恋爱问题处理不当等。

(二)器质性病变

感染、中毒、颅脑创伤、营养不良、内分泌失调等。

(三)素质因素

巴甫洛夫认为,高级神经活动类型属于弱型和中间型的人,个性特征表现为孤僻、胆怯、敏感多疑、急躁、易紧张者容易得病。但没有人格缺陷的人,在强烈而持久的精神因素作用下,同样可以发病。

神经衰弱大多缓慢起病,症状呈慢性波动性,症状的消长常与心理冲突有关。具有易感素质的个体如果生活中应激事件多,疾病往往波动且病程迁延,难以彻底痊愈。

二、临床表现

(一)脑功能衰弱

脑功能衰弱的症状是神经衰弱的常见症状,包括精神易兴奋与易疲劳。

1.兴奋症状

感到精神易兴奋,表现为回忆和联想增多,对指向性思维感到费力,而缺乏指向的思维却很活跃,且控制不住,因难以控制而感到痛苦,伴有不快感,但没有言语运动增多。这种情况在入睡时较多,有时对声光很敏感。

2.衰弱症状

脑力易疲劳是神经衰弱患者的主要特征。患者无精打采,自感脑子迟钝,注意力不集中或不能持久,记忆差,脑力和体力均易疲劳,效率显著下降。有以下特点:①疲劳常伴有不良心境,休息不能缓解,但随着心境的恢复而消失;②疲劳常有情境性;③疲劳常有弥散性;④疲劳不伴有欲望与动机的减退;⑤以精神疲劳为主,不一定伴有躯体的疲劳。

(二)情绪症状

情绪症状主要表现为容易烦恼和易激惹等。其内容常与现实生活中的各种矛盾有关,感到困难重重,难以应付。可有焦虑或抑郁,但不占主导地位。这些情绪在健康人中也可见到,一般认为这些情绪症状必须具备下述 3 个特点才算病态:①患者感到痛苦而求助;②患者感到难以自控,遇事易激动,好发脾气,但事后又后悔,或伤感、落泪;③情绪的强度及持续时间与生活事件或处境不相称。约 40% 的患者在病程中出现短暂、轻度的抑郁情绪,但不持久,一般不产生自杀意念或企图。

(三)心理-生理症状

神经衰弱患者常常有大量的躯体不适症状,经各种检查找不到病理性改变的证据。

1.头痛

常为紧张性头痛,头痛多无固定部位,时间不定,痛时可耐受,偶然可伴恶心,但无呕吐。看书、学习时头痛加剧,如情绪松弛,或睡眠好,得到充分休息,头痛可明显减轻,有时头部有压迫或紧箍感。

2.睡眠障碍

睡眠障碍是患者主诉较多的症状,最常见的是入睡困难,患者感到疲乏、困倦,但上床后又觉兴奋,辗转难眠。另外是多梦、易醒,或自感睡眠浅。还有一些患者缺乏真实睡感,即睡醒后否认自己入睡过。

3.自主神经功能障碍

可出现心动过速、血压高或低、多汗、有时发冷、厌食、便秘和腹泻、尿频、月经不调、遗精、早泄或勃起功能障碍等。

4.继发性反应

继发性反应是病后继发性病理心理反应,由于患者的躯体症状和自主神经功能紊乱的影响过分关注这些不适,而产生疑病,如心悸则怀疑是心脏病,胃肠不适则怀疑是胃癌,从而易烦恼焦虑不安,加重神经系统功能的负担,而使病程迁延,症状加剧,又反过来增加焦虑不安,以致成为恶性循环。

三、诊断标准

神经衰弱是一种功能障碍性病症,临床症状表现繁多,但要诊断本病,应具备以下 5 个特点

(1)显著的衰弱或持久的疲劳症状:如经常感到精力不足,萎靡不振,不能用脑,记忆力减退脑力迟钝,学习工作中注意力不能集中,工作效率显著减退,即使是充分休息也不能消除疲劳感对全身进行检查,无躯体疾病,也无脑器质性病变。

(2)表现以下症状中的任何两项:①易兴奋又易疲劳;②情绪波动大,遇事容易激动,烦躁易怒,担心和紧张不安;③因情绪紧张引起紧张性头痛或肌肉疼痛;④睡眠障碍,表现为入睡困难易惊醒、多梦。

（3）上述情况对学习、工作和社会交往造成不良影响。

（4）病程在 3 个月以上。

（5）排除其他神经症和精神病。

五、护理诊断

（一）睡眠形态紊乱
与焦虑有关。

（二）疲乏
与患者主诉疲乏无力有关。

（三）疼痛
与患者有躯体不适、疼痛的主诉有关。

（四）便秘或感知性便秘
与自主神经功能紊乱有关。

（五）营养失调：低于机体需要量
与食欲缺乏、消瘦有关。

（六）情境性自我贬低
与患者自觉做事效率减低、能力不足有关。

（七）保持健康能力改变
与个人适应能力差有关。

六、护理措施

（一）心理护理
患者对人际关系较为敏感，护理人员在与患者交往的过程中要以同情、尊重态度对待患者，与患者建立良好的护患关系。帮助患者认识自己的性格特点，面对现实，接受现实，采用顺其自然的态度。鼓励患者配合治疗，发挥主观能动性，帮助患者与他人建立良好和谐的人际关系，进而调节自己的不良情绪。改变患者的认知，鼓励患者诉说烦恼和苦闷，可用转移法宣泄自己的不良情绪，指导患者学习生物反馈方法进行放松训练。

（二）睡眠护理
住院治疗的神经衰弱患者绝大部分有睡眠障碍，且为睡眠问题而焦虑，护理人员应尽量给患者提供适当的睡眠环境，如安静、温湿度适宜的病室，不和其他精神运动性兴奋患者同一病室，指导患者进行睡前准备，如喝热牛奶，用热水泡脚，听轻音乐，睡前不做剧烈运动，忌饮浓茶、咖啡等。禁止患者白天卧床睡眠，鼓励患者日间参加力所能及的文娱活动及体育锻炼。

（三）对症护理
患者常有脑力及躯体疲劳的症状，应让患者注意劳逸结合，科学规律地安排日常活动，适当进行体力劳动并加强体育锻炼，保持良好的睡眠。当存在易兴奋症状时，要尽量创造安静环境，调节患者的不良心境。患者出现头痛时，首先让患者休息，保持良好睡眠，如不能缓解，可遵医嘱给予地西泮或抗抑郁药等服用。患者出现心动过速、血压改变、多汗、便秘或腹泻等躯体不适时，告诉患者随着神经衰弱症状的缓解，躯体不适可逐渐减轻，直至消失。

七、健康教育

(一)患者

介绍神经衰弱的病因、表现等相关知识，培养患者乐观豁达的情绪。帮助患者科学规律地安排生活，劳逸结合，加强体育锻炼。克服不健康的性格特点，正确对待各种困难和挫折，建立并维持健康的正性情绪。

(二)家属

向家属介绍疾病知识，取得家属和社会支持，消除各种不良因素的干扰，有利于患者的治疗和康复。协助患者建立良好的人际关系，帮助纠正患者的错误认知。

（张　芳）

第二节　恐　惧　症

恐惧症是以恐惧症状为主要临床表现的神经症。患者对某种特定的客体、处境或与人交往时产生持续的和不合理的恐惧，并主动采取回避方式来解除。

一、病因与发病机制

遗传调查发现广场恐惧症患者的家属中有19%的人患有类似疾病，且女性亲属的患病率较男性亲属高2～3倍。恐惧症患者具有一定人格特征，如害羞、被动、信赖、焦虑等。生化研究约50%的社交恐惧症患者，在出现恐怖的同时有血浆肾上腺素含量的升高，惊恐发作则无。社会-心理因素精神分析理论认为成人单纯性恐惧症来源于儿童时期曾有过的体验，随着年龄的增长，一般至青春期消失，但当人体因疾病而变得软弱或被新的精神刺激所诱发，过去经历过的恐惧就可能再显出来。条件反射理论认为恐惧症是由于某些无害的事物或情境与令人害怕的刺激多次重叠出现，形成条件反射，成为患者恐怖的对象，促使患者采取某种行为去回避它。如果回避行为使患者的焦虑得到减轻或消除，便合成为一种强化因素，通过操作性条件反射，使这种行为本身固定下来，持续下去。

二、临床表现

恐惧症的中心症状是恐怖，并因恐怖引起剧烈焦虑甚至达到惊恐的程度。恐惧症的共同特征是：①某种客体或情境常引起强烈的恐惧；②恐惧时常伴有明显的自主神经症状，如头晕、晕倒、心悸、心慌、战栗、出汗等；③对恐惧的客体和情境极力回避，因为要回避常影响正常的生活，愈是回避说明病情愈重；④患者知道这种恐惧是过分的或不必要的，但不能控制。常见的临床类型有以下3种。

(一)场所恐惧症

场所恐惧症又称广场恐惧症、旷野恐惧症、聚会恐惧症等，在恐惧症中最为常见，约60%。多起病于25岁左右，35岁左右为发病高峰，女性多于男性。患者看到周围都是人或空无一人时，会产生剧烈的恐怖，担心自己无法自控或晕倒，或出现濒死感或焦虑不安。有时候害怕较小

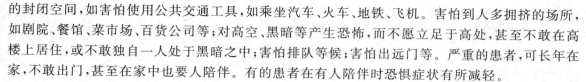

的封闭空间,如害怕使用公共交通工具,如乘坐汽车、火车、地铁、飞机。害怕到人多拥挤的场所,如剧院、餐馆、菜市场、百货公司等;对高空、黑暗等产生恐怖,而不愿立足于高处,甚至不敢在高楼上居住,或不敢独自一人处于黑暗之中;害怕排队等候;害怕出远门等。严重的患者,可长年在家,不敢出门,甚至在家中也要人陪伴。有的患者在有人陪伴时恐惧症状有所减轻。

(二)社交恐惧症

主要表现为在社交场合中出现恐怖,患者害怕出现在众人面前,在大庭广众面前害怕被别人注意,害怕会当众出丑,因此当着他人的面不敢讲话、不敢写字、不敢进食,不敢与人面对面就座,甚至不敢如厕,严重者可出现面红耳赤、出汗、心跳、心慌、震颤、呕吐、眩晕等。患者可因恐怖而回避朋友,与社会隔绝而仅与家人保持接触,甚至失去工作能力。

如果患者害怕与他人对视,或自认为眼睛的余光在窥视别人,因而惶恐不安者,则称为对视恐怖。如果患者害怕在与人相处时会面红或坚信自己有面红,则称为赤面恐怖。

(三)特定的恐惧症

或称特定的单纯恐惧症。表现为对以上两种类型以外的某些特殊物体、情境或活动的害怕。单纯恐惧症症状恒定,多只限于某一特殊对象,但部分患者在消除对某一物体的恐惧之后,又出现新的恐惧对象。多起始于童年,女性多见。

1.物体恐惧症

患者主要表现为对某些特定的物体如动物等产生恐怖,患者害怕的往往不是与这些物体接触,而是担心接触之后会产生可怕的后果,如害怕猫、老鼠、狗、鸟类或昆虫等小动物。在青春期前,对动物恐怖的男女患者比例相近,成人后则以女性为多。有些患者表现为对尖锐物体的恐怖,而不敢接触尖锐物体,害怕自己或别人会受到这些物体的伤害,也有的患者可表现为害怕见到血液等。

2.自然现象恐惧症

对打雷、闪电、波浪等恐惧。对雷雨恐怖者,不仅对雷雨觉得恐怖,而且对可能发生雷雨的阴天或湿度大的天气也可能感到强烈的不安。甚者为了解除焦虑主动离开这些地方,以回避雷雨发生。

以上各种恐惧症可单独出现,也可合并存在。

三、诊断标准

恐惧症是一种以过分和不合理地惧怕外界客体或处境为主的神经症。患者明知没有必要,但仍不能防止恐惧发作,恐惧发作时往往伴有显著的焦虑和自主神经症状。患者极力回避所害怕的客体或处境,或是带着畏惧去忍受。

(1)符合神经症的诊断标准。

(2)以恐惧为主,须符合以下4项:①对某些客体或处境有强烈恐惧,恐惧的程度与实际危险不相称。②发作时有焦虑和自主神经症状。③有反复或持续的回避行为。④知道恐惧过分、不合理,或不必要,但无法控制。

(3)对恐惧情景和事物的回避必须是或曾经是突出症状。

(4)排除焦虑症、精神分裂症、疑病症。

五、护理诊断

(一)社交障碍
与社交恐怖有关。

(二)个人应对无效
与缺乏信心、无助感有关。

(三)精力困扰
与过度紧张有关。

(四)有孤立的危险
与社交恐怖有关。

(五)自尊紊乱
与因恐惧症状而自卑有关。

(六)情境性自我贬低
与感觉自己无法控制局面有关。

六、护理措施

(一)心理护理
护士应以非评判性态度,认真倾听,多鼓励患者,及时肯定其进步。帮助患者认识其性格特点,认清各种负面想法,培养良好的个性。鼓励患者接触自己恐惧的事物和情景,根据患者的不同特点选用不同的方法。有的只是想象恐惧对象,有的真实面对,有的采用系统性脱敏方法,有的直接面对最高刺激,采取暴露疗法等。应鼓励患者主动反复练习,直至适应。患者接触恐惧对象时注意陪同,给予支持性心理护理。教会患者放松的方法,指导在面对恐惧对象和场合时,用放松方法对抗。鼓励患者参加文娱治疗,降低自我专注倾向,转移注意力。还可采用团体方式,让患者彼此讨论社交焦虑发病时情况及其带来的困扰,使患者知道自己的问题不是孤立的,并提供面对面与人交往的机会。

(二)观察
观察患者恐惧的类型、恐惧对象、恐惧发生时间,给予记录;观察患者睡眠情况、情绪变化,有无严重自主神经功能紊乱等,观察用药治疗后的不良反应。

(三)对症护理
患者出现恐惧情绪时,尽量安慰;欲晕厥时,可报告医师给予地西泮或普萘洛尔口服。对新入院患者,详细介绍住院环境和病友,消除其陌生感,尽快熟悉病房环境。患者产生焦虑时,应允许其来回走动,让其表达和倾诉。当患者为了避免紧张不安,产生回避行为时,护理人员要鼓励患者循序渐进接近恐惧对象,避免患者回避社会和社交而产生退缩行为。

七、健康教育

(一)患者
向患者介绍疾病的相关知识,教育患者认识自己错误的认识方式,改变不良性格特征。循序渐进地使自己暴露在恐惧的对象和环境中,正视恐惧的体验,不回避害怕的对象。遵医嘱使用药物辅助治疗。

（二）家属

帮助家属认识恐惧症特点,明确患者恐惧的对象。帮助家属采取正确态度对待患者,鼓励及陪同患者接触恐惧的场合及对象。

（张　芳）

第三节　焦　虑　症

焦虑症是以焦虑、紧张的情绪障碍,伴有自主神经功能兴奋和过分警觉为特征的一种慢性焦虑障碍。焦虑并非由于实际的威胁所致,其紧张惊恐的程度与现实情况很不相称。焦虑症是一种普遍的心理障碍,发病于青壮年期,女性发病率比男性高1倍。临床分为广泛性焦虑障碍与惊恐障碍两种主要形式。

一、病因与发病机制

焦虑症的起因,不同学派的研究者有不同的意见,这些意见相互补充。

（一）遗传

已有资料支持遗传因素在焦虑障碍的发生中起一定作用。但是某些研究表明,遗传倾向主要见于惊恐障碍,而在广泛性焦虑障碍患者中并不明显。

（二）生化因素

焦虑症患者有去甲肾上腺素能活动的增强,焦虑状态时,脑脊液中去甲肾上腺素的代谢产物增加。另外,许多主要影响中枢5-羟色胺的药物对焦虑症状有效,表明5-羟色胺参与了焦虑的发生,但确切机制尚不清楚。此外,苯二氮䓬类常用于治疗焦虑症取得良好效果,提示脑内苯二氮䓬受体异常可能为焦虑的生物学基础。

（三）心理因素

行为主义理论认为,焦虑是对某些环境刺激的恐惧而形成的一种条件反射。心理动力学理论认为,焦虑源于内在的心理冲突,是童年或少年期被压抑在潜意识中的冲突在成年后被激活,从而形成焦虑。焦虑症患者的病前性格大多为胆小怕事,自卑多疑,做事思前想后,犹豫不决,对新事物及新环境不能很快适应。在有生活压力事件或自然灾害发生的情况下,焦虑症患者比一般人更倾向于把模棱两可的,甚至是良性的事件解释成危机的先兆,从而出现焦虑症,压力事件还可使焦虑症状维持下去。

二、临床表现

焦虑症的具体症状包括以下特点,这些症状可以单独出现,也可以一起出现。

(1)身体紧张:焦虑症患者常常觉得自己不能放松,全身紧张。

(2)自主神经系统反应性过强。

(3)对未来无名的担心:担心自己的亲人、财产、健康等。

(4)过分机警:患者对周围环境充满警惕,影响了其他工作,甚至影响睡眠。

焦虑症有两种主要的临床形式,即惊恐障碍和广泛性焦虑。

(一)惊恐障碍

惊恐障碍又称急性焦虑症,据统计约占焦虑症的 41.3%。发作的典型表现常是患者在日常活动中,突然出现强烈恐惧,对外界刺激易出现惊恐反应,常伴有睡眠障碍,如入睡困难、睡眠不稳、做噩梦、易惊醒。患者感到心悸,有濒死感,有胸闷、胸痛、气急、喉头堵塞窒息感,因此惊叫、呼救或跑出室外。有的伴有显著自主神经症状,如过度换气、头晕、多汗、口干、面部潮红或苍白、震颤、手脚麻木、胃肠道不适等,也可有人格解体、现实解体等痛苦体验。

发作并不局限于任何特定的情况或某一类环境,发作无明显而固定的诱因,以致发作不可预测。发作突然,中止迅速,10 分钟内达到高峰,一般持续 5~20 分钟,发作时意识清晰,事后能回忆发作的经过。此种发作虽历时较短暂,但不久又可突然再发,两次发作的间歇期,没有明显症状。大多数患者在间歇期因担心再次发病而紧张不安,并可出现一些自主神经活动亢进症状,称为预期性焦虑。在发作间歇期,多数患者因担心发作时得不到帮助,因此主动回避一些活动,如不愿单独出门、不愿到人多的场所、不愿乘车旅行等。惊恐发作患者也可有抑郁症状,有的有自杀倾向,需注意防范。

(二)广泛性焦虑症

广泛性焦虑症又称慢性焦虑症,是焦虑症最常见的表现形式。起病缓慢常无明显诱因,有显著的自主神经症状、肌肉紧张和运动性不安,患者难以忍受又无法解脱。

1.焦虑和烦恼

对未来可能发生的、难以预料的某种危险或不幸事件的经常担心是焦虑症的核心症状。患者常有恐慌的预感,终日心烦意乱,坐卧不宁,忧心忡忡,注意力难以集中,对日常生活中的事物失去兴趣,导致生活和工作受到严重影响。尽管知道这是一种主观的过虑,但患者不能控制使其颇为苦恼。

2.运动性不安

表现为搓手顿足、来回走动、不能静坐等,手指和面肌有轻微震颤,精神紧张时更为明显。患者可出现紧张性头痛,常表现为顶、枕区的紧压感。有的患者肌肉紧张和强直,特别在背部和肩部,经常感到疲乏。

3.自主神经功能兴奋

以交感神经系统活动过度为主,如心慌、心跳加速、胸闷、气急、头晕、多汗、面部潮红或苍白、口干、吞咽梗阻感、胃部不适、恶心、腹痛、腹胀、腹泻、尿频等。有的可出现勃起功能障碍、早泄、月经紊乱和性欲缺乏等性功能障碍。

4.过分警觉

表现为惶恐、易惊吓、对声音过敏、注意力不集中、记忆力下降等。难以入睡和容易惊醒,同时可合并抑郁、疲劳、恐惧等症状。

三、诊断标准

(1)在过去 6 个月中的大多数时间里,对某些事件和活动过度担心。

(2)个体发现难以控制自己的担心。

(3)焦虑和担心与至少下面 5 个症状中的 3 个(或更多)相联系(有某些症状至少在过去 6 个月中的大多数时间里出现,在儿童中只要一个症状就可以):①坐立不安;②容易疲劳,难以集中注意力,心思一片空白;③易激惹;④肌肉紧张;⑤睡眠问题(入睡困难、睡眠不稳或不踏实)。

（4）焦虑和担心的内容不是其他神经症障碍的特征内容。

（5）焦虑、担心和躯体症状给个体的社交、工作和其他方面造成了有临床显著意义的困难。

（6）上述症状不是由于药物的生理作用或者躯体疾病所引起，也不仅仅是发生在情绪障碍、精神病性障碍或普遍发展障碍之中。

五、护理诊断

（一）焦虑
与担心再次发作有关。

（二）恐惧
与惊恐发作有关。

（三）精力困扰
与精力状态改变有关。

（四）孤立的危险
与担心发作而采取回避方式有关。

（五）睡眠障碍
与焦虑有关。

（六）有营养失调的危险
与焦虑、食欲差有关。

六、护理措施

（一）心理护理
建立良好的护患关系，在尊重、同情、关心患者的同时，又要保持沉着冷静的态度。帮助患者认识焦虑时的行为模式，护士要接受患者的病态行为，不进行限制和批评。鼓励患者用语言表达的方式疏泄情绪，表达焦虑感受。教会患者放松技巧，鼓励其多参加文娱治疗，转移注意力，减轻焦虑。

（二）观察
观察患者的面部表情、目光、语调、语气等，评估患者的焦虑程度、持续时间和躯体症状；观察用药后病情变化及睡眠情况；对伴自杀倾向的患者更要严密观察，防止意外。

（三）生活护理
改善环境对住院患者的不良影响，保持病室安静、整洁、舒适，避免光线、噪声等不良刺激，尽量排除其他患者的不良干扰。关注睡眠环境，必要时根据医嘱使用催眠药物。观察用药的情况及不良反应，及时报告医师给予处理。饮食障碍患者，要合理安排饮食，鼓励进食。

（四）对症护理
对焦虑患者应耐心倾听其痛苦和不安，可按医嘱给予抗焦虑药物；改善患者的焦虑情绪和睡眠，鼓励患者参加力所能及的文娱活动和体育锻炼。患者出现坐立不安、血压升高、心率增快、口干、头痛等症状时，要说明这些症状往往随着焦虑的控制而缓解，并配合生物反馈疗法减轻躯体不适。患者出现睡眠障碍时，注意保持生活规律，按时作息。避免导致患者情绪激惹的因素或话题，允许患者倾诉自己的情感，允许来回走动，发泄自己的情绪。

七、健康教育

(一)患者

介绍焦虑症的有关知识,寻找产生焦虑症的原因并避免,使患者明确躯体症状的产生原因,学会控制焦虑的技巧。积极参加各种活动,转移注意力。自信缺乏的患者要充分发挥自己的积极因素,提高自信。

(二)家属

介绍疾病相关知识,协助患者分析产生焦虑的原因。学会对患者支持的方法,主动督促患者参加各种社交活动。在焦虑发作时注意保护患者安全,并给予安慰。

(张 芳)

第四节 强 迫 症

强迫症是一种以强迫症状及强迫行为为主要临床症状的神经症,其共同特点为:①患者意识到这种强迫观念、意向和动作是不必要的,但不能靠主观意志加以控制。②患者为这些强迫症状所苦恼和不安。③患者可仅有强迫观念和强迫动作,或既有强迫观念又有强迫动作,强迫动作可认为是为了减轻焦虑不安而做出来的准仪式性活动。④患者自知力保持完好,求治心切。女性发病率略高,通常在青少年期发病,也有起病于儿童时期。一般而言,强迫症预后不良,部分患者能在 1 年内缓解。病情超过 1 年者通常呈持续波动的病程表现,可长达数年。

一、病因与发病机制

(一)遗传因素

该症有一定的家族遗传倾向。研究表明强迫症患者中 A 型血型较高,而 O 型血型较低。家系调查表明,强迫症患者的一级亲属中焦虑障碍发病危险率明显高于对照组,但患强迫症的危险率并不高于对照组。患者组父母的强迫症状危险率明显高于对照组父母,单卵双生子中的同病率高于双卵双生子。

(二)生化因素

有人认为强迫症患者 5-羟色胺能神经系统活动减弱导致强迫症产生,用增加 5-羟色胺生化递质的药物可治疗强迫症。

(三)器质性因素

现代脑影像学研究发现,强迫症患者可能存在涉及额叶和基底节的神经回路的异常。

(四)社会-心理因素

行为主义理论认为强迫症是一种对特定情境的习惯性反应,患者认为强迫行为和强迫性仪式动作可减轻焦虑,从而导致了重复的仪式行为的发生。生活事件和个体的人格特征(强迫型人格)在疾病的发生中也起了一定的作用。如工作环境的变化、处境困难、担心意外或家庭不和、性生活困难、怀孕、分娩造成的紧张等压力源的存在,可促发强迫症状。患者往往表现为墨守成规、优柔寡断、过分仔细、做事古板、苛求完美、力求准确的个性特征。但亦有部分患者没有强迫性格。

二、临床表现

(一)强迫观念

强迫观念多表现为同一意念的反复联想,患者明知多余,但欲罢不能,这些观念可以是毫无意义的。

1.强迫怀疑

患者对自己行为的正确性产生疑虑,虽然明知这种怀疑没有必要,但却无法摆脱。如患者离家后怀疑屋门是否锁好、煤气是否关闭、电灯是否熄灭。在此基础上,患者出现强迫行为,总是疑虑不安,常驱使自己反复查对才能放心,严重时可以影响工作及日常生活。

2.强迫性穷思竭虑

对于日常生活中的琐事或自然现象,明知毫无必要,但无休止地思索。如患者反复思考"天为什么会下雨""先有鸡还是先有蛋"等,但更多的则是日常生活中遭遇某种事情后出现。

3.强迫联想

患者看到或在脑子里出现一个观念或一个词语时,便不由自主联想到另一观念或词语,而大多是对立性质的,此时叫强迫性对立思维。如看到"温暖"即想到"寒冷",看见"安全"便想到"危险",造成内心紧张。

4.强迫表象

患者头脑里反复出现生动的视觉体验(表象),常具有令人厌恶的性质,无法摆脱。

5.强迫回忆

患者对于经历过的事情,不由自主地反复显现于脑海中,虽然明知无任何实际意义,但却无法摆脱。

(二)强迫意向

在某些场合下,患者出现一种与当时情况相违背的念头,而且被这种意向纠缠。患者明知这是违背自己意愿的,但却无法控制其出现。如患者见到墙壁上的电插座,就产生"触摸"的冲动;站在高楼上,就有"跳下去"的冲动。但是患者决不采取行动,患者意识到这种冲动的不合理,事实上也不曾出现过这一动作,但冲动的反复出现却使患者焦虑不安、忧心忡忡,以致患者回避这些场合,损害社会功能。

(三)强迫行为

1.强迫性洗涤

因害怕不清洁而假患某种传染病,患者接触某物后反复洗手,明知手已洗干净,无须再洗,但却无法控制。

2.强迫性检查

常常表现为核对数字是否有误,检查门、窗、煤气炉是否关好,如患者将门锁上后,担心未锁紧,用钥匙打开验证,每开一次都证明确实已锁牢,但仍不放心,如此反反复复数十次,患者甚感痛苦。

3.强迫性计数

与强迫联想有关的不可克制的计数。患者不自主地计数一些事物,如计数自己的脚步、路边楼房的玻璃窗、公路旁边的标志灯。患者自知无任何意义,但无法控制。

4.强迫性仪式动作

强迫性仪式动作是某种并无实际意义的程序固定的刻板的动作或行为,但患者欲罢不能。此种仪式性动作往往对患者有特殊的意义,象征着吉凶祸福,患者完成这种仪式从而使内心感到安慰。如一患者进门时先进二步,再退一步,表示能逢凶化吉;进门时要完成一套动作表示他孩子的病就能逢凶化吉,自己明知毫无意义,但如不做到则焦虑不安。

5.强迫性迟缓

临床少见,这些患者可能否认有任何强迫观念,缓慢的动机是努力使自己所做的一切都非常完美。由于以完美、精确、对称为目标,所以常常失败,因而增加时间。患者往往不感到焦虑。

三、诊断标准

(1)符合神经症的诊断标准,并以强迫症状为主,至少有下列 1 项:①以强迫思想为主,包括强迫观念、回忆或表象,强迫性对立观念、穷思竭虑、害怕丧失自控能力等。②以强迫行为(动作)为主,包括反复洗涤、核对、检查或询问等。③上述的混合形式。

(2)患者称强迫症状起源于自己内心,不是被别人或外界影响强加的。

(3)强迫症状反复出现,患者认为没有意义,并感到不快,甚至痛苦,因此试图抵抗,但不能奏效。

(4)社会功能受损。

(5)符合症状标准至少已 3 个月。

(6)排除其他精神障碍的继发性强迫症状,排除脑器质性疾病特别是基底节病变的继发性强迫症状。

五、护理诊断

(一)焦虑

与强迫症状有关。

(二)睡眠障碍

与强迫观念有关。

(三)社交障碍

与强迫症状所致活动受限有关。

(四)保持健康能力改变

与强迫行为有关。

(五)生活自理能力下降

与强迫行为有关。

(六)有皮肤完整性受损的危险

与强迫行为有关。

六、护理措施

(一)心理护理

护士应与患者建立良好的护患关系,给予患者支持,使患者获得安全感和信任感,能主动与医护人员配合。在患者接受症状和相互信任的基础上,让患者参与护理计划的制订,使患者感到

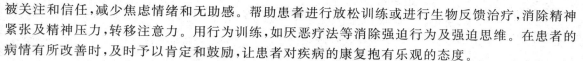

被关注和信任,减少焦虑情绪和无助感。帮助患者进行放松训练或进行生物反馈治疗,消除精神紧张及精神压力,转移注意力。用行为训练,如厌恶疗法等消除强迫行为及强迫思维。在患者的病情有所改善时,及时予以肯定和鼓励,让患者对疾病的康复抱有乐观的态度。

(二)生活护理

1.睡眠障碍

评估患者的睡眠状况并记录,做好交班。为患者创造良好的睡眠环境,维持病室的安静。白天督促患者多参加文娱活动,指导患者养成良好的睡眠习惯。必要时遵医嘱给予患者适量的催眠药物。

2.保持皮肤黏膜完整

每天详细评估患者洗涤处皮肤的情况,了解其损伤的程度,并做交班记录。洗涤时选择性质温和、刺激性小的肥皂,注意水温不能过热或过冷。临睡前,在皮肤上涂上护肤的营养霜或药膏。为患者制订每天的活动计划,督促患者多参加文娱活动,转移注意力。尽可能避免让患者在有水的地方停留过长的时间,以减少患者洗涤的次数和时间。对症状顽固者应适当限定其活动范围和施行必要的保护。

(三)安全护理

在疾病久治不愈、反复发作的情况下,患者可产生悲观厌世的情绪,严重者可出现自杀观念和行为。首先应与患者建立有效的沟通,了解患者的内心体验,及时、准确地掌握患者的情绪变化,并采取必要的防范措施。注意沟通技巧,避免使用中伤性的语言和使用粗暴的行为去制止患者的强迫动作和行为。以支持心理治疗为主,坚定患者的治疗信心。观察患者有无反常行为和语言,对有强烈自杀企图和行为的患者进行保护性约束时,要向患者讲清保护的目的,避免患者误解为是对他的惩罚而出现极端的行为反应。

七、健康教育

(一)患者

介绍强迫症的有关知识。教导患者采取顺应自然的态度,学习应付各种压力的积极方法和技巧。进行自我控制训练和放松训练,学会用合理的行为模式代替原有的不良行为模式,减少强迫症状和焦虑情绪。转移注意力,多关注日常生活、学习和工作,多参加体育锻炼。

(二)家属

帮助家属了解疾病知识和患者的心理状态,正确对待患者。教家属配合患者实施自我控制的强化技能,协助患者安排生活和工作。

(张　芳)

第五节　品行障碍

品行障碍是以显著而持久、重复出现的行为模式为特点,这些行为模式通常具有社交紊乱、攻击或对抗的色彩。这些行为模式迥异于儿童常见的幼稚性调皮捣蛋或青春期的反抗行为,严重背离人们对与该年龄相称的社会性预期。孤立的反社会或者犯罪行为模式才是真正的问题所在。国内调查发现患病率为 1.45％～7.35％,男女之比为 9∶1,患病高峰年龄为 13 岁。可能由生物学因素、家庭因素和社会环境因素相互作用引起。

一、临床表现

临床形式表现多样,但主要有下列几点。

(一)反社会性行为

反社会性行为是指一些不符合道德规范及社会准则的行为。表现为偷窃钱物、勒索或抢劫他人钱财;强迫与别人发生性关系,或有猥亵行为;对他人故意进行躯体虐待或伤害;故意纵火;经常撒谎、逃学、离家出走,不顾父母的禁令而经常在外过夜;参与社会上的犯罪团伙,一起从事犯罪行为等。

(二)攻击性行为

攻击性行为表现为对他人或财产的攻击,如经常挑起或参与斗殴,采用打骂、折磨、骚扰及长期威胁等手段欺负他人;虐待弱小、残疾人和动物;故意破坏他人或公共财物等。

(三)对立违抗性行为

对立违抗性行为是指对成人,尤其是对家长的要求或规定不服从、违抗。表现为不是为了逃避惩罚而经常说谎,暴怒或好发脾气,喜欢怨恨和责怪他人、好记仇或心存报复,与成人争吵、与父母或老师对抗,故意干扰别人,违反校规或集体纪律,不接受批评等。

(四)合并问题

常合并多动、情绪抑郁或焦虑、情绪不稳或易激惹,也可伴有发育障碍,如语言表达和接受能力差、阅读困难、运动不协调、智商偏低等。品行障碍患儿一般以自我为中心,喜欢招人注意,好指责或支配别人,为自己的错误辩护,自私,缺乏同情心。

二、诊断要点

ICD-10 关于品行障碍的常见分类以及诊断要点如下。

(一)局限于家庭的品行障碍

本诊断要求患儿在家庭环境以外没有显著的品行紊乱,家庭以外的社会交往也在正常范围内,大多由患儿与某一位或几位核心家庭成员的关系恶化而引起。

(二)未社会化的品行障碍

与同伴玩不到一块是本障碍与社会化的品行障碍的关键区别,这个区别比所有其他区别都更重要。与同伴关系不良主要表现为被其他儿童孤立和排斥,或不受欢迎;在同龄人中缺乏亲密朋友,也不能与同龄人保持持久、交心和相互的关系;与成人的关系倾向于不和谐、敌意和怨恨。

(三)社会化的品行障碍

鉴别本障碍的关键特征是患儿与其他同龄人有着持久良好的友谊。与有权威的成人关系常常不好,但与其他人却可有良好的关系,情绪紊乱通常很轻。

(四)对立违抗性障碍

本型品行障碍特别见于 9 岁或 10 岁以下的儿童。定义为具有显著的违抗、不服从和挑衅行为,但没有更严重的触犯法律或他人权利的社会紊乱性或攻击性活动。

四、护理评估

(一)健康史

询问患儿既往的健康状况,有无较正常儿童易于罹患某些疾病。

(二)生理功能

与同龄孩子比较,躯体发育指标如身高、体重有无异常;有无躯体畸形和功能障碍;有无饮食障碍;有无营养失调及睡眠障碍;有无受伤的危险(跌倒,摔伤);有无容易感染等生理功能下降。

(三)心理功能

1.情绪状态

有无焦虑、抑郁、恐惧、情绪不稳、易激惹或淡漠迟钝等异常情绪,有无自卑心理。

2.认知功能

有无注意力、记忆和智能方面的障碍。

3.行为活动

患儿的主要异常行为有哪些,严重程度如何,哪些是最需要解决的行为问题。

(四)社会功能

1.生活自理能力

有无穿衣、吃饭、洗澡,大小便不能自理等。

2.环境的适应能力

学习能力,有无现存或潜在的学习困难;语言能力,有无言语沟通困难;自我控制与自我保护能力,有无现存或潜在的自我控制力、自我防卫能力下降;社交活动,有无人际交往障碍,是否合群。

(五)其他

有无家庭养育方式不当、父母不称职、家长对疾病有无不正确的认知;有无现存的或潜在的家庭矛盾和危机;家庭能否实施既定的治疗方案;是否伴随有多动障碍、违拗障碍、情绪障碍及发育障碍。

五、护理诊断/问题

(一)社会交往障碍

与反社会性行为、攻击性行为、对立违抗性行为有关。

(二)语言沟通障碍

与疾病所致行为与社会要求不相一致、不被社会所接受有关。

(三)个人应对无效

与社会交往障碍、语言沟通障碍有关。

(四)有暴力行为的危险

与社会交往障碍、语言沟通障碍、反社会性行为、攻击性行为、对立违抗性行为等有关。

(五)自我概念紊乱

与疾病所致多动、情绪抑郁或焦虑、情绪不稳或易激惹等有关。

(六)知识缺乏

与缺乏心理方面的相关知识有关。

（七）焦虑、恐惧

与个人行为不能自主控制、又不能被社会所接受和理解有关。

（八）父母角色冲突

与语言沟通障碍、反社会性行为、攻击性行为、对立违抗性行为有关。

（九）执行治疗方案无效

与疾病所致遵医行为缺陷、不能按医嘱准确执行方案有关。

（十）生活自理能力缺陷

与疾病所致生活自理能力下降有关。

（十一）睡眠形态紊乱

与疾病所致情绪抑郁、焦虑、情绪不稳或易激惹有关。

六、护理目标

（1）行为更符合道德规范和社会准则。

（2）情绪稳定，破坏性、攻击性行为减少。

（3）患儿的社交能力、学习能力、人际关系得到改善。

（4）患儿的家庭关系得到改善。

七、护理措施

（一）生活、安全及生理方面的护理

培养良好的生活规律，从日常生活小事中培养患儿遵纪守法的习惯。

（二）心理护理

以耐心、关爱、同情、包容的态度与患儿建立良好的护患关系，取得患儿的信任和合作。讲解疾病的性质，使患儿对自己的病态行为有正确的认识。以支持、肯定和给予希望的语言与患儿交流，使患儿树立起战胜疾病的信心。

（三）行为矫正训练

主要有行为治疗和认知行为治疗两种方式。可采用个别治疗和小组治疗的形式，小组治疗的环境对患儿学会适当的社交技能更为有效。最好是家长、老师及医护人员在一起讨论，制定认识统一的治疗方案，切忌在患儿面前表现出不同的意见和争执。进行行为矫正技术应注意以下几点。

（1）将精力集中在处理主要问题上。

（2）行为指令要明确而不含糊，使患儿易于理解和执行。

（3）父母、照料者和老师要统一规则。

（4）奖罚结合：奖励的东西最好不是钱物，而是患儿喜欢而又无害的活动。较常用的阳性强化方式是周末推迟就寝时间，适当延长玩耍时间或给予一个选择就餐方式的机会。典型的阴性强化是关在房子里或不准看电视。

（5）对攻击行为不明显的患儿可以应用忽视技术，对患儿的病态行为不表现出情感反应，使患儿感觉得不到注意而减少负性强化。

（四）认知疗法

对冲动性行为有效，要点包括让患儿学习如何去解决问题；学会预先估计自己的行为所带来

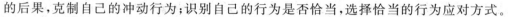

的后果,克制自己的冲动行为;识别自己的行为是否恰当,选择恰当的行为应对方式。

（五）督促服药

对需要服药者,应让家长和患儿理解药物治疗的好处和可能的不良反应,消除他们的顾虑,配合医师治疗;告知家长应经常与医师保持联系,定期接受咨询。

八、护理评价

(1)患儿的饮食、睡眠等生理状况是否改善。

(2)患儿伴随的病态症状是否控制,如注意缺陷、多动障碍、抑郁、焦虑、情绪不稳等。

(3)患儿不良行为是否改善,反社会行为、冲动行为、对立违拗行为是否减少或消除。

(4)患儿社会功能是否有改善,包括社会交往能力、学习能力、社会适应能力、与周围环境的接触、伙伴关系等。

(5)家庭功能是否改善,家庭参与、配合的程度是否提高,家庭态度和教养方式是否变得合理,家属对疾病的性质是否有正确理解等。

九、健康指导

包括对父母的训练和对老师的训练,提高家长的识别和处理能力,正确认识疾病和协调家庭关系,老师应协助家长观察患儿表现,强化其在家庭中所取得的成绩,提高识别和处理问题的能力。强化不导致品性障碍的保护因素,消除不利于品行障碍恢复的因素,如增强患儿的社交能力,减少患儿的应激,避免负性强化,限制看与暴力、物质滥用、性行为有关的电视和杂志等。

十、预后及预防

影响预后的因素很多,如智商、家庭状况,随访研究显示少数患儿预后较好,多数预后不良,如辍学率高、就业率低、社会经济地位低等,部分患儿的行为问题持续到成年期,致使成年期在就职、婚姻、人际关系等方面出现困难,其中约半数发展为成年期违法犯罪或人格障碍。

在预防方面,首先是在家庭养育管教上,提高父母的文化教育素质,以改善和加强儿童、少年的家庭教育。双亲要善于教育和引导,使孩子得以顺利地逐渐地完善社会化过程,使孩子学会社会规范、行为准则,树立正确的是非和道德观念,学会正确处理个人与他人、个人与家庭和社会的关系,把孩子培养成一个有益于社会的人。

（张 芳）

第六节 抽动障碍

抽动障碍是一种起病于儿童时期,以抽动为主要临床表现的神经精神性疾病,为一组原因未明的运动障碍,主要表现为不自主的、反复的、快速的、无目的的一个部位或多部位肌肉运动性抽动或发声性抽动,并可伴有多动、注意力不集中、强迫性动作和/或其他精神行为症状。抽动障碍的抽动症状可以时轻时重,呈波浪式进展,间或静止一段时间。新的抽动症状可以代替旧的抽动症状,或在原有抽动症状的基础上出现新的抽动症状。

抽动障碍的病因尚不明确,其发病是遗传、生物、心理和环境等因素相互作用的综合结果。症状较轻者无须特殊治疗,症状影响了学习、生活和社交活动的患儿需及时治疗,采用药物与心理调适相结合的综合治疗方法。抽动障碍经常共病注意缺陷多动障碍、强迫障碍、睡眠障碍、情绪障碍等心理行为障碍,给病情带来一定的复杂性,同时也给临床治疗带来一定的难度。

一、临床表现

主要表现为运动抽动或发声抽动,包括简单或复杂性抽动两种形式。简单的运动抽动表现为眨眼、耸鼻、张口、歪嘴、耸肩、转肩、摇头或斜颈;复杂的运动抽动如蹦跳、跑跳和拍打自己等动作。简单的发声抽动表现为类似咳嗽、清嗓、咳嗽、嗤鼻或犬吠的声音,或"啊""呀"等单调的声音;复杂的发声抽动表现为重复语言、模仿语言、秽语等。抽动可发生在单一部位或多个部位,有的抽动症状可从一种形式转变为另一种形式。

抽动症状的特点是不随意、突发、快速、重复和非节律性。若患者有意控制可以在短时间内不发生,但却不能较长时间地控制自己不发生抽动症状。患者在遭遇不良心理因素、情绪紧张、躯体疾病或其他应激情况下发作较频繁,睡眠时症状减轻或消失。

二、临床类型

(一)短暂性抽动障碍

短暂性抽动障碍为最常见类型。主要表现为简单的运动抽动症状,多首发于头面部。少数表现为简单的发声抽动症状,也可见多个部位的复杂运动抽动。抽动症状每天多次出现,持续2周以上,病程1年以内,部分患者可能发展为慢性抽动障碍或发声与多种运动联合抽动障碍。

(二)慢性运动或发声抽动障碍

多数患者表现为简单或复杂的运动抽动,少数患者表现为简单或复杂的发声抽动,但不会同时存在运动抽动和发声抽动。抽动部位除头面部、颈部和肩部肌群外,也常发生在上下肢或躯干肌群。某些患者的运动抽动和发声抽动交替出现。抽动可能每天发生,也可断续出现,发作间隙期不超过2个月。慢性抽动障碍病程1年以上。

(三)发声与多种运动联合抽动障碍

发声与多种运动联合抽动障碍又称Tourette综合征,是以进行性发展的多部位运动抽动和发声抽动为特征的抽动障碍,部分患者伴有模仿言语、模仿动作,或强迫、攻击、情绪障碍,及注意缺陷等行为障碍,起病于童年。一般首发症状为简单运动抽动,以面部肌肉的抽动最多,少数患者的首发症状为简单的发声抽动。随病程进展,抽动的部位增多,逐渐累及到肩部、颈部、四肢或躯干等部位,表现形式也由简单抽动发展为复杂抽动,由单一运动抽动或发声抽动发展成两者兼有,发生频度不断增加,约30%出现秽语症或猥亵行为。多数患者每天都有抽动发生,少数呈间断性,但发作间隙期不超过2个月。病程持续迁延,对患者的社会功能影响很大。

三、其他症状及共病

部分患者伴有重复语言、重复动作、模仿语言和模仿动作。患者中30%~60%共病强迫障碍,30%~50%共病注意缺陷多动障碍,还有与心境障碍或其他焦虑障碍共病者。

四、实验室及其他检查

(一)颅脑 CT 检查

大多数抽动障碍患者的颅脑 CT 检查无异常发现,仅在少部分患者显示有孤立的不重要的脑结构改变,包括脑室轻度扩大、外侧裂明显加深、蛛网膜囊肿、透明隔间腔和大脑皮质轻度萎缩等。

(二)颅脑磁共振检查

抽动障碍患者的脑内皮质-纹状体-丘脑-皮质环路功能存在异常,功能磁共振成像研究发现环路内腹侧纹状体、额前皮质、壳核、皮质辅助运动区等部位激活异常。

(三)单光子发射型计算机断层扫描

显示抽动障碍患者的基底神经节、额叶、颞叶、枕叶等部位存在局限性血流灌注减低区。

五、诊断要点

抽动障碍诊断标准主要涉及 3 个诊断系统,包括 CCMD-3、ICD-10 和 DSM-Ⅴ。目前国内外多数学者倾向采用 DSM-Ⅴ中抽动障碍诊断标准作为本病的诊断标准。其实,DSM-Ⅴ诊断标准与 ICD-10 和 CCMD-3 中所涉及的诊断标准条目类同。目前我国学者倾向于采用 CCMD-3 或 DSM-Ⅴ诊断标准作为抽动障碍诊断标准。

(一)CCMD-3 关于抽动障碍的诊断标准

1.短暂性抽动障碍

(1)有单个或多个运动抽动或发声抽动,常表现为眨眼、扮鬼脸或头部抽动等简单抽动。

(2)抽动天天发生,1 天多次,至少已持续 2 周,但不超过 12 个月。某些患者的抽动只有单次发作,另一些可在数月内交替发作。

(3)18 岁前起病,以 4～7 岁儿童最常见。

(4)不是由于 Tourette 综合征、风湿性舞蹈病、药物或神经系统其他疾病所致。

2.慢性运动性或发声性抽动障碍

(1)不自主运动抽动或发声,可以不同时存在,常 1 天发生多次,可每天或间断出现。

(2)在 1 年中没有持续 2 个月以上的缓解期。

(3)18 岁前起病,至少已持续 1 年。

(4)不是由于 Tourette 综合征、风湿性舞蹈病、药物或神经系统其他疾病所致。

3.Tourette 综合征

(1)起病于 18 岁之前。

(2)表现为多种运动抽动和一种或多种发声抽动,运动和发声抽动同时存在。

(3)抽动 1 天内发生多次,可每天发生或间断出现,病程持续 1 年以上,但 1 年之内症状持续缓解期不超过 2 个月。

(4)日常生活和社会功能明显受损,患者感到十分痛苦和烦恼。

(5)排除小舞蹈症、药物或神经系统其他疾病所致。

(二)DSM-Ⅴ关于抽动障碍的诊断标准

1.短暂性抽动障碍

(1)一种或多种运动性抽动和/或发声性抽动。

(2)自从首发抽动以来,抽动的病程少于1年。

(3)18岁以前起病。

(4)抽动症状不是由某些药物(如可卡因)或内科疾病(如亨廷顿舞蹈病或病毒感染后脑炎)所致。

(5)不符合慢性运动性或发声性抽动障碍或Tourette综合征的诊断标准。

2.慢性运动性或发声性抽动障碍

(1)一种或多种运动性抽动或发声性抽动,但在病程中仅有一种抽动形式出现。

(2)自从首发抽动以来,抽动的频率可以增多和减少,病程在1年以上。

(3)18岁以前起病。

(4)抽动症状不是由某些药物(如可卡因)或内科疾病(如亨廷顿舞蹈病或病毒感染后脑炎)所致。

(5)不符合Tourette综合征的诊断标准。

3.Tourette综合征

(1)具有多种运动性抽动及一种或多种发声性抽动,而不必在同一时间出现。

(2)自从首发抽动以来,抽动的频率可以增多和减少,病程在1年以上。

(3)18岁以前起病。

(4)抽动症状不是由某些药物(如可卡因)或内科疾病(如亨廷顿舞蹈病或病毒感染后脑炎)所致。

七、临床护理

(一)病情观察

抽动障碍患儿大多数以运动性抽动为首发症状,其中以眨眼最多,家长对此病缺乏认识,以为是不良习惯而加以训斥,或者错误就诊于眼科,因而延误诊断与治疗。护士要认真观察抽动障碍患者抽动发作的部位、形式、频率、强度、复杂性及干扰程度等,并做详细记录,以作为临床诊断和疗效观察的依据。充分了解引起抽动症状加重或减轻的因素,同时要注意观察有无发作先兆或诱因。

(二)用药护理

抽动障碍患儿常需服用硫必利、氟哌啶醇、可乐定、阿立哌唑等药物治疗,应向患儿及家长主动介绍药物的名称、用药时间、方法、剂量,药物的作用,注意事项及可能出现的不良反应。指导家长给患儿按时、按量服药,防止少服、漏服和多服;并告诉家长不要随便换药或改变剂量,需要调整用药时一定要在医师指导下进行;要求家长注意观察用药期间可能出现的不良反应及告知处理方法,减轻患儿及家长对药物治疗的顾虑及产生不良反应时的恐惧心理。如果出现不良反应,轻者不需要特殊处理,临床观察即可;重者应在医师的指导下减少药物剂量或更换药物品种,并进行必要的相关处理。

(三)生活护理

1.日常生活

应合理地安排好抽动障碍患儿的日常生活,做到生活有一定的规律性,如每天的作息时间相对比较固定等。要保证患儿有充足的睡眠时间,避免过度疲劳、紧张或兴奋激动等。患儿的饮食可以和正常儿童一样,但最好给予富于营养易于消化的食物,多食清淡含维生素高的蔬菜和水果,不食辛辣、刺激性食物,勿暴饮暴食。保持良好的生活习惯,注意头发不宜过长,衣领不可过高过硬。

当然,有部分抽动障碍患儿可因抽动给其生活带来不便,如头颈部抽动可影响患儿的进食;四肢抽动可影响患儿穿衣;膈肌的抽动可引起呕吐;膀胱肌肉抽动可引起尿频;还有的患儿出现频繁的强迫性咬唇、咬嘴、咬牙等症状,造成躯体感染。对于这部分患儿,在生活上必须给予照顾,如喂饭、协助穿衣、协助大小便等。

此外,抽动障碍患儿可以按时进行常见传染病的疫苗预防接种;如果因患其他方面的疾病万一需要手术时,也可以采用各种麻醉方法实施外科手术。

2.居室环境

抽动障碍患儿的居室环境除了要注意开窗通风、湿度、温度以外,最重要的是要求环境安静,减少噪声。噪声是一种公害,频率高低不一、振动节律不齐、难听的声音被称为噪声。过强的噪声会打乱人的大脑皮质兴奋与抑制的平衡,影响神经系统正常的生理功能,有害于健康。长期生活在较强噪声环境里,可使人感觉疲倦、不安、情绪紧张、睡眠不好。严重时则出现头晕、头痛、记忆力减退。抽动障碍患儿存在着中枢神经系统功能紊乱,如噪声长期干扰,必将加重病情或诱发抽动。所以,当儿童患有抽动障碍后,要保证居室安静,尽量减少噪声,如空调、冰箱、洗衣机等要离患儿居室远些;不要大声放摇滚乐、打击乐,可适当放些古典乐、小夜曲等缓慢、柔和的音乐。使患儿生活在一个相对安静的环境中,将有利于疾病的康复。

3.管教

对抽动障碍患儿的管教,应当像普通小孩一样去正常管教,不要娇惯。管教方式应该是耐心地说服教育,不要打骂或体罚。家长不要担心患儿有病就不敢管,否则,最后患儿的病治好了,却留下一身坏毛病,如不懂礼貌、任性、脾气暴躁、打骂父母等。关于游戏活动,不要让患儿玩电子游戏机或者电脑游戏,禁止看一些惊险、恐怖的影片或电视节目,对于武打片要少看甚至不看,以避免精神过度紧张而诱发抽动症状加重。对于秽语患儿,要正确引导使用文明语言。

4.上学

由于抽动障碍患儿的智力一般不受影响,故可以正常上学,但要注意患儿的学习负担不要过重,家长更不要对患儿提一些不切实际的要求,比如要求各门功课达到多少分以上,更不要过分强求患儿课外学习。患儿通常可以参加学校组织的各种活动,如春游、参观和课外文娱活动等。患儿也可以参加体育活动,至于参加哪种体育活动,可以根据患儿的年龄特点及兴趣选择,但要注意运动不要过量,有一定危险的活动应有人在旁边照看。但是,当患儿抽动发作特别频繁、用药不能控制或同时伴发比较严重的行为问题时,就需暂时停学一段时间,待临床症状明显减轻或基本控制后,再继续上学。

(四)心理护理

抽动障碍患儿虽然没有生命危险,但可能影响患儿的心理健康,影响患儿与家长、老师、同学及朋友的交流;长大成人后还可能影响社会交往,产生自卑,失去自信。因此,抽动障碍患儿的心理护理十分重要。首先应向抽动障碍患儿家长、老师和同学进行本病的特点、性质的解释与宣教工作,争取全社会对本病的了解及对患儿的理解和宽容。尤其是家长更要主动配合医师治疗,对患儿出现的抽动症状不给予特别注意或提醒,努力造就患儿良好的性格,保持一个稳定的情绪。

医护人员应对抽动障碍患儿进行精神安慰与正面引导,建立良好的护患关系,以友好的方式去主动接触患儿,主动与患儿交谈,语言和蔼,多使用表扬和鼓励的语言;耐心地了解患儿的心理活动,决不可表现出不耐烦和焦虑。当患儿发脾气时,不要激惹他(她),更不能训斥,而要耐心劝导、讲道理,以理服人。尽可能不谈及患儿不愉快的事情,用医护人员的爱心、耐心和同情心去关心体贴患儿,使患儿对护理人员充满着信任感。此外,在与患儿接触和交谈过程中,要树立医护人员的威信,为患儿办事认真求实,说一不二,答应的事一定办到。对年长患儿还要辅以奖励的正强化方法,以增强患儿的自知力,从而达到治疗之目的。

在心理护理中另一不可缺少的环节是争取家庭和社会配合,以保证患儿的情绪稳定性。家长应给患儿以耐心和关怀,平时要多关心照顾,合理安排生活。当患儿犯错误时,不能辱骂,殴打或大声吵闹,要细心开导,耐心说服,以使患儿的情绪平稳顺从。要与学校老师取得联系,让老师多给以正面引导,让同学们多给予帮助,其目的在于不要让同学或周围人对患儿有歧视,让患儿觉得到处都是温馨和安全的环境,让患儿感到生活中有快乐感,从而消除自卑心理,降低心理防御水平,有利于缓解抽动症状。

对于学习有可能的患儿,应给与主动帮助,不可训斥,以免加大精神压力。家长要正确评估患儿的能力,创造轻松愉快的学习环境,促进儿童健康成长,提高生活质量。

八、健康指导

(一)家长

就家长而言,当小孩患抽动障碍被确诊后,家长要尽量保持平静的心态,与医师做好配合对患儿进行治疗。虽然此病治疗较麻烦,但大部分预后良好,特别不要在患儿面前讲此病的难治性,更不要不时在患儿面前过多提及或过分关注其所表现的症状。患儿所表现的抽动症状为病理情况,并非患儿品质问题或坏习惯,家长不要认为是小孩故意捣乱,进而责骂甚至殴打。要知道,患儿对症状无控制能力,责骂或殴打会加重精神负担,可能使病情加重或反复,还将造成父母之间、父母和小孩之间的矛盾。另外,夫妻吵架、激烈动画片及电影、紧张惊险的小说等均对儿童不利,家长要尽量避免此类因素对患儿的影响。个别患儿有自残及伤害他人行为,家长要把利器、木棒等放在适当位置,不让孩子容易拿到。另外,也不要认为小孩有病就过分溺爱、顺从,以免促使患儿养成任性、固执、暴躁或不合群等不良性格。

家长要配合医师对患儿进行必要的治疗,认为没有治疗的必要,待青春期自愈的观点是不对的,特别是伴有行为异常的患儿更应积极干预治疗。如由于注意力不集中及无目的的活动太多,造成学习困难,长此以往必将影响学业,即使青春期抽动停止,但学习成绩下降,行为讨厌,也必将受到周围人们太多的批评,使儿童幼小天真的心灵受到伤害,形成自卑心理,对成年后进入社会不利。所以,当小孩患抽动障碍后,家长应积极主动地配合医师对患儿进行早期治疗,虽然短期内给家长及患儿带来一些麻烦,但对患儿以后的学习及身心健康是有好处的。此外,对抽动障碍的治疗不要频繁更换医师,因为本病是一种病程长易于反复的疾病,在治疗期间,要克服急于求成的心理,配合医师寻找一种合适的药物和剂量。抽动障碍虽然有通用的治疗方法,但不是对每例患者都有效,医师也各有自己的治疗经验和体会,当一种方法疗效不佳时,要酌情及时调整治疗方法,直至病情得到控制。在临床上可以见到一些家长见患儿服几次药效果不明显后,就认为这位医师治法不好,赶紧换一位医师,屡次换医师对每一位医师来说,都是第一次治疗该患儿,摸不准剂量及方法,对患儿非常不利。更有甚者,有的家长让患儿同时服用好几位医师的药,多种神经阻滞剂同时服用,这样不仅对患儿的治疗不利,而且还可能带来较多的不良作用。

（二）患儿

在小孩患有抽动障碍的家庭里，抽动障碍患儿像所有其他小孩一样，首先要了解他们自己及周围的世界。正是家庭给了他们对疾病的最初认识，也使得患儿的自我约束、自知力、自信及自尊等得到提高。抽动障碍多起病于学龄前期或学龄期儿童，这个年龄组的儿童，具备了一定的思考判断能力，家长要把此病适当地告诉儿童。当患儿知道自己的疾病后，可以充分调动主观能动性，对疾病的康复是有好处的。

为了促进病情的康复，建议儿童要做到：①树立战胜疾病的信心，了解自己的病是有可能治好的，积极主动地配合家长和医师的治疗。②了解自己的不可控制症状是因疾病而致，就像头痛时捂头一样自然，同学们是可以理解的，不要自己看不起自己。主动和同学交往，以增进友谊。③当影响学习使成绩下降时，要知道是暂时的，通过加倍努力后会追上或超过别人的。④避免情绪波动。平时少看电视，不玩游戏机，不看恐怖影视片。与同学和睦相处，不打架斗殴。

（三）社会

抽动障碍被确定诊断后，如何让患者本人及其家人、师长和朋友了解并接受抽动障碍比任何治疗方式都重要，而社会开明到可以完全接纳抽动障碍患者尤为重要。尽量帮助家长开始适应他们这种变化了的家庭生活，接纳家长的愤怒和倾听他们诉说的犯罪感，使他们从日益增加的失望、愤怒、犯罪感的循环中解脱出来。对患儿的学习能力和神经心理问题进行评估，当发现有异常后，要及时与家长取得沟通，作出相应的矫正对策。帮助家长关注患儿的全面发展，包括自尊、自信，以及自我保护能力，积极参与活动的能力，离开家庭结交朋友的能力。还应该考虑对抽动障碍患儿的同胞兄弟或姊妹提供帮助。如果患儿的同胞抽动症状比较轻，可能容易被人们所忽视，但他们常常担心其症状会同他们的兄弟或姐妹一样变得严重。对于未患抽动障碍的同胞常常担心他们将来有可能会患该病，内心总是充满着恐惧感。因此，在提供任何家庭帮助的同时，也应为患儿的同胞提供教育和支持。

九、预后及预防

抽动障碍多数起病于学龄前期或学龄期，症状时轻时重，有的自发缓解。若共病强迫障碍、心境障碍等，对患者的日常生活、学业和社会适应能力影响较大。短暂性抽动障碍预后良好；慢性运动或发声抽动的病程迁延，多数在青春期缓解；发声与多种运动联合抽动障碍在青春后期症状减轻或消失，少数患者的症状可能持续到成年期。

抽动障碍的预防比其治疗更为重要，包括避免或减少致病因素、诱发因素等的发生，加强患儿日常生活管理及心理健康教育，防止抽动障碍症状加重或复发等。另外，家庭因素也不容忽视，应注重改善家庭环境与促进心理调适能力。减少外界致病因素或诱发因素，积极治疗抽动症状，改善家庭环境与促进心理调适能力，抽动障碍患儿行为问题与家庭精神环境相互作用、相互影响，帮助家庭成员提高对本病的认识，建立和谐宽松良好的家庭氛围，对减轻抽动障碍患儿的抽动症状和行为问题，缓解患儿的心理负担十分必要。加强对父母的心理健康教育，减轻学习压力、改善生活方式、避免症状加重，提高患儿应对应激的能力，加强心理健康教育与防止症状加重或复发，鼓励患儿建立战胜疾病的信心，保持积极向上的心态，加强社会交往，促进社会功能康复。

（张　芳）

第七节 注意缺陷多动障碍

注意缺陷多动障碍又称多动症,以在需要认知参与的活动中难以保持注意力的集中,缺乏对冲动行为的控制以及不分场合的多动为核心临床表现的神经发育性障碍。由于诊断标准不统一和诊断工具的差异,该障碍的患病率在各个国家和地区之间差异比较大,一般报告为 3‰~5‰,近半数 4 岁以前起病,男性多于女性。

一、临床表现

(一)注意障碍

注意障碍是此病的最主要症状,表现出与其年龄不相称的注意力不集中,容易因外界刺激而分心,做事往往有始无终,或不断从一种活动转向另一种活动。活动中不注意规矩和细节,交谈时心不在焉,做事丢三落四,经常遗失随身物品,忘记日常的生活安排。

(二)活动过度

活动过度是此病的突出症状,表现为与儿童年龄或所处场合不相称的活动过多、小动作过多和语言过多,不能较长时间静坐,常常在座位上扭来扭去。手常闲不住,凡是能碰到的东西都要碰一下,因喜欢招惹别人,常与同学争吵或打架。缺乏控制力,做事不计后果,在危险场所行事鲁莽,无视社会规范,如强行打断或加入别人的活动,因而不受欢迎。情绪常不稳定,易发脾气。

(三)冲动控制能力差

冲动控制能力差是此病的第三大主要症状,表现为耐力差,不能等待,遇事容易冲动,在集体活动或比赛中不能遵守游戏规则,不能静等按顺序轮流进行活动或游戏,总是插队抢先,被老师认为是不守纪律或不遵守规则,经常干扰别人的活动,往往与同伴发生冲突,不受人欢迎,平时行动鲁莽,在采取行动前缺乏思考、不顾后果、凭一时兴趣或冲动行事,而造成不良后果。

(四)其他表现

学习困难、品行不佳、社交受阻、情绪调节不良。

二、诊断要点

ICD-10 的诊断标准比美国 DSM-Ⅳ 偏严格,ICD-10 要求在注意缺陷以及多动、冲动各项领域均需要具备至少一定数量的症状,而现行 DSM 系统则要求在注意缺陷或多动、冲动领域至少分别具有 6 条以上症状。因此,ICD-10 多动性障碍不能再进一步分类为临床亚型,而根据现行 DSM 系统,则可进一步划分为注意缺陷为主型、多动冲动为主型或混合型 3 类,国内更为普遍地接受后者的观念。但两者均强调引人注目的注意缺陷或行为多动与冲动至少持续 6 个月以上。

(一)ICD-10 关于多动性障碍的症状学诊断标准

1.注意障碍

下列注意缺陷的症状至少具有 6 条,持续时间至少 6 个月,达到适应不良的程度,并且患儿的发育水平不一致。

(1)常常不能仔细地注意细节,或在做功课或其他活动中出现漫不经心的错误。

（2）在完成任务或做游戏时常常无法保持注意。

（3）别人对他（她）讲话时,常常显得没注意听。

（4）常常无法遵守指令,无法完成功课、日常或工作中的义务。

（5）组织任务或活动的能力常常受损。

（6）常常回避或极其厌恶需要保持精神努力的任务,如家庭作业。

（7）常常丢失某种物品,如笔、玩具等。

（8）常易被外界刺激吸引过去。

（9）在日常活动中常常忘记事情。

2.多动

下列多动症状至少有 3 条,至少持续 6 个月。

（1）双手或双脚常常不安稳,或坐着时动来动去。

（2）在课堂上或其他要求保持坐位的场合离开位子。

（3）常常在不适当的场合奔跑或登高爬梯。

（4）游戏时常常不适当的喧哗,或难以安静地参与集体活动。

（5）表现出持久的运动过分,社会环境或别人的要求都无法改变。

3.冲动性

下列冲动性症状至少具备两条,持续时间至少 6 个月。

（1）常在提问未完时,抢先说出答案。

（2）在游戏或有组织的场合常不能排队按顺序等候。

（3）经常打扰或干涉他人。

（4）常说话过多,不能对社会规则作出恰当的反应。

（二）DSM-Ⅳ关于注意缺陷多动障碍的症状学诊断标准

DSM-Ⅳ关于注意缺陷多动障碍的症状学诊断标准只需满足注意缺陷或多动冲动症状的任何一类症状就可以。

1.注意缺陷

必须具备至少 6 项症状,且持续 6 个月以上,并且显著影响适应或与发育水平不一致。

（1）粗心大意。

（2）难以在活动过程中保持注意力。

（3）不留心听讲。

（4）做事不能坚持。

（5）做事缺乏组织性。

（6）遗漏重要物件。

（7）容易分心。

（8）日常生活中比较健忘。

（9）逃避或讨厌需要集中注意力才能完成的任务。

2.多动或冲动症状

必须具备至少 6 项症状,持续 6 个月以上,并且显著影响适应或与发育水平不一致。

（1）在座位上扭来扭去或手脚动个不停。

（2）不能安心坐下。

（3）过于活跃地奔跑或攀爬。

（4）不能安静地游戏或做事。

（5）忙忙碌碌，就像装了马达。

（6）言语过多。

（7）回答问题时，不假思索地脱口而出。

（8）不能按序排队。

（9）插嘴，打扰他人。

四、护理评估

（一）生理方面
患儿的身体状况。

（二）活动方式
将患儿与同年龄、同性别、同智龄的儿童比较，他的活动是否增多；观察患儿在什么环境中活动多，活动的性质是否具有危险性等。

（三）注意力评估
注意力是否集中，是否主动注意减弱，被动注意增强而易受外界刺激分心，上课时是否能专心听讲、完成作业，有无学习困难，学习成绩是否很差。

（四）情绪状态
有无情绪不稳、冲动、激惹或反应迟钝、平淡；或情感脆弱，情绪极易波动。

（五）交往状况
在无智力障碍的情况下与同龄儿童的交往情况及相处关系，能否有耐心好好和同学游戏，并遵守游戏规则。

五、护理诊断/问题

（一）社会交往障碍
与注意障碍、活动过度、冲动控制能力差有关。

（二）语言沟通障碍
与注意障碍、冲动控制能力不够有关。

（三）个人应对无效
与注意障碍、冲动控制能力差有关。

（四）有暴力行为的危险
与冲动控制能力差有关。

（五）生活自理缺陷
与注意缺陷、社交受阻、情绪调节不良有关。

（六）父母角色冲突
与疾病所致个人角色缺失有关。

（七）执行治疗方案无效
与疾病所致维护个人健康能力，遵医行为降低有关。

六、护理目标

(1)患儿在上课学习时能集中注意力,学习能力逐步改善,遵守纪律。

(2)患儿在一些特殊的缺陷方面建立起自信。

(3)患儿在社会交往中掌握一些技巧,社交能力逐步改善。

(4)能有效减少或避免患儿攻击行为。

(5)患儿的个人生活自理能力逐步改善。

(6)患儿的家庭功能改善。

(7)患儿父母的角色冲突减轻或消除。

七、护理措施

(1)制定合理的作息时间,培养良好的生活规律,保证充足的睡眠,从每件小事培养患儿专心的习惯。

(2)组织患儿参加一些需要精力的活动同时强调注意安全,如登山、打球、跑步等,以发泄患儿多余的精力。

(3)督促患儿按时服药,观察药物疗效与不良反应。

(4)经常了解患儿的心理状态,了解有无心理应激或烦躁,帮助患儿有效的应付心理压力。

(5)家长教育:向家长讲解有关疾病知识;教育家长面对现实,要意识到在培养、教育、管理上要花更多精力和时间,不要过高要求孩子。与家长一起帮助患儿消除可能有的心理压力与烦恼。要求家长平时要密切保持与老师的联系,随时了解患儿在学校的情况,家长、老师、同学、医护人员共同合作来帮助孩子。

八、护理评价

(1)患儿注意缺陷是否改善,听课、做作业等时是否能集中注意力。

(2)患儿异常活动水平是否改善,行为多动是否明显减少或消失。

(3)患儿社会功能是否改善,如社会交往、适应能力及同伴关系是否改善,攻击冲动等不良行为是否改善。

(4)患儿的不良情绪如焦虑、恐惧、发脾气等是否减少或消除。

(5)患儿家庭功能是否增强,家庭参与、配合培训的程度是否提高,家庭养育态度和方式是否合理,家属认识和处理疾病的能力是否加强。

九、健康指导

(一)对疾病认知的指导

改变家长和老师把患儿当成是不服管教的坏孩子这一错误认识,教育他们用赞扬、鼓励的正性强化方式代替单纯的惩罚教育。

(二)干预措施指导

让家长学会如何解决家庭问题,学会如何与患儿相处,如何共同制定明确的奖惩协定,如何使用阳性强化方式鼓励患儿的良好行为,如何使用惩罚方式消除患儿的不良行为等。

1.确定训练目标

训练目标要从患儿实际出发,简单明了,循序渐进,不要拿他们与正常孩子比较,挫伤患儿的自尊心。

2.增加交流沟通

家长应给患儿解释的机会,让患儿把不满和意见都讲出来,然后一起分析讨论,对的加以肯定,错的加以纠正,使孩子懂得事情可以通过沟通而获得解决,使患儿体会到民主、平等、被重视的感觉,这样有利于改善患儿与家长的关系,减少对立,配合治疗。

3.合理安排时间

多动症儿童做事没有头绪,父母每天要帮助孩子安排游戏、活动和学习的内容,合理分配好时间,使孩子意识到每天该做的事一件也不能少。患儿精力旺盛,可适当安排郊游、跑步、踢球等安全而又消耗体力的活动,给患儿过多的精力以发泄的渠道。

4.培养学习兴趣

对学习困难者,要积极鼓励、耐心辅导,消除其自卑情绪,培养学习兴趣,切忌讽刺挖苦与歧视贬低,树立患儿的自信心。对任何一点进步都要及时表扬鼓励,以求保持。

5.注意言传身教

家长要加强自身修养,身教重于言教。凡要求孩子做到的,家长首先要做到;家长不要将自己的不良情绪发泄到孩子身上;不能单纯依靠药物治疗或老师和医师的教育来对待孩子;家庭成员之间要融洽相处而不要相互指责,为患儿提供一个有利于疾病康复的环境。

6.沟通

建立家长、老师和医护人员治疗联盟互相沟通信息,共同商量制定解决问题的办法。

(三)学校教育

应使学校教师了解疾病的性质,学会观察评估患儿的病态表现,了解针对这类患儿的教育训练方法,避免歧视、体罚或其他粗暴的教育方法,恰当运用表扬和鼓励方式提高患儿的自信心和自觉性,通过语言或中断活动等方式否定患儿的不良行为,课程安排要考虑到给予患儿充分的活动时间。

十、预后及预防

随着多种治疗方法的应用,儿童多动的预后是较乐观的。此病的发展与预后受家族遗传因数、个体自身因素和环境等多方面影响,包括智力水平高低、不良的家庭与社会心理因素、父母精神状况等,以及是否合并品行障碍或对立违抗性障碍、认知功能损害、学习困难、各种情绪障碍等。一般来说,有严重注意障碍、智商偏低、学习困难、品行障碍者预后差,早期发现并早期干预者预后较好。

做好婚前检查、孕期保健,监测遗传疾病、做好围产期保健、避免围产期并发症、防治和尽早治疗中枢神经系统疾病是预防的重要措施。

(张　芳)

第九章　重症医学科的护理

第一节　心力衰竭

心力衰竭是由于心脏收缩机能和/或舒张功能障碍,不能将静脉回心血量充分排出心脏,造成静脉系统淤血及动脉系统血液灌注不足,而出现的综合征。

一、病因

(一)基本病因

1.心肌损伤

任何大面积(大于心室面积的40%)的心肌损伤都会导致心脏收缩和/或舒张功能的障碍。

2.心脏负荷过重

压力负荷(后负荷)过重,心脏排血阻力增大,心排血量降低,心室收缩期负荷过度,引起心室肥厚性心力衰竭;容量负荷(前负荷)过重,心脏舒张期容量增大,心排血量减低,引起心室扩张性心力衰竭。

3.机械障碍

腱索或乳头肌断裂,心室间隔穿孔,心脏瓣膜严重狭窄或关闭不全等引起的心脏机械功能衰退,导致心力衰竭。

4.心脏负荷不足

如缩窄性心包炎,大量心包积液,限制性心肌病等,使静脉血液回心受限,因而心室心房充盈不足,腔静脉及门脉系统淤血,心排血量减低。

5.血液循环容量过多

如静脉过多过快输液,尤其在无尿少尿时超量输液,急性或慢性肾炎引起高度水钠潴留,高度水肿等均引起血液循环容量急剧膨胀而致心力衰竭。

(二)诱发因素

1.感染

感染可增加基础代谢,增加机体耗氧,增加心脏排血量而诱发心力衰竭,尤其呼吸道感染较多见。

2.体力过劳

正常心脏在体力活动时,随身体代谢增高心脏排血量也随之增加。而有器质性心脏病患者体力活动时,心率增快,心肌耗氧量增加,心排血量减少,冠状动脉血液灌注不足,导致心肌缺血,心慌气急,诱发心力衰竭。

3.情绪激动

情绪激动促使儿茶酚胺释放,心率增快,心肌耗氧增加,动脉与静脉血管痉挛,增加心脏前后负荷而诱发心力衰竭。

4.妊娠与分娩

风湿性心脏病或先天性心脏病患者,心功能低下,在妊娠32~34周,分娩期及产褥期最初3天内心脏负荷最重,易诱发心力衰竭。

5.动脉栓塞

心脏病患者长期卧床,静脉系统长期处于淤血状态,容易形成血栓,一旦血栓脱落导致肺栓塞,加重肺循环阻力诱发心力衰竭。

6.水、钠摄入量过多

心功能减退时,肾脏排水排钠机能减弱,如果水、钠摄入量过多可引起水钠潴留,血容量扩增。

7.心律失常

心动过速可使心脏无效收缩次数增加而加重心脏负荷;心脏舒张期缩短使心室充盈受限进而降低心排血量,同时心脏氧渗透期缩短不利于心肌代谢。

8.冠脉痉挛

冠状动脉粥样硬化,易发生冠脉痉挛,引起心肌缺血导致心脏收缩或舒张功能障碍。

9.药物反应

因用药或停药不当导致的心力衰竭或心力衰竭恶化不在少数。慢性心力衰竭不该停用强心剂而停用,服用过量洋地黄、利尿药或抗心律失常药,都可导致心力衰竭恶化。

二、病理生理

(一)心脏的代偿机制

正常心脏有比较充足的储备能力,以适应一般生活需要所增加的心脏负担。当心脏功能减退,心排血量降低不足以供应机体需要时,机体将同时通过神经、体液等机制进行调整,力争恢复心排血量。

(1)反射性交感神经兴奋,迷走神经抑制,代偿性心率加快及心肌收缩力加强,以维持心排血量。由于交感神经兴奋,周围血管及,小动脉收缩可使血压维持正常而不随心排血量降低而下降;小静脉收缩可使静脉回心血量增加,从而使心搏血量增加。

(2)心肌肥厚:长期的负荷加重,使心肌肥厚和心室扩张,维持心排血量。然而,扩大和肥厚的心脏虽然完成较多的工作,但它耗氧量也随之增加,可是心肌内毛细血管数量并没有相应的增加,所以,扩大肥厚的心肌细胞相对的供血不足。

(3)心率增快:心率加快在一定范围内使心排血量增加,但如果心率太快则心脏舒张期显著缩短,使心室充盈不足,导致心排血量降低及静脉淤血加重。

(二)心脏的失代偿机制

当心脏储备力耗损至不能适应机体代谢的需要时,心功能便由代偿转为失代偿阶段,即心力衰竭。

心力衰竭时,心排血量相对或绝对的降低,一方面供给各器官的血流不足,引起各器官组织的功能改变,血液重新分配,首先为保证心、脑、肾血液供应,皮肤、内脏、肌肉的供血相应有较大的减少。肾血流量减少时,可使肾小球滤过率降低和肾素分泌增加,进而促使肾上腺皮质的醛固酮分泌增加,引起水钠潴留,血容量增加,静脉和毛细血管充血和压力增加。另一方面,心脏收缩力减弱,不能完全排出静脉回流的血液,心室收缩末期残留血量增多,心室舒张末期压力升高,遂使静脉回流受阻,引起静脉淤血和静脉压力升高,从而引起外周毛细血管的漏出增加,水分渗入组织间隙引起各脏器淤血水肿;肝脏淤血时对醛固酮的灭活减少;以及抗利尿激素分泌增加,肾排水量进一步减少,水钠潴留进一步加重,这也是水肿发生和加重的原因。

根据心脏代偿功能发挥的情况及失代偿的程度,可将心力衰竭分为三度,或心功能Ⅳ级。①Ⅰ级:有心脏病的客观证据,而无呼吸困难,心悸,水肿等症状(心功能代偿期)。②Ⅱ级:日常劳动并无异常感觉,但稍重劳动即有心悸,气急等症状(心力衰竭Ⅰ度)。③Ⅲ级:普通劳动亦有症状,但休息时消失(心力衰竭Ⅱ度)。④Ⅳ级:休息时也有明显症状,甚至卧床仍有症状(心力衰竭Ⅲ度)。

三、临床表现

心力衰竭在早期可仅有一侧衰竭,临床上以左心衰竭为多见,但左心衰竭后,右心也相继发生功能损害,最后导致全心衰竭。临床表现的轻重,常依病情发展的快慢和患者的耐受能力的不同而不同。

(一)左心衰竭

1.呼吸困难

轻症患者自觉呼吸困难,重者同时有呼吸困难和短促的征象。早期仅发生于劳动或运动时,休息后很快消失。这是由于劳动促使回心血量增加,肺淤血加重的缘故。随着病情加重,轻度劳动即感到呼吸困难,严重者休息时亦感呼吸困难,以致被迫采取半卧位或坐位,为端坐呼吸。

2.阵发性呼吸困难

多发生于夜间,故又称为阵发性夜间性呼吸困难。患者常在熟睡中惊醒,出现严重呼吸困难及窒息感,被迫坐起,咳嗽频繁,咯粉红色泡沫样痰液。轻者数分钟,重者经1～2小时逐渐停止。阵发性呼吸困难的发生原因,可能为:①睡眠时平卧位,回心血量增加,超过左心负荷的限度,加重了肺淤血。②睡眠时,膈肌上升,肺活量减少。③夜间迷走神经兴奋性增高,使冠状动脉和支气管收缩,影响了心肌的血液供应,发生支气管痉挛,降低心肌收缩性能和肺通气量,肺淤血加重。④熟睡时中枢神经敏感度降低,因此,肺淤血必须达到一定程度后方能使患者因气喘惊醒。

3.急性肺水肿

急性肺水肿是左心衰竭的重症表现,是阵发性呼吸困难的进一步发展。常突然发生,呈端坐呼吸,表情焦虑不安,频频咳嗽,咯大量泡沫状或血性泡沫性痰液,严重时可有大量泡沫样液体由鼻涌出,面色苍白,口唇青紫,皮肤湿冷,两肺布满湿啰音及哮鸣音,血压可下降,甚至休克。

4.咳嗽和咯血

咳嗽和咯血为肺泡和支气管黏膜淤血所致,多与呼吸困难并存,咯白色泡沫样黏痰或血性痰。

5.其他症状

可有疲乏无力、失眠、心悸、发绀等。严重患者脑缺氧缺血时可出现陈-施氏呼吸、嗜睡、眩晕、意识丧失、抽搐等。

6.体征

除原有心脏病体征外,可有舒张期奔马律、交替脉、肺动脉瓣区第 2 心音亢进。轻症肺底部可听到散在湿啰音,重症则湿啰音满布全肺。有时可伴哮鸣音。

7.X 线及其他检查

X 线检查,可见左心扩大及肺淤血,肺纹理增粗。急性肺水肿时可见由肺门伸向肺野呈蝶形的云雾状阴影。心电图检查可出现心率快及左心室肥厚图形。臂舌循环时间延长(正常 10～15 秒),臂肺时间正常(4～8 秒)。

(二)右心衰竭

1.水肿

皮下水肿是右心衰竭的典型症状。在水肿出现前,由于体内已有水钠潴留,体液潴留达 5 kg以上才出现水肿,故多只有体重增加。水肿多先见于下肢,卧床患者则在腰、背及骶部等低垂部位明显,呈凹陷性水肿。重症则波及全身。水肿多于傍晚发生或加重,休息一夜后消失或减轻,伴有夜间尿量增加。这是由于夜间休息时,回心血量比白天活动时增多,心脏能将静脉回流血量排出,心室收缩末期残留血量减少,静脉和毛细血管压力有所减轻,因而水肿减轻或消退。

少数患者可出现胸腔积液和腹水。胸腔积液可同时见于左、右两侧胸腔,但以右侧较多,其原因不甚明了。由于壁层胸膜静脉回流体静脉,而脏层胸膜静脉血流入肺静脉,因而胸腔积液多见于左右心衰竭并存时。腹水多由心源性肝硬化引起。

2.颈静脉怒张和内脏淤血

坐位或半卧位时可见颈静脉怒张,其出现常较皮下水肿或肝大出现为早,同时可见舌下、手臂等浅表静脉异常充盈。肝大并压痛可先于皮下水肿出现。长期肝淤血,缺氧,可引起肝细胞变性、坏死,并发展为心源性肝硬化,肝功能检查异常或出现黄疸。若有三尖瓣关闭不全并存,肝脏触诊呈扩张性搏动。胃肠道淤血常引起消化不良,食欲减退,腹胀,恶心和呕吐等症状。肾淤血致尿量减少,尿中可有少量蛋白和细胞。

3.发绀

右心衰竭患者多有不同程度发绀,首先见于指端,口唇和耳郭,较单纯左心功能不全者为显著,其原因除血红蛋白在肺部氧合不全外,与血流缓慢,组织自身毛细血管中吸取较多的氧而使还原血红蛋白增加有关。严重贫血者则不出现发绀。

4.神经系统症状

可有神经过敏,失眠,嗜睡等症状。重者可发生精神错乱,可能是脑出血,缺氧或电解质紊乱等原因引起。

5.心脏及其他检查

主要为原有心脏病体征,由于右心衰竭常继发于左心衰竭的基础上,因而左、右心均可扩大。右心扩大引起了三尖瓣关闭不全时,在三尖瓣音区可听到收缩期吹风样杂音。静脉压增高。臂肺循环时间延长,因而臂舌循环时间也延长。

(三)全心衰竭

左、右心功能不全的临床表现同时存在,但患者或以左心衰竭的表现为主或以右心衰竭的表现为主,左心衰竭肺充血的临床表现可因右心衰竭的发生而减轻。

四、护理

(一)护理要点

(1)减轻心脏负担,预防心力衰竭的发生。

(2)合理使用强心,利尿,扩血管药物,改善心功能。

(3)密切观察病情变化,及时救治急性心力衰竭。

(4)健康教育。

(二)减轻心脏负担,预防心力衰竭

休息可减少全身肌肉活动,减少氧的消耗,也可减少静脉回心血量及减慢心率,从而减轻心脏负担。根据患者病情适当安排其生活和劳动,可以尽量减轻心脏负荷。对于轻度心力衰竭患者,可仅限制其体力活动,并规定充分的午睡时间或较正常人多一些的夜间睡眠时间。较重的心力衰竭患者均应卧床休息,并尽可能使卧床休息患者的体位舒适。当心力衰竭表现有明显改善时,应尽快允许和鼓励患者逐渐恢复体力活动,恢复体力活动的速度和程度视患者心力衰竭的严重程度和发作时间的长短及患者对治疗的反应等而定。如心脏功能已完全恢复正常或接近正常,则每天可作轻度的体力活动。

饮食应少食多餐,给予低热量、多维生素、易消化食物,避免过饱,加重心脏负担。目前由于利尿剂应用方便。对钠盐限制不必过于严格,一般轻度心力衰竭患者每天摄入食盐 5 g 左右(正常人每天摄入食盐 10 g 左右),中度心力衰竭患者给予低盐饮食(含钠 2~4 g),重度心力衰竭患者给予无钠饮食。如果经一般限盐、利尿,病情未能很好控制者,则应进一步严格限盐,摄入量不超过 1 g。饮水量一般不加限制,仅在并发稀释性低钠血症者,限制每天入水量 500 mL 左右。

(三)合理使用强心药物并观察毒性反应

洋地黄类强心苷是目前治疗心力衰竭的主要药物,能直接加强心肌收缩力,增加心排血量,从而使心脏收缩末期残余血量减少,舒张末期压力下降,有利于缓解各器官的淤血,增加尿量,减慢心率。常用的给药方法:负荷量加维持量,在短期内,1~3 天给予一定的负荷量,以后每天用维持量,适用于急性心力衰竭,较重的心力衰竭或需尽快控制病情的患者;单用维持量,近年来证实,洋地黄类药物治疗剂量的大小与其增强心肌收缩力作用呈线性关系,故对较轻的心力衰竭和易发生中毒的患者可用较小的剂量,而不采用惯用的洋地黄负荷量法,尤其对慢性心力衰竭更适用。

洋地黄用量的个体差异大,且治疗剂量与中毒剂量较接近,故用药期间需要密切观察洋地黄的毒性反应。洋地黄毒性反应如下。①消化道反应:食欲缺乏、恶心、呕吐、腹泻等。②神经系统反应:头痛、眩晕,视觉改变(黄视或绿视)。③心脏反应:可发生各种心律失常,常见的心律失常类型为:室性期前收缩,尤其是呈二联、三联或呈多源性者。其他有房性心动过速伴有房室传导阻滞,交界性心动过速,各种不同程度的房室传导阻滞,室性心动过速,心房纤维颤动等。④血清洋地黄含量:放射性核素免疫法测定血清地高辛含量<2.0 ng/mL,或洋地黄毒苷<20 μg/mL 为安全剂量。中毒者多数大于以上浓度。

使用洋地黄类药物时注意事项:①服药前要先了解病史,如询问已用洋地黄情况,利尿剂的使用情况及电解质浓度如何,如果存在低钾,低镁易诱发洋地黄中毒。②心力衰竭反复发作,严重缺氧,心脏明显扩大的患者对洋地黄药物耐受性差,宜小剂量使用。③询问有无合并使用增加或降低洋地黄敏感性的药物,如普萘洛尔、利血平、利尿剂、抗甲状腺药物、维拉帕米、胺碘酮、肾

上腺素等可增加洋地黄敏感性;而考来烯胺,抗酸药物,降胆固醇药及巴比妥类药则可降低洋地黄敏感性。④了解肝脏肾脏功能,地高辛主要自肾脏排泄,肾功能不全的,宜减少用量;洋地,黄毒苷经肝脏代谢胆管排泄,部分转化为地高辛。⑤密切观察洋地黄毒性反应。⑥静脉给药时应用5%～20%的 GS 溶液稀释,混匀后缓慢静推,一般不少于 15 分钟,用药时注意听诊心率及节律的变化。

(四)观察应用利尿剂后的反应

慢性心力衰竭患者,首选噻嗪类药,采用间歇用药,即每周固定服药 2～3 天,停用 4～5 天。若无效可加服氨苯蝶啶或螺内酯。如果上两药联用效果仍不理想可以呋塞米代替噻嗪类药物。急性心力衰竭或肺水肿者,首选呋塞米或依他尼酸钠或汞撒利等快速利尿药。在应用利尿剂1 小时后,静脉缓慢注射氨茶碱0.25 g,可增加利尿效果。应用利尿剂后要密切观察尿量,每天测体重,准确记录 24 小时液体出入量,大量利尿者应测血压,脉搏和抽血查电解质,观察有无利尿过度引起的脱水,低血容量和电解质紊乱的表现,尤其是应用排钾利尿剂后有无乏力、恶心、呕吐、腹胀等低钾表现。对于利尿反应差者,应找出利尿不佳的原因,如了解肾脏功能情况,是否存在低血压、低血钾、低血镁或稀释性低钠血症,及用药是否合理等。

(五)合理使用扩血管药物并观察用药反应

血管扩张剂可以扩张周围小动脉,减轻心脏排血时的阻力,而减轻心脏后负荷;又可以扩张周围静脉,减少回心血量,减轻心脏前负荷,进而改善心功能。常用的扩张静脉为主的药物有:硝酸甘油、硝酸酯类及吗啡类药物;扩张动脉为主的药物有:平胺唑啉、肼苯达嗪、硝苯地平;兼有扩张动脉和静脉的药物有:硝普钠、哌唑嗪及卡托普利等。在开始使用血管扩张剂时,要密切观察病情和用药前后血压,心率的变化,慎防血管扩张过度,心脏充盈不足,血压下降,心率加快等不良反应。用血管扩张药注意,应从小剂量开始,用药前后对比心率,血压变化情况或床边监测血流动力学。根据具体情况,每 5～10 分钟测量 1 次,若用药后血压较用药前降低 1.33～2.66 kPa,应谨慎调整药物浓度或停用。

(六)急性肺水肿的救治及护理

急性肺水肿为急性左心功能不全或急性左心衰竭的主要表现。多因突发严重的左心室排血不足或左心房排血受阻引起肺静脉及肺毛细血管压力急剧升高所致。当肺毛细血管压升高超过血浆胶体渗透压时,液体即从毛细血管漏到肺间质、肺泡甚至气道内,引起肺水肿。典型发作表现为突然严重气急,每分钟呼吸可达 30～40 次,端坐呼吸,阵阵咳嗽,面色苍白,大汗,常咯出泡沫样痰,严重者可从口腔和鼻腔内涌出大量粉红色泡沫液体。发作时心率、脉搏增快,血压在起始时可升高,以后降至正常或低于正常。两肺内可闻及广泛的水泡音和哮鸣音。心尖部可听到奔马律。

1.治疗原则

(1)减少肺循环血量和静脉回心血量。

(2)增加心搏量,包括增强心肌收缩力和降低周围血管阻力。

(3)减少血容量。

(4)减少肺泡内液体漏出,保证气体交换。

2.护理措施

(1)使患者取坐位或半卧位,两腿下垂,减少下肢静脉回流,减少回心血量。

(2)立即皮下注射吗啡 10 mg 或哌替啶 50～100 mg,使患者安静及减轻呼吸困难。但对昏迷、严重休克、有呼吸道疾病或痰液极多者忌用,年老,体衰,瘦小者应减量。

(3)改善通气-换气功能,轻度肺水肿早期高流量氧气吸入,开始是 2～3 L/min,以后逐渐增至 4～6 L/min,氧气湿化瓶内加 75%乙醇或选用有机硅消泡沫剂,以降低肺泡内泡沫的表面张力,使泡沫破裂,改善通气功能。肺水肿明显出现即应作气管插管进行加压辅助呼吸,改善通气与氧的弥散,减少肺内分流,提高血氧分压。肺水肿基本控制后,可采用呼吸机间歇正压呼吸,如果动脉血氧分压<9.31 kPa时,可改为持续正压呼吸。

(4)速给毛花苷 C 0.4 mg 或毒毛花苷 K 0.25 mg,加入葡萄糖溶液中缓慢静推。

(5)快速利尿,如呋塞米 20～40 mg 或依他尼酸钠 25 mg 静脉注射。

(6)静脉注射氨茶碱 0.25 g 用 50%葡萄糖液 20～40 mL 稀释后缓慢注入,减轻支气管痉挛,增加心肌收缩力和促进尿液排出。

(7)氢化可的松 100～200 mg 或地塞米松 10 mg 溶于葡萄糖中静脉注射。

(七)健康教育

随着人们生活水平的不断提高,人们对生活质量的要求也越来越高。心力衰竭的转归及治愈程度将直接影响患者的生活质量,预防心力衰竭发生以保证患者的生活质量就显得更为重要。首先要避免诱发因素,如气候转换时要预防感冒,及时添加衣服;以乐观的态度对待生活,情绪平稳,不要大起大落过于激动;体力劳动不要过重;适当掌握有关的医学知识以便自我保健等。其次,对已明确心功能Ⅱ级、Ⅲ级的患者要按一般治疗标准,合理正确按医嘱服用强心、利尿、扩血管药物,注意休息和营养,并定期门诊随访。

(徐 莉)

第二节 心源性休克

心源性休克系指由于严重的心脏泵功能衰竭或心功能不全导致心排血量减少,各重要器官和周围组织灌注不足而发生的一系列代谢和功能障碍综合征。

一、临床表现

多数心源性休克患者,在出现休克之前有相应心脏病史和原发病的各种表现,如急性肌梗死患者可表现严重心肌缺血症状,心电图可能提示急性冠状动脉供血不足,尤其是广泛前壁心肌梗死;急性心肌炎者则可有相应感染史,并有发热、心悸、气短及全身症状,心电图可有严重心律失常;心脏手术后所致的心源性休克,多发生于手术 1 周内。

心源性休克目前国内外比较一致的诊断标准如下。

(1)收缩压低于 12.0 kPa(90 mmHg)或原有基础血压降低 4.0 kPa(30 mmHg),非原发性高血压患者一般收缩压小于 10.7 kPa(80 mmHg)。

(2)循环血量减少的征象:①尿量减少,常少于 20 mL/h。②神志障碍、意识模糊、嗜睡、昏迷等。③周围血管收缩,伴四肢厥冷、冷汗,皮肤湿凉、脉搏细弱快速、颜面苍白或发绀等末梢循环衰竭征象。

(3)纠正引起低血压和低心排血量的心外因素(低血容量、心律失常、低氧血症、酸中毒等)

后,休克依然存在。

二、诊断

(1)有急性心肌梗死、急性心肌炎、原发或继发性心肌病、严重的恶性心律失常、具有心肌毒性的药物中毒、急性心脏压塞以及心脏手术等病史。

(2)早期患者烦躁不安、面色苍白,诉口干、出汗,但神志尚清;后逐渐表情淡漠、意识模糊、神志不清直至昏迷。

(3)体检心率逐渐增快,常>120 次/分。收缩压<10.6 kPa(80 mmHg),脉压<2.7 kPa(20 mmHg),后逐渐降低,严重时血压测不出。脉搏细弱,四肢厥冷,肢端发绀,皮肤出现花斑样改变。心音低纯,严重者呈单音律。尿量<17 mL/h,甚至无尿。休克晚期出现广泛性皮肤、黏膜及内脏出血,即弥漫性血管内凝血的表现,以及多器官衰竭。

(4)血流动力学监测提示心脏指数降低、左心室舒张末压升高等相应的血流动力学异常。

三、检查

(1)血气分析。

(2)弥漫性血管内凝血的有关检查。血小板计数及功能检测,出凝血时间,凝血酶原时间,凝血因子 I,各种凝血因子和纤维蛋白降解产物(FDP)。

(3)必要时做微循环灌注情况检查。

(4)血流动力学监测。

(5)胸部 X 线片,心电图,必要时做动态心电图检查,条件允许时行床旁超声心动图检查。

四、治疗

(一)一般治疗

(1)绝对卧床休息,有效止痛,由急性心肌梗死所致者吗啡 3~5 mg 或哌替啶 50 mg,静脉注射或皮下注射,同时予安定、苯巴比妥。

(2)建立有效的静脉通道,必要时行深静脉插管。留置导尿管监测尿量。持续心电、血压、血氧饱和度监测。

(3)氧疗:持续吸氧,氧流量一般为 4~6 L/min,必要时气管插管或气管切开,人工呼吸机辅助呼吸。

(二)补充血容量

首选右旋糖酐-40 250~500 mL 静脉滴注,或 0.9%氯化钠液、平衡液 500 mL 静脉滴注,最好在血流动力学监护下补液,前 20 分钟内快速补液 100 mL,如中心静脉压上升不超过 0.2 kPa(1.5 mmHg),可继续补液直至休克改善,或输液总量达 500~750 mL。无血流动力学监护条件者可参照以下指标进行判断:诉口渴,外周静脉充盈不良,尿量<30 mL/h,尿比重>1.02,中心静脉压<0.8 kPa(6 mmHg),则表明血容量不足。

(三)血管活性药物的应用

首选多巴胺或与间羟胺(阿拉明)联用,从 2~5 μg/(kg·min)开始渐增剂量,在此基础上根据血流动力学资料选择血管扩张剂:①肺充血而心排血量正常,肺毛细血管嵌顿压>2.4 kPa(18 mmHg),而心脏指数>2.2 L/(min·m²)时,宜选用静脉扩张剂,如硝酸甘油 15~

30 μg/min 静脉滴注或泵入,并可适当利尿。②心排血量低且周围灌注不足,但无肺充血,即心脏指数<2.2 L/(min·m²),肺毛细血管嵌顿压<2.4 kPa(18 mmHg)而肢端湿冷时,宜选用动脉扩张剂,如酚妥拉明 100～300 μg/min 静脉滴注或泵入,必要时增至 1 000～2 000 μg/min。③心排血量低且有肺充血及外周血管痉挛,即心脏指数<2.2 L/(min·m²),肺毛细血管嵌顿压<2.4 kPa(18 mmHg)而肢端湿冷时,宜选用硝普钠,10 μg/min 开始,每 5 分钟增加 5～10 μg/min,常用量为 40～160 μg/min,也有高达 430 μg/min 才有效。

(四)正性肌力药物的应用

1.洋地黄制剂

一般在急性心肌梗死的 24 小时内,尤其是 6 小时内应尽量避免使用洋地黄制剂,在经上述处理休克无改善时可酌情使用毛花苷 C 0.2～0.4 mg,静脉注射。

2.拟交感胺类药物

对心排血量低,肺毛细血管嵌顿压不高,体循环阻力正常或低下,合并低血压时选用多巴胺,用量同前;而心排血量低,肺毛细血管嵌顿压高,体循环血管阻力和动脉压在正常范围者,宜选用多巴酚丁胺 5～10 μg/(kg·min),亦可选用多培沙明 0.25～1.0 μg/(kg·min)。

3.双异吡啶类药物

常用氨力农 0.5～2 mg/kg,稀释后静脉注射或静脉滴注,或米力农 2～8 mg,静脉滴注。

(五)其他治疗

1.纠正酸中毒

常用 5% 碳酸氢钠或摩尔乳酸钠,根据血气分析结果计算补碱量。

2.激素应用

早期(休克 4～6 小时内)可尽早使用糖皮质激素,如地塞米松 10～20 mg 或氢化可的松 100～200 mg,必要时每 4～6 小时重复 1 次,共用 1～3 天,病情改善后迅速停药。

3.纳洛酮

首剂 0.4～0.8 mg,静脉注射,必要时在 2～4 小时后重复 0.4 mg,继以 1.2 mg 置于 500 mL 液体内静脉滴注。

4.机械性辅助循环

经上述处理后休克无法纠正者,可考虑主动脉内气囊反搏(IABP)、体外反搏、左心室辅助泵等机械性辅助循环。

5.原发疾病治疗

如急性心肌梗死患者应尽早进行再灌注治疗,溶栓失败或有禁忌证者应在 IABP 支持下进行急诊冠状动脉成形术;急性心脏压塞者应立即心包穿刺减压;乳头肌断裂或室间隔穿孔者应尽早进行外科修补等。

6.心肌保护

1,6-二磷酸果糖 5～10 g/d,或磷酸肌酸(护心通)2～4 g/d,酌情使用血管紧张素转换酶抑制剂等。

(六)防治并发症

1.呼吸衰竭

包括持续氧疗,必要时呼气末正压给氧,适当应用呼吸兴奋剂,如尼可刹米(可拉明)0.375 g 或洛贝林(山梗菜碱)3～6 mg 静脉注射;保持呼吸道通畅,定期吸痰,加强抗感染等。

2.急性肾衰竭

注意纠正水、电解质紊乱及酸碱失衡,及时补充血容量,酌情使用利尿剂如呋塞米 20～40 mg静脉注射。必要时可进行血液透析、血液滤过或腹膜透析。

3.保护脑功能

酌情使用脱水剂及糖皮质激素,合理使用兴奋剂及镇静剂,适当补充促进脑细胞代谢药,如脑活素、胞磷胆碱、三磷酸腺苷等。

4.防治弥散性血管内凝血(DIC)

休克早期应积极应用右旋糖酐-40、阿司匹林(乙酰水杨酸)、双嘧达莫(潘生丁)等抗血小板及改善微循环药物,有 DIC 早期指征时应尽早使用肝素抗凝,首剂 3 000～6 000 U 静脉注射,后续以 500～1 000 U/h静脉滴注,监测凝血时间调整用量,后期适当补充消耗的凝血因子,对有栓塞表现者可酌情使用溶栓药如小剂量尿激酶(25 万～50 万 U)或链激酶。

五、护理

(一)急救护理

(1)护理人员熟练掌握常用仪器、抢救器材及药品。

(2)各抢救用物定点放置、定人保管、定量供应、定时核对,定期消毒,使其保持完好备用状态。

(3)患者一旦发生晕厥,应立即就地抢救并通知医师。

(4)应及时给予吸氧,建立静脉通道。

(5)按医嘱准、稳、快地使用各类药物。

(6)若患者出现心脏骤停,立即进行心、肺、脑复苏。

(二)护理要点

1.给氧用面罩或鼻导管给氧

面罩要严密,鼻导管吸氧时,导管插入要适宜,调节氧流量 4～6 L/min,每天更换鼻导管一次,以保持导管通畅。如发生急性肺水肿时,立即给患者端坐位,两腿下垂,以减少静脉回流,同时加用 30%乙醇吸氧,降低肺泡表面张力,特别是患者咯大量粉红色泡沫样痰时,应及时用吸引器吸引,保持呼吸道通畅,以免发生窒息。

2.建立静脉输液通道

迅速建立静脉通道。护士应建立静脉通道 1～2 条。在输液时,输液速度应控制,应当根据心率、血压等情况,随时调整输液速度,特别是当液体内有血管活性药物时,更应注意输液通畅,避免管道滑脱、输液外渗。

3.尿量观察

单位时间内尿量的观察,对休克病情变化及治疗是十分敏感和有意义的指标。如果患者 6 小时无尿或每小时 20～30 mL,说明肾小球滤过量不足,如无肾实质变说明血容量不足。相反,每小时尿量大于 30 mL,表示微循环功能良好,肾血灌注好,是休克缓解的可靠指标。如果血压回升,而尿量仍很少,考虑发生急性肾功衰竭,应及时处理。

4.血压、脉搏、末梢循环的观察

血压变化直接标志着休克的病情变化及预后,因此,在发病几小时内应严密观察血压,15～30 分钟 1 次,待病情稳定后 1～2 小时观察 1 次。若收缩压下降到 10.7 kPa(80 mmHg)以下,脉压小于 2.7 kPa(20 mmHg)或患者原有高血压,血压的数值较原血压下降 2.7～4.0 kPa(20～30 mmHg),要立即通知医师迅速给予处理。

脉搏的快慢取决于心率,其节律是否整齐,也与心搏节律有关,脉搏强弱与心肌收缩力及排血量有关。所以休克时脉搏在某种程度上反映心功能,同时,临床上脉搏的变化,往往早于血压变化。

心源性休克由于心排血量减少,末梢循环灌注量减少,血流留滞,末梢发生发绀,尤其以口唇、黏膜及甲床最明显,四肢也因血运障碍而冰冷,皮肤潮湿。这时,即使血压不低,也应按休克处理。当休克逐步好转时,末梢循环得到改善,发绀减轻,四肢转温。所以末梢的变化也是休克病情变化的一个标志。

5.心电监护的护理患者入院后

立即建立心电监护,通过心电监护可及时发现致命的室速或室颤。当患者入院后一般监测24～48 小时,有条件可直到休克缓解或心律失常纠正。常用标准 Ⅱ 导进行监测,必要时描记心电记录。在监测过程中,要严密观察心律、心率的变化,对于频发室早(每分钟 5 个以上)、多源性室早,室早呈二联律、三联律,室性心动过速,R-on-T、R-on-P(室早落在前一个 P 波或 T 波上)立即报告医师,积极配合抢救,准备各种抗心律失常药,随时做好除颤和起搏的准备,分秒必争,以挽救患者的生命。

此外,还必须做好患者的保温工作,防止呼吸道并发症和预防压疮等方面的基础护理工作。

(徐　莉)

第三节　急性肝衰竭

一、定义

急性肝衰竭是原来无肝病者肝脏受损后短时间内发生的严重临床综合征,死亡率高,最常见的病因是病毒性肝炎。

二、病因及发病机制

(一)病因

在中国引起肝衰竭的主要病因是肝炎病毒(主要是乙型肝炎病毒),其次是药物及肝毒性物质(如乙醇、化学制剂等)。在欧美国家,药物是引起急性、亚急性肝衰竭的主要原因。

(二)发病机制

1.内毒素与肝损伤

内毒素使肝脏能量代谢发生障碍。还可诱导中性粒细胞向肝内聚集,并激活中性粒细胞,参与导致大块肝细胞坏死的炎症过程。内毒素作用于肝窦内皮细胞及微血管,引起肝微循环障碍,导致缺血缺氧性损伤。

2.细胞因子与肝损伤

细胞因子不仅是肝坏死过程的主要因素,还与肝衰竭时肝细胞再生抑制状态有关。

3.细胞凋亡

肝细胞凋亡在肝衰竭病理形成过程中也起着重要的作用。

4.多器官功能衰竭与肝衰竭

肝衰竭是多器官功能衰竭的主要起因,而多器官功能衰竭又可加重肝衰竭。

三、临床表现

(一)神经、精神症状

早期以性格和行为改变为主,如情绪激动、精神错乱、行为荒诞等,少数患者可被误诊为精神病。晚期出现肝昏迷、肝臭,各种反射迟钝或消失,肌张力改变,踝阵挛阳性。

(二)黄疸

典型病例先是尿色加深,2~3天以后皮肤巩膜出现黄疸,迅速加深,少数患者的黄疸可出现在神经、精神症状前,但较轻微,以后随病情恶化而加深。

(三)出血

因肝脏内凝血因子合成障碍,导致弥散性血管内凝血、血小板减少。

(四)肝脏缩小

多数急性肝衰竭肝脏呈进行性缩小,此为诊断本病的重要体征。

(五)腹水

多数患者迅速出现腹水,大多属于漏出液,少数为渗出液或血性。

(六)脑水肿、脑疝综合征

发生率24%~82%,单纯脑水肿表现为呕吐、头痛、烦躁、血压轻度上升。合并脑疝则出现去大脑强直、抽搐、瞳孔对光反应减弱或消失、呼吸节律不齐、呼吸骤停等。

(七)肝肾综合征

表现为少尿或无尿、氮质血症、稀释性低血钠、低尿钠,尿中可无蛋白质及管型。

四、实验室及其他检查

(1)肝炎病毒学检查:肝功能检查转氨酶升高或发生胆-酶分离现象。

(2)血生化检查:凝血酶原时间延长。

五、紧急救护

(一)去除诱因

针对引起急性肝衰竭的不同诱因,给予治疗和护理。

(二)保肝治疗

(1)应用细胞活性药物,如 ATP、辅酶 A、肌苷、1,6-二磷酸果糖等。

(2)胰岛素-胰高血糖素疗法。

(3)促肝细胞生长素促使肝细胞再生。

(4)前列腺素 E 可扩张血管,改善肝微循环,稳定肝细胞膜,防止肝细胞坏死。

(5)适量补充新鲜血、新鲜血浆及清蛋白,有利于提高胶体渗透压,促进肝细胞的再生和补充凝血因子。

(三)对症处理

1.肝性脑病

避免使用麻醉、镇痛、催眠等中枢抑制药物,及时控制感染和上消化道出血,注意纠正水、电解质和酸碱平衡紊乱。降低血氨:

(1)禁止经口摄入蛋白质,尤其动物蛋白,以减少氨的形成。

(2)抑制肠道产氨细菌生长,可口服或鼻饲新霉素 1～2 g/d,甲硝唑 0.2 g,每天 4 次。

(3)清除肠道积食、积血或其他含氮物质,应用乳果糖或拉克替醇,口服或高位灌肠,可酸化肠道,促进氨的排出,减少肠源性毒素吸收。

(4)视患者的电解质和酸碱平衡情况酌情选择谷氨酸钠、谷氨酸钾、精氨酸等降氨药。

(5)使用支链氨基酸或支链氨基酸与精氨酸混合制剂,以纠正氨基酸失衡。

2.出血

(1)预防胃应激性溃疡出血,可用 H_2 受体拮抗药或质子泵抑制药。

(2)凝血功能障碍者注射维生素 K,可促进凝血因子的合成。血小板减少或功能异常者可输注血小板悬液。

(3)胃肠道出血者可用冰盐水加血管收缩药物局部灌注止血。

(4)活动性出血或需接受损伤性操作者,应补充凝血因子,以输新鲜血浆为宜。

(5)一旦出现 DIC、颅内出血,须积极配合抢救。

(四)急性并发症的处理

1.肝肾综合征

(1)及时去除诱因,如避免强烈利尿及大量放腹水,不使用损害肾功能的药物。

(2)在改善肝功能的前提下,适当输注右旋糖酐 40、清蛋白等胶体溶液,以提高循环血容量。

(3)补充血容量的同时给予利尿药,常用 20% 甘露醇,无效时可用呋塞米,可消除组织水肿、腹水,减轻心脏负荷,清除有害代谢产物。

(4)应用血管活性药,可选用多巴胺、酚妥拉明等药物,以扩张肾血管,增加肾血流量。

(5)经上述治疗无效时,宜尽早进行血液透析,清除血内有害物质,减轻氮质血症、纠正高钾血症和酸中毒。

2.感染

一旦出现感染,可单用或联合应用抗生素,但不应使用有肝、肾毒性的药物。

3.脑水肿

颅内压增高者给予高渗性脱水药。

(五)血液净化疗法

可清除因肝功能严重障碍而产生的各种有害物质,使血液得以净化,帮助患者度过危险期。血浆置换是较为成熟的血液净化方法,可以去除与血浆蛋白结合的毒物,补充血浆蛋白、凝血因子等人体所需物质,从而减轻急性肝衰竭患者的症状。

(六)肝替代治疗

(1)人工肝支持治疗:人工肝是指通过体外的机械、物理化学或生物装置,清除各种有害物质,补充必需物质,改善内环境,暂时替代衰竭肝的部分功能的治疗方法,能为肝细胞再生及肝功能恢复创造条件或等待机会进行肝移植。

(2)肝移植。

六、观察要点

(1)判断神志是否清醒,性格和行为有无异常,以便及时发现肝性脑病的先兆。

(2)密切观察生命体征变化,注意每天测量腹围、体重。

(3)黄疸:了解黄疸的程度,有无逐渐加重。

(4)出血:注意皮肤、黏膜及消化道等部位有无出血,抽血及穿刺后要长时间压迫穿刺点,防止渗血。

(5)监测中心静脉压、血气分析变化。

(6)监测肝功能、凝血功能变化。

(7)对接受谷胰高血糖素.胰岛素疗法患者,用药期间随时监测血糖水平,以便随时调整药物的用量。

(8)应用谷氨酸钾时须监测钾、钠、氯含量,保持电解质平衡。

七、护理要点

(一)充分休息与心理护理

患者应绝对卧床休息,腹水患者采取半卧位。鼓励患者保持乐观情绪,以最佳心理状态配合治疗。

(二)饮食护理

给予低脂、低盐、高热量、清淡、易消化的食物。戒烟酒,忌辛辣刺激性食物,少量多餐可进食流质或半流质,以保证营养充分吸收,促进肝细胞再生和修复。有腹水者控制钠盐摄入,肝性脑病者忌食蛋白。

(三)口腔护理

饭前饭后可用5%碳酸氢钠漱口。

(四)皮肤护理

保持皮肤清洁干燥,黄疸较深、瘙痒严重者可给予抗组胺药物。

(五)并发症的护理

1.肝肾综合征

严格控制液体入量,避免使用损害肝、肾功能的药物。注意观察尿量的变化及尿的颜色和性质,准确记录每天出入液量。

2.感染

加强支持疗法,调整免疫功能。

3.大量腹水

(1)安置半卧位,限制钠盐和每天入水量。

(2)遵医嘱应用利尿药,避免快速和大量利尿,用药后注意监测血电解质。

(3)每天称体重,测腹围,记录尿量,密切观察腹水增长及消退情况。

(4)腹腔穿刺放腹水一次量不能超过3 000 mL,防止水、电解质紊乱和酸碱失衡。

4.脑水肿

密切观察患者有无头痛、呕吐、眼底视盘水肿及意识障碍等表现。一旦发生,应协助患者取平卧位,抬高床头15°～30°,以利颅内静脉回流,减轻脑水肿。使用脱水药、利尿药后易出现电解质紊乱,应定时监测。

(六)安全防护

对于昏迷患者加护床挡,烦躁患者慎用镇静药,必要时可用水合氯醛灌肠。

(七)肠道护理

灌肠可清除肠内积血,使肠内保持酸性环境,减少氨的产生和吸收,协助患者采取左侧卧位,用37~38 ℃温水 100 mL 加食醋 50 mL 灌肠 1~2 次/天,或乳果糖 500 mL 加温水 500 mL 保留灌肠,使血氨降低。肝性脑病者禁用肥皂水灌肠。

(徐　莉)

第四节　糖尿病酮症酸中毒

糖尿病酮症酸中毒(DKA)为最常见的糖尿病急症,是由于体内胰岛素缺乏引起的以高血糖、高血酮和代谢性酸中毒为主要表现的临床综合征。当代谢紊乱发展至脂肪分解加速、血清酮体积聚超过正常水平时称为酮血症,尿酮体排出增多称为酮尿,临床上统称为酮症。当酮酸积聚而发生代谢性酸中毒时称为酮症酸中毒,常见于 1 型糖尿病患者或 β 细胞功能较差的 2 型糖尿病患者伴应激时。

一、病因

DKA 发生在有糖尿病基础,在某些诱因作用下发病。DKA 多见于年轻人,1 型糖尿病易发,2 型糖尿病可在某些应激情况下发生。发病过程大致可分为代偿性酮症酸中毒与失代偿性酮症酸中毒 2 个阶段。诱发 DKA 的原因如下。

(一)急性感染

以呼吸、泌尿、胃肠道和皮肤的感染最为常见。伴有呕吐的感染更易诱发急性感染。

(二)胰岛素和药物治疗中断

胰岛素和药物治疗中断是诱发 DKA 的重要因素,特别是胰岛素治疗中断。有时也可因体内产生胰岛素抗体致使胰岛素的作用降低而诱发。

(三)应激状态

糖尿病患者出现精神创伤、紧张或过度劳累、外伤、手术、麻醉、分娩、脑血管意外、急性心肌梗死等。

(四)饮食失调或胃肠疾病

严重呕吐、腹泻、厌食、高热等导致严重失水,过量进食含糖或脂肪多的食物,酗酒,或每天糖类摄入过少(<100 g)时。

(五)不明病因

发生 DKA 时往往有几种诱因同时存在,但部分患者可能找不到明显诱因。

二、发病机制

主要病理基础为胰岛素相对或绝对不足、拮抗胰岛素的激素(胰高血糖素、皮质醇、儿茶酚胺类、生长激素)增加以及严重失水等,因此产生糖代谢紊乱,血糖不能正常利用,导致血糖增高、脂肪分解增加、血酮增高和继发性酸中毒与水、电解质平衡失调等一系列改变。本病发病机制中各种胰岛素拮抗激素相对或绝对增多起重要作用。

(一)脂肪分解增加、血酮增高与代谢性酸中毒的出现

DAK 患者脂肪分解的主要原因有:①胰岛素的严重缺乏,不能抑制脂肪分解。②糖利用障碍,机体代偿性脂肪动员增加。③生长激素、胰高血糖素和糖皮质激素的作用增强,促进脂肪的分解。此时因脂肪动员和分解加速,大量脂肪酸在肝经 β 氧化生成乙酰辅酶 A。正常状态下的乙酰辅酶 A 主要与草酰乙酸结合后进入三羧酸循环。DAK 时,由于草酰乙酸的不足,使大量堆积的乙酰辅酶 A 不能进入三羧酸循环,加上脂肪合成受抑制,使之缩合为乙酰乙酸,再转化为 β-羟丁酸、丙酮,三者总称为酮体。与此同时,胰岛素的拮抗激素作用增强,也成为加速脂肪分解和酮体生成的另一个主要方面。在糖、脂肪代谢紊乱的同时,蛋白质的分解过程加强,出现负氮平衡,血中生酮氨基酸增加,生糖氨基酸减少,这在促进酮血症的发展中也起了重要作用。当肝内产生的酮体量超过了周围组织的氧化能力时,便引起高酮血症。

病情进一步恶化将引起:①组织分解加速。②毛细血管扩张和通透性增加,影响循环的正常灌注。③抑制组织的氧利用。④先出现代偿性通气增强,继而 pH 下降,当 pH<7.2 时,刺激呼吸中枢引起深快呼吸(Kussmaul 呼吸),pH<7.0 时,可导致呼吸中枢麻痹,呼吸减慢。

(二)胰岛素严重缺乏、拮抗激素增高及严重脱水

当胰岛素严重缺乏和拮抗激素增高情况下,糖利用障碍,糖原分解和异生作用加强,血糖显著增高,可超过 19.25 mmol/L,继而引起细胞外高渗状态,使细胞内水分外移,引起稀释性低钠。一般来说,血糖每升高 5.6 mmol/L,血浆渗量增加 5.5 mmol/L,血钠下降 2.7 mmol/L。此时,增高的血糖由肾小球滤过时,可比正常的滤过率[5.8~11 mmol/(L·min)]高出 5~10 倍,大大超过了近端肾小管回吸收糖[16.7~27.8 mmol/(L·min)]的能力,多余的糖由肾排出,带走大量水分和电解质,这种渗透性利尿作用必然使有效血容量下降,机体处于脱水状态。此外,由此而引起的机体蛋白质、脂肪过度分解产物(如尿素氮、酮体、硫酸、磷酸)从肺、肾排出,同时厌食、呕吐等症状,都可加重脱水的进程。在脱水状态下的机体,胰岛素利用下降与反调节激素效应增强的趋势又必将进一步发展。这种恶性循环若不能有效控制,必然引起内环境的严重紊乱。

(三)电解质失衡

因渗透性利尿作用,从肾排出大量水分的同时也丢失 K^+、Na^+ 和 Cl^- 等离子。血钠在初期可由于细胞内液外移和排出增多而引起稀释性低钠,但若失水超过失钠程度,血钠也可增高。血钾降低多不明显,有时由于 DKA 时组织分解增加使大量细胞内 K^+ 外移而使测定的血钾不低,但总体上仍以低钾多见。

三、临床表现

绝大多数 DKA 见于 1 型糖尿病患者,有使用胰岛素治疗史,且有明显诱因,小儿则多以 DKA 为首先症状出现。一般起病急骤,但也有逐渐起病者。早期患者常感软弱、乏力、肌肉酸痛,是为 DKA 的前驱表现,同时糖尿病本身症状也加重,常因大量尿糖及酮尿使尿量明显增加,体内水分丢失,多饮、多尿更为突出,此时食欲缺乏、恶心、呕吐、腹痛等消化道症状及胸痛也很常见。老年有冠心病者可并发心绞痛,甚而心肌梗死及心律失常或心力衰竭等。由于 DKA 时心肌收缩力减低,每搏量减少,加以周围血管扩张,血压常下降,导致周围循环衰竭。

（一）严重脱水

皮肤黏膜干燥、弹性差，舌干而红，口唇樱桃红色，眼球下陷，心率增快，心音减弱，血压下降；并可出现休克及中枢神经系统功能障碍，如头痛、神志淡漠、恍惚，甚至昏迷。少数患者尚可在脱水时出现上腹部剧痛、腹肌紧张并压痛，酷似急性胰腺炎或外科急腹症，胰淀粉酶亦可升高，但非胰腺炎所致，系与严重脱水和糖代谢紊乱有关，一般在治疗2～3天后可降至正常。

（二）酸中毒

可见深而快的 Kussmaul 呼吸，呼出气体呈酮味（烂苹果味），但患者常无呼吸困难感觉，少数患者可并发呼吸窘迫综合征。酸中毒可导致心肌收缩力下降，诱发心力衰竭。当 pH<7.2 时中枢神经系统受抑制则出现倦怠、嗜睡、头痛、全身痛、意识模糊和昏迷。

（三）电解质失衡

早期低血钾常因病情发展而进一步加重，可出现胃肠胀气、腱反射消失和四肢麻痹，甚至有麻痹性肠梗阻的表现。当同时合并肾功能损害，或因酸中毒致使细胞内大量钾进入细胞外液时，血钾也可增高。

（四）其他

肾衰竭时少尿或无尿，尿检出现蛋白、管型；部分患者可有发热，病情严重者体温下降，甚至降至35℃以下，这可能与酸血症时血管扩张和循环衰竭有关；尚有少数患者可因6-磷酸葡萄糖脱氢酶缺乏而产生溶血性贫血或黄疸。

四、实验室检查

（一）尿糖、尿酮检查

尿糖、尿酮强阳性，但当有严重肾功能损害时由于肾小球滤过率减少而导致肾糖阈增高时，尿糖和尿酮亦可减少或消失。

（二）血糖、血酮检查

血糖明显增高，多高达 16.7～33.3 mmol/L，有时可达 55.5 mmol/L 以上；血酮体增高，正常为低于 0.6 mmol/L，>1.0 mmol/L 为高血酮，>3.0 mmol/L 提示酸中毒。

（三）血气分析

代偿期 pH 可在正常范围，HCO_3^- 降低；失代偿期 pH<7.35，HCO_3^- 进一步下降，BE 负值增大。

（四）电解质测定

血钾正常或偏低，尿量减少后可偏高，血钠、血氯多偏低，血磷低。

（五）其他

肾衰竭时，尿素氮、肌酐增高，尿常规可见蛋白、管型，白细胞计数多增加。

五、诊断及鉴别诊断

DKA 的诊断基于如下条件：①尿糖强阳性。②尿酮体阳性，但在肾功能严重损伤或尿中以β-羟丁酸为主时尿酮可减少甚至消失。③血糖升高，多为 16.7～33.3 mmol/L，若超过 33.3 mmol/L，要注意有无高血糖高渗状态。④血 pH 常小于 7.35，HCO_3^-<10～15 mmol/L。在早期代偿阶段血 pH 可正常，但 BE 负值增大。关键在于对临床病因不明的脱水、酸中毒、休克、意识改变进而昏迷的患者应考虑到 DKA 的可能。若尿糖、尿酮体阳性，血糖明显增高，无论

有无糖尿病史,都可结合临床特征而确立诊断。

DKA 可有昏迷,但在确立是否为 DKA 所致时,除需与高血糖高渗状态、低血糖昏迷和乳酸性酸中毒进行鉴别外,还应注意脑血管意外的出现,应详查神经系统体征,特别要急查头颅 CT,以资鉴别,必须注意二者同时存在的可能性。

六、急诊处理

治疗原则为尽快纠正代谢紊乱,去除诱因,防止各种并发症。补液和胰岛素治疗是纠正代谢紊乱的关键。

(一)补液

输入液体的量及速度应根据患者脱水程度、年龄及心脏功能状态而定。一般每天总需量按患者原体重的 10% 估算。首剂生理盐水 1 000~2 000 mL,1~2 小时静脉滴注完毕,以后每 6~8 小时输 1 000 mL 左右。补液后尿量应在每小时 100 mL 以上,如仍尿少,表示补液不足或心、肾功能不佳,应加强监护,酌情调整。昏迷者在苏醒后,要鼓励口服液体,逐渐减少输液,较为安全。

(二)胰岛素治疗

常规以小剂量胰岛素为宜,这种用法简单易行,不必等血糖结果;无迟发低血糖和低血钾反应,经济、有效。实施时可分两个阶段进行:

1.第一阶段

患者诊断确定后(或血糖>16.7 mmol/L),开始先静脉滴注生理盐水,并在其中加入短效胰岛素,每小时给予每千克体重 0.1 U 胰岛素,使血清胰岛素浓度恒定达到 100~200 μU/mL,每 1~2 小时复查血糖,如血糖下降<30%,可将胰岛素加量;对有休克和/或严重酸中毒和/或昏迷的重症患者,应酌情静脉注射首次负荷剂量 10~20 U 胰岛素;如下降超过 30%,则按原剂量继续静脉滴注,直至血糖下降为≤13.9 mmol/L后,转第 2 阶段治疗;当血糖 8.33 mmol/L 及以下时,应减量使用胰岛素。

2.第二阶段

当患者血糖下降至 13.9 mmol/L 及以下时,将生理盐水改为 5% 葡萄糖(或糖盐水),胰岛素的用量则按葡萄糖与胰岛素之比为(3~4):1(即每 3~4 g 糖给胰岛素 1 U)继续点滴,使血糖维持在11.1 mmol/L左右,酮体阴性时,可过渡到平日治疗剂量,但在停止静脉滴注胰岛素前1 小时酌情皮下注射胰岛素 1 次,以防血糖的回升。

(三)补钾

DKA 者从尿中丢失钾,加上呕吐与摄入减少,必须补充。但测定的血钾可因细胞内钾转移至细胞外而在正常范围内,因此,除非患者有肾功能障碍或无尿,一般在开始治疗即进行补钾。补钾应根据血钾和尿量:治疗前血钾低于正常,立即开始补钾,前 2~4 小时通过静脉输液每小时补钾为 13~20 mmol/L(相当于氯化钾 1.0~1.5 g);血钾正常、尿量>40 mL/h,也立即开始补钾;血钾正常、尿量<30 mL/h,暂缓补钾,待尿量增加后再开始补钾;血钾高于正常,暂缓补钾。使用时应随时进行血钾测定和心电图监护。如能口服,用肠溶性氯化钾 1~2 g,3 次/天。用碳酸氢钠时,鉴于它有促使钾离子进入细胞内的作用,故在滴入 5% 碳酸氢钠 150~200 mL 时,应加氯化钾 1 g。

(四)纠正酸中毒

患者酸中毒系因酮体过多所致,而非 HCO_3^- 缺乏,一般情况下不必用碳酸氢钠治疗,大多可在输注胰岛素及补液后得到纠正。反之,易引起低血钾、脑水肿、反常性脑脊液 pH 下降和因抑制氧合血红蛋白解离而导致组织缺氧。只有 pH<7.1 或 CO_2CP 4.5~6.7 mmol/L 甚至更低、HCO_3^-<5 mmol/L 时给予碳酸氢钠 50 mmol/L。

(五)消除诱因,积极治疗并发症

并发症是关系到患者预后的重要方面,也是酮症酸中毒病情加重的诱因,如心力衰竭、心律失常、严重感染等,都须积极治疗。此外,对患者应用鼻导管供氧,严密监测神志、血糖、尿糖、尿量、血压、心电图、血气、血浆渗量、尿素氮、电解质及出入量等,以便及时发现病情变化,及时予以处理。

七、急救护理

(一)急救护理要点

(1)补液:是抢救 DKA 首要的、极其关键的措施。补液可以迅速纠正失水以改善循环血容量与肾功能。通常使用 0.9%氯化钠注射液。一般补液应遵循以下原则:①若血压正常或偏低,血钠小于150 mmol/L,静脉输入 0.9%氯化钠注射液。发生休克者,还应间断输入血浆或全血。②若血压正常,血钠高于或等于 150 mmol/L,或伴有高渗状态,可开始就用低渗液体。③血糖降至 13.9 mmol/L 以下,改用 5%葡萄糖注射液。补充的量及速度须视失水程度而定。一般按患者体重(kg)的 10%估计输液。补液按先快后慢的原则进行。头 4 个小时补充总量的 1/4~1/3,头 8~12 小时补充总量的 2/3,其余的量在 24~48 小时内补足。补液途径以静脉为主,辅以胃肠内补液。

(2)应用胰岛素:静脉滴注或静脉推注小剂量胰岛素治疗,此法简单易行,安全有效,较少发生低血钾、脑水肿及后期低血糖等严重不良反应。每小时胰岛素用量 0.1 U/kg(可用 50 U RI 加入 500 mL 0.9%氯化钠注射液中以 1 mL/min 的速度持续静脉滴注)。

(3)保持呼吸道通畅,吸氧,提供保护性措施。

(二)一般护理要点

(1)严密观察生命体征和神志变化,低血钾患者应做心电图监测,为病情判断和观察治疗反应提供客观依据。

(2)及时采血、留尿,送检尿糖、尿酮、血糖、血酮、电解质及血气等。

(3)准确记录 24 小时出入量。

(4)补液时密切监测肺水肿发生情况。

(5)遵医嘱用药,纠正电解质及酸碱失衡:轻症患者经补液及胰岛素治疗后,酸中毒可逐渐得到纠正,不必补碱。重症酸中毒,二氧化碳结合力<8.92 mmol/L,pH<7.1,应根据血 pH 和二氧化碳结合力变化,给予适量碳酸氢钠溶液静脉输入。酸中毒时细胞内缺钾,治疗前血钾水平不能真实反映体内缺钾程度,治疗后 4~6 小时血钾常明显下降,故在静脉输入胰岛素及补液同时应补钾,最好在心电监护下,结合尿量和血钾水平,调整补钾量和速度。在使用胰岛素 4 小时后,只要有尿排出(>30 mL/h),则应当补钾。

(6)对症护理:针对休克、严重感染、心力衰竭、心律失常、肾衰竭、脑水肿等进行处理,加强护理,注意口腔、皮肤的护理,预防压疮和继发性感染。昏迷患者应加强生活护理。

(徐 莉)

第十章　康复医学科的护理

第一节　物理治疗

一、概述

物理治疗是应用力、电、光、声、水和温度等物理学因素来治疗患者疾病的方法。其中以徒手及应用器械进行运动训练来治疗伤、病、残患者,恢复或改善功能障碍的方法(主要利用物理学中力学因素)称为运动疗法,是物理治疗的主要部分。随着康复医学基础理论研究的深入和神经生理学的引入,康复疗法技术已经获得了极大的发展,形成了针对各种运动功能障碍性疾病(如偏瘫、截瘫、脑瘫等)的独具特色的康复治疗技术体系。在物理治疗中利用电、光、声、水、温度等各种物理学因素治疗疾病、促进康复的疗法,称为理疗。运动疗法和理疗同属于物理治疗,但各有侧重。国际上在通常的物理治疗康复工作中,运动疗法占绝大多数,故国外常常把物理治疗等同于运动疗法。运动疗法技术多为主动性的康复治疗技术,即在治疗师的指导和监督下,由患者主动地进行运动治疗活动,如各种运动训练、行走功能训练、转移训练等;而理疗多为被动性的康复治疗技术,由治疗师施加声、光、电、磁、热等物理因子治疗。

二、运动疗法及康复护理

(一)目的

康复医学是功能医学,运动疗法是康复医学主要的治疗技术之一。运动疗法主要通过运动的方法,治疗患者功能障碍,提高个人活动能力,增加社会参与的适应性,改善患者生活质量,以促进康复的最终目标,回归家庭,回归社会。

运动医学的目的包括以下诸多方面:牵张短缩的肌肉、肌腱、关节囊及其他软组织,扩大关节活动度;增加肌肉的肌力及肌肉活动的耐力;抑制肌肉的异常肌张力;训练患者改善异常的运动模式;克服患者运动功能障碍,提高患者身体移动、站立、行走功能;提高平衡和协调性的训练;提高日常生活活动能力的运动动作训练;针对不同伤病或为健身进行各种体操训练;通过运动疗法,增加患者体力,改善全身功能状况;通过运动疗法的活动刺激,改善心脏、肺部等内脏的功能;通过运动疗法训练预防或治疗各种临床并发症如压疮、骨质疏松、关节挛缩等。

为达到治疗的目的,在治疗过程中应与患者建立良好的信赖关系,应注意在训练中鼓励患者,提高其治疗的积极性。为使患者能积极配合,在训练前应对患者有充分的交代,尽量让患者

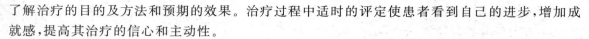

了解治疗的目的及方法和预期的效果。治疗过程中适时的评定使患者看到自己的进步,增加成就感,提高其治疗的信心和主动性。

(二)分类

从临床使用出发,运动疗法主要可分为以下几大类。

1.常规运动疗法技术

主要包括:①关节活动度训练;②增加肌力训练;③增加肌肉耐力训练;④增强肌肉协调能力的训练;⑤恢复平衡能力的训练;⑥恢复步行功能的训练;⑦增强心肺功能的训练。

2.神经生理学疗法(neurophysiological therapy,NPT)

神经生理学疗法是主要针对治疗中枢神经损伤引起的运动功能障碍的治疗方法,包括Bobath 疗法、Brunnstrom 疗法、本体感觉神经肌肉促进技术、Rood 疗法等。

3.其他

水中运动、医疗体操、牵引疗法、麦肯基疗法、按摩等。

(三)适用范围

1.神经系统疾病

脑卒中、颅脑损伤、脑肿瘤术后、小儿脑瘫、脊髓损伤、周围神经病、帕金森病、急性感染性多发性神经根炎、脊髓灰质炎、多发性硬化等。

2.骨科疾病

骨折和脱位、截肢与假肢、关节炎、肩周炎、颈椎病、腰椎间盘突出症、髋关节置换、膝关节置换等。

3.内脏器官疾病

急性心肌梗死、慢性阻塞性肺病、糖尿病、高血压、胸腔疾病术后等。

4.肌肉系统疾病

主要指肌营养不良。

5.体育外伤后功能障碍及其他

体育外伤、烧伤等。

(四)禁忌证

(1)处于疾病的急性期或亚急性期,病情不稳定者。

(2)有明确的急性炎症存在,如体温超过 38 ℃,白细胞计数明显增高等。

(3)全身状况不佳,脏器功能失代偿期,如脉搏加快,安静时脉搏>100 次/分;血压明显增高,临床症状明显,舒张压>16.0 kPa(120 mmHg)或出现低血压休克者;有明显心力衰竭表现如呼吸困难、全身水肿、胸腔积液、腹水等;严重心律失常;安静时有心绞痛发作。

(4)休克、神志异常或有明显精神症状、不合作者。

(5)运动治疗过程中有可能发生严重并发症,如动脉瘤破裂者;有大出血倾向;有静脉血栓,运动可能脱落者;剧烈疼痛,运动后加重者;癌症有明显转移倾向者。

(6)运动器官损伤未做妥善处理者;身体衰弱,难以承受者。

(五)常用运动疗法技术及康复护理

(1)关节活动度的维持与改善训练方法:①持续关节被动活动;②主被动关节活动度训练;③关节松动术。

(2)肌力训练。

（3）肌肉耐力训练。

（4）抗痉挛体位的摆放。

（5）转移训练。

（6）有氧训练：指采用中等强度、大肌群参与、反复进行的、周期性的动力性运动，是提高机体氧化代谢能力的锻炼方式。广泛应用于各种心血管疾病康复、各种功能障碍者和慢性病患者的全身运动能力训练以及中老年人的健身锻炼。常用方式有步行、健身跑、游泳、骑车、登山等。

三、其他物理因子疗法及康复护理

（一）电疗法

电疗法是指利用电能作用于人体以防治疾病的方法。医用电疗方法很多，有直流电疗法、低频电疗法、中频电疗法、高频电疗法和静电疗法。

1.直流电疗法及直流电药物离子导入疗法

直流电疗法是利用小强度、低电压平稳的直流电治疗疾病的方法。这是最早应用的电疗之一。目前单纯应用直流电疗法较少，但是它是离子导入疗法和低频电疗法的基础。使用直流电将药物离子通过皮肤、黏膜和伤口导入体内进行治疗的方法称为直流电药物导入疗法。

（1）特点：在直流电的作用下，人体体液发生电解、电泳与电渗作用。

（2）临床应用：促进局部血液循环和改善组织营养；促进伤口肉芽生长，软化瘢痕，松解粘连和促进消散；促进骨再生修复，改善冠状动脉血液循环；调节神经系统功能。

（3）适应证：①神经炎、自主神经功能紊乱。②慢性溃疡、伤口、术后粘连。③治疗和预防骨质增生引起的颈部、肩部、上肢及邻近组织的麻木、疼痛及放射痛。④治疗骨质增生引起的神经刺激、肌肉无力、肌肉萎缩、关节功能障碍以及肢体感觉功能下降。

（4）禁忌证：①恶性肿瘤患者。②恶性血液系统疾病患者。③皮肤存在急性湿疹患者。④重要脏器病变患者。⑤对直流电过敏的患者。⑥肢体神经损伤导致感觉不灵敏或感觉缺失患者以及预置金属电极板部位有严重皮肤疾病或皮肤损害的患者。

（5）护理要点：保持皮肤的完整，以免造成皮肤灼伤。正极下组织含水量减少，皮肤干燥，治疗后局部可应用润肤剂。如有皮肤过敏，而治疗必须进行时，疗后局部以糖皮质类固醇类软膏涂敷。

2.低频电疗法

低频电疗法是指应用频率 1 000 Hz 以下电流治疗疾病的方法。

（1）特点：无明显电解作用；对感觉神经和运动神经都有强刺激作用；无热作用。

（2）临床应用：兴奋神经肌肉组织、镇痛、促进局部血液循环、促进伤口愈合、促进骨折愈合、消炎、催眠。

（3）适应证：①防止及治疗失用性肌萎缩。②增加或维持关节活动度。③对神经失用的肌肉进行功能锻炼。④锻炼及增强正常肌肉的力量。⑤治疗痉挛肌。⑥矫正畸形，如脊柱侧弯、扁平足、肩关节脱垂等。

（4）禁忌证：①孕妇患者，电极禁止放于腹部及腰骶部。②严重心力衰竭或心律失常。③心脏安放起搏器者。④禁止在心脏部位、肿瘤部位、喉咙部位和感染部位进行低频电刺激。⑤病情未稳定的癫痫患者、惊厥发作患者。

（5）护理要点：①做好疗前宣教，告知患者治疗中应有的感觉。②治疗部位如有创伤或有创检查之后 24 小时内应避免治疗。③做好治疗部位的准备,如局部创面的处理。

3.中频电疗法

中频电疗法是指应用频率在 1～100 kHz 的电流治疗疾病的方法。

(1)特点:对人体的阻抗明显下降;无电解作用;综合多个周期的连续作用才能引起强烈的肌肉收缩。

(2)临床应用:镇痛、促进局部血液循环、锻炼肌肉、软化瘢痕、松解粘连、消炎等。

(3)常用中频电疗法的应用包括以下几种。

干扰电疗法:将 2 组或 3 组不同频率的中频电流交叉地输入身体,在体内由于干扰现象而产生"内生"低频电场,利用这种电流来治疗疾病的方法称为干扰电疗法。①干扰电疗法的特点:具有中频电流的特点;作用范围大,深度深,最大的电场强度在电极之间的电流交叉点上而非电极下;内生低频电流;频率和电流幅度的变化可避免人体产生适应性。②干扰电临床应用:除有消炎、止痛、改善血循环外,还可刺激运动神经和骨骼肌,引起比低频电流强且范围广的肌肉收缩反应;作用大,在体内形成干扰场,刺激自主神经和内脏平滑肌,改善内脏血循环,提高胃肠平滑肌张力,调整其功能;刺激和调节自主神经功能,如对血压皮肤温度的调节;促进骨痂形成,加速骨折愈合。③干扰电的适应证:坐骨神经痛、关节疾病(如关节扭伤、肩周炎、退行性骨关节病)、软组织损伤(如软组织扭挫伤挤压伤、肌筋膜炎、肌肉劳损)、骨折、平滑肌张力低下(如胃下垂、弛缓性便秘、子宫脱垂、真性压迫性尿失禁、急迫性尿失禁、大便失禁及术后肠麻痹、尿潴留等)、肌力低下、肌肉萎缩、颈椎病、腰椎间盘突出症、周围神经麻痹,干扰电作用于颈、腰交感神经节及肢体,可以使雷诺病、早期闭塞性动脉内膜炎患者的肢体血管痉挛解除、血流改善。④干扰电的禁忌证:急性炎症、有出血倾向、治疗部位有金属、严重心脏病及植入心脏起搏器者。

脉冲调制中频电疗法:用低频调制波对中频载波的波幅频率进行调制,使电流的幅度频率按一定规律发生变化,即得到由低频调制的中频电流,以治疗疾病的方法。①脉冲调制中频的特点:使用不同的脉冲波来调制中频载波电流,使输出的电流产生波形和强度的不断变化。②临床应用:镇痛、促进局部血液循环、锻炼肌肉、提高平滑肌张力、消炎和调整自主神经功能。③脉冲调制中频的适应证(同干扰电)。④脉冲调制中频的禁忌证(同干扰电)。

音频电疗法:应用 1 000～20 000 Hz 音频段等幅正弦交流电治疗疾病的方法,又称等幅正弦中频电疗法。①音频电疗法特点:频率与声波频率范围相同。②音频电疗法的临床应用:消炎消肿、止痛止痒、软化瘢痕、松解粘连、提高生物膜的通透性。③音频电疗法的适应证:各种神经痛、神经炎、周围型面神经麻痹、脑血栓恢复期、神经症、血管性头痛、高血压、胃肠功能紊乱、关节炎、肩周炎、软组织损伤及关节软组织损伤、腰腿痛、纤维组织炎(肌肉风湿)、颈椎病(极型)以及某些内脏器官疾病。④音频电疗法的禁忌证:参考直流电疗法。

(4)中频电疗法的护理要点:同低频脉冲电疗法。

4.高频电疗法

高频电疗法是指应用频率高于 100 kHz 的电磁波治疗疾病的方法。目前常用的有中波疗法、短波疗法、超短波疗法、微波疗法。

(1)高频电疗法的特点:不产生电解作用;对神经肌肉不产生兴奋作用;高频电通过人体时能在组织内产生热效应和非热效应;高频电治疗时,电极可以离开皮肤。

(2)高频电疗法的应用:止痛、消炎、解痉,高频电刀可治疗表浅癌肿。

(3)高频电疗法的适应证:炎症、疼痛、急性损伤等,如骨关节炎、风湿性关节炎、肩周炎、坐骨神经痛、颈椎病、肌肉韧带损伤、软组织损伤。

(4)高频电疗法的禁忌证:恶性肿瘤患者、孕妇的腰腹部、心脏起搏器携带者、体内局部金属异物、出血或有出血倾向者等。

(5)护理要点:①体温超过38℃者停止治疗;②女性月经期,下腹部禁忌高频治疗;③治疗部位如有创伤或有创检查之后24小时内应避免治疗;④注意保护特殊部位,如眼、生殖器官。

(二)光疗法

光疗法是利用各种光辐射能,包括天然的日光和人工光线(红外线、可见光、紫外线、激光)作用于人体以治疗和预防疾病的方法。激光的性质特殊,应用范围广泛,常不列入光疗中讨论。

1.红外线疗法

红外线疗法是指应用红外线治疗疾病的方法。红外线是不可见光,在光谱中位于红光之外,波长较红光长。

(1)红外线疗法的特点:红外线被物体吸收后转变为热能,主要产生热效应,故红外线又有热射线之称,对机体的作用主要是热作用,所有治疗作用都建立在此基础上。

(2)红外线疗法的临床作用:镇痛、缓解痉挛、消炎、促进组织再生。

(3)红外线疗法的适应证:扭挫伤、腰肌劳损、周围神经病、冻伤、术后粘连、腱鞘炎、关节痛、风湿性肌炎、慢性胃肠炎等。红外线常与推拿、医疗体育、直流电药物导入等疗法综合应用。

(4)红外线疗法的禁忌证:恶性肿瘤、出血倾向、高热、重症动脉硬化患者。

(5)红外线疗法的护理要点:①红外线治疗时应保护眼部,可戴防护眼镜或以浸水棉花敷于患者眼部,以免引起白内障或视网膜的热损伤;②急性创伤24~48小时局部不宜用红外照射,以免加重肿痛和渗血;③植皮术后、新鲜瘢痕处,感觉障碍者在接受治疗时注意拉开距离,以防烫伤。

2.紫外线疗法

紫外线疗法是指利用紫外线照射预防或治疗疾病的方法。紫外线波长范围是180~400 nm。波长320~400 nm为长波紫外线,生物学作用弱,有明显的色素沉着作用,并可引起一些物质和某些微生物产生荧光反应。波长280~320 nm为中波紫外线,最活跃,可使维生素D原转化为维生素D,抗佝偻病,加速再生,促进上皮生长,刺激黑色素细胞产生新的黑色素。波长180~280 nm为短波紫外线,对细菌和病毒有显著的杀灭或抑制其生长繁殖的作用。

(1)紫外线疗法的特点:紫外线对人体的穿透度很浅。其主要生物学作用是光化学效应。

(2)紫外线疗法的临床作用:消炎、止痛、促进伤口愈合、促进皮下淤血的吸收、杀菌、促进钙磷吸收、调节免疫功能。

(3)紫外线疗法的适应证:皮肤、皮下急性化脓性感染,急性神经痛,急性关节炎,感染或愈合不良的伤口,佝偻病,软骨病。此外,也可用于银屑病、白癜风、变态反应性疾病(如支气管哮喘、荨麻疹)等。

(4)紫外线疗法的禁忌证:恶性肿瘤,心、肝、肾衰竭,出血倾向,活动性肺结核,急性湿疹,光变态反应性疾病,应用光敏药物(除外光敏治疗)。

(5)紫外线疗法的康复护理要点:①照射时应注意保护患者及操作者的眼睛,以免发生电光性眼炎。②严密遮盖非照射部位,以免超面积超量照射。

(三)磁疗法

磁疗法是应用磁场作用于人体治疗疾病的物理治疗方法。

1.磁疗法特点

刺激神经,引起神经细胞和轴突发生去极化,产生兴奋;刺激机体激素分泌;增强白细胞吞噬功能。

2.磁疗法的临床作用

止痛、镇静、消炎、消肿、调节心血管系统的功能等。

3.磁疗法的适应证

软组织损伤、血肿、神经炎、神经痛、关节炎、神经衰弱、高血压、颈椎病、肩周炎、面肌抽搐、乳腺小叶增生、颞颌关节炎、支气管炎、哮喘、视网膜炎、痛经等。

4.磁疗法的禁忌证

高热、出血倾向、孕妇、心力衰竭、极度虚弱、皮肤溃疡。少数患者进行磁片敷贴后出现无力、头昏、失眠、嗜睡、恶心、血压波动等反应,停止治疗后症状即消失。

5.磁疗法的康复护理要点

(1)眼部治疗时,应用小剂量,时间不宜过长。

(2)密切观察磁场不良反应。常见的不良反应有头晕、恶心、嗜睡、心悸等。

(3)对老年、小儿、体弱者一般均以小剂量开始,逐渐加大剂量。

(四)水疗法

水疗法是利用水的温度、静压、浮力及所含成分,以不同方式作用于人体防治疾病和促进康复的方法。

1.水疗法的特点

水疗法作用于人体,通过温度、机械和化学性刺激,引起神经、血管、肌肉等一系列反应。

2.水疗法的临床作用

清洁作用、温热作用、浮力作用、促进新陈代谢,有利于代谢产物排出体外。

3.水疗法的适应证

脊髓不全损伤、脑血管意外偏瘫、肩手综合征、肌营养不良、骨折后遗症、骨性关节炎、强直性脊柱炎、疲劳、类风湿关节炎、肥胖、神经衰弱等。

4.水疗法的禁忌证

温水疗法没有禁忌证,过高或过低温度浸浴的禁忌证有动脉硬化(特别是脑血管硬化)、心力衰竭、高血压等。

5.水疗法的康复护理要点

(1)治疗中应随时观察患者的反应,如出现头晕、心悸、面色苍白、呼吸困难等应立即停止治疗,护理患者出浴,并进行必要的处理。

(2)进行全身的浸浴或水下运动时防止溺水。

(3)冷水浴时温度由 30 ℃逐渐降低,治疗时需进行摩擦和轻微运动,防止着凉,注意观察皮肤反应,出现发抖、口唇发绀时,应停止治疗或调节水温。

(4)患者如有发热、全身不适或月经期等应暂停治疗,空腹和饱食后不宜进行治疗。

(5)如有膀胱直肠功能紊乱者,应排空大小便,方可入浴。

(6)进行温热水浴时,如出汗较多,可饮用盐汽水。

(五)石蜡疗法

石蜡疗法是指利用加温后的石蜡作为导热体敷于患部,达到治疗目的的方法。常用的石蜡疗法有浸蜡法、蜡饼法、刷蜡法。

1.石蜡疗法的特点

石蜡的热容量大,导热性小,在冷却时由于体积逐渐缩小,能放出大量热能,透入组织深部,改善人体血循环及代谢,降低神经系统兴奋性,使皮肤张力降低。

2.石蜡疗法的临床作用

温热作用、润滑作用、机械压迫作用。

3.石蜡疗法的适应证

扭伤、挫伤、劳损、瘢痕、粘连、外伤性滑囊炎、腱鞘炎、关节炎、关节强直、肌炎、神经炎和神经痛、冻疮、冻伤后遗症、营养性溃疡等。

4.石蜡疗法的禁忌证

恶性肿瘤、活动性结核、出血性疾病、甲状腺功能亢进症、心脏功能不全、急性传染病、感染性皮肤病。

5.石蜡疗法的康复护理要点

(1)局部有感觉障碍者温度不宜过高,以免烫伤。

(2)治疗前饮适量盐水,治疗后如出汗多,可多喝水。

(3)全身热疗时,可冷敷头部。

(六)冷疗法

冷疗法是应用比人体温度低的物理因子刺激达到治疗目的的一种物理疗法。常用的致冷源有冷水、冰块、氯乙烷等。

1.冷疗法的特点

作用于人体体表时吸收热量,使组织温度下降。冷疗法取材方便,操作简单。

2.冷疗法的临床作用

镇痛、止血、降低体温等。

3.冷疗法的适应证

高热、中暑、脑损伤和缺氧、神经性皮炎、早期鼻出血、软组织损伤早期等。

4.冷疗法的禁忌证

动脉血栓、雷诺病、系统性红斑狼疮、血管炎、动脉硬化、皮肤感觉障碍。老年人、婴幼儿、恶病质者慎用。

5.冷疗法的康复护理要点

(1)注意掌握时间,防止冻伤。

(2)对冷过敏者,局部瘙痒、荨麻疹、血压下降、虚脱时应停止治疗。

(3)非治疗部位注意保暖,观察全身反应,如出现寒战,可在非治疗部位进行温热治疗或停止冷疗。

(七)超声波疗法

超声波疗法是指将超声波作用于人体以达到治疗疾病和促进康复目的的方法。超声波是指频率在 20 000 Hz 以上,不能引起正常人听觉反应的机械振动波。现在理疗中常用的频率一般为 0.8~1.0 MHz。

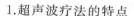

1.超声波疗法的特点

超声波作用于人体可产生温热效应、理化效应、按摩效应。

2.超声波疗法的临床作用

镇痛、改善血液循环、松解粘连、软化瘢痕、促进骨折愈合,高能聚焦超声波具有治疗肿瘤作用。

3.超声波疗法的适应证

神经痛、软组织损伤、冠心病、支气管炎等。

4.超声波疗法的禁忌证

恶性肿瘤、出血倾向、高热者等。

5.超声波疗法的康复护理要点

(1)治疗部位如有创伤或有创检查之后24小时内应停止治疗。

(2)使患者了解治疗的正常感觉。

(3)观察治疗后反应,若有变态反应,及时联系治疗师,调整治疗剂量。

(4)体温＞38 ℃者,停止治疗。

(八)生物反馈疗法

生物反馈疗法是利用现代生理科学仪器,通过人体内生理或病理信息的自身反馈,使患者经过特殊训练后,进行有意识的"意念"控制和心理训练。通过学习达到随意调节自身躯体功能的目的,从而消除病理过程,恢复身心健康。

1.生物反馈疗法的特点

借助电子仪器,放大生理活动信息,转换为听觉或视觉信号,学会有意识地控制自身生理活动。

2.生物反馈疗法的临床作用

控制和调节不正常的生理反应。

3.生物反馈疗法的适应证

脑血管意外后遗偏瘫,紧张性头痛,脑性瘫痪,肌痉挛,面瘫后遗症,其他中枢性或周围性瘫痪,高血压,雷诺病,神经衰弱,失眠,心房颤动,心动过缓,夜间磨牙,胃、十二指肠溃疡,胃肠功能亢进。

4.生物反馈疗法的禁忌证

意识障碍,认知功能障碍,低能患者。

5.生物反馈疗法康复护理要点

(1)生物反馈疗法前宣教,使患者明白,此疗法主要依靠自我训练来控制机体功能,且主要靠平时练习,仪器监测与反馈只是帮助自我训练的手段,而不是治疗的全过程。

(2)督促患者每天练习并持之以恒。

（徐　玲）

第二节 脑 卒 中

脑卒中又称脑血管意外,由于急性脑血管破裂或闭塞,导致局部或全脑神经功能障碍所引起的神经功能缺损综合征,持续时间＞24 小时或死亡。脑卒中后 1 周的患者 73%～86%有偏瘫,71%～77%有行动困难,47%不能独坐,75%左右不同程度地丧失劳动能力,40%重度致残。在我国目前需要和正在进行康复的患者中,脑卒中患者占有相当大的比例。随着科学技术和医疗服务水平的不断提高,脑卒中的致死率呈现逐渐下降的趋势,同时,由于发病率的逐年增高,导致脑卒中的致残率亦呈现逐年增高的趋势,这样造成了大量的需要进行康复的残疾人。脑卒中的康复开展最早,也是目前研究最多的领域,早期康复介入已成为共识。

早期康复的意义:早期康复运动功能恢复 1 个月可提高 92.11%;2 个月可提高 56.67%;3 个月可提高 18.18%;3 个月后 96%手功能恢复可能性较小。

早期康复护理能够显著改善脑卒中患者的神经功能和日常生活活动能力,有利于提高患者生活质量。早期康复护理是脑卒中早期康复治疗的重要组成部分。早期康复是指脑卒中患者生命体征平稳、神经系统症状不再发展后即可开始康复治疗。只要不影响治疗,早期康复护理介入越早越好,早期康复护理可促进大脑的可塑性,调动脑组织内残余细胞发挥其代偿作用,促进损伤区域组织的重构和细胞的再生,有效地预防脑神经萎缩,从而使患者各种功能尽早恢复和改善,降低致残率。

一、康复护理目标

(1)改善患侧肢体的运动、感觉功能,改善患者的平衡功能。最大限度发挥患者的残余功能。

(2)改善患者言语功能障碍,调整心态,建立有效沟通方式。

(3)预防潜在并发症及护理不良事件的发生。

(4)提高患者的日常生活活动能力,学习使用辅助器具,指导家庭生活自理。

(5)提高患者生活质量以及社会参与的能力。

(6)实施教育学习的原则:强调残疾者和家属掌握康复知识、技能。

二、康复护理

(一)软瘫期抗痉挛体位的摆放

抗痉挛体位是早期抗痉挛治疗的重要措施之一。抗痉挛体位能预防和减轻上肢屈肌、下肢伸肌的典型痉挛模式,是预防预后出现病理性运动模式思维方法之一。

1.健侧卧位

患侧下肢髋、膝关节自然屈曲向前,放在身体前面另一枕上。健侧肢体自然放置。

2.患侧卧位

患侧卧位可增加对患侧的知觉刺激输入,并使整个患侧被拉长,从而减少痉挛。

3.仰卧位

该体位易引起压力性损伤及增强异常反射活动,应尽量少用。

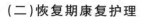

（二）恢复期康复护理

日常生活活动能力训练：早期即可开始，通过持之以恒的日常生活活动能力训练，争取患者能自理生活，从而提高生活质量。训练内容包括进食方法、个人卫生、穿脱衣裤鞋袜、床椅转移、洗澡等。为完成日常生活活动能力训练，可选用一些适用的装置，如便于进食饲喂的特殊器皿、改装的牙刷、各种形式的器具及便于穿脱的衣服。

（三）后遗症期的康复护理

一般病程经过1年左右，患者经过治疗或未经积极康复，可以留有不同程度的后遗症，主要表现为肢体痉挛、关节挛缩变形、运动姿势异常等。此期康复护理目的是指导患者继续训练和利用残余功能，此外，训练患者使用健侧肢体代偿部分患侧的功能，同时指导家属尽可能改善患者的周围环境，以便于争取最大限度的生活自理，具体包括以下几点。

（1）进行维持功能的各项训练。

（2）加强健侧的训练，以增强其代偿能力。

（3）指导正确使用辅助器，如手杖、步行器、轮椅、支具，以补偿患者的功能。

（4）改善步态训练，主要是加强站立平衡、屈膝和踝背屈训练，同时进一步完善下肢的负重能力，提高步行效率。

（5）对家庭环境做必要的改造，如门槛和台阶改成斜坡，蹲式便器改成坐式便器，厕所、浴室、走廊加扶手等。

（四）言语功能障碍的康复护理

为了交流沟通，发病后应尽早开始语音训练。虽然失语，但仍需与患者进行言语或非语言交流，通过交谈和观察，全面评价语言障碍的程度，并列举语言功能恢复良好者进行实例宣教，同时还应注意心理疏导，增强其语言训练的信心。

（五）摄食和吞咽功能障碍的康复护理

吞咽障碍是急性脑卒中常见的症状，患者可因舌和喉头等运动控制障碍导致吞咽障碍；患者引起误吸、误咽和窒息，甚至引起坠积性肺炎和呼吸困难等；也可因进食困难而引起营养物质摄入不足，水、电解质及酸碱平衡失调等，从而影响患者整体康复。

（六）心理和情感障碍的康复护理

1.对疾病的认识异常

患者往往在脑卒中早期表现出对疾病的否认和不理解，尤其是在患者有半身忽略障碍时，患者自觉四肢仍能活动，完全否认有偏瘫。在护理肢体障碍和半身忽略患者时，要不断给予言语信息、口头述说患侧是患者的一部分，同时以各种方式提醒患者，不能操之过急，以免使患者产生抑郁、失望等严重心理障碍。

2.抑郁状态

脑卒中急性期过后，由于躯体残疾的挫折，对其后果的担心，不甘成为残疾者和依赖他人，工作和地位的丧失等都可造成患者的抑郁反应，表现为对异性兴趣减退，容易哭泣，经常责怪自己，感到孤独、前途无望等。对抑郁患者应利用各种方式促使患者倾诉及宣泄，帮助患者解决实际问题，如争取家人探望、协调关系，多安排一些他们愿意做的事情，充分发挥他们的生活能力，如安排看电视、看报纸、听音乐等，摆脱疾病带来的困扰，帮助他们树立战胜疾病的信心。

3.情感失控

由于感觉输入异常和大部分皮质功能紊乱,伴有假性延髓性麻痹的脑卒中患者,情绪释放不受高级神经系统控制,造成患者情感失控,容易产生强制性哭笑。应在此基础上进行上述各种功能障碍的康复护理。

4.心理康复护理

要鼓励患者积极治疗,对功能障碍要早期康复,防止误用综合征;还要教育患者认识到后遗症的康复是一个长期的过程,需进行维持性训练以防功能退步。对长期卧床的患者,要教会家属正确的护理方法,以防压力性损伤、感染等合并症及失用综合征。

(1)疾病早期表现出对疾病的不理解和否认的患者,在护理中护士处处给予尊重和照顾,先将治疗的目的、意义、疗效和注意事项等告诉患者,并征求其意见,尊重和保护他们的自尊心,取得合作。使患者感受到在医院有安全感、有信心,避免使患者产生忧郁、失望等严重问题。

(2)对性情急躁、情绪易波动的患者要积极引导。这类患者情绪易受客观因素的影响,易产生波动、急躁,不利于控制病情。讲解脑血管病的发病机制,将哪些人易于发病,危险因子是什么,应如何预防等知识告诉患者,引导其用科学的方法保护好自己的身体,扩大自己的爱好面,陶冶情操,增添乐趣;消除心理压抑和急躁情绪,避免诱发本病的因素。

(3)对于缺乏信心、疑虑重重的患者,应给予真诚的安慰和鼓励。这类患者对自己的病情缺乏了解,信心不足,又怕病后残疾无人照料,过度焦虑,破坏了心理平衡,使病情多次出现反复;通过康复健康教育,帮助患者认识和了解疾病发生、发展的因素,消除其紧张、焦虑情绪,运用医学知识,启发和指导其主动配合康复治疗。

(4)对于抑郁型患者,应主动、热情地与他们接近,每天增加与患者的沟通时间。耐心地倾听他们讲述自己的生活挫折和精神创伤,并给予必要的安慰、开导和照顾,使患者感受到大家庭的温暖。

(5)注意患者在不同时期的心理变化,有针对性地做好心理护理。偏瘫患者在发病初期由于偏瘫突然发生,坚持否认病情,情绪激动,急躁阶段康复的欲望极为强烈,对此期间的患者要给予安慰疏导,消除其急躁情绪,使其正视病情,积极配合训练。面对较长时间的康复治疗,肢体功能障碍仍未得到完全恢复,患者常感到悲观、失望、情绪低落,对预后缺乏信心,甚至不愿进行康复训练,对此期患者要因势利导,并让康复成功者现身说教,促使患者变悲观失望为主观努力,树立战胜疾病的信心和勇气。

三、常见并发症的康复护理

(一)肩关节半脱位

治疗上应注意矫正肩胛骨的姿势,早期良好的体位摆放,同时鼓励患者经常用健手帮助患臂做充分的上举活动。在活动中禁忌牵拉患肩,肩关节及周围结构不应有任何疼痛,如有疼痛表明某些结构受到累及,必须立即改变治疗方法或手法强度,具体包括以下几点。

1.预防

坐位时,患侧上肢可放在轮椅的扶手或支撑台上,或采取其他良好的肢位;站立时可用肩托(Bobath肩托),防止重力作用对肩部的不利影响。

2.手法纠正肩胛骨位置

护理人员站在患者前方,向前抬起患侧上肢,然后用手掌沿患肢到手掌方向快速反复地加压,并要求患者保持掌心向前,不使肩关节后缩。

3.物理因子治疗

用冰快速按摩有关肌肉,可刺激肌肉的活动。对三角肌及冈上肌进行功能性电刺激或肌电生物反馈疗法。

4.针灸、电针

可能对肌张力提高有一定作用。

5.被动活动

在不损伤肩关节及周围组织的情况下,维持全关节无痛性被动活动,应避免牵拉患肢而引起肩痛和半脱位。

(二)肩-手综合征

肩-手综合征多见于脑卒中发病后1～2个月内,偏瘫性肩痛是成年脑卒中患者最常见的并发症之一。表现为突然发生的手部肿痛,下垂时更明显,皮温增高,掌指关节、腕关节活动受限等症状。肩-手综合征应以预防为主,早发现,早治疗,特别是发病的前3个月内是治疗的最佳时期,具体治疗措施有以下几点。

1.预防措施

避免上肢手外伤(即使是小损伤)、疼痛、过度牵张、长时间垂悬,已有水肿者应尽量避免患手静脉输液。对严重的肩痛,应停止肩部和患侧上肢的运动治疗,适当选用一些理疗,如高频电疗、光疗等。

2.正确的肢体摆放

早期应保持正确的坐卧姿势,避免长时间手下垂。卧位时患肢抬高,坐位时把患侧上肢放在前面的小桌上或扶手椅的扶手上。在没有上述支撑物时,则应在患者双腿上放一枕头,将患侧上肢置于枕头上。

3.患侧手水肿

护理人员可采用手指或末梢向心加压缠绕:用1～2 mm的长线,从远端到近端,先拇指,后其他4指,最后手掌手背,直至腕关节上。此方法简单、安全、有效。

4.冷疗

用湿润的毛巾包绕整个肩、肩胛和手指的掌面,每次10～15分钟,每天2次;也可以用9.4～11.1 ℃的冷水浸泡患手30分钟,每天1次,有解痉、消肿的效果。

5.主被动运动

加强患臂被动和主动运动,以免发生手的挛缩和功能丧失。早期在上肢上举的情况下进行适度的关节活动;在软瘫期,护理人员可对患者做无痛范围内的肩关节被动运动。

6.药物治疗

星状神经节阻滞对早期肩手综合征有效,但对后期患者效果欠佳。可口服或肩关节腔及手部腱鞘注射类固醇制剂,对肩痛、手痛有较好的效果。对水肿明显者可短时间口服利尿剂。消炎镇痛药物多无效。

7.手术

对其他治疗无效的剧烈手痛患者可行掌指关节掌侧的腱鞘切开或切除术,有利于缓解手指痛和肩关节痛。

(三)压力性损伤的预防及康复护理

防止压力性损伤或减少其加重,对压力性损伤易发生部位积极采取以下措施。

(1)让患者躺在气垫床上,同时保持床单干燥、无皱褶,避免擦伤皮肤。

(2)保护骨头凸起部、脚跟、臀部等易发生压力性损伤的部位,避免受压。

(3)麻痹的一侧不要压在下面,经常更换体位。

(4)对身体不能活动的老人,每 2 小时要变换体位,搬动时要把其身体完全抬起来。

(5)早期进行下肢、足踝部被动运动,预防下肢深静脉血栓形成。过去对长期卧床的脑卒中患者,凡受压部位变红,都采用按摩方法来防止压力性损伤的发生。近年来认为此法不可取,因软组织受压变化是正常的保护反应称反应性充血,由于氧供应不足引起。解除压力后即可在30~40 分钟内褪色,不会使软组织损伤形成压力性损伤,所以不需按摩。如果持续发红,则提示组织损伤,此时按摩将致更严重的创伤。

(四)失用综合征和误用综合征

1.失用综合征

在急性期时担心早期活动有危险而长期卧床,限制主动性活动的结果。限制活动使肌肉萎缩、骨质疏松、神经肌肉的反应性降低、心肺功能减退等,加之各种并发症的存在和反复,时间一久,形成严重的“失用状态”。正确的康复护理和训练,尽早应用各种方法促进患侧肢体功能的恢复,利用健侧肢体带动患侧肢体进行自我康复训练,可防止或减缓健侧失用性肌萎缩的发生,还能促进患侧肢体康复。随着病情的改善,逐渐增大活动量,同时加强营养,可使肌萎缩逐渐减轻。

2.误用综合征

相当多的患者虽然认识到应该较早进行主动性训练,但由于缺乏正确的康复知识,一味地进行上肢的拉力、握力和下肢的直腿抬高训练,早早地架着患者下地“行走”,或进行踏车训练下肢肌力,结果是加重了抗重力肌的痉挛,严重地影响了主动性运动向随意运动的发展,而使联合反应、共同运动、痉挛的运动模式强化和固定下来,于是形成了“误用状态”,它是一种不正确的训练和护理所造成的医源性综合征。从脑卒中运动功能的恢复来看,康复训练应该循序渐进,以纠正错误的预防模式为主导。早期应以抗痉挛体位及抗痉挛模式进行康复护理和训练,促进分离运动(即支配能力)的恢复,而不是盲目进行肌力增强训练,才能早期预防误用综合征。

四、护理不良事件的预防

(一)跌倒的预防

进行跌倒的危险因素评估,对高危患者提前与患者及家属沟通,具体有以下几点。

(1)对意识不清、躁动不安的患者应使用约束带进行保护性约束,并向家属强调保护性约束的重要性。不可私自解开约束带,约束肢体应处于功能位,定时轮流松放。做好交接班,加强巡视,观察约束肢体的血液循环并记录。

(2)向患者及家属强调 24 小时留陪伴的重要性,强调患者不能单独活动和如厕。指导患者服用降压药、安眠药或感头晕时,应暂时卧床休息,避免下床活动致跌倒。

(3)改变体位动作应缓慢;告知患者穿防滑鞋,切勿打赤脚、穿硬底鞋,慎穿拖鞋。

(二)环境安全

(1)病房大小要考虑到轮椅活动的空间,不设门槛,地面防滑;浴室应有洗澡凳,墙上安置扶手,淋浴旁安装单手拧毛巾器;便器以坐式为宜,坐便器周围或坐便器上有扶手以方便和保护

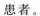
患者。

（2）病床应低于普通病床，并使用活动床栏，防止患者坠床。

（3）房间的布置应尽可能使患者接受更多的刺激。床挡位置要便于使所有活动（如护理、医师查房、探视等）都发生在患侧；重视患侧功能恢复，床头柜、电视机等应安置在患侧。

（三）走失的预防

对于意识障碍、认知功能障碍的患者要提前与家属做好沟通，强调 24 小时留陪伴的重要性，患者不能离开陪伴的视线。外出检查时应专人陪同，尽量避免到人员杂乱的地方，快去快回。

五、脑卒中患者饮食指导

饮食治疗是一个长久的过程，许多患者及家属对饮食治疗的重要性缺乏正确的认识，要做到合理地控制饮食，改变长久形成的饮食习惯对患者来说并不容易，只有通过专业人员对患者及家属进行健康教育，帮助患者制订个性化的饮食治疗方案，让他们认识到饮食治疗的重要性，才能有效地提高饮食控制的依从性。通过有效的健康教育可以使患者学会自我管理，纠正生活中的误区，树立战胜疾病的信心。

指导患者戒烟戒酒。因为乙醇不含任何营养素，只提供热量，直接干扰机体的能量代谢，长期饮酒对肝脏不利，易引起血清甘油三酯的升高。吸烟有百害而无一利，可诱发血糖升高，导致周围血管收缩，促使动脉粥样硬化形成和心脑血管疾病发生。

六、康复健康教育

（1）教育患者主动参与康复训练，并持之以恒。

（2）积极配合治疗原发疾病，如高血压、糖尿病、高脂血症、心血管疾病等。

（3）指导有规律的生活，合理饮食，睡眠充足，适当运动，劳逸结合，保持大便通畅，鼓励患者日常生活活动自理。

（4）指导患者修身养性，保持情绪稳定，避免不良情绪的刺激。学会辨别和调节自身不良习惯，培养兴趣爱好，如下棋、写字、绘画、晨晚锻炼、打太极拳等，唤起他们对生活的兴趣。增强个体耐受、应付和摆脱紧张处境的能力，有助于整体健康水平的提高。

（5）争取获得有效的社会支持系统，包括家庭、朋友、同事、单位等社会支持。通过健康教育，使患者对疾病康复有进一步认识，增强康复治疗信心，调动患者及家属的积极性，使患者在良好的精神状态下积极、主动接受治疗，并指导患者将日常生活活动能力贯穿生活中，使替代护理转为自我护理，提高患者的运动功能及日常生活活动能力。使患者最大限度地恢复生活自理能力，降低致残率和复发率，提高生活质量，最大限度地回归家庭，重返社会。

（徐　玲）

第三节　帕金森病

帕金森病又称震颤麻痹，是一种老年人常见的运动障碍疾病，以黑质多巴胺能神经元变性缺失和路易小体形成为病理特征，临床表现为静止性震颤、运动迟缓、肌强直和姿势步态异常等。

65 岁以上的老年人群患病率为 1 000/10 万,随年龄增高,男性多于女性。目前我国的帕金森病患者人数已超过 200 万。在鉴别诊断时需明确区分帕金森病、帕金森综合征、帕金森叠加综合征等疾病,在康复护理中它们具有相同的护理问题和干预措施。

一、基础康复护理

结合帕金森病的特点,对患者进行语言、进食、走路动作以及各种日常生活功能的训练和指导十分重要。

(一)饮食护理

根据患者的年龄和活动量予以足够的热量并评估患者的营养状况、口味需要,提供营养丰富的食物,原则上以高维生素、低脂、适量优质蛋白、易消化饮食为宜。多吃谷类和蔬菜瓜果,以促进肠蠕动,防止便秘,具体包括以下几点。

(1)钙是骨骼构成的重要元素,因此,对于容易发生骨质疏松和骨折的老年帕金森病患者来讲,每天晚上睡前喝一杯牛奶或酸奶是补充身体钙质的极好方法。

(2)蚕豆(尤其是蚕豆荚)中含天然的左旋多巴,在帕金森病患者的饮食中加入蚕豆,能使患者体内左旋多巴和甲基多巴肼复合(如卡比多巴)的释放时间延长。

(3)限制蛋白质的摄入,每天摄入大约 50 g 的肉类,选择精瘦的畜肉、禽肉或鱼肉。一只鸡蛋所含的蛋白质相当于 25 g 精瘦肉类。为了使白天的药效更佳,也可尝试一天中只在晚餐安排蛋白质丰富食物。

(4)不吃肥肉、动物油和动物内脏,有助于防止由于饱和脂肪和胆固醇摄入过多给身体带来的不良影响。饮食中过高的脂肪也会延迟左旋多巴药物的吸收,影响药效。

(5)对偶有呛咳者可在护士指导下正常进食。频繁发生呛咳者指导患者进食时取坐位或半坐卧位,头稍向前倾;对于卧床患者,进食时应抬高床头≥45°,以利于下咽,减少误吸。指导患者家属正确协助患者进食:当患者发生呛咳时应暂停进食,待呼吸完全平稳再喂食物;对频繁呛咳严重者应暂停进食,必要时予以鼻饲。

(二)用药护理

对老年人给予明确用药指导是预防药物不良反应最有效的方法之一。遵医嘱及时调整药物剂量和用药时间,空腹用药效果比较好。如多巴丝肼应在餐前 30 分钟或餐后 45 分钟服用。告知患者的服药配伍禁忌:如单用左旋多巴时禁止与维生素 B_6 同时服用。苯海索易使老年患者产生幻听、幻视等精神症状,以及便秘、尿潴留等,应及时发现药物不良反应。抗抑郁剂,尤其是5-羟色胺再摄取抑制剂,由于起效作用慢应督促患者坚持按时、按量服用。

(三)日常生活活动能力训练康复护理

室内光线要充足,地面要平坦。病房内尽可能减少障碍物,病床加用防护栏,以防坠床。嘱患者穿防滑拖鞋,卫生间要有扶手,以防跌倒。指导患者衣物尽可能选用按扣、拉链、自粘胶式代替纽扣,以便于穿脱。裤子与鞋要合身,不能过于肥大,以免自己踩踏导致摔伤。起床或躺下应扶床沿,动作缓慢进行,避免直立性低血压的发生。患者在外出活动或做检查时应有专人陪护。

(四)语言功能训练

因肌肉协调能力异常,导致语言交流能力障碍。护士要多从营造良好语言氛围入手,让患者多说话、多交流、多阅读,沟通时给患者足够时间表达,训练中注意患者的发音力度、音量、语速频率,鼓励患者坚持连续不间断的训练,减缓病情发展。

(五)大小便护理

因老年人特点及治疗用药可能产生的不良反应,多数患者伴有不同程度的便秘。便秘患者应多摄取粗纤维食物、蔬菜、水果等,可多饮蜂蜜、麻油,以软化食物残渣。可配以效果好,不良反应小的内服及外用药物,如冲饮适量番泻叶,口服芪蓉润肠口服液及排便前外用开塞露等,促进排便。小便困难者可按摩膀胱、听流水声刺激排尿,必要时可导尿,总之以效果最好、不良反应最小的能持久使用的方法减少患者痛苦,维护正常排二便功能。

二、运动功能训练康复护理

帕金森病患者在用药物治疗的同时配合正规、系统且有针对性的康复训练,是一种既安全可靠又有明显疗效的方法。运动功能训练根据患者的震颤、肌强直、肢体运动减少、体位不稳的程度,尽量鼓励患者自行进食穿衣、锻炼和提高平衡协调能力的技巧,做力所能及的事情,减少依赖性,增强主动运动。随着病情发展,针对每个患者情况注意以下几个方面训练。

(一)步态练习

肌肉持续的紧张导致患者肢体乏力,行走不自如,重心丧失,步态障碍。加强患者行走步伐的协调训练:①原地反复起立;②原地站立高抬腿踏步、下蹲练习;③双眼平视合拍节地行走。患者如有碎步时,可穿摩擦力大的胶底鞋防滑倒。有前冲步时,避免穿坡跟鞋,尽量持手杖协助控制前冲、维持平衡等。

(二)面部训练

鼓腮、噘嘴、龇牙、伸舌、吹气等训练,以改善面部表情和吞咽困难现象,协调发音,保持呼吸平稳顺畅。

(三)基本动作及运动功能训练

(1)上、下肢的前屈、后伸、内旋、外展,起立下蹲。

(2)肩部内收、外展及扩胸运动,腰部的前屈,后仰,左、右侧弯及轻度旋转等。

(3)在有保护的前提下适当运动,进行一些简单的器械运动项目,有助于维持全身运动的协调。

(四)功能锻炼注意事项

功能锻炼越早越好,要按照康复治疗方案执行;运动时间及运动量应因人而异,渐渐地增加运动强度;不宜采取剧烈活动,做到劳逸结合,从一项训练过渡到另一项训练应缓慢进行,避免"跳跃式"运动;运动时动作要轻柔、缓慢,注意安全,避免碰伤、摔伤等事故发生。后期患者没有自主运动能力时,可依靠家属帮助进行被动运动,以尽早恢复一定的自主运动。康复锻炼应循序渐进,及时表扬、鼓励;康复效果不要急于求成,以免产生失望、抑郁心理。

三、预防并发症

帕金森病是一种慢性进展性变性疾病,疾病晚期由于严重肌强直、全身僵硬终致卧床不起。本病本身并不危及生命,肺炎、骨折等各种并发症是常见死因。因此,做好基础护理工作,积极预防并发症不容忽视,具体包括以下几点。

(1)本病老年患者居多,免疫功能低下,对环境适应能力差。护理工作者应注意保持病室的整洁、通风,注意病室空调温度调节适度。天气变化时,嘱患者增减衣服,以免受凉、感冒,加重病情。

(2)对于晚期的卧床患者,要按时翻身,做好皮肤护理,防止尿便浸渍和压力性损伤的发生。

(3)被动活动肢体,加强肌肉、关节按摩,对防止和延缓骨关节的并发症有意义。

(4)皮肤护理,翻身时应注意有无皮肤压伤,并防止皮肤擦伤。

(5)坠积性肺炎、泌尿系统感染是最常见的并发症,因此,要给患者定时翻身、叩背,鼓励咳痰,预防肺部感染;鼓励患者多饮水,以稀释尿液,预防尿路感染。

四、心理康复护理

患者虽然有运动功能障碍,但意识清楚,更需要他人的尊重、友爱,害怕受到歧视。抑郁在帕金森病患者中常见,约有近1/2的患者受此困扰,部分患者以抑郁为首发症。患者对疾病会产生较大的心理压力,为自己躯体的康复、功能的恢复、病后给家庭造成的负担和社会生活能力等问题而担忧。在康复锻炼的同时,更应强化心理护理,解决患者的心理问题,只有身心结合的护理才能体现整体护理。早期心理护理配合康复训练,能提高患者的日常生活能力,减少患者对家庭和社会的依赖,减轻患者的心理负担,因而能使患者有足够的信心和勇气面对疾病带来的急性应激。具体包括以下几点。

(1)对收入院的患者从入院时起即给予心理护理,向患者介绍医院环境,科室主要负责人、主管医师和护士,通过与患者交谈,收集患者的资料,了解患者的需要,对患者的心理状况作出评估,并使患者适应陌生的环境,以良好的心境接受治疗。

(2)根据患者的心理状况,向患者及家属介绍发病的原因、治疗过程、治疗前景、服药注意事项。

(3)建立良好的护患关系,良好的护患关系是实施心理护理的基础,并能充分调动患者自身的积极性,提高自我认知能力,参与到自我护理中来,消除对疾病的过度注意和恐惧感。耐心倾听患者的叙述,诚恳、礼貌对待患者。此时要充分理解患者的心理感受,允许患者情感的发泄和表现,给予适度的劝说和安慰。

(4)为患者营造一个温馨的治疗和心理环境,主动与患者交谈,谈话中注意非语言沟通的技巧,如抚摸、握手、点头,使患者感到亲切安全,心情放松。

(5)组织患者参加集体活动,安排病情稳定、康复成功的患者介绍成功经验,增强患者进一步治疗的信心;选择适合患者的读物,以改善在治疗之余的心理状态。

(6)生活自理能力训练,肌强直好转、肌张力正常时逐步训练穿衣、如厕、进食等自理能力,鼓励患者完成力所能及的事情。满足患者自尊的心理需要,提高自信心。

五、康复健康教育

(1)让患者对自己的病情有正确的认识,减缓病情进展,让患者充分认识到康复的作用。向患者和家属介绍主要的治疗措施及方法并取得配合。指导患者注意锻炼的强度从小到大,循序渐进,持之以恒,并根据患者的体力进行调整。

(2)用药指导以及饮食指导:指导患者按时按量正确服药,不可随意增量、减量、停药,戒烟、忌酒,满足患者糖、蛋白质需要,少食动物脂肪,适量食海鲜类食物,多食蔬菜、水果,多饮水保持大便通畅。

(3)避免精神紧张和过度劳累,树立正确的生活态度,以积极乐观的情绪对待生活。当患者出现对事物不感兴趣、自我评价过低、绝望感时,给予积极的关注和关爱,一起与患者分析出现的不适,指导患者重视自己的优点和成就,对所取得的点滴成绩给予肯定和鼓励,向亲人、医护人员倾诉内心想法。应协同家属一起做好患者的工作,讲解病情的发展、预后并使患者保持稳定的情绪,对疾病康复具有重要意义。

(4)睡眠指导:由于帕金森病患者常有自主神经功能性紊乱,并伴有不同程度的睡眠障碍。所以护士要协助患者及家属创造良好的睡眠环境及条件。首先建立比较规律的活动和休息时间表,避免睡前兴奋性运动,吸烟,进食油腻食物以及含有乙醇、咖啡因的饮品和药物。建议采用促进睡眠的措施,如睡前排尽大小便,睡前洗热水澡或泡脚,睡前喝适量热牛奶等。

(徐　玲)

第四节　周围神经病

周围神经病是指周围运动、感觉和自主神经的结构和功能障碍。周围神经病的表现多种多样,其分类依赖于解剖结构、病理和临床特征。常见的周围神经病有很多,常见的有 Bell 麻痹、三叉神经痛、吉兰-巴雷综合征等。对周围神经病损进行康复护理时,首先要明确诊断,了解病因,然后在根据症状的不同有针对性地进行护理干预。康复是周围神经病恢复期的重要措施,有助于预防肌肉挛缩和关节畸形。

一、康复护理目标

(一)早期目标
止痛、消肿、减少并发症、预防伤肢肌肉和关节的挛缩。

(二)恢复期目标
促进神经再生,恢复肌力,增加关节活动度,促进感觉功能的恢复,对于不能完全恢复的肢体,使用支具,促进代偿,最大限度恢复其生活能力。

二、康复护理措施

(一)早期康复护理
保持功能位:应用矫形器,石膏托等,将受损肢体的关节保持在功能位。如垂腕时,将腕关节固定于背伸 $20°\sim30°$,垂足时,将踝关节固定于 $90°$。

(二)指导日常生活活动能力训练
在进行肌力训练时,结合日常生活活动训练,如上肢练习洗脸、梳头、穿衣等训练;下肢练习踏自行车、踢球动作等。训练应逐渐增加强度和时间,以增强身体的灵活性和耐力。

(三)心理康复护理
周围神经病损患者,往往伴有急躁、焦虑、抑郁、躁狂等心理问题,担心病损后不能恢复、就诊的经济负担、病损产生的家庭和工作等方面的问题。可采用医学教育、心理咨询、集体治疗、其他患者示范等方式来消除或减轻患者的心理障碍,使其发挥主观能动性,积极地进行康复治疗。

(四)康复健康教育

对周围神经病的患者应做如下的康复健康教育。

(1)使患者和家属了解疾病的概况、病因、主要临床表现,以及各种功能障碍的状态和预后情况等。

(2)向患者及家属介绍康复治疗措施:包括正确的肢体功能位置、如何保持关节活动度、主要的物理治疗以及感觉功能是如何促进和恢复的。

(3)感觉障碍的患者教育:对于感觉障碍的患者要关注夹板内皮肤的完整情况观察以及关节活动度的范围等。

(4)注意保护,防止伤害:教会患者在日常生活活动中,注意保护肢体,防治再损伤。如患手接触热水壶、热锅时,应带厚手套,避免烫伤;外出或日常生活活动时,应避免他人碰撞患肢,必要时佩戴支具使患肢保持功能位。

(5)尽快适应生活:指导患者学会日常生活活动自理,患者肢体功能障碍较重者,应指导患者如何进行生活方式的改变,指导患者如何单手穿衣、进食等。

(6)向患者及家属讲解健康饮食的重要性:要多吃含高蛋白、高热量、高维生素食物。同时注意原发性疾病如高血压、糖尿病的控制情况。

(7)改善心理状态:指导患者减轻或解除因损伤带来的焦虑、忧虑、躁狂等。

三、社区家庭康复指导

(1)继续康复训练:指导并鼓励患者在工作、生活活动中尽可能多用患肢,将康复训练贯穿于日常生活活动中,寻求更多的家庭及社会支持以促进患者的功能早日康复。

(2)日常生活指导:指导患者在日常生活中、工作中注意保护无感觉区。注意手脚的保护和坐的姿势。对皮肤有自主神经功能障碍者,可在温水内浸泡 20 分钟,然后涂上油膏,每天 1 次,可防止皮肤干燥和皲裂。如果已有伤口,要尽快去医院诊治。

(3)指导作业活动:鼓励患者积极地参与家务活动,作业活动,如缝纫、木工、工艺、娱乐等均可在家里进行。

(4)定期随访。

(徐 玲)

第五节 脊 髓 损 伤

脊髓损伤是由于各种致病因素引起脊髓结构和功能损害,造成损伤水平以下脊髓功能障碍,包括感觉和运动功能障碍,反射异常及大、小便失禁等相应的病理改变,也就是常见的四肢瘫(颈段脊髓损伤)、截瘫(胸、腰段脊髓损伤),是一种严重致残性损伤。脊髓损伤是一种引起患者生活方式变化的严重疾病,很多患者因此生活不能自理,需要有人照料,如护理不当,还会发生压力性损伤、泌尿系统感染、呼吸系统感染等严重并发症。

一、基础康复护理

(一)急性期康复护理

急性期康复护理第一目标是使受伤部位安静固定,同时还要防止压力性损伤、尿路感染、呼吸系统疾病及关节挛缩等并发症;在此基础上在床边进行过渡到下一步离床期的功能训练。

1.抗痉挛体位的摆放

各种原因所致的肢体瘫痪性疾病的急性期,因生命体征不平稳、瘫痪肢体不能活动或肢体制动等原因,患者被迫卧床。此时,为了防止压力性损伤,预防肢体挛缩,维持良好血液循环,应注意正确的肢体摆放位置,并每隔1~2小时翻身1次。

四肢瘫的患者,肩关节应处于外展位,肘关节伸直,前臂外旋,腕背伸,拇指外展、背伸,手指微屈。如病情允许应定期俯卧位,伸展髋关节。踝关节保持垂直。

2.关节被动活动

指导对瘫痪肢体的关节每天应进行1~2次的被动运动,每次每个关节应至少活动20次,防止关节挛缩、畸形。

3.体位变换

脊髓损伤患者应根据病情变换体位,一般每2小时变换1次,变换前向患者或家属说明目的和要求,取得患者的理解和配合。体位变换时,仔细检查全身皮肤状态:有无局部压红、破溃,皮温情况,肢体血液循环情况,并按摩受压部位。对颈髓损伤患者应注意轴向翻身以维持脊柱的稳定性。

4.呼吸及排痰

对于颈脊髓损伤波及呼吸肌的患者应协助并指导训练腹式呼吸运动及咳嗽、咳痰能力,预防肺感染,促进呼吸功能。

5.大、小便的处理

脊髓损伤后1~2周内多采用留置导尿的方法,指导并教会定期开放导尿管,一般每3~4小时开放1次,嘱患者做排尿动作,主动增加腹压或用手按压下腹部使尿液排出。应保证每天水摄入量在2 500~3 000 mL,预防泌尿系统感染,以后可根据病情采用间歇导尿法。便秘可用润滑剂、缓泻剂、灌肠等方法。

(二)恢复期康复护理

在恢复期康复护士应配合运动疗法师、作业疗法师监督、保护、辅导患者去实践已学习到的日常生活动作,不脱离整体训练计划,指导患者独立完成功能训练。

1.增强肌力促进运动功能恢复指导

脊髓损伤患者为了应用轮椅、拐杖或自助器,在卧床或坐位时均要重视并协助患者进行肩带肌的训练、上肢支撑力训练及握力训练。肌力Ⅰ级时,给予辅助运动;肌力Ⅱ~Ⅲ级时,可进行较大范围的辅助运动、主动运动及器械性运动,肌力逐渐恢复,可逐步减小辅助力量,肌力达Ⅲ~Ⅳ级时,可进行抗阻力运动。

2.坐位训练的康复护理

病情重的患者可分为长坐位和端坐位训练,可在床上进行。应在康复治疗师的指导下协助患者完成坐位训练,包括坐位静态平衡训练、躯干向前、后、左、右及旋转活动时的动态平衡训练。在坐位平衡训练中,应逐步从睁眼状态过渡到闭眼状态下的平衡训练。

3.转移训练的康复护理

转移训练是日常生活及康复锻炼过程中,有目标、有质量、有意义的体位转换及身体移动。转移训练可增强患者回归社会的信心。主动转移可以提高独立生活的能力,减少患者对他人的依赖,但前提是要有足够的上肢肌力。脊髓损伤患者,尤以 $T_{12}\sim L_1$ 节段水平损伤的患者需强化训练,争取达到非常熟练的程度,获得完全独立转移的能力,包括帮助转移和独立转移训练,是脊髓损伤患者必须掌握的技能。在协助患者进行转移训练前,康复护士应先演示、讲解,并协助患者完成训练,具体转移训练包括以下几种。

(1)床-轮椅转移:由床上移动到轮椅或由轮椅移动到床。

(2)坐-站转移:从坐位转移到站立位。患者应该首先具备Ⅰ或Ⅱ级站立平衡能力才可以进行坐-站转移训练。要训练使用矫形器坐起站立,先用双手支撑椅子站起,膝关节向后伸,锁定膝关节,保持站立稳定。用膝踝足支具者,锁定膝关节后,可以开始步行。

(3)辅助转移:需要器械帮助,部分或全部需要他人帮助,才能够完成转移动作。①滑板:四肢瘫患者在上肢肌力不足以支撑躯体并挪动转移时,可以采用滑板(牢固的塑料板或木板)垫在臀下,从滑板上将躯体滑动到轮椅,或滑动到床上。②助力:患者如果上肢肘关节屈肌力Ⅲ或Ⅳ级,但手腕无力时不能通过滑板完成转移,则可以用于搂住辅助者的头颈或背部,身体前倾;辅助者头置于患者一侧腋下,两手托患者臀部,同时用双膝关节固定患者的两膝,使用腰部后倾的力量将患者臀部拉向自己的躯干,使患者的膝关节伸直并稳定,然后侧身将患者转移到床上,或从床转移到轮椅上。③转移训练的康复护理要点:做好解释工作,取得配合。训练时仅给予最小的辅助,并依次减少辅助量,最终使患者独立翻身。据患者的实际肌力和关节控制能力,选择适宜的转移方式。有脊柱内固定或骨折愈合不充分时,注意不要产生显著的脊柱扭转剪力。转移动作后注意身体下面的床垫和裤子等必须平整,避免造成局部压力过大而导致压力性损伤。辅助转移操作者尽量采用缩短运动阻力臂、分解动作、鼓励患者参与等方式,减少对自己腰部的应力,减少发生肌肉、韧带和关节损伤。

4.站立训练的康复护理

病情较轻的患者经过早期坐位训练后,无直立性低血压等不良反应即可在康复治疗师指导下进行站立训练。训练时应注意协助患者保持脊柱的稳定性,协助佩戴腰围训练站立活动。患者站起立床,从倾斜 20°开始,逐渐增加角度,约 8 周后达 90°。

5.步行训练的康复护理

伤后 3~5 个月,已完成上述训练,或佩戴矫形器后进行。先在平行杠内站立,要协助患者训练,并注意保护患者安全;后在平行杠内行走训练。可采用迈至步、迈越步、四点步、二点步方法训练,平稳后移至杠外训练,用双拐来代替平行杠,方法相同,训练结束,可获得独立的站立和行走功能。

6.日常生活活动能力训练的康复护理

指导和协助患者床上活动、就餐、洗漱、更衣、排泄、移动、使用家庭用具等,训练前应协助患者排空大小便,如患者携带导尿管、便器等,应在训练前协助患者妥善固定好。训练后,对患者整体情况进行观察,如有不适感及时与康复医师联系,调整训练内容,具体有以下几点。

(1)对于手不能抓握的患者,需要配合必要的助具,或进行食具改良来协助进食,如在餐饮具下面安装吸盘,以防止滑动,佩戴橡皮食具持物器等。

(2)对于手功能受限的患者在刷牙、梳头时可用环套套在手上,将牙刷或梳子套在套内使用。

（3）拧毛巾时,可指导患者将毛巾中部套在水龙头上,然后将毛巾双端合拢,再将毛巾向一个方向转动,将水挤出。

（4）沐浴时应辅助患者借助长柄的海绵刷擦洗背部和远端肢体。

7.假肢、矫形器、辅助器具使用的康复护理

康复护士在运动疗法师、作业疗法师指导下,熟悉并掌握其性能、使用方法和注意事项,监督、保护患者完成特定动作,发现问题及时纠正。

8.离床期康复护理训练指导

瘫痪者日常动作的基础是坐位,白天的所有活动都以这种姿势进行。轮椅是其新的腿和脚,同时也是保持这种坐位姿势的装置。已渡过急性期的患者应尽早重新获得坐位功能,争取身边动作的自立,并做好下一步回归社会的准备。功能训练的要点:为了达到上述目标,在训练室进行集中训练回病房要进一步训练、练习。训练的主要目的是通过积极的残存肌肉的增强和关节活动范围的训练,以促进残存部位的活动。同时,使瘫痪部位的躯干和下肢获得适当的柔软性也很重要。在基本条件齐备之后,即可在轮椅或垫上开始各种动作的训练。开始指导动作时,即使从安全管理方面着想,康复护士不应离开患者,具体功能训练有以下几种。

（1）起身动作训练指导:健康人能用腹肌和髋关节屈肌的力量立起上身。这些肌肉瘫痪的脊髓损伤者则利用上肢剩余肌肉的作用做些动作。最重要的肌肉是肩关节伸展、内旋及肘关节伸展与颈部屈曲的肌肉。躯干柔软性受损害时,此动作困难。

（2）坐位平衡训练指导:不仅在躯干肌瘫痪的高位胸髓损伤,就连低位胸髓、腰髓损伤,其保持坐位也不能说容易。这是因有髋关节周围肌肉麻痹的缘故。若上身的重心离开髋关节轴,则向前后方向倒下,故上肢的支持很必要。因此,坐位时为使上肢自由,必须练好将重心的位置正好保持在支持面上。

（3）用支撑动作移动身体训练指导:在保持坐位成功之后,下一个目标是移动身体。胸腰髓损伤者移动动作的基本点是两手按在床上而抬起臀部的支撑动作。为了充分地做此动作,需加强肩胛骨下牵肌及肩关节屈曲肌等的力量。

9.回归社区家庭准备期康复指导

此时期患者能从床上自由地移坐到轮椅,身边动作可以自主,患者在医院内的动作随之增多。从这一期开始应积极地鼓励其外出和外宿。由于接触了社会环境,能使患者本人真正地感觉到今后需要做什么。在这个基础上,针对其回归社会的准备,应规定一些具体的目标。如患者年轻,或无重大阻碍因素,应能达到下列一些指标。①应用性的轮椅操作训练指导:每段 10～15 cm的升降;8～10 m的登坡能力;抬高前轮达到平衡。②应用性的转移动作训练指导:轮椅与平常坐位处之间;轮椅与汽车之间;轮椅与床之间;轮椅与轮椅之间。③在轮椅上能持续做各种活动的耐久性训练指导。功能训练的要点:应用性的转移动作及轮椅操作训练须在离床期后紧接着做面对面的指导。除此以外,在此时期以集体形式做活动性高的运动训练及室外步行训练。多种运动能使平衡能力和轮椅操作能力得到增强。此外,通过以回归社会为目标的室外步行训练,取得上肢肌力及持久力的提高。④步行能力训练指导:颈髓损伤上肢残留部分功能者,只要无并发症,以轮椅为主的日常生活是能自立的。脊髓损伤者站立、步行有以下好处,即经常使用轮椅者易出现下肢挛缩、骨质疏松、下肢血液循环低下、挛缩致痉挛加重等。如能站立、步行、上下阶梯等则其受益甚大,能有稳定的站立,在社交场面上,对树立自己形象很有作用,其精神效果将是巨大的。对此应加强站立及步行的康复训练。

通过上述集体活动,使其从过去的被动训练转变为由患者自身积极参加的训练。正是这种积极性才是回归社会的第一步。可以认为其心理上的巨大效果,更能超过功能上的训练效果。此外,在出院后继续进行运动活动的也有很多,这不但在保持体力上,而且在脊髓损伤者的生存质量方面的意义也是很大的。

10.患者及家属的康复健康教育

教育患者和家属/陪护并取得他们的合作应作为一套完整的康复计划的一部分。康复过程的每一步都应同他们进行讨论并对每一项选择的原因作出解释,这能够让患者更深刻地理解损伤及其结局,从而在康复治疗中更好地配合,还有助于他们以积极的态度解决伤后必须面对的一系列问题。

(1)对家属康复教育:家属是患者的陪护者、监护者和重返社会的支持者,在患者的康复过程中起重要作用。对家属或陪护进行康复技能的健康教育,主要包括疾病的相关知识、康复训练项目、心理护理、日常活动的护理技巧等内容。家属也会在这场巨变中受创(活动和参与),因此,在康复程序中家属扮演着至关重要的角色。康复护理应该教会家属/陪护:①如何进行关节活动度练习;②如何进行安全转移或辅助转移;③如何预防压力性损伤及肺部疾病;④如何管理膀胱功能及预防尿路感染;⑤如何在日常生活动作训练中寻求辅助患者及训练患者之间的平衡。家属最初对患者的过度护理及保护是可以理解的。应该让家属/陪护知道患者现有的及能够重获的功能,应该让他们认识到:患者自己做的及尝试的动作越多,他的独立性就越强。积极的、现实的功能预测对患者日后的生活很重要。

(2)自我观察的教育:患者截瘫部位感觉障碍,出现问题不易发现,因此,应教会患者自我观察,以便及早发现,如压迫部位皮肤的颜色、尿道口是否清洁干燥、大小便外观是否正常、肌肉挛缩的程度是否加重等。

(3)皮肤护理教育:脊髓损伤由于卧床时间长,皮肤抵抗力有所减退,要教育患者及家属定时翻身,更换体位,按摩骨突处,保持床单清洁平整,预防压力性损伤形成。做到勤翻身、勤观察、勤按摩、勤换洗。

(4)预防肺部并发症教育:为防止呼吸道分泌物淤积,引发肺部感染,教育患者要经常变换体位,翻身拍背,指导患者正确的胸腹式呼吸入有效的咳嗽排痰,痰液排出困难时,采用体位排痰法或进行雾化吸入。

(5)预防泌尿系统感染教育:留置导尿管期间,指导家属每天清洗尿道口2次,每周换尿袋2次,导尿管定时开放,导尿管拔除后,训练排尿功能,教会患者自己做膀胱按摩,轻轻按压下腹部,协助排尿,同时鼓励患者多饮水,每天2 000~2 500 mL。为提高患者的自我管理能力,减少尿路感染,提高患者的生活质量,对神经源性膀胱患者进行系统健康教育,教会间隙导尿方法。

(6)肠道的护理教育:指导家属给患者以高纤维素饮食,多食蔬菜、水果,在床上适当增加活动量,促进肠蠕动,指导患者进行顺结肠方向腹部按摩,定时排便,必要时使用缓泻剂,以防便秘或灌肠等确保肠道畅通。

(7)预防失用综合征教育:指导患者保持良好的体位,保持关节的功能位置,预防足下垂,教会患者及家属经常对肢体进行主动和被动活动,以保持关节活动度,防止关节变形、强直、肌肉萎缩;对没有瘫痪的上肢,可利用举哑铃、拉弹簧等方法,增强肌力训练。

(8)功能重建的教育:主要围绕功能锻炼和恢复自理能力两方面,下肢截瘫的患者指导在床上练习自己搬动下肢翻身,练习起坐及坐稳;坐位练习穿脱衣服、鞋子,双上肢撑起躯干;站立练习扶床站立,带支具站立站稳、行走,不带支具站立站稳,从轮椅与床上之间的活动,在轮椅上完成生活需要的动作,如洗漱、进食;截瘫者的练习主要锻炼捏与握的功能,练习捏住汤匙进食,增加力量握住更重的物品。

通过康复健康教育,教会一些生存、生活技能,尽量使其达到最大限度的自理,恢复患者的自尊、自信、自我价值感,为其以后的生存、生活奠定基础,尽快回归家庭、社会。

11.脊髓损伤患者心理康复护理

几乎所有的脊髓损伤的患者因伤残所造成的生活、工作和活动能力的障碍和丧失,产生悲观、焦虑、急躁或绝望情绪,疾病康复受到严重影响。对于脊髓损伤患者产生的各种心理问题,通常运用支持、认知和行为等心理学方法帮助患者尽早渡过心理的危险期,树立康复的信心,使他们顺利回归家庭和社会。同时,在心理康复护理和治疗过程中,还要针对脊髓损伤患者的病情和心理特点,注重心理康复策略。

(1)明确康复训练的价值和意义:帮助脊髓损伤患者正确认识康复训练的重要性,引导他们将注意力集中于康复训练,是患者康复的关键,同时也有利于患者心理能量的正确释放,缓解心理压力。一般情况下,对康复训练意义的评价要切合实际,既不能夸大康复训练的功效,给患者造成"只要积极训练就可以完全康复"的概念;也不能贬低康复训练的作用,认为康复训练无足轻重,有则练之,无则不练,这样会影响患者的康复进程和康复效果。

(2)重建患者的价值取向:残疾并不等于失去自由及一切,也不等于没有作为和价值。但是,患者由于受不合理认知观念的困扰,认为残疾等于失去了一切和做人的尊严,无法享受生活,不能参加工作,不能进行社会交往,家人、社会和朋友不会再接纳自己等。产生这些想法的原因是这部分患者的价值观存在偏差,对残疾本身带有偏见所致。所以,对这部分患者进行心理康复护理的一个主要任务就是重新建立患者的价值取向,正确认识残疾和残疾后的人生价值,树立正确的价值观,重新找回人生的幸福感,坦然面对残疾和未来。

(3)心理康复护理。①震惊阶段的心理康复护理:由于患者情感麻木,思维反应迟钝,所以周围人的关心和安慰,可以给患者积极的支持。合理运用心理防御机制,运用体贴性的语言,向患者正面解释脊髓损伤的知识。收集对患者恢复有利的信息,让他们相信脊髓损伤的恢复仍有希望,缓解患者对残疾的恐惧感,减轻其心理压力。同时,指导家属或朋友给患者更多的关心和照顾。②否认阶段的心理康复护理:对处于否认期的患者,一切要顺其自然,不要操之过急,允许患者有一个适应、领悟的过程,逐渐接受残疾的现实。要认真倾听他们的想法,注意建立良好的医患关系。对有较强自制力又愿意接受帮助的患者,可在患者情绪较平静后,有计划、有策略地逐步向患者透露病情,使其在不知不觉中逐步接受自己的病情。有些不太愿意接受帮助的患者,则鼓励他们多接触病友,逐渐从周围病友、医护人员处了解病情。对于只相信药物治疗、手术治疗,甚至偏方、秘方,对康复治疗不了解、不接受的患者,可举一些错失康复治疗时机的典型病例,实事求是地宣传脊髓损伤的康复知识,使他们明白康复治疗的重要性,早日接受康复治疗。③抑郁或焦虑反应阶段的心理康复护理:有研究认为截瘫患者有自杀意念。由于截瘫患者有自杀意念者大部分发生在抑郁期,所以预防自杀是抑郁期健康教育的重点,一些患者表面装得若无其事,其实可能对自杀已有准备,所以要求医护人员、家属、陪护密切注意患者的情绪变化,防止意外事件的发生。抑郁期患者一般都有自卑心理,无法正确评价自己的价值,对残疾生活过分悲观,所以要引导患者积极面对残疾的现实,让患者逐步明白,残疾并不等于残废,脊髓损伤只要坚持康复,可以重新回归家庭和社会,还可以用角色转换的方式,让患者自己思考,让他放弃轻生的念头。④对抗独立阶段心理康复护理：该期患者的情况比较复杂，心理障碍的关键是与所处社会环境之间协调不当，在行为上表现为不适应，对治疗易产生抵触情绪。要对患者的行为表示同情和理解，不要一味指责。可以和患者将心比心进行交谈，劝患者认真思考一下，假如为了有依靠，自己什么也不动，也不参加康复训练，吃亏的最终是自己。利用社会支持系统共同做好心理康复。⑤适应阶段心理康复护理：适应期最突出的心理障碍是患者面对新生活感到选择职业困难。多数患者已无法从事原来的工作，需要重新选择。因此，求职咨询和职前培训已成为主要问题，治疗者应在这方面给患者提供信息，同时帮助他看到自己的潜能，扬长避短，努力适应环境。其次，患者残疾后多数在医院或家中长期治疗休息，很少接触社会，对重返社会心理压力较大，害怕旁人讽刺和嘲笑，所以在出院之前要帮助他们学习一些人际交往技巧，学会处理残疾生活可能遇到的一些特殊情况，指导他们处理好和家人的关系。在实际康复过程中以上5个阶段的划分也不是绝对的，不是所有的患者都经过全部5个阶段，有的患者跨过某一阶段，直接进入另一个阶段，有些患者具有相连两个阶段的心理行为特点。心理康复护理，一定要注意辨别患者的情绪变化，准确判断他们的心理特点，有的放矢，灵活掌握心理康复护理策略，只有这样才能给患者行之有效的帮助。

二、并发症的康复护理

因脊髓损伤而致瘫时，有几种常见而特殊的病理状态，称其为脊髓损伤并发症。对脊髓损伤并发症的早期预防及康复护理，在其日后的社会生活中具有重要意义。脊髓损伤患者可出现多种并发症，其并发症具有易发性、难治性，并易严重化，甚至变为致命性。

脊髓损伤的并发症很多，主要包括运动系统、呼吸系统、心血管系统、压力性损伤和泌尿系统五个方面的问题。

(一)运动系统并发症的预防及康复护理

运动系统并发症最常见的是关节挛缩。关节挛缩是关节周围的皮肤、肌肉、肌腱、神经、血管等病变所致的运动障碍，表现为关节活动范围受限。脊髓损伤病例的挛缩，不仅出现于麻痹区域，也可出现于正常部位的关节。挛缩好发关节有肩、肘、足趾各关节。挛缩影响康复计划、进度及最终目的的日常生活自立度。由于脊髓损伤后要卧床相当长的时间，如果不注意关节活动的训练，则可能出现严重关节挛缩，影响之后的自理能力。康复护理注意事项包括以下几点。

(1)脊髓损伤患者定时变换体位，使四肢保持良好的肢体体位，避免训练动作粗暴。

(2)关节挛缩时肢体体位不当可发生压力性损伤，要仔细观察。每天检查身体皮肤情况，做好早期预防压力性损伤。

(3)在病房内的日常生活活动中，瘫痪的肢体因骨萎缩(骨质疏松脱钙)而易出现骨折，康复护理人员在进行辅助动作时要特别小心。

(4)不能过分牵拉受伤肢体，患肢不输液。

(二)呼吸系统并发症的康复护理

(1)定期翻身、拍背、辅助排痰：肺部并发症预防重于治疗。在患者卧床期间，鼓励患者进行主动呼吸功能训练；定期翻身、拍背、辅助排痰，方法为双手置于肋弓下缘，在咳嗽时向后向上推举胸廓(合并肋骨骨折应注意)，当合并呼吸道梗阻时可联合应用体位引流。肺不张的早期采用辅助排痰的方法，定期翻身拍背(康复护理技术见咳嗽及体位引流)。

(2)按医嘱早期合理应用抗生素，控制肺部感染。

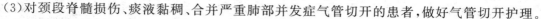

（3）对颈段脊髓损伤、痰液黏稠、合并严重肺部并发症气管切开的患者，做好气管切开护理。

（三）心血管系统并发症的康复护理

脊髓损伤有关的心血管系统并发症主要包括心动过缓、直立性低血压、自主神经的过反射。其发生与脊髓损伤后交感神经和副交感神经功能失调有关。

1.心动过缓康复护理

（1）密切观察心率、脉搏变化，护理操作时尽量减少刺激患者。

（2）气管内刺激（吸痰）有可能引起心搏骤停，必要时按医嘱预防性应用阿托品。吸痰操作动作轻柔，预防刺激迷走神经引起心血管系统的变化。

2.直立性低血压的康复护理

（1）预防直立性低血压，卧位-坐位变换体位时要逐步过渡，先抬高床头30°适应半小时，没有不适再逐步抬高床头过渡到50°、70°、90°进行体位锻炼。

（2）训练直立性低血压患者的坐和站：直立训练，尽早利用斜床进行渐进性站立练习，不但可以提高躯体的整体功能，更对呼吸及心理状态有益，还有助于维持骨密度。T_6以上损伤的患者在坐或站斜床前需应用腹带，可以维持胸腔内的压力，通过减少腹部活动以减轻血液聚集。

（3）应用弹力绷带、围腰增加回心血量。

（4）必要时按医嘱应用升压药物。

（四）自主神经反射紊乱的预防及康复护理

（1）对T_6以上的高位脊髓损伤者，不要长期留置导尿管形成挛缩膀胱。从急性期开始就要充分管理排尿、排便。在导尿等短时间操作或掏大便时，使用利多卡因胶冻。

（2）嘱患者迅速坐起，取直坐位，使静脉血集中于下肢，降低心排血量。松解一切可能引起卡压的衣物或仪器设备，检查矫形器有无压迫或不适，并立即予以解决。每2～3分钟监测血压、脉搏1次。

（3）尽快找出和消除诱因，首先检查膀胱是否充盈，导尿管是否通畅，直肠内有无过量粪便充填，有无嵌甲、压力性损伤、痉挛，局部有无感染并及时消除诱因。

（4）遵医嘱快速降血压，静脉注射或肌内注射等。

（五）深静脉血栓形成的预防及康复护理

由于自主神经功能紊乱，加之长期卧床，易发生下肢深静脉血栓形成。下肢深静脉血栓形成的发病率在脊髓损伤的患者中很高。若不采取预防措施，40%脊髓损伤患者会出现下肢深静脉血栓形成；即使采取措施，临床上仍有15%的急性脊髓损伤患者出现下肢深静脉血栓形成，5%的急性脊髓损伤患者出现肺栓塞。下肢深静脉血栓形成高峰期为脊髓损伤后7～10天。

（1）讲解发生下肢深静脉血栓形成的病因、危险因素、后果及常见的症状，告知患者如有不适，及时报告医师、护士。

（2）劝其戒烟，避免高胆固醇饮食，给予富含纤维素饮食，多饮水，保持大便畅通，避免因排便困难造成腹内压增加，影响下肢静脉血液回流。

（3）注意观察双下肢皮肤颜色、温度、触觉，肢端动脉搏动情况，双下肢的腿围有无增大，尽早进行下肢被动运动并按摩，促进肢体静脉血液回流和血管、神经功能恢复。

（4）加强静脉通路的管理，尽量避免不必要的穿刺，同时保证患者的液体入量是防止血液浓缩的关键。

（5）遵医嘱准确执行溶栓、抗凝、祛聚治疗方案。

(6)指导患者每天进行下肢被动运动,如以踝关节为中心,做足的上下运动,上下不能超过30°发挥腓肠肌泵的作用;开始起床活动时需用弹力绑绷带或穿弹力袜,适度压迫浅静脉,增加静脉回流,减轻水肿;患肢避免静脉输液;密切观察病情并详细记录。

(六)泌尿系统并发症的预防及康复护理

尿路感染是脊髓损伤患者最常见的并发症。脊髓损伤患者不同程度地均有排尿障碍,其中尤以泌尿系统感染并发症最为严重,处理不当,可直接威胁患者生命。与普通人群相比脊髓损伤患者死于泌尿系统疾病的概率要高 10.9 倍。脊髓损伤后肾脏、输尿管功能保持正常;逼尿肌和括约肌因失去神经支配而出现功能失调;脊髓损伤患者无法感觉到尿意,无法自主排尿。脊髓损伤后的泌尿系统改变表现为逼尿肌反射亢进(发生于骶髓以上损伤,表现为不自主排尿、残余尿量多、逼尿肌外括约肌协同失调),逼尿肌无反射(发生于脊髓圆锥或骶神经根损伤,表现为膀胱无收缩能力、充盈性尿失禁)。

1.脊髓损伤后膀胱功能康复护理

脊髓损伤后膀胱功能处理方法有 4 种:留置导尿管、间歇导尿、外用集尿器、耻骨上膀胱造瘘。目的是为了低压储尿、低压排尿、避免泌尿系统感染、保护上尿路功能。

(1)留置导尿管应用指征:急性期患者输液量多;意识障碍;逼尿肌压力过高;输尿管反流的临时处理;患者双手功能障碍,无法进行间歇导尿;其他不具备间歇导尿条件的情况。

(2)耻骨上造瘘应用指征:尿道结构异常;导尿管反复梗阻;导尿管插入困难;会阴部皮肤破损;男性患者前列腺炎、尿道炎、睾丸/附睾炎;其他心理问题。

(3)间歇导尿指征:只要患者手功能正常或护理人员具备导尿条件者均应尽早行间歇导尿。

(4)下列情况应避免间歇导尿:尿道结构异常,膀胱颈梗阻,膀胱容量<200 mL,意识不清,或因心理因素无法遵守导尿时间,液体输入量较多,膀胱充盈后可引起较严重的自主神经过反射。

2.泌尿系统感染的康复护理

脊髓损伤后处理不当也会引起泌尿系统的感染,早期症状包括尿中出现较多沉渣且尿色变混,尿液出现明显异味,血尿。

(1)多喝水,增加导尿次数,禁止喝咖啡等刺激性强的饮料。

(2)出现发热、寒战、恶心、头痛、痉挛加重、不正常的疼痛或烧灼感、自主神经过反射等症状,尿常规白细胞计数增高,泌尿系统感染,应使用抗生素治疗。应根据药敏实验结果选用敏感抗生素并调整用量。

(3)保持排尿通畅,必要时留置导尿管,在排尿通畅的基础上嘱患者尽量多饮水。

(七)排便功能障碍的预防及康复护理

肠道功能障碍是常见并发症,主要表现为顽固性便秘、大便失禁、腹胀,给患者生活带来很大影响。正常排便是一种舒适的生理活动,脊髓损伤后,其重要性如同与朋友约会,没有时间性和事前的约定会令人毫无准备,而在等待的时间未出现会令人焦急,来后接待不当令人感到丧失尊严,因此,排便训练就成了一项重要的课程,具体包括以下 2 点。

(1)保证充足的水分摄入:每天晨起、饭前先喝一杯淡盐水,每天饮水量不少于 1 000 mL,水可作为润滑剂使食物纤维在肠道内充分吸收水分而膨胀,软化粪便,增加粪便体积和重量,刺激肠蠕动,从而达到顺利排便的目的。

(2)饮食护理:饮食宜定时、定量,予以高热量、高蛋白质、高纤维素、易消化的食物。

(徐 玲)

第六节 颅 脑 损 伤

颅脑损伤是目前导致全球病死和病残的主要公众健康问题,幸存者常伴有不同类型和程度的功能障碍,严重制约了患者的生活水平,给家庭和社会带来了巨大的生存压力和经济负担,尤其对于病情危重、病程迁延的重症颅脑损伤患者,甚至遗留身心功能障碍终身。康复护士是康复治疗团队中必不可少的重要成员,在循证的基础上,康复护士与多学科的康复团队紧密协作,进行早期、科学化、规范化、系统化的康复护理管理,能有效预防或改善颅脑损伤患者继发性的功能障碍,有效减少并发症和后遗症,最大限度地提高或恢复生活自理能力,从而帮助患者早日康复,提高生存质量,尽早重返家庭与社会。

一、颅脑损伤急性期特点

(一)意识障碍

伤后绝大多数患者都有立即出现的意识丧失,轻者数秒至数分钟即可逐渐清醒,重者可持续昏迷至死亡。大脑皮质和脑干网状结构是维持清醒的重要结构,当外力作用在头部引起广泛的皮层功能障碍或脑干网状结构的功能紊乱时,患者即发生长短不一的意识障碍,包括意识模糊、嗜睡、昏睡、浅昏迷和深昏迷等。

(二)头痛、呕吐

头部外伤后头痛可因头皮、颅骨的创伤所致,也可由蛛网膜下腔出血、颅内出血、颅内压的高低或脑血管的异常舒缩引起。头部局限性疼痛的部位,常代表致伤着力点,而整个头部持续性剧痛伴眼球胀痛进行性加重时,常暗示颅内有继发性血肿可能。

(三)瞳孔改变

不同部位和程度的脑损伤可出现不同类型的瞳孔改变:①若伤后一侧瞳孔立即散大,对光反射消失,但患者意识清醒,应考虑动眼神经的直接原发性损伤;②若伤后双侧瞳孔扩大或缩小,但对光反射正常,患者意识清醒,则无临床意义;③若双侧瞳孔大小不等,一侧或双侧忽大忽小,伴眼球位置歪斜,表示中脑受伤;④若双侧瞳孔极度缩小,对光反射消失伴中枢性高热,为脑桥损伤;⑤若一侧瞳孔先缩小后散大,对光反射迟钝,患者意识障碍进行性加重,但对侧瞳孔早期正常,后期随之散大,为典型的小脑幕切迹疝;⑥若双侧瞳孔均散大固定,对光反射消失,多示濒危状态。

(四)生命体征紊乱

脑损伤时,患者可立即出现意识障碍、面色苍白及四肢松软等一过性表现,同时伴有呼吸、脉搏浅弱、节律紊乱、血压下降,经数分钟后可逐渐恢复正常。若伤后呼吸、脉搏、血压的暂时性紊乱时间延长,且无恢复的迹象,说明脑干有较严重的损伤;若伤后生命体征已恢复平稳,随后又逐渐出现血压增高、脉压增大、呼吸和脉搏变慢("两慢一高")等改变,说明患者出现进行性颅内压增高,常提示颅内继发性血肿。

(五)锥体束征阳性

若伤后患者出现双侧锥体束征,双下肢肌张力增加、腱反射亢进,病理反射阳性,常示脑干受压;若伤后早期未出现锥体束征,继后逐渐出现,同时伴有躁动和意识障碍加重者,常为颅内继发血肿信号。头部受伤患者一侧浅反射减退或消失,常表示对侧大脑半球损伤;一侧肢体腱反射亢进并伴有恒定的病理反射阳性时,也说明对侧大脑半球运动区受损。

(六)脑疝

脑疝是颅脑损伤后颅内压增高的最严重后果,以小脑幕切迹疝和枕骨大孔疝常见。

(七)特殊表现

颅脑损伤的临床表现有其共性,但因个体差异、年龄悬殊、致伤因素的多变和受伤部位不同,也呈现出特殊临床特点。

二、康复护理评估

(一)一般情况评估

了解患者受伤史、现场状况及既往史;进行全身及局部体格检查,了解患者有无颅内压增高迹象,患者的生命体征是否平稳,意识状态、瞳孔、肢体活动及神经系统体征的变化;根据医嘱进行血常规、尿常规、细菌培养、细菌计数、药敏试验等实验室检查;了解 X 线、CT 以及 MRI 的检查结果,以判断脑损伤的严重程度及类型。

(二)昏迷严重程度评估

依据格拉斯哥昏迷量表(Glasgow coma scale,GCS)进行评分。GCS 包括睁眼反应(E)、言语反应(V)和肢体运动(M)3 个维度,分数越低表明意识障碍越严重。12～14 分为轻度意识障碍,9～11 分为中度意识障碍,3～8 分为重度意识障碍即昏迷。

(三)躯体运动功能评估

包括肌力评定、肌张力评定、关节活动度评定、平衡和协调功能评定、步态分析及四肢运动功能评定等。

1.肌力评定

根据徒手肌力检查(MMT)肌力分级标准,一般将肌力分为 0～5 级,共 6 个级别,根据完成动作的能力进行分级,对肌力在 3 级以上的患者,可采用器械评定方法,常用握力测试、捏力测试、背肌力测试等。

2.肌张力评定

常用改良 Ashworth 痉挛评定量表,首先观察受检肌肉在放松、静止状态下的紧张度,然后通过被动运动来判断。

3.关节活动度评定

关节活动度(range of motion,ROM)又称关节活动范围,是指关节活动时可达到的最大运动弧度。关节活动有主动与被动之分,关节活动范围分为主动活动和被动活动范围。主动关节活动范围是指作用于关节的肌肉随意收缩使关节运动时所通过的运动弧;被动关节活动范围是指由外力使关节运动时所通过的运动弧。一般采用量角器进行评定。

4.平衡和协调功能评定

常采用如 Fugl-Meyer 运动功能评定量表,包括运动、感觉平衡、关节活动度及疼痛,总分226 分。其他方法还包括步态分析及四肢运动功能评定等。

(四)皮肤功能评估

评估有无压力性损伤风险,常用 Braden 量表。结果判断:总分为 23 分,分数越低,发生压疮

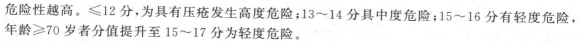

危险性越高。≤12分,为具有压疮发生高度危险;13～14分具中度危险;15～16分有轻度危险,年龄≥70岁者分值提升至15～17分为轻度危险。

(五)营养状态评估

评估有无存在营养失调。常用营养风险筛查表:总评分≥3分表明患者有营养不良或有营养风险,需要营养支持;总评分<3分需每周复评,复评结果≥3分,需要营养支持。同时需要结合患者的临床指标、疾病状态、胃肠道功能和误吸风险等进行综合营养评估。

三、康复护理措施

(一)维持生命体征平稳

(1)密切观察病情,患者伤后可出现持续的生命体征紊乱。病情监测时,为避免患者躁动影响结果的准确性,应按照呼吸、脉搏、血压的顺序每15～30分钟进行观察并记录。

(2)伤后早期,由于组织创伤反应,可出现中等程度地发热;若损伤累及脑干,可导致体温调节紊乱,出现体温不升或中枢性高热;伤后即发生高热,多为视丘下部或脑干损伤;伤后数天发热,需警惕有无感染性并发症。

(3)注意呼吸节律和深度、脉搏快慢和强弱以及血压和脉压的变化。若伤后血压上升,但脉搏缓慢有力伴呼吸深慢,提示颅内压增高,应警惕颅内血肿或脑疝发生;枕骨大孔疝可突然发生呼吸骤停;闭合性颅脑损伤呈现休克征时,应检查有无内脏出血,如应激性溃疡出血、迟发性脾破裂等。

(二)保护脑功能

1.防止颅内压增高,维持脑组织正常灌注

(1)体位:抬高床头15°～30°,促进颅内静脉回流,减轻脑水肿。

(2)吸氧:采用过度通气和高压氧吸入能提高血氧含量,减低二氧化碳分压,使细胞外液的pH增加,脑血管收缩、脑血流量减少,加快颅内静脉回流,降低颅内压。

(3)保持呼吸道通畅:呼吸道梗阻时,胸腔内压力及$PaCO_2$增高可致脑血管扩张、脑血流增多而引起颅内压增高。及时清除呼吸道分泌物和呕吐物,舌根后坠者,可放置口咽通气管;对意识不清及咳痰困难者,应及时吸痰,并定时翻身叩背,预防肺部并发症。

(4)避免剧烈咳嗽和便秘:剧烈咳嗽和便秘均可使腹腔内压力骤然升高而导致颅内压增高。避免并及时治疗感冒、咳嗽。颅内压增高患者因限制水分摄入及脱水治疗,常出现大便干结,告知患者切勿排便用力,可予以开塞露通便,必要时戴手套掏出粪块,禁忌高压灌肠。

(5)躁动的处理:颅内压升高、呼吸不顺、尿潴留、排便费力以及冷、热、饥饿等不舒适均可以引起患者躁动。首先应积极寻找引起患者躁动的原因,不盲目使用镇静剂或强制性约束,以免患者挣扎使颅内压进一步增高。加强病情观察,适当保护以防坠床、自伤、拔管及其他意外。遵医嘱定时定量给予抗癫痫药物,一旦发作协助医师及时抗癫痫及降颅压处理。

(6)遵医嘱正确使用药物。①脱水剂:通过提高血渗透压及利尿的方法使脑组织内水分及脑脊液减少,呋塞米+甘露醇+清蛋白联合使用是目前降低颅内压的最佳方案,但使用高渗性液体后血容量突然增加,可加重循环负担,有心力衰竭和肺水肿的风险,需要严格把控输液速度,遵医嘱定时、反复使用。②激素:通过降低脑血管通透性、恢复血管屏障功能而改善脑水肿。需警惕有无应用激素诱发的应激性溃疡出血、感染等不良反应。③冬眠低温治疗:控制高热以降低脑代谢率和脑耗氧量,增加脑组织对缺氧的耐受性,改善细胞膜通透性,防止脑水肿进一步发展。低温治疗前应观察并记录患者的生命体征、意识状态、瞳孔和神经系统病症,作为治疗后观察的基础,降温和复温均需循序渐进,以 1 ℃/h 速度为宜。低温时患者肠蠕动减少,应观察有无胃潴留、腹胀、便秘、消化道出血等表现,注意防止反流和误吸。④辅助过度换气:过度换气可引起脑血流减少和脑缺氧加重,因此定时血气分析非常重要。维持患者 PaO_2 于 12.0～13.3 kPa(90～100 mmHg)、$PaCO_2$ 于 3.3～4.0 kPa(25～30 mmHg)水平为宜。过度换气不宜超过24 小时,以免引起脑缺血。

2.维持有效的脑室引流

颅脑损伤术后,为有效控制颅内压、引流脑室积血、降低伤口脑脊液漏,常需留置脑室引流管,即经颅骨钻孔穿刺侧脑室,放置引流管将脑脊液引流至体外的一种方法。常用于治疗脑脊液循环受阻所致的颅内高压危急态、颅内肿瘤或其他病变形成梗阻性脑积水、引流脑室出血或脑出血破入脑室者血液或术中作脑室穿刺放出侧脑室脑脊液,便于手术操作、开颅手术后引流血性脑脊液,减轻脑膜刺激症状。有效脑室引流对颅脑损伤患者控制颅内压、避免颅内感染有着举足轻重的作用。

(1)患者病情稳定即可将床头抬高 15°～30°,引流管最高处应距侧脑室平面上 10～15 cm,始终保持正常颅内压,保持正常的引流速度。

(2)保持引流通畅,妥善固定。引流管不可受压、扭曲、成角、折叠;适当限制患者头部活动范围,活动或翻身时避免牵拉引流管。引流管通畅时,管内不断有脑脊液流出,液面随患者呼吸、心跳上下波动,若引流管内无脑脊液流出,应查明原因,可能是:①颅内压低于 16.0～20.0 kPa(120～150 mmHg),可将引流瓶(袋)降低再观察有无脑脊液流出。②引流管放入脑室过深过长,致使在脑室内盘曲成角,可请医师对照 X 线片,将引流管缓慢向外抽出至有脑脊液流出,然后重新固定。③管口吸附于脑室壁,可将引流管轻轻旋转,使管口离开脑室壁。④引流管被小血凝块或破碎脑组织所堵塞。严格消毒管口后,用无菌注射器轻轻向外抽吸,禁止注入生理盐水冲洗,必要时更换引流管。

(3)观察并记录引流液的颜色、性质、量,术后1～2 天可略呈血性渐变橙黄色;异常时浑浊、呈毛玻璃状或有絮状物提示颅内感染;并记录 24 小时引流量;控制引流速度,引流速度控制在10～15 mL/h,若引流过快过多,易出现低颅压性头痛、恶心、呕吐此时抬高或暂夹闭引流管。引流液<500 mL/d。

(4)保持头部伤口干燥,如有浸湿应查明原因;引流管一旦脱出,应立即用无菌敷料覆盖创口,及时通知医师进行处理。更换体位时,先固定引流管;搬动患者时,先夹闭引流管,以免引起逆行感染。

(5)严格遵守无菌操作原则:每天更换头枕无菌小巾,每天定时更换引流瓶(袋)时,应先夹闭引流管以免引流出的脑脊液逆流脑室,注意保持整个装置的无菌状态,必要时做脑脊液常规检查或细菌培养。

(6)脑室引流管一般放置 3～4 天,此时脑水肿期已过,颅内压开始逐渐降低。把关前一天应施行抬高引流瓶(袋)或夹闭引流管 24 小时,以了解脑脊液循环是否通畅,有无颅内压再次升高的表现。若患者出现头痛、呕吐等颅内压增高的表现,应立即放低引流瓶(袋)或开放引流管,并告知医师。拔管时应先夹闭引流管,以免管内液体逆流入脑室引起感染。拔管后,切口处若有脑脊液漏出,应立即报告医师,以免引起颅内感染。

四、恢复期康复护理

恢复期间,急性期常见症状有所减轻,生命体征趋向平稳。

(一)临床特点

1.意识障碍

意识是指大脑的觉醒程度,是机体对自身及周围环境刺激做出应答反应的能力。意识内容包括定向、感知、注意、记忆、思维、情感和行为等,是人类的高级神经活动,可通过语言、躯体运动和行为表达。意识障碍是指机体对自身及周围环境缺乏反应的一种精神状态。通过对患者的言语、疼痛、瞳孔、对光反射、吞咽反射、角膜反射等来判断患者意识障碍的程度。脑损伤后,意识障碍的患者经急性期治疗后,部分患者可完全恢复,但重度损伤者可持续昏迷或称为植物人,或恢复部分意识。

2.运动功能障碍

脑损伤患者可因受伤原因、部位、病情严重程度等不同而遗留复杂多样的运动功能障碍。如锥体束损害引起的偏瘫、单瘫、双侧瘫,也可出现帕金森综合征、共济失调、舞蹈样动作等锥体外系表现。患者若合并复合伤,如周围神经病、脊髓损伤、骨折、关节损伤等,则在原发症状基础上表现出多种运动功能障碍。

3.言语和吞咽功能障碍

脑损伤可导致失语、构音障碍或言语失用等言语或高级认知功能障碍,其中以失语症最为常见。失语症患者在语言的理解、形成和表达方面能力受限或丧失,而不是由于精神障碍、感觉异常或肌肉软弱无力或痉挛造成。临床上常见的失语类型包括运动性(表达性)和感觉性(感受性)失语。脑损伤患者吞咽障碍主要表现为液体或固体食物进入口腔、吞下过程发生障碍或吞下时发生呛咳、哽噎,可引起营养不良、脱水、心理障碍、吸入性肺炎、窒息等并发症,是导致患者生存质量下降、病死率升高的重要因素。

4.认知功能障碍

主要表现为对信息的处理速度及效率降低,注意力分散,学习与记忆障碍,交流、执行等功能发生不同程度地障碍。主要包括记忆障碍、注意力障碍、推理/判断障碍、执行功能障碍和交流障碍。

(1)记忆障碍:以近记忆障碍多见,指不能记住伤后发生的事情,但对以前的记忆影响不大。有些患者记忆障碍可出现于发病2年后,严重影响了患者的工作及生存质量。

(2)注意力障碍:指完成一项事情时无法集中注意力,严重时无法将注意力从一件事情转移到另一件事情上,或分别注意同时发生的两件事。

(3)推理/判断障碍:广泛性颅脑损伤可出现高水平的思维障碍,表现为分析和综合能力水平下降,抽象、推理能力降低,判断和解决问题能力差。

(4)执行功能障碍:指进行有目标的活动时,有多个认知成分,但无法正常选择和执行。例如要完成如厕,需要先来到卫生间,解开腰带,坐在马桶上进行。执行功能障碍者常常未解开腰带就坐在马桶上。

(5)交流障碍:主要表现为语言障碍和理解障碍。早期可出现找词困难,难以构成复杂的句子,较高级的语言障碍持续时间长,同时伴有思维障碍。

5.精神心理障碍

脑损伤后可出现各种类型的精神异常、情感障碍,表现为各种妄想、幻觉、癔症样发作、人格改变和性格改变等。患者的心理和感情异常表现形式多种多样,伤后初期可表现为过度的期盼和乐观,当面对恢复的缓慢进程又转变为悲观、消极和失望。有些患者意志消极,焦虑不安、情感冷漠甚至抑郁自杀,有些患者则表现为莫名欣快,甚至无端哭泣或傻笑。

6.脑损伤综合征

头部损伤 3 个月后,仍然存在或者出现的一系列神经精神症状,患者表现为头昏、头痛、疲乏、睡眠障碍、记忆力下降、精力及工作能力的下降、心慌、多汗、性功能下降等。神经系统检查没有阳性的体征。

(二)康复护理评估

1.一般情况评估

了解患者受伤史及既往史;进行全身及局部体格检查,患者的生命体征是否平稳,意识状态、瞳孔、肢体活动及神经系统体征的变化;根据医嘱进行血常规、尿常规、细菌培养、细菌计数、药物浓度检测等实验室检测;了解 X 线、CT 以及 MRI 的检查结果,以判断脑损伤的严重程度及类型。了解患者心理和社会支持状况,患者及照顾者对疾病的认识和适应程度。

2.认知功能评估

颅脑损伤患者常见的认知障碍有记忆障碍和知觉障碍。记忆障碍包括近记忆障碍和远记忆障碍,近记忆障碍可采用物品辨认-撤除-回忆法评估,远记忆障碍可采用 Wechsler 记忆评价试验,用记忆商数反映患者记忆好坏,如果低于标准分,则说明记忆功能缺陷,需要进一步检查。知觉障碍可采用 Rivermead 行为记忆测验评估。

3.心理、情感及精神状态评定

脑损伤患者度过急性期之后,各类心理社会问题的因素开始凸显,如:焦虑、抑郁、情绪不稳定、攻击性、神经过敏、呆傻、类妄想狂、强迫观念、急性压力综合征/创伤后应激综合征、睡眠障碍等。常用评估量表如简易智能精神状态检查量表(MMSE)、LOCTA 认知功能的成套测验、汉密尔顿抑郁量表、焦虑自评量表等。

4.言语功能评估

颅脑损伤患者常伴失语症、构音障碍和言语失用。失语症常用评定方法包括:谈话、复述、口语理解、命名失语等;构音障碍常用评定方法包括:发音器官的运动功能、神经反射及言语功能;言语失用常用评定方法包括:患者的言语可理解程度、说话速率、韵律等。

5.吞咽功能评估

明确是否存在吞咽障碍,诊断其发生的可能病因,了解吞咽过程存在的解剖和生理异常。护士首先需要对患者进行吞咽功能的初筛,常用评估方法包括简易吞咽功能评估(反复唾液吞咽试验和洼田饮水试验)、摄食-吞咽过程评定等,当患者出现吞咽功能异常,如洼田饮水试验结果为2 级及以上,说明吞咽存在风险,需立即转介给言语治疗师和医师进行进一步的吞咽评定和仪器评定等。

6.膀胱功能评估

脑损伤患者常存在尿失禁、尿潴留或二者交替存在等问题。常用评定方法如下。

(1)排尿日记:反映每次排尿量、排尿间隔时间、患者的感觉,每天排尿总次数及总尿量,能客观反映患者的症状。

（2）尿流动力学检查：尿流动力学检查能客观地反映逼尿肌、尿道内、外括约肌各自的功能状态及其在储尿、排尿过程中的相互作用。主要评估：①自由尿流率；②残余尿量测定：正常情况下残余尿量在 100 mL 以下；③充盈期膀胱容量压力变化：能准确记录膀胱的感觉、逼尿肌稳定性、膀胱容量、有无自主神经过反射等表现。顺应性通常为 20～40 mL/cmH$_2$O；④逼尿肌漏尿点压测定：可预测上尿路损害风险，当逼尿肌漏尿点压≥40 cmH$_2$O 时，继发上尿路损害的风险显著增加。⑤影像尿流动力学检查：该项目可准确评估逼尿肌-尿道括约肌协调失调，目前推荐神经源性膀胱尽可能接受此项检查。

7.肠道功能评估

脑损伤患者常存在便秘、大便失禁或二者交替存在等问题。肠道动力及肛门直肠功能检测是评估直肠功能的重要策略之一。每天进行肠鸣音听诊，便秘时肠鸣音减少，数分钟才听到一次，称为肠鸣音减弱，腹泻时肠蠕动增强时，肠鸣音达每分钟 10 次以上，称为肠鸣音增强。推荐使用布里斯托大便分类法对排便性状进行分类，第一型和第二型表示有便秘；第三型和第四型是理想的便形，尤其第四型是最容易排便的形状；第五至第七型则代表可能有腹泻。

8.日常生活活动能力评定

日常生活活动（activities of daily living，ADL）能力，改良 Barthel 指数，对进食、洗澡、修饰、穿衣、控制大小便、如厕、床椅转移、平地行走及上下楼梯 10 项日常生活活动的独立程度评定，满分 100 分；＞60 分有轻度功能障碍，能独立完成部分日常生活活动，需要部分帮助；41～60 分有中度功能障碍，需要极大的帮助方能完成日常生活活动；≤40 分有重度功能障碍，大部分日常生活活动能力不能完成，依赖明显。

（三）康复护理措施

1.精神障碍

精神障碍是颅脑损伤最严重的并发症之一，若早期得不到积极有效的治疗，可能转变为长期或终身损害。早期康复护理介入能有效改善患者精神状态，提高生存质量。精神障碍是颅脑损伤最严重的并发症，若早期得不到积极有效的治疗，可能转变为长期或终身损害。制订系统全面的早期康复护理计划有助于改善患者的精神状态。

（1）确保安全是精神障碍康复护理的首要原则。保持地面平整、干燥，光线明亮，打开病床防护栏，热水瓶专柜放置，室内禁止摆放刀、剪等锐器。

（2）合理用药是精神障碍患者的主要治疗方式，结合患者的年龄、性别、健康状态等每天动态评估药物的作用与不良风险。

（3）以鼓励、暗示、诱导的方式协助或督促患者自我照顾，如进食、如厕和料理个人卫生等。

（4）采用愉快因子刺激疗法改善患者负性情绪，避免激发精神症状的各种因素。

（5）颅脑损伤越重，精神障碍症状持续时间越长，重视与患者及照顾者的沟通，将患者病情、预后、约束带使用、跌倒和伤人等防范及时与照顾者沟通，取得理解与配合。

（6）午睡、夜间、饭前、交接班前后加强防范，以防走失、坠楼、自杀等意外发生。

（7）病情稳定时鼓励患者在照顾者陪同时下床活动，主动参与社会交往。

2.认知障碍

70％～80％的颅脑损伤幸存者存在认知功能障碍，认知障碍是造成患者后期生活无法自理、走失、受伤等问题的主要原因。配合康复团队尽早进行认知康复训练，对改善患者认知功能十分重要。70％～80％的颅脑损伤幸存者存在认知功能障碍，认知障碍是造成患者后期生活无法自理、走失、受伤等问题的主要原因。科学早期的康复护理介入对改善患者认知功能非常重要。

（1）入院 8 小时内使用简易智能精神状态检查量表和蒙特利尔认知评估量表对患者进行全面的认知功能评估。

（2）从简单发音开始，有意识的与患者进行字、词的认识表述及简单对话训练，根据训练结果逐渐加大难度。

（3）在照顾者的参与下，对患者进行空间、时间、季节、物品、环境等认知强化辨认。

（4）指导患者回忆往事，循序渐进地加大重要事件及亲友同事等的认知范围，适时给予提示、纠正、赏识及肯定。

（5）根据患者病情，进行亲人关系、自然现象、空间概念、数字分类、是非辨别及自我认知等训练。

（6）训练患者对事物的异同、范围限度、人际亲疏以及言行判断与扩展等的感知能力，视伤情给予同步强化。

（7）播放患者熟悉及喜爱的歌曲、影视插曲，指导照顾者对患者肢体进行不定时接触安抚。

3.言语交流障碍

25％的颅脑损伤患者均产生不同程度的言语障碍，伤后无法交流或交流不畅给患者心理造成很大的创伤，早期康复护理干预有助于最大限度地恢复交流能力，同时防止习得性失用或不适当的代偿行为。

（1）治疗前对患者进行标准的失语症筛查，判断患者是否存在失语症、类型及程度。

（2）为患者营造一个合适的语言环境，安静整洁，训练时限制无关人员进出，减少患者不必要的紧张，安排无言语障碍病友同室，增加交流机会。

（3）缩唇呼吸有利于控制控制发音和音量，推荐在饭前或饭后 1 小时进行。

（4）在言语治疗师的指导下进行个体化言语康复训练，指导患者做唇舌训练、发音训练、听理解训练、口语表达训练及书写训练等，对于言语障碍较重的患者辅以肢体语言、交流板等代偿方式。

（5）当患者拒绝交流、出现暴躁、焦虑情绪时，给予心理疏导的同时，对患者的微小进步进行鼓励、表扬，帮助患者重拾对治疗和生活的信心，必要时转介给心理治疗师。

（6）指导患者在日常生活活动中学习和运用各种交流技术是言语训练的主要方面。指导照顾者帮助患者在日常生活中学习语言，将每天日常生活中经常出现的动作告诉患者，并帮助其学习、复述出对应的词语如吃饭、喝水等。

4.吞咽障碍

颅脑损伤患者吞咽障碍发生率为 30％～73％，患者常因进食困难而引起水、电解质及营养物质摄入不足，吞咽功能受损是导致颅脑损伤患者发生误吸呛咳、肺部感染、窒息甚至死亡的主要原因。早期康复护理介入能有效改善患者的吞咽功能，满足患者营养需求。

（1）推荐入院 24 小时内，经口摄食前接受吞咽障碍筛查，通常使用反复唾液吞咽试验、饮水试验、改良饮水试验和进食评估问卷调查（eating assessment tool，EAT-10），必要时进行吞咽造影检查。

（2）对进食姿势、对食物的认知、食物放入口的位置、安全一口量、进食时间（包括一次吞咽时间和一次进食时间）、呼吸情况、进食食物的形态及质地、进食后痰液是否增多、咳出的痰液是否有食物以及口服药物进行全面评估。

（3）根据吞咽造影检查结果，适当增加凝固粉，改变食物性状和质地，调整头颈部位姿势使吞咽通道走向、腔径大小位置改变，避免误吸和残留。推荐在吞咽造影检查下，选择有效的吞咽姿势。

（4）推荐成人选择杯子，勺子，吸管，有嘴杯或运动水杯等。

（5）营造干扰少、噪声低、照明足的进食环境，同时通过进食前、中、后的情境策略、言语提示、书面提示、身体提示、视觉提示等增进社交互动，改善进食体验。

（6）调整合适的进食量和进食速度，前一口吞咽完成后再进食下一口，某一性状食物进食时间超过 10 秒时，禁止吃此性状的食物。

（7）做好摄食状况记录，记载食谱内容、进食时间、摄食量、噎食情况。

5.运动感觉障碍

颅脑损伤患者常遗留躯体运动障碍和偏身感觉障碍，严重影响了患者躯体的协调、平衡及运动功能，感觉的丧失和迟钝还易造成烫伤、创伤和感染等系列不安全事件。早期康复护理介入是改善运动感觉功能障碍的关节环节。

（1）入院 8 小时内对患者的肌力、肌张力、关节活动度以及全面的感觉功能进行评估。

（2）早期正确良肢位摆放。①仰卧位易引起紧张式颈反射和迷路反射，维持时间＜1 小时。摆放方法：头枕于枕头上，枕头高低适宜，面部朝向患侧，在患侧肩胛下方垫一小枕，使肩上抬，肘伸直，腕关节处于背伸位，手指伸开。患侧臀部、大腿下垫一长枕，使患侧骨盆向前突。②患侧卧位可促进本体感觉输入，减轻患侧躯体痉挛，以 60°～80° 倾斜为佳，维持时间＜2 小时。摆放方法：患侧肩应前伸，肘关节伸展，前臂旋后，手指张开，掌心向上，避免患肩受压和后缩。健侧下肢向前屈髋、屈膝置于软枕上，患侧下肢在后，髋关节、膝关节微屈，踝关节置于 90° 位，以防足下垂和足内翻。③健侧卧位有利于患侧血液循环，维持时间＜2 小时。摆放方法：躯干与床面呈直角，患侧上肢用枕头垫起，患侧肩关节前屈 90°～130°，腕关节和肘关节保持伸展。患侧下肢屈髋、屈膝位放在身前另一软枕上，并使踝关节置于 90° 位，以防足下垂和足内翻，健侧下肢自然放置。④半卧位易引紧张性颈反射，颅脑损伤后偏瘫患者不建议采取半卧位，提倡早期由卧位-坐位过渡，取坐位时，髋关节尽量保持接近 90° 的屈曲位，背部用枕头垫好，保持躯体伸展，双侧上肢伸展位放在床前桌子上，臀部下放软垫，双膝屈曲 50°～60°，膝下垫软垫，患侧足底踏沙袋，保持踝关节中立位或背屈。

（3）使用棉签、冷热毛巾交替擦敷或实物触摸筛选等方法训练触觉、温度觉等浅感觉功能，通过肢体轻拍、叩打、触摸、冰敷刺激等方法进行深感觉障碍的感觉运动训练。

（4）在物理治疗师指导下由上到下、由近到远、左右两侧顺序地做上肢、下肢各关节的被动运动，辅以挤压和负重训练。

（5）患者意识清楚、生命体征平稳后，可循序渐进进行床上主动运动，包括 Bobath 握手、桥式运动等。

（6）当患肢肌力达到Ⅲ～Ⅳ级，坐位能持续 30 分钟时缓慢进行躯干俯仰、侧屈运动，配合上肢以锻炼坐位的平衡功能。当下肢肌力达Ⅳ级以上方可训练行走，初始步行可在平行杠内进行迈步训练，再过渡到辅助下行走、扶拐行走，直至独立行走。

（7）日常生活与训练中要注意防烫/灼冻伤，防刮擦伤、碰伤、拉伤或扭伤或骨折等。

6.外伤性癫痫

外伤性癫痫是颅脑损伤后严重的并发症，发病率在 20%～50%，准确迅速地抢救是防止癫痫发作进一步损害脑功能、引起其他并发症的重要环节。

(1)准备好抢救物品,出现先兆症状立即停止活动,平卧,头偏向一侧,保持呼吸道通畅。

(2)实施安全性保护,置于单间,避免和减少诱发癫痫发作的各种因素。

(3)清理呼吸道分泌物,2~4 L/min氧气吸入,必要时吸痰,维持$SpO_2>96\%$。

(4)遵医嘱建立2条以上输液通路,严格控制滴速。

(5)禁食,使用开口器,防止咬伤、误吸。

(6)详细记录发作过程、发作时间、持续时间、抽搐开始部位、向哪一侧扩展,发作后有无肢体瘫痪、意识改变、瞳孔变化、大小便失禁、患者有无受伤,如舌咬伤、肌肉拉伤、关节脱位、骨折等。

(7)癫痫患者多需终生服药,但擅自停药、减药、换药及拒服的比例高达67%,患者与照顾者共同参与、个体化规范的长程管理能使患者达到最好的治疗效果。

7.神经源性膀胱

神经源性膀胱是颅脑损伤后常见的并发症,发生率高达36%。早期个体化的膀胱管理有利于改善膀胱的排尿和储尿功能,提高患者的生存质量。

(1)早期处理以留置导尿为主,包括经尿道留置导尿和耻骨上膀胱造瘘,以预防膀胱过度储尿和感染,也是神经源性尿崩症水电解质平衡监测的重要手段。

(2)推荐病情稳定后尽早拔除尿管,尽量缩短留置尿管时间。间歇导尿被国际尿控协会推荐为治疗神经源性膀胱功能障碍的首选方法,必须遵循其实施原则、应用条件与标准方法。

(3)男性尿失禁患者可以考虑使用阴茎套和外部集尿器。为防止乳胶过敏,推荐使用具有自黏功能的硅胶外部集尿器。

(4)常规进行尿液检查,了解是否存在泌尿系统感染等,并可以间接反映肾功能状况。

(5)推荐记录排尿日记,协助患者进行行为训练。

(6)任何辅助膀胱排空的方法或手法辅助、腹部加压排尿等都必须谨慎其不良后果,必须在尿动力学检查允许下实施、并定期随访。

(7)必要时行泌尿系统影像学检查,以发现可能存在的尿路解剖结构或功能异常。

8.神经源性肠道

2.2%~15%的颅脑损伤患者存在神经源性肠道的困扰,主要与肠道失中枢神经支配造成感觉运动障碍,结肠活动和肛门直肠功能发生紊乱有关,表现为便秘、大便失禁等肠道并发症。个体化早期康复护理介入有利于改善患者的肠道功能。

(1)根据营养师建议调整膳食结构,定时、定质、定量多食纤维素较多的食物。

(2)每天液体摄入量维持在40 mL/kg+500 mL/d。果汁具有刺激肠蠕动和通便的功能,牛奶易导致腹胀和便秘,应避免饮用。

(3)建立定时排便习惯,根据餐后胃结肠蠕动反射最强的特点,排便安排在早餐或晚餐后。保持每天同一时间排便,即使没有便意,也应坚持每天坐位15分钟左右,联合提肛运动和排便动作。

(4)排便姿势以坐位最佳,便于增加腹压并借助重力作用使大便易于排出,如病情不允许以左侧卧位较好。

(5)推荐餐后30分钟及排便前15分钟进行腹部按摩。

9.日常生活活动能力障碍

颅脑损伤患者由于运动功能、认知功能、感觉功能、言语功能等多种功能障碍并存,常导致衣、食、住、行、个人卫生以及家居独立、工作独立障碍。进行早期针对性日常生活活动能力训练对改善患者预后、能否顺利回归社会和再就业十分重要。

(1)使用健手洗手、洗脸,借助患手被动搓洗。

(2)选择适当的碗、筷子、吸管等,将必需品放在便于取用的位置。协助其健手将食物放入患手中,由患手将食物放入口中,训练患手功能,进食量从 3～5 mL 开始,逐渐增加到一汤匙,选择有适当黏性、不易松散的食物。

(3)吞咽困难患者进行口腔操训练,做张口、闭口、伸舌动作,给予咽部冷刺激和做空吞咽动作,推荐饭后 1 小时进行。

(4)穿脱衣训练,穿衣时先穿患侧再穿健侧,脱衣时先脱健侧,再脱患侧。

(5)进行洗漱、梳头、如厕、沐浴等个人卫生活动自理训练。起初健手代替患手操作,继之训练患手操作、健手辅助,或只用患手操作。

10.心理障碍

脑损伤患者度过急性期之后,可出现焦虑、抑郁、情绪不稳定、攻击性、神经过敏、呆傻、类妄想狂、强迫观念、急性压力综合征/创伤后应激综合征、睡眠障碍等心理障碍。良好的心理是脑损伤后康复训练成功的基础和保障。

(1)康复小组进行早期心理护理评估,了解患者的性格特征、情绪状态、心理水平,制订出符合患者本身的有针对性的心理护理计划。

(2)首先要尊重、理解患者,接待患者时态度要和蔼,语言要亲切,以消除患者的紧张心理,其次又要让患者认识到躯体功能的恢复需要一个过程,消除其焦虑心理。

(3)通过观察、晤谈、调查、量表测查,直至采用实验手段,对患者作综合的信息收集工作,常用的量表有抑郁量表、状态焦虑问卷、家庭功能调查表、综合生存质量问卷、症状自评量表、自评抑郁量表、汉密尔顿焦虑量表等。

(4)遵医嘱使用相应药物改善症状,如焦虑不安可选用艾司唑仑或阿普唑仑,失眠可选用氯硝西泮,或艾司唑仑及劳拉西泮等,神经症样症状可选用吡硫醇,外伤后精神分裂样综合征可选用锥体外系不良反应较少、较轻者的药物,对有控制障碍、冲动、兴奋者,可选用氟哌啶醇,对有情绪不稳、暴躁者,可用卡马西平。

(5)建议运用共情、倾听、解释、保证、指导与建议、鼓励等方式来理解和关心患者,训练的过程中,适时运用快乐训练法,对患者的微小进步都及时给予鼓励,建立患者语言康复的信心和决心,以满足患者的心理需求,改善患者的情绪,为患者提供指导、支持和帮助。

(6)在心理治疗师的指导下采取放松技术、认知疗法、行为治疗、小组治疗等。

(徐 玲)

第七节 脑 性 瘫 痪

脑性瘫痪(cerebral palsy,CP)简称脑瘫,是一组持续存在的中枢性运动和姿势发育障碍、活动受限综合征,这种综合征是由于发育中胎儿和婴幼儿脑部非进行性损伤所致。脑瘫的运动障碍常伴有感觉、知觉、认知、交流和行为障碍,癫痫以及继发性肌肉骨骼问题。

一、病因

引起脑性瘫痪的原因很多,目前认为脑性瘫痪发生的新4大因素是早产/低出生体质量、新生儿窒息/新生儿缺血缺氧性脑病、新生儿高胆红素血症和宫内感染。

(一)出生前因素

包括遗传因素、宫内感染、子痫前期、多胎妊娠、胎盘早剥、前置胎盘、脐带脱垂、胎位异常等。研究发现,孕母高龄(≥35岁)、多胎妊娠、母孕早期用药、有害环境、孕母反复阴道流血、妊娠高血压疾病是儿童脑性瘫痪发病的母亲妊娠期主要危险因素。

在近亲结婚的家庭中,脑性瘫痪的发生率高于非近亲结婚的家庭,有家族聚集性。孕期母亲及胎儿的感染或炎症是脑性瘫痪明确的危险因素。宫内感染包括羊水、胎膜、脐带、胎盘和胎儿的感染。

有研究报道多胎妊娠发生脑性瘫痪的危险性比单胎妊娠增高5～10倍。可能的机制包括:①早产及低出生体重的发生率高;②胎盘功能相对不足;③多胎妊娠易合并羊水过多、胎膜早破;④遗传因素等。林庆等研究表明胎龄小于37周出生的早产儿脑性瘫痪患病率为35.13%,是足月儿的22.23倍。产前其他因素还包括宫内窘迫、宫内生长受限、父母社会经济地位、母亲精神情绪状态、母亲甲状腺功能减退、家族史、母亲孕期用药史、母亲不良嗜好(吸烟、酗酒)等。

(二)产时因素

如异常分娩、窒息、难产、各种产伤、脐带绕颈、胎膜早破、前置胎盘等。不同分娩方式可导致不同程度的神经损伤。研究显示,与自然分娩相比,经剖宫产、产钳助产、胎吸等不同的分娩方式分娩的新生儿脑性瘫痪患病率在统计学上有显著差异。

(三)出生后因素

如早产、低出生体重、颅内出血、感染、脑膜炎、胆红素脑病、低血糖脑病等。

二、临床表现

脑性瘫痪临床表现多种多样,由于类型、受损部位不同而表现各异,即使同一患儿,在不同年龄阶段表现也不尽相同。

(一)中枢性运动功能障碍和运动发育落后

1.粗大运动发育落后

抬头、翻身、坐、爬、站立等发育明显落后。

2.精细运动发育落后

见物主动伸手、伸手主动抓物、手指捏物等精细动作明显落后。

3.自主运动困难

动作僵硬,肌张力过高或过低,不能完成自主运动模式,出现异常运动模式。

4.主动运动减少

新生儿期表现为动作减少,吸吮能力差,很少啼哭;2～3个月双腿蹬踢少或单腿蹬,手活动少和无爬行等基本动作。

(二)姿势异常

如持续头易背屈、斜颈、四肢痉挛、手喜握拳、拇指内收、上臂常后伸、尖足、剪刀步和角弓反张等。

（三）肌张力异常

肌张力增高、降低或混乱。

（四）反射异常

原始反射延迟消失、保护性反射不出现或减弱，可出现病理反射。

三、分型

（一）痉挛型四肢瘫

以锥体系受损为主，包括皮质运动区损伤。牵张反射亢进是本型的特征。四肢肌张力增高，上肢背伸、内收、内旋，拇指内收，躯干前屈，下肢内收、内旋、交叉、膝关节屈曲、剪刀步、尖足、足内外翻，拱背坐，腱反射亢进、踝阵挛、折刀征和锥体束征等。

（二）痉挛型双瘫

症状同痉挛型四肢瘫，主要表现为双下肢痉挛及功能障碍重于双上肢。

（三）痉挛型偏瘫

症状同痉挛型四肢瘫，表现在一侧肢体。

（四）不随意运动型

以锥体外系受损为主，主要包括舞蹈性手足徐动和肌张力障碍；该型最明显特征是非对称性姿势，头部和四肢出现不随意运动，即进行某种动作时常夹杂许多多余动作，四肢、头部不停地晃动，难以自我控制。该型肌张力可高可低，可随年龄改变。腱反射正常、锥体外系征 TLR（＋）、ATNR（＋）。静止时肌张力低下，随意运动时增强，对刺激敏感，表情奇特，挤眉弄眼，颈部不稳定，构音与发音障碍，流涎、摄食困难，婴儿期多表现为肌张力低下。

（五）共济失调型

以小脑受损为主，以及锥体系、锥体外系损伤。主要特点是由于运动感觉和平衡感觉障碍造成不协调运动。为获得平衡，两脚左右分离较远，步态蹒跚，方向性差。运动笨拙、不协调，可有意向性震颤及眼球震颤，平衡障碍，站立时重心在足跟部、基底宽、醉汉步态、身体僵硬。肌张力可偏低、运动速度慢、头部活动少、分离动作差。闭目难立征（＋）、指鼻试验（＋）、腱反射正常。

（六）混合型

具有两型以上的特点。

四、分级

（一）临床分级

一级：活动不灵便，但日常生活不受影响，如行走、登梯和用手操作不受限制。二级：手活动受限，日常活动受到影响，但仍能独立行走和握物。三级：5 岁以前不能行走但能够爬或滚，不能握物但能扶物。四级：丧失有作用的运动功能。其中一、二级属轻型运动障碍，三、四级重型运动障碍。

（二）粗大运动功能分级系统（gross motor function classification system，GMFCS）

目前多采用 GMFCS 和手功能分级系统（MACS）五级分级法，完整的 GMFCS 分级系统将脑瘫患儿分为 5 个年龄组（0～2 岁；2～4 岁；4～6 岁；6～12 岁；12～18 岁），每个年龄组根据患儿运动功能从高至低分为 5 个级别（Ⅰ级、Ⅱ级、Ⅲ级、Ⅳ级、Ⅴ级）。此外，欧洲儿童脑瘫监测组织（surveillance of cerebral palsy in Europe，SCPE）树状分型法（决策树）现在也被广泛采用。

五、诊断与评估

(一)辅助检查

1.颅脑影像学检查

颅脑 MRI、CT 和 B 超检查是脑瘫诊断有力的支持,MRI 在病因学诊断上优于 CT。影像学检查发现不好解释的脑梗死可做凝血机制检查。

2.伴随症状及共患病的相关检查

脑瘫患儿伴随症状及共患病,包括智力发育障碍(52%)、癫痫(45%)、语言障碍(38%)、视觉障碍(28%)、严重视觉障碍(8%)、听力障碍(12%),以及吞咽障碍等。

(1)脑电图检查:合并有癫痫发作时进行 EEG 检查,EEG 背景波可帮助判断脑发育情况。

(2)肌电图检查:区分肌源性或神经源性瘫痪,特别是对上运动神经元损伤还是下运动神经元损伤具有鉴别意义。

(3)脑干诱发电位检查:疑有听觉损害者,行脑干听觉诱发电位检查;疑有视觉损害者,行脑干视觉诱发电位检查。

(4)智力发育检查:有智力发育、语言、营养、生长和吞咽等障碍者进行智商/发育商及语言量表测试等相关检查。

(5)遗传代谢病检查:有脑畸形和不能确定某一特定的结构异常,或有面容异常高度怀疑遗传代谢病,应考虑遗传代谢病方面的检查。

(二)诊断

1.必备条件

(1)中枢性运动障碍持续存在:婴幼儿脑发育早期(不成熟期)发生:抬头、翻身、坐、爬、站和走等大运动功能和精细运动功能障碍,或显著发育落后。功能障碍是持久性、非进行性,但并非一成不变,轻症可逐渐缓解,重症可逐渐加重,最后可致肌肉、关节的继发性损伤。

(2)运动和姿势发育异常:包括动态和静态,以及俯卧位、仰卧位、坐位和立位时的姿势异常,应根据不同年龄段的姿势发育而判断。运动时出现运动模式的异常。

(3)反射发育异常:主要表现有原始反射延缓消失和立直反射(如保护性伸展反射)及平衡反应的延迟出现或不出现,可有病理反射阳性。

(4)肌张力及肌力异常:大多数脑瘫患儿的肌力是降低的;痉挛型脑瘫肌张力增高、不随意运动型脑瘫肌张力变化。可通过检查腱反射、静止性肌张力、姿势性肌张力和运动性肌张力来判断。主要通过检查肌肉硬度、手掌屈角、双下肢股角、腘窝角、肢体运动幅度、关节伸展度、足背屈角、围巾征和跟耳试验等确定。

2.参考条件

(1)有引起脑瘫的病因学依据。

(2)可有颅脑影像学佐证。

(三)鉴别诊断

1.运动发育落后/障碍性疾病

(1)发育指标/里程碑延迟:包括单纯的运动发育落后、语言发育落后或认知发育落后。儿童6 周龄时对声音或视觉刺激无反应、3 月龄时无社交反应、6 月龄时头控仍差、9 月龄时不会坐、12 月龄时不会用手指物、18 月龄不会走路和不会说单字、2 岁时不会跑和不能说词语、3 岁时不能爬楼梯或用简单的语句交流时应进行评估。单纯一个方面发育落后的儿童90％不需要进行医疗干预,将来可以发育正常。

（2）全面性发育落后/迟缓(global developmental delay,GDD)：5岁以下处于发育早期的儿童,存在多个发育里程碑的落后,因年龄过小而不能完成一个标准化智力功能的系统性测试,病情的严重性等级不能确切地被评估,则诊断GDD。

（3）发育协调障碍(developmental coordination disorder,DCD)：运动协调性的获得和执行低于正常同龄人应该获得的运动技能,动作笨拙、缓慢、不精确;这种运动障碍在发育早期出现,会持续而明显地影响日常生活和学业。

（4）孤独症谱系障碍(autism spectrum disorder,ASD)：持续性多情境下存在社会沟通及社会交往的缺失;局限、重复、刻板的兴趣、活动和行为模式;症状导致了在社会很多重要领域中非常严重的功能缺陷,缺陷不能用智力残疾或GDD解释。

2.骨骼疾病

（1）发育性先天性髋关节脱臼(developmental dysplasia of the hip,DDH)：是由于遗传、臀位产、捆腿等因素造成单侧或双侧髋关节不稳定,股骨头与髋臼对位不良的一种疾病。智力和上肢运动功能正常、站立困难,骨盆X线片、CT和MRI可明确诊断。

（2）先天性韧带松弛症：大运动发育落后,独走延迟、走不稳、易摔倒、上下楼费力,关节活动范围明显增大及过伸、内收或外展,但患儿肌力正常,腱反射正常,无病理反射,智力正常,可有家族史,随年龄增大症状逐渐减轻。

3.脊髓疾病

应排除脊髓灰质炎、脊髓空洞症、脊髓压迫症和脊髓性肌萎缩等。

4.先天性甲状腺功能减退症

存在反应低下、哭声低、体温低、呼吸脉搏慢、智力低下和肌张力低下等表现,易与脑瘫相混淆。特殊面容、血清游离甲状腺素降低、TSH增高和骨龄落后可鉴别。

5.遗传代谢性疾病

有些遗传性疾病有运动障碍、姿势异常和肌张力改变,容易误诊为脑瘫,如强直性肌营养不良、杜氏肌营养不良(DMD)、21三体综合征、婴儿型进行性脊髓性肌萎缩(SMA)、精氨酸酶(ARG)缺乏症、异染性脑白质营养不良(MLD)、肾上腺脑白质营养不良(ALD)、家族性(遗传性)痉挛性截瘫(FSP)、多巴敏感性肌张力不全、戊二酸尿症Ⅰ型、丙酮酸脱氢酶复合物缺乏症、Rett综合征、神经元蜡样脂褐质沉积症、佩梅病、共济失调性毛细血管扩张症、神经节苷脂病Ⅰ型、脊髓性小脑性共济失调、尼曼-皮克病C型、线粒体肌病和前岛盖综合征等。

六、康复评定

脑瘫康复评定主要包括身体状况的评定、肌力和肌张力测定、关节活动度评定、反射发育评定、姿势与运动发育评定、粗大运动功能评定、日常生活活动能力评定和感知认知评定。这些评定各有侧重点,通过评定可以全面了解患儿身体情况、运动功能状态、潜在的能力、存在的障碍,为设计合理的康复治疗方案、判定康复治疗效果和再次设计康复治疗方案提供依据。

（一）发育水平评定

常用Gesell发展量表、Bayley婴儿发展量表。

(二)肌力/肌张力评估

目前常用改良 Ashworth 徒手肌力测量脑瘫患儿肌张力,为提高测定的精确性和敏感性,近年国外多采用手握肌力测定仪评价脑瘫儿童肌力状况。

(三)运动能力评估

是脑瘫评估的主要组成部分,常用粗大运动功能测试量表(GMFM)、QUEST 量表、Melbourne 量表、Peabody 运动发育量表(PDMS)。还包括全身运动质量评估、步行能力(10 米步行速度测试和 6 分钟步行距离测试)、足底压力测定等。上肢运动能力评定可采用精细运动功能评估量表(FMFM)、加拿大作业疗法评定(Canadian occupational performance measure,COPM)、上肢技能质量测试(quality of upper extremity skills test,QUEST)、手功能分级系统(manual ability classification system,MACS)。

(四)关节活动度评定

脑瘫患儿容易出现关节的变形,如斜颈、脊柱侧弯、骨盆的前倾或侧倾、髋关节的脱臼或半脱臼、膝关节屈曲或膝反张、足的内外翻等。关节活动度测定是在被动运动下对髋关节、膝关节和踝关节等活动范围进行测定,可应用三维步态分析系统和视觉步态分析。还要注意测量肢体的长度以及周径。

(五)平衡功能评定

采用 Berg 平衡量表、平衡功能测试仪。

(六)日常生活活动能力评定

儿童常用 PALCI 评定法,以及儿科残疾评定量表(pediatrics evaluation of disability inventory,PEDI)和儿童功能独立性评定量表(WeeFIM)。

(七)其他方面评价

根据需要进行语言障碍评定、听力障碍评定和视觉障碍评定,以及目的达到量表(goal attainment scale,GAS)、Zancolli 分级系统和父母调查问卷等。

WHO 发布的《国际功能、残疾和健康分类(儿童与青少年版)》(ICF-CY)是首个基于 ICF 的脑瘫儿童评定工具,包含 5 个版本,分别是综合版(135 个类目)、6 岁以下简明版(31 个类目)、6~14 岁简明版(35 个类目)、14~18 岁简明版(37 个类目)以及简明通用版(25 个类目)。

ICF 类目繁多,限制其在临床中广泛使用。脑瘫 ICF-CY 核心分类组合简明通用版包含类目最少,用于 0~18 岁的脑瘫儿童,适用范围广泛。邱霞等研究脑性瘫痪 ICF-CY 核心分类组合简明通用版身体功能、活动与参与、环境因素三个领域的 24 个类目的重测信度 kappa 值为 0.856~1.000,信度优;身体功能、活动与参与、环境因素三个领域的 24 个类目的评定者间信度 kappa 值为 0.696~0.900,信度中到优;身体功能、活动与参与、环境因素三个领域的 24 个类目内部一致性信度 Cronbach α 系数>0.7,有较好的内部一致性;研究表明脑瘫 ICF-CY 简明通用版描述脑性瘫痪儿童的功能可靠、有效,具有良好的临床实用价值。

七、脑瘫康复治疗策略

(一)综合治疗

全面康复,提倡个体化训练。但要避免过度治疗,每个脑瘫患儿的治疗手段不宜超过 4 项,如有语言障碍、智力障碍和听、视觉障碍等可进行针对性的训练。

(二)主动训练

激发儿童兴趣和参与意识,尽量引导患儿自己主动进行训练。在康复训练中创造趣味性及轻松愉快的氛围,增进治疗师与患儿之间的亲密关系,将玩耍、游戏、娱乐、交流等贯穿其中。应根据患儿病情及年龄、身体状况、心理状况、耐受力等,采取不同的康复训练手技与方法。避免与患儿缺乏交流,简单操作、枯燥无味的康复训练。

(三)合理应用辅助治疗

药物治疗、神经阻滞治疗、穴位注射、手术治疗、物理因子治疗等均为辅助性治疗,应与康复训练紧密结合,在康复治疗过程中,不要过多开展辅助治疗而弱化康复训练。

(四)治疗方案

防止治疗项目选择过多、治疗强度过大、治疗方法千篇一律。

1.痉挛型

(1)一级:指导家庭康复,定期随访。

(2)二级:PT/OT(Bobath 疗法/Vojta 疗法),门诊或社区康复治疗。

(3)三级:1 岁以下,Bobath 疗法/Vojta 疗法加按摩;>1 岁上,Bobath 疗法/Peto 引导式教育法加按摩/中药熏蒸/减重步态训练等。

(4)四级:1 岁以下,Bobath 疗法/Vojta 疗法加按摩/水疗;1 岁以上,Bobath 疗法/Peto 引导式教育法加按摩/中药熏蒸/水疗/巴氯芬/肉毒杆菌毒素 A 局部靶肌内注射。

如上述方案治疗无效可选择做选择性脊神经后根切断术手术/局部矫形手术、巴氯芬鞘内注射治疗。三级与四级均以专业康复机构治疗为主,配合社区和家庭康复的模式。偏瘫型患儿,可使用限制诱导疗法。

2.不随意运动型

同痉挛型,重点加强姿势控制、应用塑料刺球和毛刷等对皮肤进行感觉脱敏和尽早应用矫形器。注意分离运动,打破整体模式,切忌针灸治疗。

3.共济失调型

可参照痉挛型,但重点是加强平衡功能训练,配合度好的可选择使用体操。

4.低张力型

可参照痉挛型,但更侧重于主动训练,可配合针灸,提高肌力和肌张力;防止膝过伸等关节变形,尽早使用矫形器和水疗。

5.混合型

根据是以上哪一型为主的临床表现,参考选择以上方案。

八、康复护理

(一)清洁护理

加强医务人员的无菌意识,严格规范操作;病房定时通风换气,消毒灭菌,保持病房干净、整洁,以预防和减少院内感染。指导家长保持室内空气新鲜,阳光充足,通风良好,温度适宜;用消毒液拖擦地面,定期洗浴,并及时更换衣服、床单、被褥。对于重症患儿,应勤翻身防止压疮;大小便后清洗会阴部,防止湿疹。

(二)口腔护理

儿童唾液呈酸性对皮肤有刺激作用,常引起皮肤发红甚至糜烂,应指导家长用清洁手帕或餐巾纸擦干,或用温水洗净,擦干并涂上护肤霜,同时经常更换围巾尽量保持流涎处干燥。指导家长吮吸患儿食指,然后让患儿自吸,以体会吮吸感觉,反复练习,有意识的训练孩子的吞咽功能。每天可用冰块对口唇及舌进行刺激,促进闭合提高下颌随意运动。此外,可采用行为疗法和运动疗法治疗,行为疗法包括各种联合刺激,正面强化、自我控制及惩罚;运动疗法包括控制口唇闭合、下颌抬高、唇角外展、舌的上下左右及旋转、模拟咀嚼练习等方法。指导家长监督患儿刷牙和牙齿清洁。

(三)饮食护理

选择食物种类应逐步过渡,从流质、半流质、软食(米糊、稀饭、面条等)到固体食物。指导吞咽训练,加强口面部肌群运动,帮助患儿做被动开闭颌关节、闭唇、龇牙、噘嘴、鼓腮、咀嚼、空吞咽等动作,协助患儿尽力将舌外伸。咽部冷刺激训练配合吹纸片、微笑、皱眉、鼓腮等运动。加强吸吮训练、喉抬高训练、构音训练等。喂食时要注意患儿的进食姿势,遵循抑制异常姿势、身体双侧对称的原则。一般取面对面坐位的进食方法,利于父母与患儿间的交流。

(四)体位护理

1.正确抱姿

(1)痉挛型脑瘫儿童:护理人员一手托住脑瘫儿的臀部,另一手扶住儿童的肩背部,把儿童头部竖直,与护理人员之间保持良好的视觉交流(或头放在护理人员的肩部),并侧抱在怀中,将内收肌痉挛的双腿分开在护理人员的身体两侧,轻度屈曲外展,达到缓解内收肌痉挛的目的。

(2)不随意运动型脑瘫儿童:首先让患儿呈"抱球"姿势,使其双腿靠拢,髋、膝关节屈曲,护理人员两手前伸抱住患者的双膝,头前屈;然后将患儿抱在胸前,或抱在身体一侧,注意抑制患儿肢体的不自主运动,保持患儿的四肢躯干居中对称;将患儿抱好后,将患儿的面部朝前方,双手合在一起,双腿靠拢膝关节和髋关节,同时屈曲后尽量靠近胸部,主要是控制患儿不自主的动作,使患儿保持姿势和体位的稳定性。

2.卧位姿势

(1)侧卧位:适合各种脑瘫,特别是具有非对称性紧张性颈反射(ATNR)的患儿,可抑制原始反射。在侧卧位时患儿两手容易伸向中线位,有利于伸展肘关节,促进上肢运动发育。

(2)俯卧位:适合训练头部控制能力,促进脑瘫患儿的抬头。

(3)肌张力增高患儿的卧位姿势:肌张力高,头部后仰,躯干、四肢姿势不对称,可以使用吊床,减轻四肢过度伸展,保持头部在中线位置。对严重肌张力增高的患儿,可以使用支撑垫和滚筒,固定头部,弯曲髋部,保持骨盆在中立位。

3.坐位姿势

护理人员坐(跪)在患儿后面,用自己胸腹部顶住患儿腰背部,保持患儿的脊柱正直,防止后凸;使患儿的髋部屈曲90°,减轻脊柱后凸。在患儿前面的凳子上放一些玩具,让患儿保持正确坐姿的同时,进行手功能的训练。角椅在患儿坐位时提供头部支撑,防止头部后仰及左右偏斜,保持正中位;90°的靠背,限制肩部收缩,使肩部旋前,促进双手放置中线,自由活动;保持躯干正直,避免脊柱后凸或侧弯;使髋关节保持90°,两下肢分开,膝部伸展。

4.站立姿势

护理人员在患儿后面,用双手扶住患儿骨盆两侧,让患儿尽可能双腿直立,骨盆保持在中立位上,处于正确的静态站立姿势;在完成静态站立后,逐步在站立时头、躯干、四肢等进行随意活动,并保持相对的平衡,体验正确的站立姿势。

九、康复管理

脑瘫康复的管理涉及多学科、多部门的合作,包括脑瘫的医院康复、教育康复、社区康复、家庭康复、公众健康教育、脑瘫的三级预防、脑瘫的康复流程及脑瘫患儿的教育等。

(一)医院康复

为脑瘫患儿提供药物治疗、肢体功能训练、言语训练、生活活动训练、认知训练、心理治疗和健康教育,既是脑瘫住院患儿医疗管理的模式,又是提高康复疗效的系统。

(二)家庭康复

包括患儿出院后的家庭康复模式,家长参与住院患儿的康复模式,上门指导家长的康复模式。康复方法包括家庭粗大运动训练法,家庭日常生活动作训练法,家庭按摩法。

(三)社区康复

可通过指导家长进行运动训练,并进行进食、更衣、如厕等日常生活自理训练,对言语功能障碍的患儿进行言语训练,培养患儿与正常儿童共同游戏、交往,享有受教育的机会,培养其社会适应能力,引导其参与社会活动,最终实现回归社会。

(四)教育康复

教育与康复相辅相成,只有将教育与康复训练结合起来,帮助脑瘫儿童克服躯体和社会心理适应上的困难,才能在降低他们障碍的同时,充分挖掘出他们的各种潜能,促进其身心最大限度地发展,以使其尽最大可能回归社会。

(五)质量管理

建立一套完善的康复管理体制离不开对康复医疗机构、医务人员及医疗流程的严格管理。首先要规范康复医疗机构准入制度,保证康复医疗机构具备必要的条件,提供符合质量要求的康复医疗服务的制度。其次是康复医务人员的准入制度,制定并执行康复临床路径,提高康复医疗质量。

(徐 玲)

第八节 支气管哮喘

一、概述

支气管哮喘(简称哮喘)是由多种细胞(特别是肥大细胞、嗜酸性粒细胞和 T 细胞、中性粒细胞、气道上皮细胞等)参与的慢性气道炎症性疾病。这种慢性炎症导致气道高反应性和广泛多变的可逆性气流受限,此种症状还伴有气道对多种刺激因子反应性增高。在易感者中此种炎症可引起反复发作的喘息、气促、胸闷和咳嗽等症状,多在夜间或凌晨发作或加重,但可部分地自然缓解或经治疗缓解。支气管哮喘如贻误治疗,随病程的延长可产生气道不可逆狭窄和气道重塑。因此,合理的防治至关重要。

(一)支气管哮喘发病病因

本病的病因还不十分清楚。目前认为哮喘是多基因遗传病,受遗传因素和环境因素双重影响。

1.遗传因素

哮喘患者的亲属患病率高于群体患病率,且亲缘越近、病情越严重,其亲属患病率越高。有研究表明,与气道高反应、IgE调节和特应性相关的基因在哮喘的发病中起着重要作用。

2.环境因素

主要为哮喘的激发因素,包括以下5种因素。

(1)吸入性变应原:如尘螨、花粉、真菌、动物毛屑、二氧化硫、氨气等各种特异和非特异性吸入物。

(2)感染:如细菌、病毒、原虫、寄生虫等。

(3)食物:如鱼、虾、蟹、蛋类、牛奶等。

(4)药物:如普萘洛尔(心得安)、阿司匹林等。

(5)其他:气候改变、运动、妊娠等。

(二)支气管哮喘的分类、分型

1.根据免疫学分型

过敏性哮喘和非过敏性哮喘,以过敏性哮喘更为常见。过敏性哮喘又可分为IgE介导哮喘和非IgE介导过敏性哮喘,这是目前被广泛认可的哮喘病分类方法。

2.根据发病诱因分类

根据常见发病诱因的不同而将哮喘病分为过敏性哮喘、感染性哮喘、运动性哮喘、药物性哮喘、职业性哮喘、心因性哮喘及某些特殊类型的哮喘(如月经性和妊娠性哮喘)等。

3.根据哮喘的病程分类

根据哮喘的病程长短将哮喘病分为缓解期和急性发作期,然后根据缓解期和急性期的不同特点进行病情严重程度的进行分类。

4.根据临床表现分类

(1)急性发作期:指气促、咳嗽、胸闷等症状突然发生,常有呼吸困难,以呼气流量降低为其特征,常因接触刺激物或治疗不当所致。

(2)慢性持续期:在哮喘非急性发作期,患者仍有不同程度的哮喘症状。根据临床表现和肺功能可将慢性持续期的病情程度分4级。

(3)缓解期:指经过或未经治疗症状、体征消失,肺功能恢复到急性发作前水平,并维持四周以上。

5.根据病情严重程度分类

临床上通常将慢性哮喘的病情依据严重程度分为4型:①轻度间歇性哮喘;②轻度持续性哮喘;③中度持续性哮喘;④重度持续性哮喘;根据患者是否有气道阻塞和阻塞的严重程度将哮喘病分为隐匿型哮喘、咳嗽变异性哮喘、难治性哮喘和脆性哮喘等。

6.根据发病的年龄分类

婴幼儿哮喘(2岁以下)、儿童哮喘(3～12岁)、青少年哮喘(13～20岁)、成年人哮喘(20～60岁)和老年性哮喘(60岁以上)。

7.根据发病时间分类

根据发病有无季节性可分为常年性哮喘和季节性哮喘。根据哮喘发病的昼夜变化又单独从哮喘病中分出夜间哮喘。

二、临床表现

(一)症状

1.急性发作时症状

典型表现为发作呼气性呼吸困难或发作性胸闷和咳嗽,伴有哮鸣音。严重者呈强迫坐位或端坐呼吸,甚至出现发绀等;干咳或咳大量白色泡沫痰。部分患者仅以咳嗽为唯一症状(咳嗽变异性哮喘)。在夜间及凌晨发作和加重常是哮喘的特征之一。有些青少年,可在运动时出现胸闷、咳嗽和呼吸困难,称为运动性哮喘。

2.发作间歇期症状

在此期患者常自觉胸闷不适,肺部听诊呼吸音减弱,无哮鸣音,但多数患者症状和体征全部消失。

3.咳嗽变异型哮喘的症状

气道高反应性是支气管哮喘发病的基础,由于气道高反应性的程度不同,临床上出现的症状也就不一样,少数患者只表现为呼吸道过敏的症状,如反复咳嗽、定时的阵咳及刺激后的痉咳。这些患者可以没有喘息,甚至没有干湿性啰音,但可能有变应性疾病病史,如湿疹、过敏性鼻炎或荨麻疹。其血清IgE可能升高,抗过敏药或平喘药有效。如果进行气道反应性测定(过去称支气管激发试验),可能会出现异常。这种以咳嗽为主要表现的哮喘,也称咳嗽变异型哮喘,往往起病较早,多在3岁前就有表现,如未经特殊处理,可以发展为典型哮喘,也可以一直表现为咳嗽变异型哮喘。

(二)发病特征

1.发作性

当遇到诱发因素时呈发作性加重。

2.时间节律性

常在夜间及凌晨发作或加重。

3.季节性

常在秋冬季节发作或加重。

4.可逆性

平喘药通常能够缓解症状,可有明显的缓解期。

(三)体征

发作时胸部呈过度充气征象,双肺可闻及广泛的哮鸣音,呼气音延长。严重者可出现心率加快、奇脉、胸腹反常运动和发绀。但在轻度哮喘或非常严重哮喘发作时,哮鸣音可不出现,称为寂静胸。

(四)并发症

1.下呼吸道和肺部感染

哮喘患者约有半数因上呼吸道病毒感染而诱发,由于呼吸道的免疫功能受到干扰,容易继发下呼吸道和肺部感染。

2.水电解质和酸碱失衡

哮喘急性发作期,患者由于缺氧、摄食不足、大汗等,常常并发水、电解质和酸碱平衡失调,这些均是影响哮喘疗效和预后的重要因素。

3.气胸和纵隔气肿

由于哮喘急性发作时气体潴留于肺泡,使肺泡含气过度,肺内压明显增加,哮喘已并发的肺气肿会导致肺大疱破裂,形成自发性气胸。重症哮喘需要机械通气治疗时,气道和肺泡的峰压过高,也易引起肺泡破裂而形成气压伤,引起气胸甚至伴有纵隔气肿。

4.呼吸衰竭

严重哮喘发作造成肺通气不足、感染,治疗和用药不当,并发气胸、肺不张和肺水肿等,均是哮喘并发呼吸衰竭的常见诱因。

5.致命的心律失常

哮喘急性发作时可出现致命性的心律失常,原因可能是由于严重缺氧,水、电解质和酸碱平衡失调,也可能是由于药物的使用不当。

6.黏液栓阻塞与肺不张

哮喘急性发作缓解后可咯出支气管树状的痰,由黏液及嗜酸性粒细胞所组成。支气管因含有黏稠的痰液,在较小的支气管或细支气管内则经常可发现特殊的浓厚且黏稠的黏液栓。黏液栓阻塞了细支气管,并因支气管壁增厚及黏膜充血,水肿形成的皱襞而导致肺不张。

7.闭锁肺综合征

哮喘急性发作时,由于痰栓广泛堵塞了支气管,或频繁使用β受体激动剂造成气道平滑肌上β受体功能下调,如异丙肾上腺素,该药代谢的中间产物 3-甲氧异丙肾上腺素,不仅不能兴奋β受体,而且还能引起β受体阻滞作用,引起支气管平滑肌痉挛而使通气阻滞。

8.肺气肿、肺动脉高压和慢性肺源性心脏病发生

与哮喘控制不佳导致的长期或反复气道阻塞、感染、缺氧、高碳酸血症、酸中毒及血液黏稠度增高等有关。

9.肺结核

长期使用皮质激素导致机体免疫功能减退,可诱发肺结核,出现结核症状。

10.发育不良和胸廓畸形

儿童哮喘,常常引起发育不良和胸廓畸形,究其原因是多方面的,如营养不足、低氧血症、内分泌紊乱等,有报道长期全身使用皮质激素的患儿,有 30%发育不良。

三、主要功能障碍

(一)呼吸功能障碍

哮喘急性发作时呼吸动力学改变,对患者呼吸类型及潮气呼吸时的压力波动产生了影响,哮喘重度发作时,最大呼吸流速,尤其是最大呼气流速明显受限,当残气量增加时,要使潮气呼吸过程处于最适当的呼气流速,其潮气呼吸还应处在最大吸气状态,由于 VC 的降低,呼气流速的受限,因而潮气量必然减少,患者要维持足够的通气,只能增加呼吸频率,因而形成浅快的呼吸形式。产生用力呼气,导致严重的气促。

(二)通气/血流比例失衡和气体交换障碍

哮喘时气道病理学的改变也引起肺泡通气/血流比例失调(在某些肺泡区 V/Q 比值降低)及氧的弥散距离增大,导致低氧血症,通气增加,$PaCO_2$ 正常,甚至降低。重症哮喘患者常见中度低氧血症。

(三)循环功能障碍

哮喘时由于过度充气,呼吸肌做功增加,胸膜腔内压波动幅度增大,影响循环系统。胸内负压增高可降低静脉的回流,最终将导致每搏输出量和收缩压的下降。患者通过增加心率以维持心排血量,胸膜腔内压增加,右心室后负荷增加,心搏耗功增加,心电图有时可见右心劳损。

(四)支气管哮喘伴发的精神障碍

1.情绪障碍型

患者在发作时常伴有恐惧、焦虑、烦躁、抑郁等不良情绪。

2.抑郁-妄想型

可出现妄想。可伴有幻听,也常伴有轻度意识模糊。

3.癫痫样意识障碍型

多为短暂的意识丧失,类似癫痫小发作。患者在哮喘发作时还可伴有癫痫样抽搐。

四、康复评定

(一)危险因素评估

1.宿主因素

(1)遗传因素:目前认为哮喘为多基因遗传与环境因素相互作用导致的疾病。据统计,哮喘的遗传度为 $70\% \sim 80\%$,父母其中一方患有哮喘的儿童,其哮喘发病率是其他儿童的 $2 \sim 5$ 倍。

(2)肥胖:多项流行病学研究证实肥胖和超体质量可增加哮喘发生的危险性。肥胖患者的潮式呼吸时小气道关闭,导致肺泡与支气管的黏附破坏,气道狭窄加重。而且这种小气道的关闭还能导致局部低氧性肺血管收缩,引起肺间质水肿,继而增加支气管周围的压力。肥胖和哮喘之间关联的基础可能与慢性全身性炎症及能量调节激素等有关。

(3)性别:流行病学调查显示,男性是儿童哮喘的高危因素,我国 2010 年 0~14 岁儿童调查显示,男女患病率比分别为 1.67:1.0 和 1.74:1.0。随着成长,在性别中的差异随之减少,但最近研究显示成人女性患病比例可能超过男性。

2.环境因素

(1)变应原:包括引起哮喘发生和发展各种特异性和非特异性物质。特异性变应原,如尘螨、花粉、真菌、动物毛屑等。

(2)感染:感染对哮喘的发病具有两方面的作用。一方面,在婴儿期接触一些病毒和非典型病原体,如呼吸道合胞病毒(RSV)、流感病毒和支原体等,可诱发哮喘的发生。另一方面,婴幼儿早期接触一些特定的呼吸道感染,可以避免哮喘的发生。特异性体质和病毒感染之间的作用十分复杂,强烈的特异性体质可能影响下呼吸道对病毒感染的反应,病毒感染可以影响变应性疾病的发生和发展。

(3)空气污染:大气污染、汽车尾气(DEP)、烟草烟雾和电磁烟雾等空气污染使哮喘患者呼出气一氧化氮水平增加,降低第一秒用力呼气量(FEV_1),增加哮喘的急性发作。

(4)饮食:如抗氧化剂和 n-3 多不饱和脂肪酸摄入减少,n-6 多不饱和脂肪酸增加可使哮喘和变态反应性疾病增加;盐、冷饮、巧克力等食物摄入量增加亦可增强呼吸道高反应,从而引发或加重哮喘。引起过敏最常见的食物是鱼类、虾蟹、蛋类、牛奶等。

(5)药物:阿司匹林,$2.3\% \sim 20\%$ 哮喘患者因服用阿司匹林类药物而诱发哮喘,称为阿司匹林哮喘。患者症状多在用药后 2 小时内出现。普萘洛尔等 β 受体阻滞剂,可因阻断 β-肾上腺素能受体而引起哮喘。

(6)运动:有70%~80%的哮喘患者在剧烈运动后诱发哮喘,称为运动诱发性哮喘或称运动性哮喘。典型的病例是在运动6~10分钟,停止运动后1~10分钟内支气管痉挛最明显,许多患者在30~60分钟内自行恢复。剧烈运动后因过度通气致使气道黏膜的水分和热量丢失,呼吸道上皮暂时出现克分子浓度过高,导致支气管平滑肌收缩。

(7)气候改变:当气温、温度、气压和/或空气中离子等改变时可诱发哮喘,故在寒冷季节或秋冬气候转变时较多发病。

(8)精神因素:患者情绪激动、紧张不安、怨怒等都会促使哮喘发作,一般认为它是通过大脑皮质和迷走神经反射或过度换气所致。哮喘发病的第一高峰期为0~14岁,第二高峰期为30~40岁。

(二)实验室及其他检查

1.血液常规检查

发作时可有嗜酸性粒细胞增高,但多数不明显,如并发感染可有白细胞数增高,分类中性粒细胞比例增高。

2.痰液检查

涂片在显微镜下可见较多嗜酸性粒细胞,可见嗜酸性粒细胞退化形成的尖棱结晶(Charcort-Leyden结晶体),黏液栓(Curschmann螺旋)和透明的哮喘珠(Laennec珠)。

3.肺功能检查

缓解期肺通气功能多数在正常范围。在哮喘发作时,由于呼气流速受限,表现为第1秒用力呼气量(FEV_1),第1秒用力呼气量/用力肺活量比值($FEV_1/FVC\%$)、最大呼气中期流速(MMER)、呼出50%与75%肺活量时的最大呼气流量(MEF50%与MEF75%)及呼气峰值流速(PEFR)均减少。

4.血气分析

哮喘严重发作时可有缺氧、PaO_2和SaO_2降低,由于过度通气可使$PaCO_2$下降,pH上升,表现为呼吸性碱中毒。如为重症哮喘,气道阻塞严重,可有缺氧及二氧化碳潴留,$PaCO_2$上升,表现为呼吸性酸中毒。如缺氧明显,可合并代谢性酸中毒。

5.胸部X线检查

早期在哮喘发作时可见两肺透亮度增加,呈过度充气状态;在缓解期多无明显异常。如并发呼吸道感染,可见肺纹理增加及炎症性浸润阴影。同时要注意肺不张、气胸或纵隔气肿等并发症的存在。

6.特异性变应原的检测

可用放射性变应原吸附试验(RAST)测定特异性IgE,过敏性哮喘患者血清IgE可较正常人高2~6倍。在缓解期可做皮肤过敏试验判断相关的变应原,但应防止发生变态反应。

(三)呼吸功能评定

1.通气功能评定

发作时呈阻塞性通气功能障碍,呼气流速指标显著下降,FEV_1、$FEV_1/FEV\%$、最大呼气中期流速(MMEF)、呼气峰值流速(PEFR)均减少。

2.支气管激发试验

用以测定气道反应性。在设定的激发剂量范围内,如FEV_1下降>20%,可诊断为激发试验阳性。

3.支气管舒张试验

用以评定气道气流的可逆性。如 FEV_1 较用药前增加＞15％,且绝对值增加＞200 mL,可判断阳性。

(四)肺功能评定

肺功能评定见表10-1。

表10-1　哮喘慢性持续期肺功能分级标准

分级	临床表现	肺功能改变
间歇(第一级)	间歇出现症状,＜每周1次,短暂发作(数小时至数天),夜间哮喘症状≤每月2次,发作间期无症状	FEV_1≥80％预计值或 PET≥80％个人最佳值,PET 或 FEV_1 变异率＜20％
轻度持续(第二级)	症状≥每周1次,但每天1次,可能影响活动或睡眠,夜间哮喘症状＞每月2次,但＜每周1次	FEV_1≥80％预计值或 PET≥80％个人最佳值,PET 或 FEV_1 变异率＜20％～30％
中度持续(第三级)	每天有症状,影响活动和睡眠,夜间哮喘症状≥每周1次	FEV_1 为60％～79％预计值或 PET 为60％～79％个人最佳值,PET 或 FEV_1 变异率＞30％
严重持续(第四级)	每天有症状,频繁发作,经常出现夜间哮喘症状,体力活动受限	FEV_1＜60％预计值或 PET＜60％个人最佳值,PET 或 FEV_1 变异率＞30％

(五)哮喘患者日常生活能力评定

哮喘患者日常生活能力评定见表10-2。。

表10-2　哮喘急性发作时病情严重度的分级及日常生活能力评定

病情程度	临床表现	血气分析	血氧饱和度	支气管舒张剂
轻度	对日常生活影响不大,可平卧,说话连续成句,步行、上楼时有气短。呼吸频率轻度增加,呼吸末期散在哮鸣音,脉率＜100次/分。可有焦虑	PaO_2 正常,$PaCO_2$＜6.0 kPa(45 mmHg)	＞95％	能被控制
中度	日常生活受限,稍事活动便有喘息,喜坐位,讲话常有中断。呼吸频率增加,哮鸣音响亮而弥漫。脉率100～120次/分,可焦虑和烦躁	PaO_2 8.0～10.7 kPa(60～80 mmHg),$PaCO_2$≤6.0 kPa(45 mmHg)	＞91％～95％	仅有部分缓解
重度	日常生活受限,喘息持续发作,只能单字讲话,端坐呼吸,大汗淋漓,呼吸频率＞30次/分,哮鸣音响亮而弥漫。脉率＞120次/分,常有焦虑和烦躁	PaO_2＜8.0 kPa(60 mmHg),$PaCO_2$＞6.0 kPa(45 mmHg)	≤90％	无效
危重	患者不能讲话,出现嗜睡、意识模糊,哮鸣音明显减弱或消失。脉率＞120次/分或变慢和不规则	PaO_2＜8.0 kPa(60 mmHg),$PaCO_2$≥6.0 kPa(45 mmHg)	＜90％	无效

(六)营养状态评定

营养状态是哮喘患者症状、残疾及预后的重要因素,应该高度重视,评估分良好、中等、不良3个等级(表 10-3)

表 10-3　营养状态评定表

分级	临床表现
良好	黏膜红润,皮肤光泽,弹性良好,皮下脂肪丰满而弹性,肌肉结实,指甲毛发润泽,肋间隙及锁骨上窝深浅适中,肩胛部和股部肌肉丰满
中等	于两者之间
不良	皮肤黏膜干燥,弹性降低,皮下脂肪菲薄,肌肉松弛无力,指甲粗糙无光泽,毛发稀疏,肋间隙和锁骨上窝凹陷,肩胛骨和髂骨嶙峋突出

(七)心理-社会状态评定

哮喘是一种气道慢性炎症性疾病,患者对环境多种激发因子易过敏,发作性症状反复出现,严重时可影响睡眠、体力活动。应注意评估患者有无烦躁、焦虑、恐惧等心理反应。由于哮喘需要长期甚至终身防治,可加重患者及其家属的精神、经济负担。注意评估患者有无忧郁、悲观情绪,以及对疾病治疗失去信心等。评估家属对疾病知识的了解程度、对患者关心程度、经济情况和社区医疗服务状况等。

五、康复治疗

(一)康复治疗目标

(1)尽可能控制症状,包括夜间症状。

(2)改善活动能力和生活质量。

(3)使肺功能接近最佳状态。

(4)预防发作及加剧。

(5)提高自我认识和处理急性加重的能力,减少急诊或住院。

(6)避免影响其他医疗问题。

(7)避免药物的不良反应。

(8)预防哮喘引起死亡。

上述治疗目标的意义在于强调:①应该积极地治疗,争取完全控制症状。②保护和维持尽可能正常的肺功能。③避免或减少药物的不良反应。为了达到上述目标,关键是有合理的治疗方案和坚持长期治疗。

(二)康复治疗原则

消除病因,控制急性发作,巩固治疗,改善肺功能,防止复发,提高生活质量。

1.发作期

(1)一般的治疗:卧床休息,解除思想顾虑,保持安静,去除变应原及其他诱因,适当补液,有继发感染者积极抗感染治疗。

(2)控制急性发作:单用或联用支气管舒张剂。

2.哮喘持续状态

要积极解除支气管痉挛,改善通气及防治并发症。

3.缓解期

查找变应原进行脱敏治疗。

(三)康复治疗

尽管哮喘的病因及发病机制均未完全阐明,但目前的治疗方法,只要能够规范地长期治疗,绝大多数患者能够使哮喘症状能得到理想的控制,减少复发甚至不发作,与正常人一样生活、工作和学习。

1.药物治疗治疗

哮喘药物因其均具有平喘作用,常称为平喘药,临床上根据它们作用的主要方面又将其分为以下几种。

(1)缓解哮喘发作:主要作用是舒张支气管,即支气管舒张剂。①β_2受体激动剂:为首选药物。常用药物:短效的作用时间为4~6小时,有沙丁胺醇(舒喘宁,全特宁)、特布他林(博利康尼、喘康速)和非诺特罗。长效的作用时间为10~12小时,常用的有福莫特罗、沙美特罗及丙卡特罗等。②茶碱类:增强呼吸肌的收缩,气道纤毛清除和抗炎的作用。③抗胆碱类:常用的有异丙托溴铵、噻托溴铵吸入或雾化吸入。

(2)控制哮喘发作:此类药物主要控制哮喘的气道炎症,即抗炎药。主要有糖皮质激素,白三烯拮抗剂及其他如色甘酸钠等。沙美特罗替卡松粉吸入剂以联合用药形式(支气管扩张剂和吸入皮质激素),用于可逆性阻塞性气道疾病的常规治疗,包括成人和儿童哮喘。

2.急性发作期的治疗

急性发作的治疗目的是尽快缓解气道阻塞,纠正低氧血症,恢复肺功能,预防进一步恶化或再次发作,防止并发症。一般根据病情的分度进行综合性治疗。

(1)脱离诱发因素:处理哮喘急性发作时要注意寻找诱发因素。多数与接触变应原、感冒、呼吸系统感染、气候变化、进食不适当的药物(如解热镇痛药、β受体阻滞剂等)、剧烈运动或治疗不足等因素有关。找出和控制诱发因素,有利于控制病情,预防复发。

(2)正确认识和处理重症哮喘是避免哮喘死亡的重要环节。对于重症哮喘发作,应该在严密观察下治疗。治疗的措施包括:①吸氧,纠正低氧血症。②迅速缓解气道痉挛:首选雾化吸入β_2受体激动剂,其疗效明显优于气雾剂。③经上述处理未缓解,一旦出现$PaCO_2$明显增高[$\geqslant 6.7$ kPa(50 mmHg)]、吸氧状态下$PaO_2 \leqslant 8.0$ kPa(60 mmHg)、极度疲劳状态、嗜睡、神志模糊,甚至呼吸减慢的情况,应及时进行人工通气。④注意并发症的防治:包括预防和控制感染;补充足够液体量,避免痰液黏稠;纠正严重酸中毒和调整水电解质平衡,当 pH<7.2 时,尤其是合并代谢性酸中毒时,应适当补碱;防治自发性气胸等。

3.运动治疗

支气管哮喘患者在哮喘缓解期或药物控制下可进行适当的体育锻炼,增强心肺功能,以达到减少、减轻支气管哮喘发作的目的。适合支气管哮喘患者锻炼项目有游泳、划船、太极拳、体操、羽毛球、散步、骑车、慢跑等耐力性运动练习。

耐力运动的原则是做适当强度的运动,并持续一定的时间,具体方法视体力情况而定。体力较差时做散步、太极拳等低强度的运动练习,体力较好时练习较快的步行、慢跑、缓慢登楼、游泳等。运动强度应控制在运动时的最高心率为170减去年龄数字的水平,主观感觉以稍感气急,尚能言谈为宜。

4.呼吸训练

(1)放松训练。①前倾依靠位:患者坐于床前或桌前,桌上或床上放两床叠好的被子或4个枕头,患者两臂置于棉被或枕下以固定肩带并放松肩带肌群,头靠在被上或枕上放松颈肌。②椅后依靠位:患者坐于非常柔软舒适的有扶手的椅子或沙发上,头稍后靠于椅背或沙发背上,完全放松5~15分钟。③前倾站立位:自由站立,两手指互握置于身后并稍向下拉以固定肩带,同时身体稍前倾以放松腹肌,也可前倾站立,两手支撑于前方的低桌上以固定肩带,此体位不仅可起到放松肩部和腹部肌肉群的作用,还是腹式呼吸的有利体位。

(2)呼吸模式训练。①缩唇呼吸:也称吹口哨式呼吸法,经鼻吸气,呼气时缩唇,吹口哨样缓慢呼气,口唇缩小到以能够忍受为止,将气体均匀地自双唇之间逸出,一般吸气和呼气的时间比例为1:2或1:3。利用这一方法可减少下呼吸道内压力的递减梯度,防止小气道过早闭塞。②腹式呼吸方法:患者取立位,也可取坐位或仰卧位,上身肌群放松做深呼吸,一手放于腹部,一手放于胸前,吸气时尽力挺腹,也可用手加压腹部,呼气时腹部内陷,尽量将气呼出,一般吸气2秒,呼气4~6秒。吸气与呼气时间比为1:2或1:3。用鼻吸气,用口呼气要求缓呼深吸,不可用力,每分钟呼吸速度保持在7~8次,开始每天2次,每次10~15分钟,熟练后可增加次数和时间,使之成为自然的呼吸习惯。③主动呼气训练:主动呼气代替吸气训练,每次呼气后不要忙于吸气,要稍停片刻,适当延长呼气过程,使呼气更加完善,减少肺泡内残留的气量。然后放松肌肉,轻轻地吸气。这样,增加了呼气量,就增加了吸气量,使呼吸更加完全。

在进行上述呼吸训练时应注意:思想集中,肩背放松,吸鼓呼瘪,吸气时经鼻,呼气时经口,细呼深吸,不可用力。

5.肌力——耐力训练

(1)下肢训练。①方式:采用有氧训练的方法,如步行、划船、骑车、登山等。②强度:根据活动平板或功率车运动试验,得到最大心率及最大MET值,然后根据下表确定运动强度。运动后不应出现明显气短、气促或剧烈咳嗽(表10-4)。

表10-4　运动训练强度的选择

运动试验终止原因	靶心率	靶MET值
呼吸急促,最大心率未达到	75%~85%	70%~85%
达到最大心率	65%~75%	50%~70%
心血管原因	60%~65%	40%~60%

运动时间30~45分钟,准备及结束活动时间保证各5~10分钟。频率:3~5次/周,尽可能终生坚持。运动合适的指征:无明显气短、气促。

(2)上肢训练:包括手摇车训练及提重物训练。①手摇车训练:从无阻力开始,每阶段递增5 W,运动时间20~30分钟,速度为50转/分,以运动时出现轻度气短、气促为宜。②提重物训练:患者手持重物,开始0.5 kg,以后增至2~3 kg,做高于肩部的各个方向运动,每次活动1~2分钟,休息2~3分钟,每天2次,监测以出现轻微的呼吸急促和上臂疲劳为度。

6.排痰训练

排痰训练包括体位引流、胸骨叩击、震颤和直接咳嗽,目的是促进呼吸道分泌物直接排出,降低气流阻力,减少支气管及肺的感染。

(1)体位引流:①心理护理排痰前消除患者的紧张情绪,使患者能很好地配合,令患者全身放松,自然呼吸。②采用触诊、叩诊、听诊器听诊等方法判断患者肺部哪一段的痰液需要引流。③引流时间应安排在早晨清醒后进行,因为夜间支气管纤毛运动减弱,气道分泌物易于睡眠时潴留。④将患者置于正确的体位排痰姿势,并且尽可能让患者舒适放松,应随时观察患者面色及表情。病变部位摆于高处,以利于痰液从高处向低处引流。⑤如果患者可以忍受,维持引流体位30分钟左右,不要超过45分钟,避免患者疲劳。⑥体位排痰期间应配合饮温水、雾化吸入等,使痰液稀释,利于排出。⑦体位排痰过程中,有效咳嗽及局部的叩击可以增加疗效。⑧即使引流时没有咳出分泌物,告诉患者,训练一段时间后可能会咳出一些分泌物。⑨评估与记录评估在引流过的肺叶(段)上听诊呼吸音的改变;记录:痰液潴留的部位,痰液排出的颜色、质感、数量及气味,患者对引流的忍受程度,血压、心率情况,呼吸模式,胸壁扩张的对称性等。

(2)咳嗽训练:深吸气→短暂闭气→关闭声门→增加胸膜腔内压,使呼气时产生高速气流→声门开放,即可形成由肺内冲出的高速气流,促进分泌物移动,随咳嗽排出体外。

(3)理疗:超短波治疗和超声或氧气雾化治疗等。有利于消炎、抗痉挛、排痰及保护黏膜和纤毛功能。超短波治疗采用无热量或微热量,每天1次,15～20次为1个疗程。超声雾化治疗每次20～30分钟,每天1次,7～10天为1个疗程。氧气雾化治疗每次5～10分钟,每天2次,7～10天为1个疗程。

六、康复护理

(一)康复护理目标

(1)呼吸困难症状减轻:呼吸形态、深度、节律、频率正常,动脉血气分析值正常。

(2)能进行有效呼吸:掌握呼吸功能锻炼的方法,能自行坚持有效锻炼。

(3)能进行有效咳嗽:掌握有效咳嗽的方法,排出痰液。

(4)能够自觉正确使用雾化吸入剂。

(二)康复护理

1.环境与体位

有明确变应原者,应尽快脱离。提供安静、舒适、温湿度适宜的环境,保持室内清洁、空气流通。根据病情给予舒适体位,如为端坐呼吸者提供床旁桌以支撑,减少体力消耗。病室、家庭不宜摆放花草,避免使用皮毛、羽绒或蚕丝织物。保持病室内空气新鲜,每天通风1～2次,每次15～30分钟,室内保持适宜的温度和湿度。温度为20～22 ℃,湿度为50%～70%。

2.缓解紧张情绪

哮喘新近发生和重症发作的患者,通常会情绪紧张,甚至惊恐不安,应多巡视患者尽量陪伴患者,使患者平静,以减轻精神紧张。耐心解释病情和治疗措施,给以心理疏导和安慰,消除过度紧张情绪,这对减轻哮喘发作的症状和病情的控制有重要意义。

3.氧疗护理

重症哮喘患者常伴有不同程度的低氧血症,应给以鼻导管或面罩吸氧,氧流量为1～3 L/min。吸入的氧浓度不超过40%。吸入的氧气应尽量温暖湿润,以避免气道干燥和寒冷气流的刺激而导致气道痉挛。给氧的过程中,监测动脉血气分析。如哮喘严重发作,经一般药物治疗无效,或患者出现神志改变,$PaO_2 < 8.0$ kPa(60 mmHg),$PaCO_2 > 6.7$ kPa(50 mmHg)时,准备进行机械通气。

4.饮食护理

大约 20％的成年患者和 50％的患儿可以因为不适当饮食诱发或加重哮喘。应提供清淡、易消化、足够热量的饮食,避免进食硬、冷、油煎的食物。尽量避免食用鱼、虾、蟹、蛋类及牛奶等可能导致哮喘发作的食物。某些食物添加剂如酒石黄、亚硝酸盐亦可诱发哮喘发作,应当引起注意。同时戒烟戒酒。

5.口腔与皮肤护理

哮喘发作时,患者常会大量出汗,应每天用温水擦浴,勤换衣服和床单,保持皮肤清洁、干燥和舒适。鼓励并协助患者咳嗽后用温开水漱口,保持口腔清洁。

6.用药护理

观察疗效及不良反应。

(1)β_2 受体激动剂:指导患者按医嘱用药,不宜长期、规律、单一、大量使用。因为长期应用可引起 β2 受体功能下降和气道反应性增高,出现耐药性;指导患者正确使用雾化吸入剂,保证药物疗效;静脉滴注沙丁胺醇时注意控制滴速($2\sim4\ \mu g/min$)。用药过程中观察有无心悸、骨骼肌震颤、低血钾等不良反应。

(2)糖皮质激素:吸入药物治疗,全身不良反应少,少数患者可出现口腔念珠菌感染、声音嘶哑或呼吸道不适,指导患者喷药后 2～3 分钟用清水漱口以减轻局部反应和胃肠道吸收。口服宜在饭后服用,以减少对胃肠道黏膜的刺激。气雾吸入糖皮质激素可减少其口服量,当用气雾剂替代口服剂时,通常同时使用两周后再逐步减少口服量,指导患者不得自行减量或停药。

(3)茶碱类:静脉注射时浓度不宜过高,速度不宜过快,注射时间宜在 10 分钟以上,以防中毒症状发生。其不良反应有恶心、呕吐等胃肠道症状;有心律失常、血压下降和兴奋呼吸中枢作用,严重者可致抽搐甚至死亡。用药时监测血药浓度,安全浓度为 $6\sim16\ \mu g/mL$。发热、妊娠、小儿或老年有心、肝、肾功能障碍及甲状腺功能亢进者不良反应增加。合用西咪替丁、喹诺酮类、大环内酯类药物等可影响茶碱代谢而使排泄减慢,应该加强观察。茶碱缓释片有控释材料,不能嚼服,必须整片吞服。

(4)其他:色甘酸钠及奈多罗米钠,少数患者吸入后可有咽干不适、胸闷、偶见皮疹,孕妇慎用。抗胆碱药吸入后,少数患者有口苦或口干感。酮替芬有镇静、头晕、口干、嗜睡等不良反应,对高空作业人员、驾驶员、操纵精密仪器者应予以强调。白三烯调节剂的主要不良反应是较轻微的胃肠道症状,少数有皮疹、血管性水肿、转氨酶升高,停药后可恢复。

(三)康复健康教育与管理

哮喘患者的教育和管理是提高疗效、减少复发、提高患者生活质量的重要措施。根据不同的对象和具体情况,采用适当的、灵活多样的、为患者及其家属乐意接受的方式对他们进行系统教育,提高积极治疗的主动性,提高用药的依从性,才能保证疗效。哮喘患者通过规范治疗可以达到长期控制,保证良好的生活质量。在急性发作期,患者由于各种不适症状明显,甚至影响正常生活,所以治疗依从性较好。但是,在慢性持续期和缓解期,由于症状减轻甚至没有症状,很多患者就放松了警惕,甚至开始怀疑医师的诊断,擅自停药或减量,从而使症状加重或急性发作。与患者共同制订长期管理、防止复发的计划,对患者进行长期系统管理是非常必要的。对哮喘患者进行长期系统管理,包括以下相关的内容。

1.制订长期治疗方案

根据哮喘的严重程度,在医师的指导下制订长期治疗方案。护士指导患者每天做好哮喘日

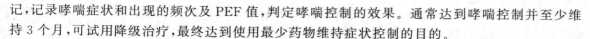

记,记录哮喘症状和出现的频次及 PEF 值,判定哮喘控制的效果。通常达到哮喘控制并至少维持 3 个月,可试用降级治疗,最终达到使用最少药物维持症状控制的目的。

(1)通过规律的肺功能监测(PEF)客观地评价哮喘发作的程度。

(2)避免和控制哮喘促(诱)发因素,减少复发。

(3)制订哮喘长期管理的用药计划。

2.康复健康教育

(1)提供有关哮喘防治的科普书籍和科普文章供患者和家属翻阅;向患者和家属发放防治哮喘的宣传手册;组织哮喘患者座谈,交流防治经验和体会;责任护士对住院患者进行针对性的宣教。

(2)教育患者了解支气管哮喘目前并没有特效的治疗方法,治疗的目标:控制症状,维持最轻的症状甚至无症状;防止病情恶化;尽可能保持肺功能正常或接近正常水平;维持正常活动(包括运动)能力;减轻(避免)哮喘药物的不良反应;防止发生不可逆气道阻塞;避免哮喘死亡,降低哮喘死亡率。

(3)教育患者了解哮喘控制的标准:①最少慢性症状,包括夜间症状;②哮喘发作次数减至最少;③无须因哮喘而急诊;④最少按需使用 β_2 受体激动剂;⑤没有活动限制;⑥PEF 昼夜变异率 <20%;PEF 正常或接近正常。

(4)教育患者了解导致哮喘发病有关原因和诱发因素,使患者能够避免触发因素。①变应原,如花粉类、尘螨、屋尘和粉尘、真菌、蟑螂、纤维(丝、麻、木棉、棕等)、食物(米面类、鱼肉类、乳类、蛋类、蔬菜类、水果类、调味食品类、硬壳干果等)、动物皮毛、化妆品等;②烟草烟雾,油烟、煤烟、蚊香烟雾;③刺激性或有害气体,如油漆、杀虫剂、发胶、香水、煤气或天然气燃烧所产生的二氧化硫等;④职业性因素;⑤呼吸道感染,气候因素,气压的变化;⑥运动和过度通气;⑦过度的情感变化和精神因素。

(四)并发症的防治

1.下呼吸道和肺部感染

(1)在哮喘患者缓解期应提高免疫功能,保持气道通畅,清除气道内分泌物,保持室内清洁,预防感冒,以减少感染机会。

(2)一旦有感染先兆,应尽早经验性应用抗生素治疗,进一步根据药敏试验选用敏感抗生素治疗。

2.水电解质和酸碱失衡

及时检测血电解质和动脉血气分析,以及时发现异常并及时处理。除此,对于心功能较好的患者,应注意积极补液,在维持水、电解质平衡的基础上,也利于患者痰液的引流。

3.气胸和纵隔气肿

当哮喘患者出现下列情况时应警惕并发气胸的可能。

(1)病情加重发生于剧烈咳嗽等促使肺内压升高的动作之后。

(2)出现原发病无法解释的严重呼吸困难伴刺激性干咳。

(3)哮喘加重并出现发绀、突发昏迷、休克。

哮喘合并气胸治疗的关键在于尽早行胸膜腔穿刺或引流排气,加速肺复张,同时配合抗感染、支气管扩张剂和糖皮质激素等治疗。对于张力性气胸则应尽早采取胸腔闭式引流,特别是合并肺气肿的哮喘患者。对于张力性气胸和反复发作的气胸,可考虑行外科手术治疗。

哮喘并发纵隔气肿是哮喘急性加重、危及生命的重要原因之一。哮喘急性发作可造成肺泡破裂,气体进入间质,沿气管、血管末梢移行至肺门进入纵隔引起纵隔气肿。

4.呼吸衰竭

一旦出现呼吸衰竭,由于严重缺氧、二氧化碳潴留和酸中毒,哮喘治疗更加困难。要尽量消除和减少诱因,预防呼吸衰竭的发生。应注意观察患者治疗后的反应及监测动脉血气分析的变化。如症状持续不缓解,血气分析 pH 和 $PaCO_2$ 值进行性升高,应考虑及早机械通气治疗。

5.致命的心律失常

如并发心力衰竭时应用洋地黄制剂,为使支气管舒张频繁应用 β 受体激动剂、茶碱制剂等。如果静脉注射氨茶碱,血浓度＞30 mg/L 时,可以诱发快速性心律失常。在治疗早期,应积极纠正离子紊乱,保持酸碱平衡。目前,临床上常用多索茶碱替代普通的氨茶碱治疗,可有效地避免由氨茶碱引起的不良反应。雾化吸入 $β_2$ 受体激动剂也能有效地减低心动过速的发生。

6.黏液栓阻塞与肺不张

积极、有效地控制支气管哮喘,注意出入水量的平衡,防止脱水的发生,尽快地采取呼吸道引流和积极的体位引流及叩击背部等护理措施。经上述处理,约 75％的患者可在 4 周内恢复,如果效果不佳,尽快应用纤维支气管镜支气管冲洗吸出黏液栓。

7.闭锁肺综合征

一旦发生闭锁肺综合征,提示预后不好,抢救不及时,常有生命危险。因此,在重症哮喘患者治疗中,应早期应用糖皮质激素和平喘药物,保持出入水量平衡,尽量避免其发生。

8.肺气肿、肺动脉高压和慢性肺源性心脏病

加强哮喘患者的教育,指导早期规律用药,避免气道发生不可逆的阻塞。

（徐　玲）

第九节　心脏瓣膜置换术后

一、概述

心脏瓣膜病是指多种原因引起单个或多个瓣膜结构的功能或结构异常,导致瓣膜口狭窄或关闭不全。病因有先天性、风湿性、感染性、退行性、外伤性等,但以风湿性引起最多见。风湿病是因甲型溶血性链球菌引起的一种变态反应性的全身性疾病,可有全身、关节及心脏等的病变,常反复发作。在心脏的 4 个瓣膜中风湿病变的多发部位是二尖瓣,其次是主动脉瓣。二尖瓣、主动脉瓣病变首先使左心失代偿,病变过程可以从 2～3 年到 10 余年。因瓣膜病变引起的血流动力学影响严重到不能适应患者的生活、工作需要而出现明显症状者需进行心脏瓣膜置换手术治疗。

世界的心脏外科专家已利用干细胞成功培育出了部分人类心脏,这为今后利用干细胞技术培育全部的心脏移植器官提供了扎实的基础。专家们还表示,如果实验能够获得成功,这些相匹配的组织用以替代部分的受损器官,也不会产生排斥反应,其优点非常突出。现在,存在心脏瓣膜疾病的患者大多数都依靠人造心脏瓣膜。但是人造瓣膜无法像活组织那样去发挥复杂的生理功能。基于这些方面的优势,心脏瓣膜干细胞移植非常必要。

随着心脏外科的发展,心脏瓣膜置换术最快 11 分 5 秒就可完成。重要的是术后的康复治疗,能使患者早日康复。

二、临床表现

(一)术前表现

(1)心脏瓣膜病变呈进行性加重,早期可无明显的临床症状,中重度病变可出现左心功能不全或右心功能不全的临床症状。严重者生活不能自理。

(2)表现有不同程度的呼吸困难、咳嗽、咳痰、疲乏无力、脚肿、活动后心悸、气短、发绀、咯血等症状。

(二)术后表现

1.手术治疗

不论是瓣膜成形术或瓣膜替换术都是针对减少瓣口对血流动力学机械影响,需在病变产生症状但没有风湿活动、心力衰竭(简称心衰)或严重疾病时进行。术后可出现头晕、心悸或因动脉栓塞导致的偏瘫综合征。

2.伤口疼痛

心脏瓣膜置换手术后患者,由于手术范围大,创伤重,胸骨被锯开,切断的肌纤维较多,术后需留置气管插管、颈静脉管、桡动脉等插管、心包纵隔管等多种管道,患者的疼痛不容置疑;而术后行深呼吸及用力咳嗽、变换体位、锻炼四肢等康复训练措施均会使受伤的胸廓随之运动,伤口受到牵拉,从而引起疼痛加剧,因此患者会自动限制胸廓活动,不敢深呼吸、用力咳嗽,可导致肺不张、低氧血症、高碳酸血症等并发症,从而影响了循环功能、内分泌功能和免疫功能等。

3.并发症

由于疼痛强迫的体位易使患者肌肉紧张、疲劳,从而影响局部肌细胞氧供,肌细胞内肝糖减少,乳酸在体内增加,引起肌痛、疲劳全身不适而导致失眠,失眠又可导致体力不足影响康复训练。现有微创手术,患者术后伤口小,并发症少。

三、术后康复意义与目标

心脏瓣膜置换术是根本解决瓣膜病的很好手段,能有效地解决瓣膜病变所致的循环动力学改变,能明显改善患者生活质量。心脏瓣膜置换术患者病情较重,心功能差,手术复杂,术后恢复较慢,心理问题较多,患者配合意识较差,通过术后的康复治疗、护理,患者愿意配合康复运动,心功能恢复较快,生活质量有提高,术后的康复治疗、护理有一定实用价值和社会效益。

(1)心脏瓣膜术后康复治疗、护理可帮助体内各器官的早期康复及训练已纠正血流动力学的心脏尽快适应当前的工作。

(2)尽早恢复心脏功能,供给机体各器官以充分氧气、营养。

(3)缩短术后恢复期,减少因手术损伤及卧床引起的肌肉张力下降,失用性萎缩和静脉血栓形成等并发症。

(4)尽早达到生活自理及早日恢复活动能力和工作能力。

四、康复评定

(一)评估身心状况

患者心脏瓣膜置换术前疾病状况、术后主要存在的健康问题,有无头晕、心悸或因动脉栓塞导致的偏瘫综合征。

(二)患者及家属心理

有无焦虑、恐惧心理;对康复的需求等。

(三)对疼痛进行评估

临床观察可见,疼痛是心脏瓣膜置换术后最突出、最首要的护理问题,被认为是影响睡眠的主要因素。根据疼痛分级评定。

(四)术后评定

评定术后心肺功能,根据评定结果制定运动处方。

五、康复治疗

(一)术前康复指导

(1)术前教育使患者了解手术目的,准备内容,注意事项。

(2)介绍瓣膜质量、工作原理、使用年限及瓣膜置换后的效果。

(3)术后的早期活动,指导、训练呼吸运动、咳嗽、排痰动作。

(4)介绍运动疗法医疗步行,功率自行车,跑步仪,医疗体操。运动训练分热身运动、康复运动、整复运动 3 个阶段。

(5)介绍如何抗凝治疗,观察尿量及服用强心剂、利尿剂的指导。

(二)康复训练

术后提高心肺功能的康复训练。通过心肺功能评定,制定运动处方。

1.第一阶段(住重症监护室期间)

术后 24～72 小时开始,血压、心率、呼吸平稳,在心电监护仪监测下,完成康复锻炼。

(1)深呼吸、腹式呼吸、有效咳嗽 1 次/2～3 小时,3～5 遍/次,以促进肺复张。

(2)上肢功能锻炼:鼓励患者做上肢被动运动和主动运动,按照手指、腕关节、肘关节、肩关节的顺序,分别做屈、伸、内翻、外翻动作 10 遍,2 次/天,同时按压、推拿上肢肌肉 3～5 遍,2 次/天,注意保护桡动脉穿刺管,防止滑脱及阻塞。

(3)下肢功能锻炼:分别做屈、伸、内翻、外翻动作 10 遍,2 次/天;护士用力从患者足背沿下肢外侧推至髋关节,自足底沿下肢内侧推至大腿根部,各 3～5 遍,2 次/天。

2.第二阶段(术后 4～14 天)

(1)深呼吸、腹式呼吸、有效咳嗽 1 次/1～2 小时,5～10 遍/次。

(2)上肢功能锻炼:在第一阶段基础上增加举、握、拉运动,如用手摸前额至枕后、模拟梳头、爬墙等,10～20 遍/次,2～3 次/天,并逐渐增加运动量。

(3)下肢功能锻炼:在第一阶段基础上,增加抬、蹬动作,如模拟踩自行车,20～30 遍/次,2～3 次/天。

(4)下床活动:一般在术后 7～9 天可下床活动,顺序为:平卧位、脚支持坐位、坐椅、床边站立、扶床活动、离床活动;循序渐进,逐渐增加运动量。监测患者运动前后心率、心律、呼吸的变

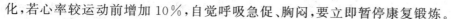

化,若心率较运动前增加10%,自觉呼吸急促、胸闷,要立即暂停康复锻炼。

3.第三阶段(术后15天至出院前)

在第二阶段基础上指导患者逐渐增加运动强度,以步行为主,逐步提高步行的速度和距离。

六、康复护理

(一)术前、术后康复护理

1.术前康复护理

因胸部手术切口,术后以腹式呼吸为主。术前腹式呼吸训练一天2次,每次10~20节拍。腹式呼吸及有效咳嗽训练,排痰动作指导,先深呼吸5~6次,深吸气后张口浅咳,将痰咳至咽部后迅速咳出,使手术后早期能主动消除呼吸道分必泌物。术前应用药物减轻肺循环负荷,帮助消除肺内感染、水肿及渗出,预防肺部并发症。

2.术后1~2天

在麻醉苏醒循环情况平稳后,开始指导肢体的被动、主动活动,一天3次,每次10~20分钟。深呼吸运动,吹瓶或吹球训练,加强呼吸动作,膨胀肺部,改善通气供氧,一天3次,每次10~20分钟。同时拍背,固定挤压胸壁,以利咳嗽、咳痰。

3.术后2天

根据病情下床活动:坐床边→坐椅子→沿床扶床步行,室外活动逐渐增加活动量。

4.有肢体偏瘫患者护理

肢体要保持抗痉挛体位摆放,尽早进行肢体功能训练,按偏瘫康复程序进行康复训练,使偏瘫肢体恢复功能。

(二)术后疼痛的康复护理

由疼痛产生的痛苦感受往往会增加环境因素、心理压力的刺激,导致患者无法睡眠和疲乏;精神、面部表情欠佳,对术后恢复极为不利。康复训练可改善术后功能储备,增加肌力,减轻疼痛,消除疲劳,尽快恢复自理能力及运动能力,缩短术后恢复期,明显提高早期生存质量。对此,护士应充分体谅疼痛给患者带来的痛苦,对疼痛进行评估,及时适量给予患者应用镇痛剂,指导患者咳嗽时用手轻按伤口,妥善固定各种引流管以及翻身的技巧,以减轻患者的疼痛。

(三)心理康复护理

焦虑/恐惧影响康复训练的信心。心脏瓣膜置换术后,患者活动后心悸、气促等症状不能立即消失,有时反而加重,而且术后24~72小时容易出现各种心律失常、电解质紊乱、低心排血量综合征等并发症。这些都可引起患者对手术结果的怀疑。而漫长的恢复过程,沉重的经济负担及需终身服用抗凝药物问题,尤其是剧烈的疼痛更增加了患者焦虑、恐惧感。不良的情绪变化会影响患者对疼痛的感受,降低疼痛阈,加重疼痛,疼痛程度也会随焦虑情绪增加而增加,直接影响患者的休息和睡眠,而睡眠不足,又会加重患者的焦虑、恐惧,两者相辅相成,形成恶性循环,严重地影响了患者康复训练的信心。良好的社会支持系统、术前、术后充分的心理护理有助于患者建立良好的心理防御机制,使用放松技术和暗示疗法可缓解患者的焦虑/恐惧等消极情绪。

(四)术后并发症预防护理

1.低心排血量综合征的预防与护理

低心排血量综合征是心脏瓣膜置换术的常见并发症,也是最重要的死亡原因之一。心肌收缩无力,血容量不足,外周阻力增大。术后严密观察患者的意识状态,皮肤色泽、温度、外周动脉搏动、心律、血压、尿量。患者如果出现烦躁不安,意识障碍逐渐加深,皮肤苍白,湿冷,脉搏细弱,尿量减少,血压降低,可考虑为并发低心排血量综合征。如血容量不足,可酌情加快输液速度,先输入全血、血浆、羟甲淀粉等胶体溶液,再补入晶体溶液。在补液过程中,要严密地监测中心静脉压。术中常用多巴胺和硝普钠联用来增加心肌的收缩力,改善心功能,降低前后负荷,改善组织灌注。要严格掌握多巴胺和硝普钠的浓度,建立专用静脉通道,不可在其输入管道上推药,严格微泵控制滴速。硝普钠溶液要采取避光措施。溶液超过 6 小时未输完,需重新配制。

2.心律失常的预防与护理

心脏瓣膜置换术中容易损伤传导束或局部组织水肿,又由于血液被稀释和体外循环转机中部分血细胞被破坏,造成水电解质紊乱,易发生心律失常。术中要安置临时起搏器,设置起搏频率 90~110 次/分,术后要妥善固定起搏器于床旁,避免起搏导线脱出。术后严密心电监护,动态监测血钾、血钙是防止心律失常的重要手段之一。3~4 小时采血查电解质。低钾可引起心律失常,高钾可使心脏骤停于舒张期。备用利多卡因、毛花苷 C、阿托品、维拉帕米、普萘洛尔、异丙肾上腺素等抗心律失常药于床旁。床旁备除颤仪,如出现室颤,要尽可能在发生室颤 4 分钟内完成除颤。

3.亚急性细菌性心内膜炎的预防与护理

亚急性细菌心内膜炎是心脏瓣膜置换术后的严重并发症。亚急性细菌性心内膜炎可在人工瓣膜上或心脏各切口处形成细菌血栓、赘生物,腐蚀瓣叶造成穿孔或堵塞机械瓣,使其失灵,致死人命。术后如果出现不明原因的高热或持续低热,听诊瓣膜出现杂音,都应考虑亚急性细菌性心内膜炎,应及早诊治。术前要彻底治疗口腔炎症,术后要加强口腔卫生,给予良好的口腔护理,在治疗护理中,要严格执行无菌技术操作,术前术后按医嘱给予广谱抗生素。

4.抗凝治疗期间的护理

血栓栓塞是瓣膜置换术后最常见的严重并发症,占所有瓣膜术后并发症的 75%。瓣膜替换术后患者需口服抗凝药物,生物瓣者需服用 3~6 个月,机械瓣者则需终身抗凝。抗凝治疗犹如双刃剑,用得恰到好处有助于预防血栓形成,减少血栓栓塞并发症,但若过度会造成出血,严重时可致命。为使抗凝药物不致过量或不足,需要定期抽血查凝血酶原时间,要求为正常对照值的 1.5~2.0 倍,或凝血酶原时间国际标准化比率为 1.85~2.85,根据化验结果调整用药剂量。药物剂量的调整及凝血酶原时间复查时间应在专科医师指导下进行。抗凝期间要严密观察并及时发现有无出血、栓塞或其他药物变态反应。

(1)出血或渗血:抗凝治疗的主要并发症是出血,根据出血程度分为一般性出血和严重出血两种:一般性出血常见有皮肤瘀点、瘀斑、牙龈出血、鼻出血、眼结膜出血、血尿、黑便、月经过多,肢体深部出血表现为肢体局部肿胀、发青伴疼痛等;严重出血指脑出血、腹膜后出血,肠壁内出血可引起麻痹性肠梗阻,表现为腹胀、腹痛、便血及呕血,应立即抢救,否则可危及生命。

(2)栓塞:脑动脉栓塞可引起头痛、呕吐、偏瘫、昏迷、口角歪斜等症状。四肢动脉栓塞可出现活动障碍、局部疼痛、感觉异常、末梢循环差、动脉搏动消失等症状;及时发现,及时治疗护理。

(五)康复健康教育

通过系统的、有针对性的健康指导,使患者了解相关知识,增强患者自我保健的意识和能力,告知患者心脏瓣膜替换后,并不是治疗的结束,而是术后心脏功能维护及抗凝治疗的开始;康复健康教育可以提高患者的生活质量,减少并发症的发生。

(1)做好术前康复健康教育,指导腹式呼吸、有效咳嗽及心理康复。

（2）术后指导用漱口液漱口，清洁口腔每天3～4次，积极预防细菌性心内膜炎发生。鼓励努力咳嗽、排痰，协助拍背、深呼吸，预防感冒，预防感染。

（3）指导患者按医嘱服用地高辛、华法林等药物，并注意药物变态反应。机械瓣膜置换术后要终身抗凝治疗，要定期复查凝血酶原时间。根据凝血酶原时间报告调整药物剂量，注意出血情况。服用地高辛前测脉搏，心率＜60次/分，停服地高辛。

（4）饮食保证营养，以高蛋白饮食为主，如蛋、鱼、虾、牛奶、肉、蔬菜、水果等。切忌暴饮暴食、低盐、服利尿剂时，补充含钾高食品、药物，定期检测电解质。

（5）术后因胸部切口，1～2天不能做胸部运动，只做肢体范围内活动。

（6）加强对患者及其家属的教育，提高患者用药的依从性，避免服错药、误服和漏服。按要求监测凝血酶原时间国际标准化比率，根据凝血酶原时间国际标准化比率调整用药剂量。为患者提供有关用药和监测的手册，提供出血等变态反应的表现、初步处理意见和患者与负责医师的通信联系。

（7）早期运动要在心电遥测下进行，可随时发现心肌缺血情况及调整运动量。

七、社区家庭康复指导

目前人工心脏瓣膜置换术已成为治疗心脏瓣膜病的主要手段。手术能使患者早期解除病痛，恢复生活能力及工作能力。置换人工心脏机械瓣膜的患者术后均需要接受抗凝、强心、利尿、扩管等治疗，人工心脏瓣膜置换术后并不是治疗的结束，而是术后心脏功能维护以及抗凝治疗的开始，与抗凝治疗相关的出血、血栓形成、体循环血栓栓塞是瓣膜置换术后最常见的危及生命的并发症，而置换心脏机械瓣膜需要终身抗凝治疗，如患者自我管理能力不足，抗凝不足，易出现血栓形成及栓塞，抗凝药物过度则会导致出血，危及患者生命，所以患者应有很强的自我管理能力才能配合治疗，促进疾病康复，提高生存质量。

（一）心理康复指导

由于心脏瓣膜置换术后患者在住院过程中，全部依赖护士指导锻炼，出院后无人指导而出现彷徨、紧张、恐惧心理。故患者出院时给予心理指导，指导患者出院后要身心放松、生活乐观、心胸开朗，尽量消除自身疾病的、生理心理的、社会和环境等方面的压力，正确对待抗凝治疗，有利于病情的稳定和康复。

（二）康复运动指导

患者出院后离开了护士，觉得无所适从，存在着不知道是否还要坚持锻炼、活动量要多大等问题。故患者出院时应给予康复锻炼指导，指导患者逐渐增加运动强度：出院1周内快速行走50 m，2～3次/天；出院1～2周，快速行走100 m，2～3次/天，若自觉呼吸急促、胸闷，要立即暂停康复锻炼，稍做休息。以后逐步提高行走的速度和距离。同时，做全身放松运动，如做保健操、散步、听音乐等。

（三）用药指导

换瓣术后血流动力学虽有改善，但出院后一段时间内需继续服用强心利尿剂，并要长期抗凝治疗。所以患者出院时，应做好出院后用药指导：

（1）口服强心药地高辛前需数脉搏，如少于60次/分要停止用药；用药过程中如有恶心、黄绿视现象，也应停止用药，并告诉患者停药后上述症状会消失。

（2）服用利尿剂时要注意观察尿量的变化。若尿量较多，颜色浅，并出现软弱无力、恶心、呕吐、腹胀、反应迟钝、嗜睡等症状，提示血钾低，要注意口服补钾，防止因低血钾增加心肌应激性，诱发心律失常。

（3）服用抗凝药华法林时要定时定量，每天坚持服用，不能擅自增加或减少华法林的剂量。应指导患者避免使用影响抗凝的药物，如双嘧达莫、吲哚美辛、西咪替丁、奎尼丁、维生素 K、安眠药及口服避孕药。若出现黑便、血尿、咯血、齿龈出血、头晕、晕厥、偏瘫或突发性胸闷等抗凝过量引起的出血或抗凝不足引起血栓形成时，应立即返院就治。

（四）生活指导

心脏瓣膜置换术后患者良好的自我保健是保证手术效果、延长术后生存期和提高生活质量的重要环节。饮食注意多样性、少量多餐，进食清淡易消化的食物，补充适量纤维素，保证蛋白质、维生素摄入。避免富含维生素 K 的食物，如菠菜、白菜、菜花、番茄、猪肝等，以免降低抗凝作用。同时要保证充足的睡眠，防止过度劳累。

（五）复查指导

制定复查卡，写上复查时间、就诊医师、联系人及电话号码。

（1）华法林抗凝治疗时 PT 值早期波动较大，出院后定期返回医院检查 PT：开始每周 1 次，1 个月后每 2 周 1 次，2 个月后每月 1 次，逐渐延长检查时间。6 个月后病情稳定者延长至 3 个月 1 次；1 年后 3～6 个月 1 次；正确记录 PT 的测定值。但如有以下特殊情况，应及时复查。①有出血倾向，如牙龈出血、鼻出血、血尿、黑便、皮下瘀斑、月经过多等。②突然晕厥，发生一侧肢体瘫痪或肢体疼痛、发凉、苍白现象。③因遗忘导致不规则服药时，如漏服或多服。

（2）院后每半年、1 年、2 年返回医院检查心功能和生活质量。同时检查康复运动内容，强化训练指导。

（3）加强医护人员的责任心和服务水平，登记和定期随访每一位抗凝治疗的患者，及时发现并发症及时处理。这是提高心脏机械瓣膜置换术后患者生活质量的重要措施

（徐　玲）

第十节　颈　椎　病

颈椎病是颈椎椎间盘组织退行性改变及其继发病理改变累及周围组织结构（神经根、脊髓、椎动脉、交感神经等），并出现相应的临床表现。颈椎病可诱发多种疾病，所侵害的部位可涉及脊髓、神经、血管等多种重要组织，进而诱发多种特异性表现。如颈交感神经受刺激损伤会出现胃肠功能异常，表现为食欲缺乏、恶心、呕吐、便稀或便秘等，此时，极易与浅表性胃炎、胃溃疡等相混淆。又如第 4 颈椎压迫神经根，会出现心动过速、冠脉供血不足、心绞痛等症状，若仅给予心脏病药治疗而不治疗颈椎，虽能暂时缓解症状，但易反复发作。另外，颈椎病还能引起呼吸或吞咽困难、血压异常等许多似乎与颈椎病无关的症状。

一、病因

颈椎位于活动的头颅与相对固定的胸廓之间，由于处于特殊的位置，既要求有高度的灵活性，又要求有一定的稳定性。故病因多样，病理过程复杂。

（1）机体的衰老、颈椎慢性劳损。

（2）外力伤害、不适当的运动。

（3）先天性椎管狭窄、先天性颈椎畸形。

（4）日常生活中，不良的生活习惯、工作姿势不当、睡眠体位欠佳等都是引发颈椎病的最直接原因，应引起足够的重视。

二、临床表现

（一）临床症状

颈椎病的典型症状表现为颈、肩、背、上肢疼痛，甚至四肢麻木，可伴有头痛、头晕、耳鸣、耳聋、视物不清等。依据病变的节段不同，表现各异（图10-1）。

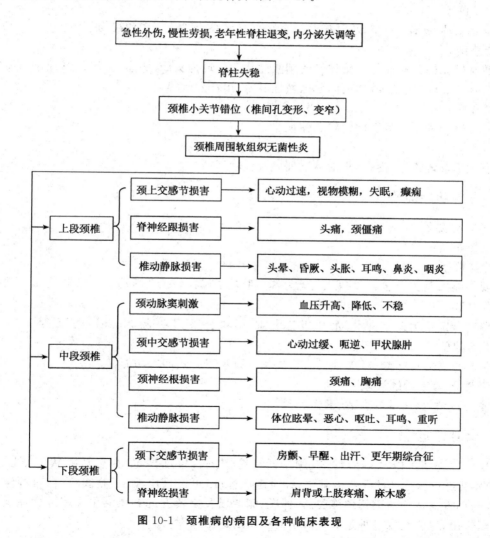

图 10-1　颈椎病的病因及各种临床表现

（二）分型及表现

按照临床表现的不同，通常可将颈椎病分为以下类型。

1.神经根型

常有外伤、长时间从事伏案工作和睡眠姿势不当的病史。主要表现为颈部活动受限,颈、肩部疼痛。上颈椎病变,以颈椎疼痛,向枕部放射,枕部感觉障碍或皮肤麻木。下颈椎病变,颈肩部疼痛可向前臂放射,手指呈神经根性分布的麻木和疼痛。并可伴有头痛、头晕、视物模糊、耳鸣等表现。检查可见颈部活动受限,棘突、棘突旁或沿肩胛骨内缘有压痛点。

2.脊髓型

脊髓型是由颈椎间盘的突出物刺激或压迫交感神经纤维,反射性地引起脊髓血管痉挛,缺血而产生脊髓损害的症状。表现为颈肩痛伴有四肢麻木、肌力减弱或步态异常。严重者发展至四肢瘫痪、尿潴留、卧床不起。体检可见颈部活动受限不明显,肢体远端常有不规则的感觉障碍、腱反射亢进、肌张力增高和病理反射。

3.椎动脉型

主要是头痛、头晕、眩晕,甚至猝倒。有时可有恶心、耳鸣、耳聋和视物不清。

4.交感型

多数有轻微的颈肩痛等交感神经的刺激症状。表现为头晕、头痛、头沉重感、偏头痛、视物模糊、耳鸣、耳聋、心律失常、肢体或面部区域性麻木、出汗异常等。

5.混合型

兼有上述两种以上类型的症状和体征。

6.颈型

仅有颈部酸困不适、疼痛、板滞甚至僵硬等症状。

三、主要功能障碍

(一)功能障碍

依据颈椎病的分型。

1.神经根型

主要功能障碍为上肢、手的麻木、无力等上肢功能障碍,ADL 活动能力障碍,活动受限。

2.脊髓型

主要功能障碍为四肢麻木、无力、步态异常,影响上、下肢功能,严重者可能截瘫。

3.椎动脉型

头晕严重者亦可影响 ADL 能力。交感型及颈型不影响四肢功能。

(二)对正常生活的影响

疼痛、头晕影响正常的生活、工作。

四、康复评定

颈椎病的评估可以从疼痛程度、颈椎活动范围进行单项评定,亦可从症状体征以及影响 ADL 的程度进行综合性的评定。其中,针对疼痛程度,可以采用 VAS 画线法,针对颈椎活动范围,可以采用方盘量角器进行颈椎屈曲、伸展、侧弯以及旋转度的具体测量。综合性评定有多种量表可以选用,但应注意各种量表针对不同类型的适用范围。

(一)神经根型颈椎病评价

对神经根型颈椎病,日本学者田中靖久等人的评价方法较为全面而实用,值得借鉴,其正常值为 20 分(表 10-5)。

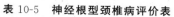

表 10-5　神经根型颈椎病评价表

项目	评分
症状与主诉	
A.颈肩部的疼痛与不适	
a.没有	3
b.时有	2
c.常有或有时严重	1
d.常很严重	0
B.上肢疼痛与麻木	
a.没有	3
b.时有	2
c.常有或有时严重	1
d.常很严重	0
C.手指疼痛与麻木	
a.没有	3
b.时有	2
c.常有或有时严重	1
d.常很严重	0
体征	
A.椎间孔挤压试验	
a.阴性	3
b.颈肩痛(＋)颈椎运动受限(－)	2
c.颈肩手痛(＋)颈椎运动受限(－)	1
或颈肩痛(＋)颈椎运动受限(＋)	
d.颈肩手痛(＋)颈椎运动受限(＋)	0
B.感觉	
a.正常	2
b.轻度障碍	1
c.明显障碍	0
C.肌力	
a.正常	2
b.明显减退	1
c.常有或有时严重	0
D.腱反射	
a.正常	1
b.减弱或消失	0
工作和生活能力	
A.正常	3
B.不能持续	2
C.轻度障碍	1
D.不能完成	0
手的功能	
A.正常	0
B.仅有无力、不适而无功能障碍	－1
C.有功能障碍	－2

(二)脊髓型颈椎病评估

正常分 17 分(表 10-6)。

表 10-6 脊髓型颈椎病评估

项目	评分
Ⅰ 上肢运动功能	
不能自己进食	0
不能用筷子但会用勺子进食	1
手不灵活但能用筷子进食	2
用筷子进食及做家务有少许困难	3
无障碍但有病理反射	4
Ⅱ 下肢运动功能	
不能行走(卧床不起)	0
用拐可在平地行走少许	1
可上下楼,但要扶扶梯	2
行走不稳,也不能快走	3
无障碍但有病理反射	4
Ⅲ 感觉	
A.上肢:严重障碍	0
轻度障碍	1
正常	2
B.下肢:(0～2 同上肢)	
C.躯干:(0～2 同上肢)	
Ⅳ 膀胱功能	
尿闭	0
尿潴留,使大劲排尿	1
排尿异常(尿频,排不尽)	2
正常	3

五、康复治疗

(一)电、光、声、磁等物理疗法

1.作用机制

物理治疗的主要作用是扩张血管,改善局部血液循环,解除肌肉功能,促进神经和肌肉功能恢复。

2.治疗方法

(1)超短波疗法:中号电极板两块,分别置于颈后与患肢前臂伸侧,无热量,每天 1 次,每次 12 分钟或 15 分钟,10～15 次为 1 个疗程。适用于神经根型和脊髓型急性期。

(2)低频调制的中频电疗法:①6 cm×12 cm 电极两块,分别置于颈后两侧,用感觉阈下,以调节交感神经。用于治疗椎动脉型与交感神经型颈椎病。②10 cm×15 cm 电极两块,分别置于颈后与患肢前臂伸侧,用感觉阈。用于治疗以疼痛为主的神经根型颈椎病。

(3)超声波疗法:①频率 800 kHz 或 1 000 kHz 的超声波治疗机,声头与颈部皮肤密切接触,沿椎间隙与椎旁移动,强度用 0.8~1.0 W/cm²,可用氢化可的松霜做接触剂,每天 1 次,每次 8 分钟,20 次 1 个疗程。用于治疗脊髓型颈椎病。②超声:频率同上,声头沿颈两侧与两冈上窝移动,强度 0.8~1.5 W/cm²,每次 8~12 分钟,余同上,用于治疗神经根型颈椎病。

(4)低频脉冲磁疗法:脉冲频率 1 Hz,内径 9.5 cm 的圆形磁环,中心感应磁强度 5~7 mT,输出强度 100%。将 3 组磁环(每组 2 个)分别放置于颈后及颈两侧,颈后磁环的 N 极面近皮肤,颈两侧磁环的 S 极面近皮肤,每天 1 次,每次 20~30 分钟,15~20 次为 1 个疗程。用于治疗椎动脉型与交感神经型颈椎病。

(5)光疗:①紫外线疗法,颈后上平发际下至胸椎 2,红斑量(3~4 生物量),隔天 1 次,3 次 1 个疗程,配合超短波治疗神经根型急性期。②红外线疗法,各种红外线仪器均可,颈后照射,20~30 分钟/次。用于颈型颈椎病,或配合颈椎牵引治疗(颈椎牵引前先做红外线治疗)。

(6)其他疗法:蜡疗、激光穴位照射、毫米波、微波等治疗也有一定效果。

(二)颈椎牵引疗法

主要作用是解除颈肩肌痉挛,增大椎间隙与椎间孔,减轻骨赘或突出椎间盘对神经根的压迫,减少椎间盘内压力,牵开被嵌顿的关节滑膜。通常用枕颌布带法,患者多取坐位(也可卧位),牵引角度按病变部位而定,上颈椎用 0°~10°,颈椎 5~6 用 15°;颈 6 至胸 1 用 25°~30°。治疗时间 15~30 分钟。牵引重量由 6 kg 开始,每 1~2 次增加 1~12 kg 或 15 kg。年老体弱、颈椎不稳、脊髓型的患者要慎用。治疗过程中要经常了解患者感觉,如出现头晕、心悸、胸闷或原有症状加重者应立即停止治疗。

(三)手法治疗

手法治疗适用于颈型和神经根型颈椎病。手法治疗方法很多,有 NAGS、Cyiriax、McKenjie 手法等。目前国内常用的是 Maitland 手法(即澳氏手法)。这种手法是通过操作者的手推压棘突、椎体的横突,加上牵拉旋转等手法达到改善椎间关节的活动功能、改善椎间盘的营养,拉开椎间隙,扩大椎间孔,减轻骨刺和突出椎间盘对神经根的刺激和压迫,改善血液循环。主要方法有:①自后向前推压棘突,使椎体自后向前水平滑动;②自前向后推压椎体一侧,使椎体该侧自前向后旋转;③推压椎体一侧的后关节突,使椎体自左向右旋转;④推压椎体棘突侧面,使椎体自推压侧向对侧移动;⑤用双手牵拉患者头部,使椎体向纵轴方向活动。

(四)运动疗法

各型颈椎病症状缓解期或术后均可应用。主要作用是增强颈部与肩胛带肌力,增加颈部各韧带弹性,改善颈椎各关节功能,达到巩固疗效、防止复发的目的。运动可借助各种器械,但最简便易行的是徒手操。脊髓型或术后卧床不起的患者应每天做四肢被动运动,下肢痉挛重者可借助拐杖练习行走,手无力者可捏圆形橡皮圈或用两个圆球在手心旋转练习手的功能。常用的训练见表 10-7。

表 10-7 颈椎病的治疗性锻炼

项目	次数
1.两臂向前向上举起,吸气,还原时呼气	4 次
2.双手握拳置于腰两侧,左手向右前方击拳,右手向左前方击拳(拳心向下)收回(拳心向各上)左右交替	16 次

项目	次数
3.双手叉腰,头部向前屈、后仰、左右侧屈	各4次
4.左上肢向后斜上举,头向左转看手(右手叉腰)还原左右交替	6~8次
5.双手交叉,翻掌向上吸气,抬头双眼看手背,向两侧放下,呼气	4~8次
6.双手置肩,做肩关节旋转活动	4~8次
7.双手交叉握住置头后,头部向后靠,双手向前推	8次
8.放松呼吸,两臂向前向上举起,吸气、弯腰、两臂自然下垂在体前放松摆动、呼气	4次

注意事项:①各动作要准确、缓慢;②运动次数逐渐增加,勿过量。

(五)药物疗法

1.镇痛药

疼痛重者可口服布洛芬、双氯芬酸、阿司匹林等。镇痛药对胃肠系统有一定刺激作用,老年人慎用。吲哚美辛栓 50 mg 每晚塞入肛门,同时口服艾司唑仑 1 mg,镇痛效果好,尤其适用于因痛影响睡眠的患者。

2.营养神经系统的药物

常用维生素 B_1 和维生素 B_{12} 肌内注射,也可口服,一般 20 天 1 个疗程。

3.扩张血管药

常用地巴唑、烟草酸、尼莫地平等。

(六)手术治疗

1.适应证

(1)各型颈椎病,经 2~3 个疗程的非手术治疗确实无效或症状加重者。

(2)脊髓型脊髓受压的症状明显或渐进性加重者。

(3)椎动脉型出现多次猝倒或频繁晕厥者。

(4)神经根型症状进行性加重、严重影响工作生活者。

2.术后康复

提倡早期功能训练,早期离床活动。一般术后次日即可戴石膏托下地活动,先以四肢远端活动为主。去石膏托后可做颈部活动。为防止肌肉、神经粘连,可做颈部直流电碘离子导入、音频、超音波和各种热疗。对重症或手术失败肢体功能障碍的患者,应做好心理治疗,加强患者生活信心,同时加紧肢体训练和日常生活活动的训练,防止关节僵直、挛缩,发挥残存功能,最终达到生活自理。

六、康复护理

颈椎病虽然是中老年人群十分常见的多发病之一,但病情不一,原因不同,症状体征亦较为多样化。针对不同的诊断,不同的病程,常选用不同的康复措施。

颈椎病的发病主要是由长期劳损、局部生物力学失衡所致。因而其治疗应着眼于恢复其正常的生物力学关系。非手术或手术疗法均能达此目的。由于颈椎病的病理改变既有骨组织(如颈椎退行性变:椎体及小关节骨质增生等)也有软组织(如韧带、肌腱损伤,痉挛等),因而治疗既要有"治硬"(骨关节:纠正骨关节错缝失稳,如牵引、手法等)还应同时"治软"(软组织:解除痉挛、松解粘连、改善局部血液循环、消除无菌性炎症等，如药物、理疗等）。非手术疗法强调综合疗法，其中牵引是主要手段。

（一）指导患者使用颈椎病患者的睡枕

颈部姿势对颈椎病症状有明显影响，其中睡眠姿势的影响最大。枕头是颈椎的保护工具，一个成年人，每天有 1/4～1/3 的时间是在睡眠（枕头上）中度过的，所以枕头一定要适合颈部的生理要求。人在熟睡后，颈肩部肌肉完全放松，只靠椎间韧带和关节囊的弹性来维护椎间结构的正常关系，如果长期用高度不合适的枕头，使颈椎某处屈曲过度，就会将此处的韧带、关节囊牵长并损伤，进而造成颈椎失稳，发生小关节错位，以后可发展成颈椎病。这类患者常常表现为睡眠中或睡醒后晨起时颈项不适、落枕、头昏、头痛或顽固性失眠等症状。

1.选择合理的枕头

合理的枕头对治疗和预防颈椎病十分重要，是药物治疗所不能替代的，但应长期坚持应用。合理的枕头必须具备两项：科学的高度和舒适的硬度。对枕头的高度有多种数据，不宜过高，亦不宜过低。少数人需适当高枕，如棘突发育畸形等，此时枕头过低则可使症状加重。

由于人体的颈椎有正常的生理弯曲，从侧面看颈椎有轻度前凸，从正面看，颈椎排列是一直线，既不向左也不向右弯曲，只有保持这种状态时，颈部的肌肉、韧带、椎间盘及颈部其他器官，如气管、颈动、静脉和神经组织才能处于正常生理状态，而高枕时无论是左还是右侧卧，都会使颈椎根处于非生理弯曲状态（图 10-2A），这就使颈部肌肉、颈椎骨和韧带等都处于紧张状态，得不到真正放松和休息，甚至使一些神经和血管受压，使颈椎病症状在睡后加重。同样，如果采用低枕或不用枕睡觉，也会使颈椎处于非生理弯曲状态（图 10-2B），继之发生高枕一样的弊病，故枕高应结合个体体型，一般以仰卧时头枕于枕上，枕中央在受压状态下高度 8～15 cm 为宜，而在枕的两端，应比中央高出 10 cm 左右，因为侧卧时，肩部在下垫起，会使颈椎弯曲，增加枕两端高度则可消除这一不良影响，保证颈椎的生理弯曲（图 10-2C）。总之，枕头的高度以醒后颈部无任何不适为宜。

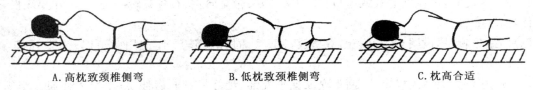

A.高枕致颈椎侧弯　　　B.低枕致颈椎侧弯　　　C.枕高合适

图 10-2　人体颈椎正常、非正常生理弯曲

2.保持良好的睡姿

良好的睡姿对脊柱的保健十分重要。睡眠应以仰卧为主，头应放于枕头中央，侧卧为辅，要左、右交替，侧卧时左、右膝关节微屈对置。俯卧、半俯卧、半仰卧或上、下段身体扭转而睡，都属不良睡姿，应及时纠正。过高、过硬、过短、过窄、充填物不合适的枕头都是不合适的。合乎人体生理状况的枕头应该具有以下特点：曲线造型符合颈椎生理弯曲；枕芯可以承托颈椎全段，使颈肌得到充分的松弛和休息；枕芯透气性良好，避免因潮湿而加重颈部不适。

（二）康复健康教育

1.日常生活指导，纠正颈姿

颈椎病的起病与头部长期所处位置有密切关系。统计表明本病发病与职业有高度相关性，通常伏案或低头位工作者多见。由于颈肩部软组织慢性劳损是发生颈椎病的病理基础，故纠正生活、工作中的不良姿势,防止慢性损伤,对颈椎病的防治显得尤为重要。长期伏案工作者,应定时改变头部体位,合理调整头与工作面的关系,不宜长期低头伏案看书或工作,也不宜长期仰头工作,因为两者都可破坏颈椎的生理平衡,造成颈椎周围的软组织劳损或肌肉、韧带和关节囊的松弛而影响颈椎的稳定。工作中注意端正头、颈、肩、背的姿势,不要偏头耸肩。谈话、看书时要正面注视,不要过度扭曲颈部。总之,要保持脊柱的正常生理曲度,防止因姿势不良而诱发颈椎病。

2.指导办公室工作人员颈部运动

首先保持自然的坐姿,头部略微前倾,保持头、颈、胸的正常生理曲线,应按照自身体型调整桌面与椅子的高度比例,以避免头颈部过度后仰或过度前屈。对于长期伏案工作者,应在1~2小时,有目的地让头颈部向左、右转动数次,转动时应轻柔、缓慢,以达到该方向的最大运动范围为准;或行夹肩运动,两肩慢慢紧缩3~5秒,然后双肩向上坚持3~5秒,重复6~8次。或者利用两张办公桌,两手撑于桌面,两足腾空,头往后仰,坚持5秒,重复3~5次。慢慢地做4次重复运动,在回到中立位置的时候停止。然后快速做8次重复运动,呼气的时候摺起颈部,吸气的时候弓起颈部。

调整颈椎姿势的同时,还应加强颈肩部肌肉的锻炼,在工间或工余时,做头及双上肢的前屈、后伸及旋转运动,既可缓解疲劳,又能使肌肉发达,韧带增强,从而有利于颈段脊柱的稳定性,增强颈肩顺应颈部变化的能力。

(三)指导医疗体操

1.医疗体操的目的与作用

(1)通过颈部各个方向的放松性运动,活跃颈椎区域血液循环,消除淤血水肿,同时牵伸颈部韧带,放松痉挛肌肉,从而减轻症状。

(2)增强颈部肌肉对疲劳的耐受性,改善颈椎的稳定性,从而巩固治疗效果,防止反复发作。

2.医疗体操的常用方法

(1)左、右旋转:可取站立式或坐位,双手叉腰,头轮流向左、右各旋转10次。动作要缓慢,转间可休息3~5秒。

(2)伸颈拔背:体位同左、右旋转,双肩放松下垂,同时颈部上升,似用头顶球,持续3~5秒,重复10次。

(3)颈项争力:取站式或坐位,两手交叉置于枕部,颈部尽量向后伸,双手用力使肌肉组织后伸,呈对抗相持状态,持续5~10秒,重复10次。

(4)环绕颈项:体位同上,颈放松,呼吸自然,缓慢转动头部,顺时针或逆时针方向交替进行,重复10次。

(5)擦颈按摩:取站式或坐位,两手轮流擦颈部各20~30次,并用两手拇指或中指点按有关穴位,如太阳穴、合谷穴等。

(6)教会颈椎操:一般以每天坚持做1~2次为宜。要加强对颈部肌肉的强化练习,增强其功能运动,以保持颈椎具有较好的稳定性。

3.颈椎操

本组操与麦氏(Mckenzie)操以及Pilates技术之颈椎操有着异曲同工之妙,都有相同的原理与相近的操练方法。具体做法如下。

(1)仙鹤点头(类似于麦氏的颈项牵拉):先做预备姿势(立正姿势,两脚稍分开,两手撑腰)。

练习时:低头看地,以下颌能触及胸骨柄为佳;还原至预备姿势;动作宜缓慢进行,以呼吸一次做一个动作为宜。

(2)犀牛望月(类似于麦氏抬头拉颈):预备姿势同上,练习时:缓慢抬头,双目仰望天空;还原至预备姿势;呼吸一次做一个动作。

(3)金龟摆头(类似于麦氏侧弯颈椎):预备姿势同上,练习时:头颈向左侧弯,左耳尽力靠向左肩,还原至预备姿势;头颈向右侧弯,右耳尽力靠向右肩,还原。动作要配合呼吸,缓慢进行。

(4)金龙回首:预备姿势同上,练习时,头左、右旋转,先用头部旋转,再以颏部尽力接触肩峰,还原。

以上4个动作按节律反复进行,主要是练习颈部的伸屈与侧弯功能。每动作可做两个八拍(按做操口令)。每天可进行1~2次。

(四)手法按摩与足底按摩

(1)手法按摩简便易行,有很好疗效,但按摩前必须明确诊断,手法切忌粗暴。按摩的主要作用是缓解肌肉和血管痉挛,改善局部血液循环,可以活血化瘀,消肿止痛,分解粘连,整复移位的椎体,从而使症状消失或减轻。通常在颈椎牵引后进行按摩较合适,按摩一般在患者坐位下进行,按摩范围应包括整个颈部及病侧肩背部,神经根型还应包括患侧上肢。

(2)足底集合了身体全部器官的反射区,通过治疗足底反射区相对应的颈椎反射区即可产生较好的疗效:双足趾趾腹根部横纹处,双足外侧第五趾骨中部(足外侧最突出点中部);颈部肌肉反射区是:双足底跗趾后方的2 cm宽区域。按摩方法:用拇指指尖或指腹,也可用第二指或第三指的关节,以数毫米幅度移动,力度最初较轻,渐渐增强,以稍有痛感为宜,按摩时间可自选抽空进行。最好是每天早、晚各1次,每次10~30分钟,坚持2周以后对一般颈椎病患者即可出现效果。

(五)饮食调理

颈椎病不像冠心病、高血压、糖尿病等与饮食有密切的关系。因此,颈椎病患者在饮食上没有特殊的禁忌,但也应注意摄取营养价值高的食品,如豆制品、瘦肉、谷物、海带、紫菜、木耳、水果、蔬菜等,以达到增强体质、延缓衰老的目的。颈椎病患者尤其应多食富含维生素C的食品,如新鲜的水果、蔬菜等。测试研究表明,维生素C具有增强人体免疫力和抗衰老的作用,对防止颈椎病进一步发展有益。另外,中医认为胡桃、山萸肉、生地、黑芝麻等具有补肾髓之功,合理地少量服用可起到强壮筋骨、推迟关节退变的作用。

(六)指导佩戴颈围

可按需选用颈围领或颈托,均可起制动和保护作用。有助于组织的修复和症状的缓解,配合其他治疗方法同时进行,可巩固疗效,防止复发,但长期应用颈托可引起颈背部肌肉萎缩,关节僵硬,不利于颈椎病的康复,故仅在颈椎病急性发作时使用。颈围和颈托对症状的减轻有一定帮助,但颈领的高度必须合适,以保持颈椎处于中立位为宜。若由于颈部损伤所致则可应用前面宽,后面窄的颈托使颈部处于轻度后伸位,以利于颈部损伤组织的修复。

附:软海绵围领的主要生物力学作用(图10-3A):这种围领相当柔软,因此本身并没有限制颈椎运动的作用,但是由于软围领与颈部皮肤的接触形成一种运动感觉的提示。当颈椎出现运动时,颈部皮肤会有感觉,而促使患者自觉地限制颈椎的运动。这种围领限制运动的功能有限,但是戴用舒适,有温暖感。费城围领(图10-3B):这是一种用聚乙烯泡沫塑料板与附加的硬塑料板增强条制成,分前、后两片的预制品。其主要生物力学作用是可以与颈部全面接触,能提供轻度的限制颈椎运动的作用。

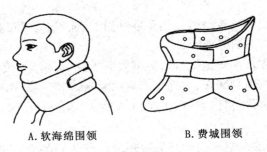

A. 软海绵围领   B. 费城围领

图 10-3　围领

(七)矫形器使用护理

颈托和颈围对颈椎有固定和制动作用,可保持正常力线,避免外伤,减轻头部负荷,有助于缓解症状和组织修复。但注意不可长期使用,以免肌肉萎缩,关节粘连僵直,影响颈部活动功能。

(八)康复运动中的注意事项

(1)医疗体操应由医师确定动作的姿势和运动量,要坚持长期做操,以保证疗效。

(2)运动应缓慢进行,幅度由小逐步加大,避免一开始即进行快速、过猛的运动。

(3)有头晕症状或颈椎骨刺增生明显则应慎重进行。

(4)康复训练中的禁忌证:颈椎病术后 3 个月内者;血压不稳,舒张压>12.0 kPa(90 mmHg)或收缩压<12.0 kPa(90 mmHg),并有自觉症状者;心功能不全伴心源性哮喘,呼吸困难者;发热,体温高于 38 ℃;静息状态下,脉搏>120 次/分或有心绞痛发作者;体质特别虚弱者;近期曾发心肌梗死者。

七、社区家庭康复指导

(一)避免诱发因素

颈椎病是一种慢性病,在短期内难以根除,故平时应加强颈椎病的预防。颈椎病的致病因素是复杂的,但总的可以分为内因(体内因素)和外因(急慢性外伤),两者可以互为因果。内因是致病的基础,而外因是可以预防的。应从两方面采取措施,以有效地降低发病率和防止已治愈患者的复发。诱发因素除外伤外,常见的还有落枕、受凉、过度疲劳、强迫体位工作、姿势不良及其他疾病(如咽喉部炎症、高血压、内分泌紊乱等)。

(二)防止外伤

设法避免各种生活意外及运动损伤,如乘车中睡眠,急刹车时,极易造成颈椎损伤,故应尽量防止,坐车时尽量不要打瞌睡。劳动或走路时要防止挫伤。在头颈部发生外伤后,应及时去医院,早期诊断,早期治疗。

(三)矫正不良姿势

要注意防止外伤和纠正工作与生活中的不良姿势。由于工作需要,有些工种需要特殊姿势或在强迫体位中工作较长时间,如果不予重视,久之容易发生颈、肩部的软组织疲劳性损伤,进而导致颈椎失稳,发生颈椎病。预防慢性损伤,除工间或业余时间作平衡运动外,还可根据不同的年龄和体质条件,选择一定的运动项目,进行增强肌力和增强体质的锻炼。另外一些规律性的长期运动项目,如散步、慢跑等亦有助于预防颈椎病的再发。

(四)日常生活活动的指导

1.睡眠

枕头高度以 12～15 cm 为宜;最好宽及肩下,枕芯要求细碎、柔软、富有弹性,荞麦皮、绿豆皮为佳。平卧时枕头置于颈后而不是头后,使颈部保持轻度后仰过伸的姿势,以符合颈椎前凸的生理曲度。侧卧时枕头与肩宽等高,保持颈椎中立位。睡眠时不要将双臂上举手放在头部,以免影响手臂的血液循环。

2.看书

看书、写字不要驼背、过分低头,桌宜高,凳宜低,坐位、站立、行走要保持躯干挺直,要挺胸收腹,不要低头、弯腰。

3.洗漱

洗脸、修面、漱口、喝水等动作不要过分低头或仰头。

4.指导工作体位及工间活动

任何工作都不应当长时间固定于某一姿势,至少每 2 小时能够全身活动 5 分钟。对长期伏案工作者,应 1～2 小时有目的地让头部向左、右转动数次,转动时应轻柔缓慢,以达到该方向的最大运动范围为准。或行夹肩运动,两肩慢慢紧缩 3～5 分钟,而后双肩向上坚持 3～5 分钟,重复 6～8 次;也可利用两张办公桌面,两足腾空,头往后仰,坚持 5 秒,重复 3～5 次。操作计算机、写作、看电视不要持续固定一种体位,1 小时左右做一次头颈部活动或体位改变。

5.暂停某些活动

各型急性发作期应暂停骑自行车、编织、缝纫等动作。

(潘静静)

第十一节 骨 折

骨的连续性和完整性被破坏称为骨折,骨前后发生分离也属骨折。骨折的原因很多,可由直接暴力、间接暴力引起,也可由肌肉的牵力或骨骼本身的病变所致。骨折治疗的三大原则为复位、固定及功能锻炼。但因损伤时常伴有肌肉、肌腱、韧带、血管、神经、关节囊、滑膜囊滑膜、皮肤等软组织的损伤,又因关节周围及关节囊内的粘连、肌腱挛缩、骨化性肌炎、创伤性关节炎而遗留有肿胀等,故骨折是引起疼痛及功能障碍、肢体残疾的一个重要原因。早期康复在促进骨折愈合,减轻和消除并发症起着重要的作用。

一、病因

从骨科创伤的原因来看,首要原因是交通事故,占 45.0%;其次为摔倒或滑倒,占 29.5%;其后为建筑物上跌下,占 7.1%。骨质疏松等疾病也常引起骨折。

二、分类

(一)根据骨折稳定性

可分为稳定性骨折和不稳定性骨折。

（二）根据骨折断端是否与体外相通

可分为开放性骨折和闭合性骨折。

（三）根据导致骨折原因

可分为外伤性骨折和病理性骨折，如骨肿瘤导致的骨折为病理性骨折。

三、临床表现

（一）局部疼痛、肿胀

骨折时骨组织或周围软组织血管破裂出血出现局部肿胀，有些还会出现瘀斑。

（二）畸形及功能障碍

骨折远端由于失去正常的骨连续性在重力和肌肉牵拉作用下，可出现旋转畸形和成角畸形，如两断端重叠移位可出现短缩。骨折后由于疼痛，肌肉痉挛，骨的连续性破坏失去应有的杠杆作用，特别是合并神经损伤时，会丧失运动功能。

（三）全身症状

严重骨折及骨折合并组织，器官损伤时会出现一些全身表现，如休克、急性呼吸衰竭等。

（四）骨折的愈合时间和标准

骨折的愈合时间和标准见表 10-8。

表 10-8　成人常见骨折临床愈合时间

上肢	时间	下肢	时间
锁骨骨折	1～2 个月	股骨颈骨折	3～6 个月
肱骨外髁颈骨折	1～1.5 个月	股骨粗隆间骨折	2～3 个月
肱骨干骨折	1～2 个月	股骨干骨折	3～3.5 月
肱骨髁上骨折	1～1.5 个月	胫腓骨骨折	2.5～3 个月
尺桡骨骨折	1～3 个月	踝部骨折	1.5～2.5 个月
桡骨下端骨折	1～1.5 个月	距骨骨折	1～1.5 个月
掌指骨骨折	3～4 周		

四、主要功能障碍

（一）关节活动受限

骨折后关节发生粘连乃至僵硬的原因是多方面的，但其最主要的原因则是由于肢体制动，肌肉萎缩。大多数骨折，如处理或康复不当都会造成不同程度的功能障碍。

（二）日常生活活动能力受限

由于骨折部位的不同，造成关节的粘连、僵硬均能不同程度的影响日常生活能力，如头颅、颜面、上肢、手可影响进食、洗漱、沐浴、交流等。如下肢可影响步行、转移、如厕等功能。

（三）心理及社交受限

由于骨折的部位、严重的程度、骨折预后情况、经济状况等，可导致患者心理发生变化，产生焦虑、抑郁等，沉默寡言，性格孤僻。

五、康复评定

(一)X线摄片

确诊骨折部位、形态、骨折程度、分类。

(二)心理评定

评估患者和家属的心理情况,有无焦虑、恐惧家庭经济及社会关系,对疾病知识的掌握程度以及对康复的期望值等。

(三)专科评定

观察患者局部情况,石膏固定末端皮肤颜色有无苍白、发绀,皮温有无降低,肢体有无疼痛、肿胀,表浅动脉(如足背动脉、桡动脉、指间动脉)能否扪及,肌肉有无萎缩。测量关节活动度、MMT,ADL的评定。

六、康复治疗

骨折的康复治疗贯穿于骨折治疗的全过程,康复治疗的原则必须是:①运动治疗一定是在骨折复位及固定牢靠后进行。②具体措施应根据骨折愈合的过程来判别,并及时调整。③骨折的康复治疗要因人而异,并与手术医师密切合作,熟悉手术过程及内固定物的性质及应用。

骨折的愈合可分为撞击期、诱导期、炎症期、软骨痂期、硬骨痂期及重建期。根据骨折的过程,康复治疗可分为早期和后期两个阶段。

(一)早期——骨折固定期

骨折的治疗有手法复位、手术复位、手术置内固定复位等。术后均需石膏、夹板固定。

1.被动运动

当肢体不能随意活动时,可进行按摩和关节的被动活动。按摩损伤部位较远的肢体,以助消肿和缓解肌肉痉挛,为主动活动做准备。活动肢体要充分放松,置于舒适的自然体位,并固定近端关节以免产生替代动作。

2.主动运动

一般在固定后3天开始,活动由患者自主完成,是功能训练的主要方式,既有增强和恢复肌力的作用,也可防止关节僵硬。

3.患肢抬高

能有效消除水肿,减轻疼痛。

4.物理因子治疗

直流电、超声波、低中频均能改善血液循环,消炎,消肿,减轻疼痛。

(二)后期——骨折愈合期

1.恢复ROM

主动运动,助力和被动运动,关节松动术。

2.恢复肌力

可采用水疗,助力运动(砂袋,哑铃),弹性训练带。

3.物理治疗

蜡疗,中频电疗,超声波等。

4.恢复 ADL 能力及工作能力

可采用作业疗法和职业训练。

(三)常见部位骨折的康复训练

1.肱骨外科颈骨折

对无移位的骨折,一般采用三角巾将上肢悬吊胸前,当天即应做腕与手指的主动运动。第3~4天起,于站立位将上体前屈及稍向患侧侧屈,肩部放松,利用重力的作用使肩关节自然的前屈及外展,同时做肩部摆动练习;在悬吊带内做肘关节的主动屈伸及前臂旋转练习,做腕关节与手指的抗阻练习。第5~6天,增加站立位的肩关节内收/外展摆动练习,和肘关节的屈伸抗阻练习。有移位的骨折复位外固定或手术内固定,同样可以按上述康复方案进行肢体功能训练。3~4周后,肩关节可进行各个方向活动度和肌力的练习。但须注意,外展型骨折禁止过早地做肩部的外展练习,内收型骨折禁止过早地做肩部的内收练习。

2.肘部骨折

经临床处理后,当天即开始手指的主动练习,如握拳、伸拳、对指对掌活动,第2~3天开始肩与腕的主动运动或助力运动,即腕屈伸及肩部前后左右摆动练习,外固定解除后,主动作肘关节屈伸练习,伸直型骨折主要练习屈肘位的肌肉等张收缩,屈曲型骨折主要练习伸肘位的肌肉等张收缩,禁止暴力被动屈伸活动,以免发生骨化性肌炎。

3.Colles 骨折

经复位固定后,尽量抬高患肢,尽早进行手部肌肉有节奏的收缩放松运动,促进静脉和淋巴回流,减轻肿胀。Colles 骨折多发生在中老年人,应鼓励患者进行患侧肩、肘关节活动范围训练,以避免继发肩关节周围炎。

4.股骨颈骨折

在骨折后 1 个月以内,以下肢肌肉收缩训练为主。

(1)第 1 周即开始做趾与踝的主动练习,股四头肌和臀大肌的等长收缩,助力的髋关节内收、外展训练,仰卧位,屈髋,屈膝位的伸腿训练。

(2)第 2 周开始鼓励患者尽量独立练习,并给予适当的协助,在卧位和站立位,进行直腿抬高练习,如患者可持续负重,可进行重心转移训练。

(3)第 3 周可增加俯卧位的上肢支撑起上肢和双臀,主要增加躯干和髋部的力量,还可以做主动伸屈练习,不宜床上盘坐或坐位时低于 90°,以免髋关节外展外旋,造成骨折端移位。

(4)恢复期 2 个月增加髋关节各组肌群主动与抗阻练习,增加扶杆站立,做双下肢踏步运动或平行杠内步行,双腋拐做三点式步行练习,患肢稍负重,之后改健侧持单手拐,进一步提高下肢负重能力,直至弃拐。

5.髌骨骨折

骨折处理后,2~3 天可鼓励患者进行股四头肌收缩练习,以减少股四头肌萎缩及深层组织粘连。同时开始髋、踝关节的主动练习;15 天左右增加屈膝肌等长收缩练习;用石膏托的患者可在 1 个月左右取下石膏托,做髌骨周围肌肉的被动运动或上下左右推动髌骨,2~3 次,患者主动屈伸膝关节,以后逐渐开始使用双腋拐,进行四点步行练习;5 周时改用健侧单拐;6 周改用手杖,直至徒步行走、上下楼梯、下蹲、单腿负重等练习。

6.踝部骨折

取平卧或健侧卧位,垫软枕抬高患足,高过心脏。双踝骨折患者从固定第 2 周起,可加大主动活动范围,但应禁止做旋转及内外翻运动,3周后可让患者拄双拐负重活动;4～5周后解除固定,改为单拐,逐渐增加负重量。骨折临床愈合后,患者应进行患肢负重下各种功能活动,包括小腿关节的内外翻运动和旋转运动以尽快恢复小腿功能。对健侧肢体与躯干应尽可能地维持其正常活动,可能时,尽早下床。必须卧床者,尤其是老年体弱者,应每天做床上保健操,以改善全身情况,防止并发症的发生。

七、康复护理

(一)严密观察病情

测量生命体征,观察石膏固定肢体末端循环、皮肤颜色、温度、感觉等,局部疼痛与肿胀程度,表浅动脉能否扪及。

(二)疼痛与肿胀的护理

首先抬高患肢,有助于肿胀消退,患肢抬高必须远端高于近端,近端高于心脏,鼓励患者积极进行主动运动,即肌肉等长收缩(不产生关节活动,肌肉长度不变,而张力发生改变),目的在于促进局部血液循环,有助于静脉和淋巴回流。

(三)骨折功能训练指导

1.指导要点

(1)骨折肢体运动一定要在骨折复位及固定牢靠后进行。

(2)遵循个性化原则,因人而异,选择合适的活动方式。在医师的指导下,全面掌握患者情况,避免盲目活动。

(3)功能锻炼要依据骨折愈合的过程来制订,并适时调整。

(4)关节内骨折,常遗留严重的关节功能障碍,为减轻障碍程度,在固定2～3周后,如病情允许应每天短时取下固定装置,在保护下进行关节不负重的主动运动。运动后继续位置固定。这样可以促进关节软骨的修复。

2.康复辅助器具的使用和保养

骨折中期,部分患者仍须借助轮椅、拐杖、支具、压力用品等代偿功能完成 ADL 和消除各种并发症,康复护士应认真指导辅助器具的使用注意事项和保养方法。

(四)心理康复护理

由于骨折一般常常是突然发生,患者易出现紧张,焦虑,烦躁等心理反应,不良情绪对康复护理的实施和治疗效果有直接关系。特别是损伤较严重的患者情绪会低落,失去生活的信心,护理人员应多与患者交流,了解患者的心理状况和情绪变化及时进行心理疏导,鼓励患者积极治疗,使其树立信心,早日康复。

(五)日常生活能力(ADL)的训练

由于卧床休息和制动、关节活动受限及肌力下降,均使患者日常生活和工作受到影响。因此,患者在住院或康复治疗期间的不同阶段均要进行日常生活能力的指导和训练,如正确的患肢和体位的摆放、翻身、转移、步态、手的功能训练及穿衣、梳洗、如厕等。

(六)饮食指导

指导患者进食含钙量高的食物,补充维生素 D。

八、社区家庭康复指导

(一)坚持患肢的自我功能训练

指导患者回归家庭后,要继续坚持患肢的自我功能训练,保持良好心态,循序渐进,避免患肢过度负重,防止继发性损伤。

(二)骨折的预防

在工作中,严格遵守规章制度,严禁违章操作,提高交通安全意识,防止交通事故。老年人要加强锻炼,特别是平衡功能的训练,防止跌倒而致骨折,特别是老年女性,应积极预防和治疗骨质疏松,以防骨质疏松引起骨折。

(三)发生骨折后的紧急处理

如果受伤部位出现畸形、不正常的活动或者骨擦音,极有可能发生骨折,要想办法固定骨折部位,可用木棍、夹板等质硬的物体进行临时固定,以防脊髓、血管、神经和软组织的继发损伤。脊柱骨折的患者可使用床板搬运,搬运过程中严禁脊柱弯曲及旋转活动,以防诱发脊髓损伤,应尽快送医院治疗。

(四)定期随访

定期回院拍片、复查。

(潘静静)

第十二节 肩关节周围炎

肩关节周围炎简称肩周炎,临床表现以疼痛与功能障碍为主要特征,多见于中年人和老年人,50 岁左右易患,因而有"五十肩"之称。如肩关节疼痛持续 3 个月以上仍无肩关节功能障碍,可排除肩周炎。本病有自愈趋势,但病程较长,一般可达 2 年。

一、病因

肩周炎的确切病因至今尚不十分清楚,部分患者可有局部外伤史或某些诱因如慢性劳损、局部受湿受寒等,或继发于肩部软组织及全身性疾病。肩周炎的发病可能与某些代谢障碍或局部循环障碍有关,临床表现可分为 3 个阶段。了解发病过程,对于防治肩周炎有重要意义。

二、临床分期

(一)第 I 期

第 I 期是肩周炎的急性发病阶段,是由炎症、疼痛而引起反射性肌肉痉挛等为主要病理变化,而无软组织粘连等不可逆转的病理改变。临床表现以疼痛和肩关节的功能障碍为主要特征,是肩周炎的初期阶段。

(二)第 II 期

第 II 期是肩周炎的急性发病过程迁延至慢性的发病阶段,此时肩疼痛的症状减轻。但由于关节周围软组织在炎症反应以后发生挛缩、增生、肥厚和粘连等,严重限制了肩关节活动,所以此期为软组织发生器质性病理改变的阶段。

(三)第Ⅲ期

炎症过程自行消退(如果自然发展的话),病理停止发展。所有的症状得到缓解,如果能坚持锻炼,功能可逐渐得到一定恢复,否则功能往往不会自行恢复。

三、临床表现

(1)多见于中老年人,女性多于男性,左侧多于右侧,亦可两侧先后发病。

(2)肩关节疼痛:逐渐出现肩部某一处痛,与动作、姿势有明显关系。随病程延长,疼痛范围扩大,并牵涉到上臂中段;同时伴肩关节活动受限。如欲增大活动范围,则有剧烈锐痛发生。患者初期尚能指出疼痛点,后期范围扩大,感觉疼痛来自肱骨。

(3)关节活动受限:体检可见三角肌有轻度萎缩,斜方肌痉挛。冈上肌腱,肱二头肌长、短头肌腱及三角肌前、后缘均可有明显压痛。肩关节以外展、外旋、后伸受限最明显,少数人内收、内旋亦受限,但前屈受限较小。

(4)年龄较大或病程较长者,X线平片可见到肩部骨质疏松,或冈上肌腱、肩峰下滑囊钙化征。

四、主要功能障碍

(1)肩关节疼痛。

(2)肩关节活动障碍:前屈障碍、后伸障碍、外展障碍。

(3)关节周围软组织粘连,活动限制。

(4)冻结肩影响日常生活活动障碍。

五、康复评定

本病的评估主要侧重于疼痛的程度评估,可采用视觉类比法,以及肩关节的 ROM 测量。此外,由于肩关节活动受限,因而常严重影响日常生活活动,故还可进行综合性评估,如 ADL 评定等。这里推荐采用 Rewe 肩功能评定,其具体评定标准见表 10-9。

表 10-9 Rewe 肩功能评定标准

评定项目	计分
Ⅰ疼痛(15)	
ⅰ 无疼痛	15
ⅱ 活动时轻微疼痛	12
ⅲ 在 ⅰ 的基础上活动时疼痛增加	6
ⅳ 活动时中度或严重的疼痛	3
ⅴ 严重疼痛,需依靠药物	0
Ⅱ稳定性(25)	
ⅰ 正常:肩部在任何位置都坚强而稳定	25
ⅱ 肩部功能基本正常,无半脱位或脱位	20
ⅲ 肩部外展、外旋受限,轻度半脱位	10
ⅳ 复发性半脱位	5
ⅴ 复发性脱位	0

续表

评定项目	计分
Ⅲ功能	
ⅰ 正常功能:可以进行所有的日常生活和体育娱乐活动;可提重 12 kg 以上;可游泳、打网球和投掷等	25
ⅱ 中等程度受限:可进行一般的日常生活活动;可游泳和提重 6~8 kg;可打网球,但打垒球受限	20
ⅲ 头上方的工作中度受限:提重物中度受限(<4 kg);田径运动中度受限;不能投掷和打网球;生活自理能力差(如洗脸、梳头等活动,有时需要帮助)	10
ⅳ 明显功能受限:不能进行通常的工作和提物;不能参加体育活动;没有帮助,不能照顾自己的日常生活活动	5
ⅴ 上肢完全残疾	0
Ⅳ运动	
ⅰ 外展 151°~170°	15
ⅱ 前屈 120°~150°	12
91°~119°	10
61°~90°	7
31°~60°	5
<30°	0
ⅲ 拇指触至肩胛角	5
拇指可触及骶尾部	3
拇指可触及股骨粗隆	2
拇指可触及股骨粗隆以下	0
ⅳ 外旋(上臂放在一侧)	
80°	5
60°	3
30°	2
<30°	0
ⅴ 肌力(与对侧肩部对比,可用徒手、拉力器或 Cybex)	
正常	10
良好	6
一般	4
差	0

本法总评标准:100~85 为优秀,84~70 为好,69~50 为一般,≤49 为差。

六、康复治疗

康复治疗目的是缓解疼痛和促进肩关节活动功能的恢复。宜采取综合治疗,早期以消炎止痛为目的,晚期则以恢复关节活动功能为主。

(一)运动疗法

用以改善肩部的血液循环及营养代谢,松解粘连,增强肌力,促进肩关节活动功能的恢复,防止肌萎缩。

1.徒手操

立位进行。

(1)腰前屈,上肢自然下垂,做前后、左右摆动及画圈动作。

（2）面对墙,足尖距墙一定距离,将患侧上肢前屈上举触墙上移至最高处。

（3）患侧对墙,足与墙一定距离,将患侧上肢外展上举以指尖触墙上移至最高处。

（4）背靠墙,屈肘,将上臂及肘部靠拢体侧并贴紧墙面,以双拇指触墙,再反向触胸。

（5）双手体前相握,前屈上举过头顶,触枕部。

（6）双手背后相握,以健侧带动患侧内收,再以拇指沿腰椎棘突上移至最高处。

2.器械操

立位进行。

（1）棍棒操:①双手体前握棒,臂前屈上举左右摆动。②双手背后握棒,臂后伸左右摆动,屈肘上提。③双手背后握棒,以健手握棒上端,患手反握棒下端,斜背棒并向健侧外上方拉推。

（2）吊环操,双手握住吊环,通过滑轮,以健肢拉动患肢外展和以健肢拉动患肢前屈上举。

（3）肩关节回转训练,面对回转训练器,调整手柄在滑动杠上的位置,使患肢伸直做绕环回转动作。

（4）肩梯操,面对或侧对肩梯,前屈或外展患肢用手指勾住阶梯牵拉患肩。

（5）拉力操,面对、侧对或背对拉力器,患手握住拉力绳柄,拉动训练患肩相关肌肉。

3.手法治疗

对肩周炎的手法治疗可以改善肩部的血液循环及营养代谢,缓解疼痛等临床症状,促进肩关节活动功能的恢复。依功能障碍的具体状况,选择针对性的手法技术,常用的手法如下。

（1）前屈障碍:①前后向推动肱骨头,表示符号为 A、P、↑;②被动前屈活动。

（2）后伸障碍:①后前向推动肱骨头,表示符号为 P、A、↓;②被动后伸活动。

（3）外展障碍:①头足向推动肱骨头,即 Caud→;②被动外展活动。

每次应用 2～3 种手法,每种手法 60～90 秒,重复 3 遍。

（二）物理疗法

理疗能够改善肩部的血液循环及营养代谢,促进充血的消散、水肿的吸收,缓解肌肉痉挛,减轻疼痛,松解粘连。与运动疗法综合应用为宜。常用的物理疗法如下。

1.超短波疗法

宜用于早期,以消炎止痛。取患肩对置,微热量,15～20 分钟。

2.微波疗法

宜用于早期,置圆形或鞍形辐射器于肩部,50～100 W,15 分钟。

3.超声波疗法

用于松解粘连,肩部接触法,1.0～1.5 W/cm^2,10～15 分钟。

4.调制中频电疗法

患肩对置,电量适度,20 分钟。

5.电磁疗

置磁头于肩前、后部,交变或断续 20 分钟。

6.红外线疗

肩部照射,20～30 分钟。

7.蜡疗

肩部盘法,20～30 分钟。

8.漩水浴

38～40 ℃,20～30 分钟。

各种理疗法的疗程,宜每天 1 次,20～30 次为 1 个疗程。

(三)药物疗法

1.消炎止痛膏

对于疼痛剧烈者,可适当选择应用。

2.封闭

以 1%普鲁卡因 2～5 mL 加醋酸泼尼松 0.5～1 mL,或其他针剂局部封闭,每周 1 次,共 2～3 次。

七、康复护理

(一)生活护理

工作要劳逸结合,注意局部保暖,特别应注意在空调房中时,不要坐在冷风口前,保护肩关节不受风寒,夏季夜晚不要在窗口、屋顶睡觉,防止肩关节长时间地受冷风吹袭。

(二)运动治疗

目前国内外治疗方法有运动疗法、理疗、口服药物、局部或关节腔药物注射等,均有一定的效果。但不管采用何种治疗,医疗体育是基础,只有依靠行之有效的锻炼,才有可能较快、较理想地恢复肩关节功能。

1.加强肩关节活动度练习,辅以肌力练习

通常采用主动运动,也可使用体操棒、肋木、吊环等做助力运动训练(图 10-4)。要有足够的锻炼次数和锻炼时间,才能取得明显效果,一般每天要锻炼 2～3 次,每次 15～30 分钟。

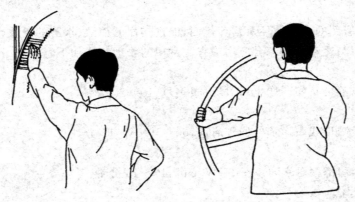

图 10-4　肩关节旋转器训练

2.Condman 钟摆运动

肩周炎早期的自我治疗:体前屈 90°,健侧肢支撑于桌子上,患肢下垂向前后摆动,内外摆动,画圈摆动,幅度由小到大,手握重物,逐步加负重(1 kg→3 kg→5 kg),每次 20～30 分钟,每天 1～2 次。本项运动适用于第Ⅰ、Ⅲ期的患者,既可通过运动改善关节腔内滑液流动,改善关节活动范围,改善疼痛,又可预防肩周炎后期的粘连(图 10-5)。

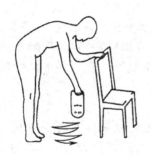
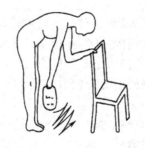
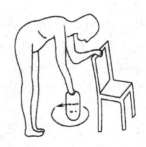

图 10-5　Condman **钟摆运动**

3.体操棒训练

预备姿势:患者持体操棒于体前,两手抓握棒的距离尽可能大些,分腿直立。为防止以肩带活动代替肩关节活动,可用压肩带。动作要领如下。

(1)前上举,以健臂带动患臂,缓慢作前上举,重复 15～30 次。

(2)患侧上举,以健臂带动患臂缓慢作患侧的侧上举,重复 15～30 次。

(3)作前上举后将棒置于颈后部,并还原放下,重复 15～30 次。

(4)两臂持棒前平举,作绕圈运动,正、反绕圈各重复 15～30 次。

(5)将棒置于体后,两手分别抓握棒两端,以健臂带动患臂作侧上举,重复 15～30 次。

(6)将棒斜置于体后,先患侧手抓上端,健侧手抓下端,以健臂带动患臂向下作患肩外旋动作,重复 15～30 次,然后换臂,健侧手抓上端,患侧手抓下端,健侧臂上提作患肩内旋动作,重复 15～30 次。其他还可选用定滑轮装置,健臂辅助患肩做屈、伸、旋转活动等(图 10-6)。

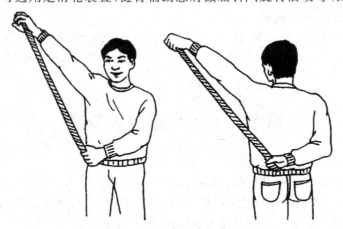

图 10-6　**体操棒训练**

注意事项:①上述动作范围宜逐渐增大;②如一动作完成后感肩部酸胀不适,可稍休息后再作下一动作;③每一动作均应缓慢,且不应引起疼痛。

上述锻炼方法宜一天多次进行,如在家时,可因地制宜,根据以上原则和要领进行锻炼。

4.保护肩关节

在同一体位下避免长时间患侧肩关节负荷,如患肢提举重物等;维持良好姿势,减轻对患肩的挤压;维持足够关节活动范围和肌力训练;疼痛明显时要注意患侧肩关节的休息,防止有过多的运动,同时避免再次发生疲劳性损伤;疼痛减轻时,可尽量使用患侧进行 ADL 技能的训练。

297

5.正确的体位

较好的体位是仰卧时在患侧肩下放置一薄枕,使肩关节呈水平位。该肢位可使肌肉、韧带及关节获得最大限度的放松与休息。健侧卧位时,在患者胸前放置普通木棉枕,将患肢放置上面。一般不主张患侧卧位,以减少对患肩的挤压。避免俯卧位,因为俯卧位既不利于保持颈、肩部的平衡及生理曲度,又影响呼吸道的通畅,应努力加以纠正。

6.关节松动术

主要是用来活动、牵伸关节,故本疗法对肩周炎有较好疗效。根据肩部病变程度,采用不同的分级方法进行治疗。对于关节疼痛明显的患者采用Ⅰ级手法,既有关节疼痛又有活动受限者采用Ⅱ、Ⅲ级手法,而关节僵硬或挛缩但疼痛不著者,则采用Ⅳ级手法,松动疗法每次治疗 20 分钟,每天或隔天 1 次,10 天为 1 个疗程,每次治疗时要求患者尽量放松肩部,治疗后应进行主动肩部活动,如配合行钟摆运动等。关节松动术适用于第Ⅱ、Ⅲ期的患者。

八、社区家庭康复指导

(一)治疗原发病

如颈椎病、类风湿关节炎、骨质疏松症等。

(二)加强生活护理

防受寒、防过劳、防外伤。尽量减少使用患侧的手提举重物或过多活动肩关节,以免造成进一步疲劳性损伤。

(三)坚持运动训练

教会患者有效医疗体操的做法、肌肉完全放松运动、腹式深呼吸和局部自我按摩等。

(四)改变患者对疼痛的认知

改变患者对疼痛的认知和处理过程来帮助患者学习自我控制和自我处理疼痛的能力。

（潘静静）

第十三节　类风湿关节炎

类风湿关节炎(RA)是一种以慢性、对称性、多关节炎为主的全身性自身免疫性疾病,其特点是关节痛和肿胀反复发作逐渐导致关节破坏、强直和畸形,是全身结缔组织疾病的局部表现,是致残率较高的疾病,其特征性的病理变化为非特异性的滑膜炎症。

一、病因

发病原因尚不完全明确,与发病有关的因素如下。

(1)感染:病灶与本病发病有关。

(2)遗传:本病患者 HLA-DRwu 抗原检出率明显升高,提示发病与遗传有关。

(3)免疫功能紊乱:目前大量实验资料支持类风湿关节炎是免疫系统调节功能紊乱所致的炎症反应性疾病。

(4)与内分泌失调、受寒、受潮、劳累等不良因素有关。

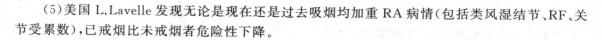

(5)美国 L.Lavelle 发现无论是现在还是过去吸烟均加重 RA 病情(包括类风湿结节、RF、关节受累数),已戒烟比未戒烟者危险性下降。

二、类风湿关节炎的分期

按美国风湿病学会制定的解剖学分期标准见表10-10。

表 10-10　美国风湿病学会制定的解剖学分期

分期	内容
早期	1.X 线片无破坏性改变 2.X 线片有骨质疏松
中期	1.X 线片有骨质疏松或轻度破坏 2.无关节畸形,有关节活动受限 3.邻近肌肉萎缩 4.有关节外软组织病变如结节、腱鞘炎
严重期	1.X 线片除骨质疏松外尚有软骨和骨的破坏 2.关节畸形半脱位、尺位偏或过伸、无纤维性和骨性强直 3.广泛肌萎缩 4.有关节外软组织病变如结节、腱鞘炎
晚期	1.纤维性或骨性强直 2.具有严重期各项变化

三、临床表现

(一)全身症状

通常起病缓慢,有乏力、纳差、全身肌肉痛、体重减轻、低热和手足麻木、刺痛等。

(二)局部症状

患者常表现为对称性的多关节炎,手的小关节如近端指间关节及掌指关节、腕、膝、足关节最常受累,其次为肘、踝、肩、髋关节等,表现为关节肿胀、疼痛、僵硬及活动受限,关节肿时温度增加,但表皮很少发红。指关节呈梭形肿胀。关节僵硬以晨间起床后最为明显,活动后减轻,称为晨僵。晚期可强直和畸形。常见的有手指的鹅颈状畸形,掌指关节向尺侧半脱位和手指的尺侧偏斜,腕、肘、膝、髋等关节强直于屈曲位,严重影响患者的正常活动,甚至生活不能自理。除四肢关节外,颞下颌关节及颈椎也易累及。

四、主要功能障碍

(一)关节活动受限

急性期主要与关节炎性渗出、肿胀、疼痛有关,慢性期主要与关节周围软组织粘连、挛缩、关节僵硬甚至强直、关节破坏、承重能力下降有关。关节肿胀是由于不同程度的滑膜增生变厚和滑膜积液,以浮沉触诊法可区分两者的不同程度。

(二)肌肉萎缩、肌力下降

常见于严重关节炎后期,与活动减少引起的肌肉失用性萎缩及体质下降、营养不良有关。

（三）晨僵

主要与关节炎性渗出、关节周围组织水肿和肌炎引起的肌紧张有关。

（四）心理、情绪的变化

患者常表现为忧郁、焦虑、悲观失望、情绪低落等,主要原因是类风湿关节炎病程长,反复发作,后期活动不便,日常生活、工作受影响,生活质量下降。

（五）生活自理能力下降

早期与关节疼痛、肿胀、肌痉挛、关节活动受限有关,中、晚期与关节僵硬、关节软骨破坏、关节变形、关节周围软组织粘连、挛缩、肌肉萎缩无力等因素有关。

五、康复评定

（一）实验室检查

血红蛋白减少,为正细胞正色素性贫血,白细胞计数一般正常或降低,但淋巴细胞计数增加。$70\%\sim80\%$的患者类风湿因子阳性,但其他结缔组织疾病也可为阳性,注意鉴别。

（二）X线表现

早期可见关节周围软组织肿大阴影,关节间隙因积液而增宽,骨质疏松,正常骨小梁排列消失,以后关节软骨下有囊腔形成,附近骨组织呈磨砂玻璃样改变,关节间隙因软骨面破坏而逐渐狭窄。晚期关节间隙渐消失,最终出现骨性强直。

（三）类风湿关节炎活动期和稳定期的评估

一旦作出诊断,对活动期和稳定期应作出评定,以利康复治疗的进行。美国风湿病协会临床协作委员会所制定的疾病活动性标准被广泛采用。表 10-11 为其活动性评估的标准。

表 10-11　RA 疾病活动性评估标准

评估项目	轻度活动	中度活动	明显活动
1.晨僵时间（小时）	0	1.5	>5
2.关节疼痛数	<2	12	>34
3.关节肿胀数	0	7	>23
4.握力（mmHg＊）			
男	>250	140	<55
女	>180	100	<45
5.17 m 步行秒数	<9	13	>27
6.红细胞沉降率（Westegren 法）	<11	41	>92

＊mmHg×4÷30＝kPa。

RA 疾病稳定性评估标准:①晨僵时间不超过 15 分钟;②无疲劳感;③关节无疼痛（根据病史）;④关节无压痛或无运动痛;⑤关节无软组织或腱鞘鞘膜肿胀;⑥红细胞沉降率（Westegren 法）女性不超过 30 mm/h,男性不超过 20 mm/h,连续 2 个月或以上,具有上述 5 项或更多者定为稳定期。

（四）关节功能评定

采用美国风湿病学会（ACR）修订标准（表 10-12）。

表 10-12 类风湿关节炎功能指数修正标准(ACR)

级别	内容
Ⅰ级	完全能完成日常一般活动(自身照顾①、职业工作②、业余活动③)
Ⅱ级	能完成一般自身照顾和职业工作,但业余活动受到限制
Ⅲ级	能完成一般自身照顾活动,但职业和业余活动受限制
Ⅳ级	一般自身照顾、职业和业余活动能力均受限制

注:①一般自身照顾包括穿着、进餐、洗澡、梳妆、修饰和上厕所。②职业活动包括工作、学习、家务活动。③业余活动包括娱乐性(消遣性)和/或闲暇活动,业余、职业活动与患者的愿望、年龄、性别有一定关系。

(五)关节活动度的评估

类风湿关节炎患者关节活动常受限,早期 RA 因软组织的挛缩而关节活动范围减小,晚期关节活动范围的受限常因骨性或纤维性强直所致。一旦关节活动受限,应作 ROM 评估,主动式 ROM 是被评估者自己力量能达到的活动范围,由肌肉主动收缩完成,依靠外界力量达到的称之为被动式 ROM,两者应同时评估,正常时两者得数应相等。被动式得数在关节活动受限时,预示关节所能恢复之数。

评定目的在于了解关节活动范围,了解病变关节是否具备功能性运动最低要求,是否已影响日常生活活动的完成,从而决定康复治疗内容(表 10-13)为各关节功能性运动最低要求。

表 10-13 各关节功能性运动最低要求

关节	活动范围
肩	0°~75°屈曲/外展
	0°~45°内旋
腕	0°~20°伸
	0°~20°屈
前臂	0°~60°旋前
	0°~60°旋后
掌指	0°~70°屈
近端指间关节	0°~90°屈
髋	0°~30°屈
	0°~25°伸直旋转
膝	0°~60°屈
踝	5°~15°背屈-跖屈
颈	0°~30°屈/伸/侧弯
	0°~45°旋转

一般认为手指伸展活动明显丧失,不会严重影响手功能,远端指间关节屈曲活动丧失少有影响功能,掌指关节(特别是小指和环指)轻度丧失屈曲功能,即有明显功能限制,拇指关节应注意

其稳定性,掌腕关节没有前臂 30°的内旋,正常的对掌不可能。

(六)肌力的评估

肌力是指肌肉能产生最大的力强度,评估的目的在于了解肌力对残疾的影响。类风湿关节炎患者常发生关节周围肌肉萎缩,使肌力减弱。一般采用徒手肌力检查法,检查时尤其要评估患者手的握力和手指的捏力。因类风湿关节炎关节肿胀、畸形、挛缩和疼痛等,用一般握力计误差较大,常采用汞柱式血压计测量(将袖带卷折充气形成内压为 4.0 kPa(30 mmHg)的气囊,令患者双手分别在无依托情况下,紧握此气囊,水银柱上升读数减去 4.0 kPa(30 mmHg),即为实测握力数,连测 3 次,取其均值,一般认为男性低于 25.6 kPa(190 mmHg),女性低于 19.5 kPa(146 mmHg)为握力低下。

同时应进一步了解关节的稳定性,因为它与关节囊的厚薄、松紧、关节韧带的强弱、关节周围肌群的肌力有关。认为骨骼和韧带对关节的静态稳定起主要作用,肌力和拉力对动态稳定起重要作用。

影响测定肌力的因素有疼痛、关节挛缩、肌肉痉挛、关节畸形、疲劳及肌肉不能产生最大收缩。

(七)疼痛的评估

RA 患者关节疼痛为其主要表现,常见疼痛原因为局部炎症、组织的破坏、继发感染、局部缺血坏死、骨质疏松合并椎体病理性骨折、畸形导致结构变化、腕管综合征和其他嵌压性神经疾病、修复后关节松动、合并纤维肌痛综合征等。疼痛常是患者最主要的主诉,应评定患者疼痛的部位、时间、性质、程度、诱发因素等,目前国际上常采用视觉模拟评分法(VAS),数字评分法(NRS)、文字描述评分法(VDS)等。

(八)步态分析与评估

患者由于疼痛、肌力减弱、关节挛缩、畸形等原因而造成各种异常步态。

1.两腿长度不等跛行

因肌腱挛缩、关节畸形等原因,两腿长短不一,如长短之差不足 3.75 cm 时,健侧肩抬高,短腿侧下垂,骨盆下降。摆动期,长腿侧髋、膝、踝过度屈曲。如长度之差超过 3.75 cm,短腿侧取代偿性足尖行走。

2.髋关节活动受限步态

此时腰段出现代偿运动。骨盆和躯干倾斜,腰椎和健侧髋关节出现过度活动。

3.膝关节活动受限步态

膝屈曲挛缩低于 30°,快走时能显示。屈曲挛缩超过 30°,慢走时呈短腿跛行。膝关节伸直位强直时,为了摆动患肢,健腿做环形运动,髋关节升高,踮足行走。站位因膝不能屈曲至 15°,结果骨盆和重心升高。

4.马蹄足畸形步态

为跨阈步态。患者腿相对变长,摆动期髋、膝弯曲增加。由于跟骨的畸形影响有效后蹬动作。

5.减痛步态

目的在于减少或避免患肢的负重而减轻疼痛,表现为站立相(患侧)时间缩短,迅速转为健侧站立相,步幅变短。脊椎疼痛时,步态变慢而对称,避免足跟着地时所产生震动。髋关节疼痛时,患肢负重时,同侧肩下降,躯干稍倾斜,患肢外旋屈曲,避免足跟击地。膝关节疼痛时,患膝微屈以足趾着地行走。

（九）日常生活活动能力评估

RA患者日常生活活动如穿脱衣服、洗漱、移动体位、如厕等能力常有不同程度障碍。因仅涉及躯体功能不涉及言语、记忆、解决问题等功能，特称为躯体性ADL，评定方法一般参用（MBI）。对患者的日常生活活动能力进行评估，有助于治疗师制订具体的康复计划。应关注患者存在的能力而不是丧失了的能力，这样有助于建立患者的自尊和自信。当患者在做某些活动有困难时，为了更全面、更准确地了解患者的障碍情况，应进行活动分析，弄清在什么情况下活动时的哪个具体动作有困难，以明确患者在生活中所需要的帮助，有针对性地提供生活辅助工具。

（十）畸形的分析

RA致残率较高，常与各种畸形有关，应当进行分析，以便避免或矫正畸形。

1.手的畸形

（1）手内在肌萎缩，引起手指活动障碍。

（2）掌指、掌腕关节尺位偏。

（3）天鹅颈畸形，近端指间关节过伸，远端指间关节屈曲（图10-7）。

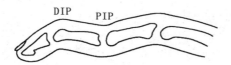

DIP:远端指间关节;PIP:近端指间关节

图10-7　天鹅颈畸形

（4）纽扣花畸形，近端指间关节屈曲，远端指间关节过伸（图10-8）。

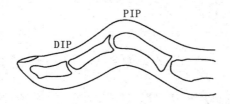

DIP:远端指间关节;PIP:近端指间关节

图10-8　纽扣花畸形

（5）垂指，肌腱断裂所致。

（6）Z形指，拇指关节不稳定，即掌指关节过伸，指间关节屈曲畸形（天鹅颈畸形）。

（7）掌指关节、近端指间关节半脱位、脱位、角度畸形。

2.腕关节畸形

（1）桡尺关节半脱位。

（2）4、5指伸肌腱的损害，常见为断裂，引起垂指。

（3）腕管综合征：腕关节肿胀，正中神经受压，拇指和第2、3、4指桡侧掌面感觉障碍，拇指外展肌萎缩。

（4）垂腕或伸直位强直，是RA最易出现强制的关节。

3.肘的畸形

(1)屈曲,前臂旋前畸形。

(2)伸直位强直。

4.肩的畸形

内收、内旋、前屈畸形。

5.足的畸形

(1)跖趾关节半脱位约占 67%。

(2)踇趾外翻占 70%。

(3)爪形趾、上翘趾。

(4)足内、外翻、足弓塌陷。

6.踝的畸形

外翻、马蹄足畸形。

7.膝的畸形

(1)伸直强直。

(2)屈曲挛缩畸形。

(3)膝内外翻。

(4)膝半脱位。

8.髋的畸形

(1)屈曲挛缩。

(2)内收、外展障碍。

(3)伸直强直。

9.颈椎的畸形

(1)寰枢关节横韧带松弛的各种半脱位。

(2)颈椎前屈短缩畸形。

(3)痉挛性斜颈。

(十一)心理功能评估

RA 患者,躯体因素和心理因素相互作用,容易形成恶性循环,原发躯体因素进一步恶化和复杂化,使治疗更趋困难。故应对患者进行心理分析和评估,了解其焦虑、抑郁、情感冲突等心理及情绪障碍的情况,从而采取针对性的心理护理及治疗。

六、康复治疗

康复治疗的目的:控制疼痛,控制炎症,维持和改善肌力、耐力和活动,防止和/或矫正畸形,保持日常生活活动能力的独立性,帮助患者达到最大可能的正常生活。必须根据炎症的不同时期来选择康复治疗和护理的方法,急性期的治疗重点是使关节休息,避免关节负重,合理使用物理治疗;亚急性期主要是维持关节活动度的训练,包括主动、被动活动;慢性期的治疗在于预防和矫正畸形,可通过体力锻炼、增加关节活动度和增强肌力、耐力等手段来实现。

(一)药物治疗

RA 治疗的黄金时间为发病的初两年,而完成传统的"金字塔"型治疗所需时间为 5~8 年,故"金字塔"型治疗方案已被联合用药所取代。美国风湿病学会提出 RA 治疗指南,指南立足于早期治疗,即建立明确诊断后,3个月即开始应用改变病情的药物,其中首选甲氨蝶呤,一般改变病情药物可单独用,用药时间为3个月,如无效即转入联合用药(2种或2种以上用药)。一旦联合用药或多种用药无效时,出现关节结构性改变可以考虑外科手术治疗。

常用药物:①非甾体抗炎药(NSAIDs),如阿司匹林、吲哚美辛、萘普生等;②改变病情抗风湿药物,如甲氨蝶呤、金制剂等;③免疫抑制剂,如环磷酰胺、来氟米特等;④肾上腺皮质激素,慎用于关节内注射。

(二)运动疗法

RA患者关节灵活性减小,肌肉萎缩,肌力减退,耐力减少和心肺功能低下,通过适宜的运动疗法能改善功能而不会加重关节固有炎症。

运动疗法目的在于增加和保持肌力、耐力,增加受累关节的稳定性,减少生物力学的应力;维持关节活动范围;改善步态的效率和安全性;增加骨密度,防止骨质疏松;减轻疼痛和僵硬,防止出现畸形;改善ADL和健康,增强交往能力。

1.手法按摩、牵伸

急性期过后,对关节及其周围软组织进行按摩,有助于改善血液循环,减轻炎症、肿胀、疼痛,放松肌肉,解除组织粘连,提高关节活动能力。对水肿的关节或肢体可从远端向近端推按、轻揉、摩擦;对病变时间长的关节,应在关节周围寻找痛点或硬结,有重点的进行按揉,但应避免直接在关节表面上大力按压或使两关节面间用力摩擦;有关节僵硬、周围软组织粘连、挛缩时,在按摩后给予关节牵引,对关节周围软组织进行牵伸,可采用徒手牵伸,也可利用自身重量、滑轮或棍棒等牵伸。应注意:对有明显积液、关节不稳定、生物力学紊乱的关节应避免用力牵张,晚期患者如过度牵张会引起关节囊的破坏。

2.肌力训练

在急性期或关节固定期,虽然关节不宜做运动,但为保持肌力,可进行等长收缩练习,以保护炎症性关节病变患者的肌力,因可使肌肉产生最大张力而对关节的应力最小,每天只要有数次的最大等长收缩就能保持或增加肌力和耐力,因此对类风湿关节炎患者是简便、安全、可行的方法。如仰卧时一侧下肢伸直上抬约10°或在踝关节处加上1～2 kg重物再上抬,以训练臀大肌和臀中肌,每次持续用力5秒左右,然后稍休息,反复进行10～20次。

恢复期或慢性期,可在关节耐受的情况下,加强关节主动运动,适当进行等张练习或抗阻练习。游泳池内或水中均是等张运动的良好环境,由于浮力使作用于关节的应力减少,一定的水温更有助于关节周围肌肉等软组织松弛,故水中等张运动很适宜于类风湿关节炎患者,也可指导患者用滑轮、弹簧、沙袋等进行肌力训练。

3.关节体操练习

关节体操是在关节本身的活动方向及活动范围内所进行的活动,如关节的屈伸、旋转等,可以是在外力作用下的被动运动或自身用力主动运动,也可以配合肌力训练,在负重的情况下进行。关节体操可有效地预防关节僵硬,改善关节活动能力,恢复关节活动范围。在做操前先对受累关节进行轻柔的按摩或热疗,可防止损伤,提高疗效。做操时用力应缓慢,切忌粗暴,应尽量达到关节最大的活动范围,但以不引起关节明显疼痛为度。如有条件在温水中练习关节体操,则既舒适效果也会更好。

(1)手指关节体操:①用力握拳→张开手指;②各指分开→并拢;③各指尖轮流与拇指对指。

(2)腕关节体操:①手指伸直,腕关节上、下摆动做屈伸练习;②手指平放,掌心向下手向桡、尺侧往返摆动;③手做环绕活动;④双手胸前合掌,两腕轮流背屈。

(3)肘关节体操:①屈肘,手触肩→复原;②两臂自然靠在身旁,轮流屈、伸肘。

(4)前臂旋转体操:①肘屈成90°,做前臂旋前、旋后练习;②双手拧毛巾练习。

(5)肩关节体操:①两臂伸直,向正前方平举→上举→放下;②两臂伸直,侧平举→上举→放下;③坐位或立位,两臂在背后伸直后引,躯干挺直;④直臂绕环或在屈肘的姿势下绕环。

(6)趾关节体操:足趾向上屈起→复原→向下卷曲→复原。

(7)踝关节体操:①坐位或仰卧位,足背屈起→向下;②坐位或仰卧位,足向内摆(内收)→向外摆(外展);③足踝绕环运动。

(8)膝关节体操:①卧位,屈膝关节使足跟尽量靠近臀部,然后伸直;②坐位(膝屈位),伸展膝关节至最大范围,然后放下。

(9)髋关节体操:①仰卧位,两腿轮流屈髋屈膝→伸直;②仰卧位(腿伸直),髋关节内收→外展;③仰卧位(膝伸直),髋关节内旋→外旋;④立位(膝保持伸直),直腿前踢(屈髋)→直腿后伸(伸髋)。

4.全身运动

类风湿关节炎会造成身体的慢性消耗,加之患者活动减少,因此可引起体质下降,身体虚弱,应适当进行全身活动,以保持整个身体处于良好状态。最好能进行适量的耐力运动,它对锻炼心肺功能,改善糖及脂肪代谢具有突出作用。常用的项目有行走、跑步、自行车、游泳等,应用时应根据关节炎情况和心肺功能确定强度。常用于类风湿关节炎恢复中后期,增强心血管功能,提高体质。

5.训练顺序及训练量

(1)当软组织紧张所致关节活动受限,首先应当先进行被动的关节牵张,再用主动关节活动范围训练;如无关节活动受限,用保持关节活动范围的主动训练;当关节生物力学状态良好时,先用等长收缩,继之用等张收缩以加强肌力训练。

(2)避免训练过量,训练后疼痛超过2小时,出现过度疲劳,虚弱无力现象加重,原有关节活动度减少,关节肿胀增加均视为运动量过度,应当进行适当调整,运动后疼痛如经夜间休息能恢复,表明运动量是合适的。每次运动后,必须有适量的休息。

(三)其他物理因子治疗

1.冷疗

常用于关节急性炎症期肿痛明显时,具有镇痛、降低肌张力、解除痉挛、减少炎症渗出、抑制滑膜的胶原酶的作用,可使急性关节炎的破坏受到遏制。有条件的可采用冷疗设备,一般可用冰块、冰袋、冰水等,每天1～2次,每次15～20分钟。患有发作性寒冷性血红蛋白尿、冷球蛋白血症和雷诺病(现象)患者禁用。

2.热疗

热作用于神经末梢和肌梭γ纤维,具有镇静、止痛作用,还能增加胶原黏弹性,减少肌痉挛,增加肌肉及关节周围组织柔韧性,改善局部血液循环,减轻水肿,有助于增大关节的活动范围。一般除关节急性炎症期及发热患者外均可使用,单独热疗法产生短时间疼痛缓解,与主动训练相结合则疼痛缓解明显且持久,肌力和功能得到改善,僵硬减轻。

(1)透热疗法:有短波、微波、超声波等。短波透热对浅表肌肉加热最好,用于解除肌痉挛;微波用于加热浅表和较深层肌肉,此两种透热形式在有金属植入物时不宜使用。超声波其热的穿透比短波或微波深,可深入皮下 5 cm 左右,选择性为骨所吸收,是加热关节和关节周围组织较好的方式。值得注意的是关节的透热疗法能使关节腔内的温度升高,而 RA 关节腔温度由 30.5 ℃ 升至 36 ℃,来源于滑膜的胶原酶溶解软骨的活性增加 4 倍。在类风湿关节炎的治疗时,如使用不当能加速病变关节的破坏,故透热疗法在 RA 的应用宜慎重,一般选用无热量。

(2)浅表热疗法:所产生热深入组织不超过 3 cm,不会引起关节腔温度升高,在大关节反射性使关节腔温度降低。有人认为长时间的应用于关节,亦能使关节腔温度升高,特别是小关节。故治疗时间以不超过 20 分钟为宜。浅表热主要用于训练和牵引前的松弛组织、减轻疼痛、增加 ROM,但有循环障碍或感觉障碍者禁用,可选用红外线、蜡疗、热敷、水疗等,如结合中草药热洗或热敷,效果会更好。

3.药物导入治疗

可采用直流电导入疗法或超声导入疗法,后者效果更好。

4.低中频脉冲电疗法

具有镇痛、促进局部血液循环和消炎的作用。间动电流疗法常用于镇痛和促进局部血液循环,适用于类风湿关节炎继发纤维肌痛症者。经皮电刺激疗法对受累软组织镇痛效果较好。干扰电流疗法在受累关节交叉处对置,对关节深部消炎、消肿、镇痛效果好。音频电疗法有较好的松解粘连的作用,对关节囊肥厚或关节粘连者可用。

5.水疗法

利用水的静压、温度、浮力及所含成分,以不同方式作用于人体来防治疾病和促进康复的方法,十分适宜 RA 患者,水温 38～40 ℃,最佳治疗时间为 20 分钟。

(1)水作为一种安全而有效的介质为许多风湿性疾病患者所采用。水中运动能缓解疼痛和肌肉痉挛,通过主动或被动运动可增加肌力,保持或增加关节活动范围,改善活动功能。

(2)矿泉很适宜于 RA 患者的康复治疗,其中以硫化氢泉和氡泉效果最佳。矿泉具有抗变态反应、消炎作用,能激活结缔组织细胞,活跃垂体、肾上腺皮质和性腺功能,还能调节自主神经功能,改善末梢循环、纠正异常代谢、防止关节强直、恢复肌肉功能,此外还具有水疗的其他作用,但患者如有明显全身症状如疲劳、发热、红细胞沉降率、C 反应蛋白升高,局部炎症明显及有关节外表现,如心包炎、心肌炎、血管炎等,应暂停矿泉治疗。

6.其他

如弱激光、磁疗等也较常用于类风湿关节炎的治疗。

(四)作业疗法

1.日常生活活动训练和自助具的应用

日常生活活动训练的目的在于训练患者在病残范围内从事日常家庭生活、工作和娱乐活动,得以发挥出最好的功能。应根据患者的病情、功能情况等选择针对性的作业活动,以提高患者的实际功能及日常生活能力。RA 患者 ADL 能力训练以行走、修饰、穿脱衣、进食等动作作为前提,通过训练让患者自身来完成,必要时需要借助支具或自助器以使患者独立完成日常生活所需的动作。日常生活活动训练应循序渐进,消除依赖心理,提高熟练度和技巧度。

2.助行器具

RA 患者有时需要一定辅助步行的用具以支持体重和保持平衡,确实难以完成站立、无法步行只得使用轮椅。

拐杖、手杖的选择:实质上,这些是一种上肢伸长的替代形式。用以弥补患肢所失去的支撑、平衡和负重功能。使用手杖要求上肢及肩的肌力正常,平衡状态良好。使用拐杖要求患者的上肢肌力及体力处于良好状态。如肘关节稳定性差,用前臂支持金属片的拐杖(图 10-9A)。肘关节不能伸时用月台形拐杖(图 10-9B),前臂可依托在平台上,手握住平台上突出的扶手。腕关节伸肌肌力减弱,腕部稳定性不佳用有腕关节固定带的拐杖(图 10-9C)。

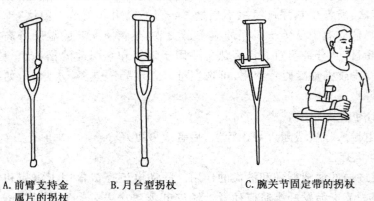

A.前臂支持金　　　B.月台型拐杖　　　　　C.腕关节固定带的拐杖
属片的拐杖

图 10-9　拐杖

　　一般来说手杖能承受体重的 20%～25%。单侧前臂拐杖最大承受的体重为 45%。双腋拐能承受体重的 80%。

　　3.矫形器的应用

　　RA 患者除了合理应用运动疗法外,还应采用矫形器,通过力的作用防治畸形。矫形器具有稳定、支持、助动、矫正、保护等功能。夹板功能与矫形器相似,目的在于减少炎症,使肢体处于最佳功能位,保护术后关节的组合,对紧张肌腱和韧带提供牵引并增加其功能。RA 患者以手、足畸形为多见,常用矫形器。

　　(1)上肢常用矫形器。①制动夹板:制动手和腕,宜于活动期 RA 患者夜间使用,也用于腕管综合征或伸肌肌腱炎。②功能性腕夹板:夹板伸至掌中纹,允许手指活动,防止腕关节屈曲,用于腕关节炎症期。上述两种夹板的应用,在早期 RA 有可能延缓尺位偏的发生,减轻疼痛,减轻滑膜的炎症和水肿。③功能性拇指柱式夹板:用来缓解腕掌疼痛和骨关节炎的指间关节疼痛。④功能性腕上翘夹板:缓解腕管综合征的疼痛。⑤小环状夹板:减轻天鹅颈和纽扣花畸形。常用手、腕矫形器见图 10-10。

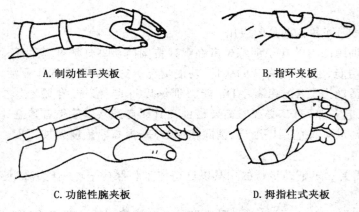

A.制动性手夹板　　　　　　　　　　　　B.指环夹板

C.功能性腕夹板　　　　　　　　　　　　D.拇指柱式夹板

图 10-10　常用手矫形器

（2）下肢常用矫形器。①用于前足病：所穿鞋应宽而深，便于容纳踇趾外翻、上翘趾、爪形趾。鞋底松软，避免跖骨头及形成的胼胝受压。鞋跟要低，不可超过1.5 cm，为了减少跖骨头受压还可采用：鞋底摇杆，由硬质材料制成，置于鞋底相当跖骨头连线近心端，与此线平行，中间厚0.5～1.0 cm，前后较薄。行走时因摇杆出现滚动，将跖骨头处压力转移至跖骨体，保护病变部位不再受压。跖骨杆，直式或弧式，由硬质皮革制成。作用类似鞋底摇杆，但行走时不产生滚动。②用于后足病：首先应作生物力学评估，确信病变和脚本身有关，不是近心端如膝、髋病变代偿所致。鞋底楔块：用皮革制成，置鞋底内或外侧，厚0.2～0.5 cm，矫正功能性内外翻及固定性内外翻，改善足的承重能力。软跟矫正鞋：用柔软的橡皮海绵块置入鞋内外底间，减少行走时对足跟、踝关节产生震动。用于跟骨骨刺、踝关节炎。鞋跟突出：向跟部内外侧突出，增加跟及距下关节稳定，限制后足内外翻，也可以加固后帮，防止足内外翻。托马斯及反托马斯鞋跟：托马斯跟在鞋跟内缘高出0.3～0.5 cm，向前延至舟骨下方，增加对足弓的支持，用于平足。反托马斯跟是在鞋跟外侧加厚延长，用于轻度足内翻。短肢矫正鞋：一侧下肢短缩≥2.5 cm时，应同时垫高鞋底和鞋跟。如垫高较多时，为便于迈步，垫高侧仍应较健侧稍低1 cm。

（五）手术治疗

早期可做受累关节滑膜切除术，以减少关节液渗出，防止血管翳形成，保护软骨和软骨下骨组织，改善关节功能；后期，可做关节成形术或全关节置换术。

七、康复护理

（一）康复护理目标

（1）对于关节活动受限、生活不能完全自理者做好生活护理，增强舒适感。

（2）预防并发症：对长期卧床者，要保持床单位及皮肤的清洁干燥，防止压疮发生。按时翻身叩背咳痰，防止呼吸系统并发症等。对严重关节功能障碍者，注意防跌倒、骨折等意外发生。

（3）通过康复治疗、护理延缓疾病进展，减轻残疾，提高生活质量。

（二）康复护理

1.正确休息

急性炎症期，需卧床休息，关节用夹板制动，采用医用热塑型塑料板材，按不同部位和要求加热制成。固定期间，应将关节置于最佳功能位置，但过分的静止休息容易造成关节僵硬、肌肉萎缩等，故应每天除去夹板做主动或主动辅助ROM训练。夹板固定的作用是保护和固定炎症组织，最终目的是保存一个即可活动又具有功能的有用关节。长期卧床能引起骨质疏松、高钙血症、高钙尿症、肌萎缩（1周内能丧失肌容积30%，1个月内减少肌力5%）、无力、心动减慢，故急性炎症期间也应进行相应的运动疗法，一般每天只进行一次主动ROM训练。

2.体位康复护理

（1）注意保持正确体位，以免发生畸形。尽可能采取水平位休息，枕头不宜过高，除头部用枕外，其他部位均不宜用。床垫应质地较致密松软，过软易使臀部下沉，形成双膝、双髋屈曲畸形。久卧床者，为避免双足下垂，应在足部放置支架，将被服架空，以防被服下压双足加速垂足出现，同时鼓励患者定期将双足前部蹬于床端横档处，用于纠正和/或预防足下垂，仰卧和侧卧交替采用。侧卧时注意避免颈椎过度前屈畸形，鼓励患者俯卧（此时应避免踝关节因体位所致过伸）由数分钟增至1小时，每天2次。

（2）关节功能位的保持：很明显，不适当的体位和不良姿势常常引起肢体的挛缩。不适当姿势由不正常的关节位置所造成。故站立时,头部应保持中立,下颌微收,肩取自然位,不下垂,不耸肩,腹肌内收,髋、膝、踝均取自然位。

在关节具有一定活动度时,应力争将关节活动保持于最低功能活动度。如关节制动,应将关节固定于功能位。

(3)应避免的体位:一些关节在特定体位下,关节内部压力较低,可以减痛,但非功能位,一旦这种体位保持超过 8 周,因关节囊粘连、挛缩等原因就难以恢复正常。如髋屈曲外旋位、膝屈曲 40°位、肘屈曲 90°位,虽能减痛,均应避免。同时避免长时间保持同一体位不变。

3.常见症状的康复护理

(1)疼痛的护理:急性期疼痛较严重,持续时间较长,常伴有关节僵硬、晨僵现象,主要与关节炎性渗出、肿胀有关。慢性期疼痛主要发生于活动时,与关节活动功能障碍、关节承重能力下降有关。

关节疼痛和肿胀严重时应让关节制动或固定,这样可以减轻疼痛和避免加剧炎症,将关节用夹板固定来消肿止痛效果优于任何其他方法。

尚可采用镇痛药物、理疗、运动疗法及心理治疗等方法来缓解疼痛。

(2)晨僵的护理:晚上睡眠时可使用弹力手套保暖;早上起床后进行温水浴或盐水浸泡僵硬关节,起床后应活动关节;积极参加日常活动,避免长时间不活动;晚间进行轻微的 ROM 训练能明显减少晨僵。

(三)心理康复护理

对 RA 患者,病程长,反复发作,后期活动受限,日常生活、工作受影响,常表现为忧郁、焦虑、失望、悲观等,因此,心理护理是本病治疗方案中的重要组成部分。应认真倾听患者对病情及要求的叙述,耐心解释患者提出的问题,与患者建立良好的信任关系,减轻患者精神负担,使其能正确对待本病,尤其是对急性活动期患者,病情一时不能控制,情绪急躁,求愈心切,更需加以宽慰,说明本病反复发作的特征,提高治疗的信心及积极性,提高患者的依从性,才能使病情控制稳定,得到缓解。

(四)康复健康教育

(1)注意合理饮食,戒烟限酒,进食富含蛋白质、维生素、钙、铁、清淡、易消化的非辛辣、刺激性食物。既要营养丰富,纠正贫血,又要避免出现超重、肥胖,因为体重每减轻 1 kg 能减轻髋关节负重 3~4 kg。

(2)平时选用宽松、透气衣服,室内温度恒定,注意关节的保暖、防潮,避免在寒冷、潮湿的环境中生活,寒冷易引起肌肉痉挛,不应在寒冷环境中锻炼。

(3)药物治疗疗程长,有不良反应,要按医师指导方法和注意事项按时服药,不能随便停药、换药、增减药物用量,避免药物严重不良反应,才能达到缓解疾病的效果。

(4)类风湿关节炎患者在日常生活中应重视保护关节,合理使用关节,这样可以减轻关节炎症及疼痛,减轻关节负担,避免劳损,预防关节损害及变形,减少体能消耗。

(5)关节保护原则。①姿势正确:休息时要让关节保持良好的姿势,工作时应采用省力姿势及采用省力动作,并常更换姿势和动作,以免关节劳损和损伤。②劳逸结合:工作和休息合理安排。需长时间持续工作时,应在中间间插休息。工作过程中最好能让关节轮流休息。③用力适度:不要勉强干难胜任的重活,用力应以不引起关节明显疼痛为度。④以强助弱:多让大关节、强关节为小关节、弱关节代劳,以健全的关节辅助有炎症的关节,减轻它们的负担。⑤以物代劳:使用各种辅助具协助完成日常生活活动,以弥补关节功能缺陷,减轻关节负担。⑥简化工作:在工作之前先做好计划,并做好一切准备工作,把复杂的工作分成多项简单工作来完成。充分利用省力设备或器材完成工作。

八、社区家庭康复指导

(一)疾病知识的指导

(1)让患者了解自己的病情及康复治疗的目的、重要性等,调整心态,学会自我心理调节,避免不良情绪,树立与疾病长期斗争的理念。

(2)对患者家属进行相关知识的教育,使他们辅助和督导患者服药、功能训练等,多体贴关心患者,增强患者的治疗信心。

(3)指导患者积极预防各种诱发因素,如预防和控制感染;避免受风、受潮、受寒,关节处要注意保暖,不穿湿衣、湿鞋、湿袜等。夏季不要贪凉,空调不能直吹,不要暴饮冷饮等,秋冬季节要防止受风寒侵袭等,注意保暖是最重要的。

(二)建立科学的行为方式

(1)进行某一工作时,尽可能让各病变关节轮流交替参加,避免关节过度使用。

(2)取物时,以掌心、前臂同时将物件托起,使重量分布于掌心和手臂,减少病变关节的负重。用手握持瓶、壶把手时,前臂和手应成一线,避免掌指关节、腕关节尺侧偏。开启瓶盖时,用腕力,右手开瓶盖,左手关瓶盖,以免增加尺偏畸形。

(3)携带重物时,应将重物化整为零,分别拿取或采用带车轮的小车推行,不拉行。当膝、髋关节受累时,搬运物件重量每次不超过体重的10%。

(4)拿取物件时,采用"抱"的方式,即将所拿物贴近身体,挺直腰背。物品越接近人体重力线,重臂越短,越省力安全。对关节产生扭转力少,对关节损伤的机会也越少。

(5)髋关节病变,尽量减少上、下楼梯活动,因对髋关节应力较大;膝关节病变避免快走。当负重关节疼痛加重时,多数为长期站立、快走或行走在不平整场地所致,应尽量避免。

(6)避免长时间采用同一体位,一般不超过半小时,良好的姿势可以尽量减少对特殊关节的应力。

(7)需要时采用合适的辅助装置、夹板,改变工作性质、程序,以减轻对关节应力。

(8)手指关节受累时,尽可能采用粗柄、大把手用具。如用粗杆笔方便抓握,同时可减轻手指负担。

(9)多个关节受累时,尽可能使用最大的病变关节。如提取重物时使用肘关节而不用手,减轻手指关节负担;关抽屉时,用手臂力量或侧身力量取代用手推,避免加重受累腕关节的炎症。

(三)避免出现不良姿势

(1)坐位时采用硬垫直角靠椅,椅高以双足平置地面为准,同时膝、髋应力争取功能位,不可以坐沙发。

(2)坐位时,避免双膝交叉,防止双下肢出现畸形。

(3)避免做牵拉、弯腰工作,能够坐着工作就不要站着,因站位比坐位时完成活动要多消耗25%的能量。

(四)坚持必要的运动

保持关节活动度和肌力的锻炼。锻炼时,切勿超过自己的耐受力,适可而止,活动量应逐步增加,循序渐进。锻炼必须持之以恒,方能发生效力。但已有强直的关节禁止剧烈运动。

（五）注意体能保持

（1）最大限度增加关节的生物力学效率,提高手功能,使用各种自助具,衣着应合适,以免影响能量的消耗。

（2）要避免不必要的重复劳动、无效劳动。保持 ROM 和肌力,注意正确姿势,姿势明显改变会使肌肉对抗重力、牵拉付出更多能量。

（六）日常生活活动环境的改造

1.厨房的设施与布局

炊具、洗涤池、冰箱等集中于工作区。各种电器插座的高度、常用物件应放置方便使用,易于拿取。

2.日常生活的安排

窗帘拉线,下端系以大环便于手拉。电器开关采用按压式,桌凳的高度能调节,椅扶手应便于抓握且与肘部同高等。

3.其他安排与设计

将高台阶改为低斜率坡道,地毯铺设不可过厚,以免增加行走时阻力。房门应便于轮椅进出,浴室装扶手,备有防滑垫。

4.自身照顾

备有长柄取物器、长鞋拔、松紧鞋、长柄牙刷、纽扣钩、拉链等,衣着质地轻柔、保暖、防皱、易洗等,采用松紧式裤带。

（潘静静）

第十四节　骨与关节感染

一、化脓性骨髓炎患者的康复护理

（一）术前护理

（1）密切观察脉搏、呼吸、体温的变化,尤其是体温的观察。疼痛、肿胀、活动受限是局部症状,高热时应采用物理降温和药物降温等。

（2）全身支持疗法也不容忽视,如退热、补液、计算出入量,以维持水、电解质平衡。贫血时可输注红细胞悬液,给予高蛋白饮食并补充多种维生素。

（3）术前必须清洗皮肤,以清除皮肤污垢,备皮时应避免损伤皮肤。

（4）饮食管理:一般手术前 8 小时禁食,4 小时禁水。

（5）训练患者床上大小便,避免术后引起排尿困难。

（6）术前检查配合:术前检查对诊断和制订治疗方案极为重要,护理人员应密切配合。如督促家属留置大小便标本,护送患者做好 X 线片、特殊检查的准备及做好皮试等。

（7）心理护理:耐心向患者讲解有关骨髓炎的疾病知识如病因、预防、治疗等,建立良好的护患关系,使他们对医护人员产生信任感。尽量消除患者的不良情绪,使其积极配合手术及各种治疗和护理。

（二）术后护理

（1）观察生命体征：手术时大多数采取全身麻醉，待患者返回病区后，一般采取去枕仰卧6小时，头偏向一侧，以防呕吐物误吸，保持呼吸道通畅。密切监测生命体征，直到全身麻醉清醒。

（2）术后给予易消化、富含营养的食物。因制动卧床活动少，易引起便秘，多给予粗纤维食物，多饮水，多吃水果、蔬菜，防止便秘。

（3）患肢用石膏托固定，有利于减轻疼痛，防止骨折，但触及骨突部位，若疼痛明显，表明有石膏压迫现象，需及时处理。保持床铺整洁干燥，注意按摩受压部位皮肤，防止压疮发生。观察肢体远端血液循环，注意皮肤色泽、温度、感觉、疼痛及肿胀等情况。

（三）冲洗引流护理

（1）密切观察引流物的质、量及颜色，并及时记录。严格交接班，保持出入液量的平衡。

（2）妥善固定引流管：各引流管接头连接良好，引流管无受压、扭曲，引流管内有液柱流动。若无液柱流动，且负压存在，引流管的管形存在，则可能堵管；引流管在肢体的屈侧，应该用垫枕使创面处于悬空位，避免受压，有利于引流管通畅。

（3）引流管的标识醒目：冲洗引流时注意引流管的接头部分要固定牢固，以保障引流的通畅。避免冲洗引流管扭曲、受压。输入管的输液瓶应高于患肢60～70 cm，引流管宜与一次性负压引流袋相连，并保持负压状态。引流袋位置应低于患肢50 cm。冲洗瓶上应有明显的标记，交班要清楚，以防误用。正确记录冲洗液出、入液量，保持其出入液量平衡。引流管接中心负压吸引或电动吸引器。检查负压是否正常，负压大小根据引流情况调节，负压源的负压力范围为-60 kPa～-16.7 kPa（-450～-125 mmHg），负压太大易引起引流管吸附于组织上，造成软组织损伤、引流不畅而引起切口内积血，增加感染发生率。及时更换冲洗液，及时更换负压引流袋。严格无菌操作，引流袋每天更换，避免发生逆行感染。

（4）如发现滴入不畅或引流物流出困难，应立即检查是否有血块堵塞或管道受压扭曲，及时排除故障。

（四）预防病理性骨折

（1）抬高患肢，有利于静脉回流，减轻肿胀。

（2）移动患肢时稳、准、轻。

（3）观察邻近关节是否出现红、肿、热、痛及身体其他部位有无病灶转移，警惕骨组织感染后发生骨质疏松及破坏而骨折。

（五）功能锻炼

早期进行伤肢肌肉舒缩活动，防止肌肉萎缩和关节粘连，晚期除继续做肌肉舒缩运动外，活动范围可扩展到各大关节为主的全面功能锻炼。局部炎症消退后及早开始功能锻炼，防止关节粘连、僵直、肌肉萎缩，促进关节肌肉功能的恢复。但需注意炎症情况，活动也不能过早过频繁。术后第1天鼓励患者主动活动肢端、足趾、踝关节，适时给予手术按摩。术后第2天指导患者进行全身健肢活动，抬臂、双手插入骶尾部，按摩受压皮肤，预防压疮的发生。术后第3天，协助患者做患肢等长收缩，逐渐加大力度。

二、化脓性关节炎患者的康复护理

(一)疾病护理

(1)按时测量体温、脉搏、呼吸,通过体温曲线观察发热情况。高热患者应采用药物或物理降温。给予乙醇擦浴、温水擦浴、头置冰袋等方法进行物理降温,必要时遵医嘱行药物降温。使用退热剂时应密切观察病情变化,一般应用剂量不宜过大,以防虚脱。

(2)急性期患者应适当抬高患肢,限制活动;保持患肢功能位,以减轻疼痛,消除肿胀,并预防关节畸形。急性期过后,鼓励患者做主动活动。

(3)保持固定效果,限制患肢活动以减轻疼痛,并防止病理性骨折和关节畸形。观察患者的生命体征,根据肢体局部的红肿、疼痛程度来判断感染的严重程度。观察脓液的颜色、气味、黏稠度来判断细菌的种类,为合理应用抗生素提供临床依据。

(4)及时止痛,适当给予必要的镇静剂、镇痛剂。做好心理护理,解除患者对疾病的紧张心理,树立战胜疾病的信心。

(5)使用大量抗生素时除了应注意观察药物不良反应外,还要警惕发生双重感染的可能。根据细菌培养和药物敏感试验合理选用抗生素。注意用药浓度和药物滴速,观察药物的毒副反应。

(二)功能锻炼

急性期患者可做等长收缩和舒张运动;待炎症消退后,关节没有明显破坏者,应鼓励患者逐渐锻炼关节功能,并配合理疗和热敷,防止关节内粘连和复发;对正常的关节应该做主动功能训练,防止失用性萎缩。

(三)局部开窗或钻孔冲洗引流护理

经一般治疗效果不理想的患者,可行关节切开置管冲洗引流。保持冲洗管和引流管通畅,维持引流管呈负压状态。观察引流液的性质,有无渗漏,及时更换污染的敷料。每天更换负压吸引器,注意无菌操作。妥善固定引流管,避免堵塞、扭曲、脱落。

(1)密切观察引流物的质、量及颜色,并及时记录。严格交接班,保持出入液量的平衡。

(2)避免冲洗引流管扭曲、受压。输液瓶应高于患肢 $60\sim70$ cm,引流管宜与一次性负压引流袋相连,并保持负压状态。引流袋位置应低于患肢。

(3)及时更换冲洗液,及时倾倒引流液。严格无菌操作,引流袋每天更换,避免发生逆行感染。

(4)如发现滴入不畅或引流物流出困难,应立即检查是否有血块堵塞或管道受压扭曲,及时排除故障。

(5)冲洗液中抗生素可根据细菌培养和药物敏感试验选用,冲洗时应合理调节滴速,随着冲洗液颜色的变淡逐渐减量,直至引流液变得澄清为止。

(潘静静)

第十五节 骨 肿 瘤

一、良性骨肿瘤患者的康复护理

(一)分阶段康复护理

1.第一阶段

术前护理。

(1)疼痛的护理:护士首先了解患者的自身情况,注意有无发生肿瘤的相关因素,注意患者的心理状态,注意有无肢体残疾。依据患者的个体特点、文化水平、实际病情,采取不同的心理疏导形式和止痛药物。

一般文化水平高、年轻、有接受力、治疗愿望迫切及无其他疾病而且无明显性格障碍的骨肿瘤患者,采用止痛剂加心理干预与护理的方法来控制疼痛效果良好。镇痛药物应根据药效强弱依阶梯方式顺序使用,应按时服药,以维持有效的血药浓度。用药剂量个体化,尽量先口服后注射。同时用药后需严密观察病情变化及镇痛效果。严重者应用由患者自控的镇痛泵或神经阻滞等方法缓解疼痛。决不能因过度考虑避免成瘾性而拖延给药时间。

(2)饮食护理:患者的饮食要营养均衡、丰富,保证高热量、高蛋白。

(3)了解患者的年龄、性别、职业、工作环境和生活习惯,特别注意有无发生肿瘤的相关因素,如长期接触化学致癌物质、放射线等,以及有无外伤史、骨折史。评估患者的一般情况,是否有食欲减退、低热和肢体疼痛等病史,以及肢体疼痛的性质、程度,加重或缓解的相关因素。既往有无其他部位肿瘤史,家族中有无遗传史。

(4)进行身体状况评估:包括肢体皮肤的颜色、温度、疼痛、肿胀和心理、社会支持状况以及有无因肿块压迫和转移引起的局部体征。全身情况:患者的全身营养状况、心理状况,重要脏器功能如心、肝、肺、肾功能是否正常,可能采取的手术方式,患者对治疗的耐受力。

(5)术前准备:为防止术后伤口感染,术前应做好术区的皮肤准备。术前1周与患者讨论功能锻炼的方法,指导接受下肢手术的患者做股四头肌的等长收缩锻炼,为手术后康复打基础。具体方法:患者一手掌置于健肢膝关节伸面,另一手掌置于膝关节屈面,大腿绷紧,此时置于健肢膝关节伸面的手掌可感到髌骨上下移动为有效,待患者练会后再做患肢练习,每天数次,每次10~30分钟,以不感到疲劳和疼痛为宜。术前3~7天开始训练在床上大小便,使患者术后习惯于床上大小便,保持大小便通畅。对于骶尾部、骨盆及邻近肛门的手术,术前2天开始进软食,术前1天开始进流质饮食,术前晚用甘油灌肠剂行普通灌肠,术晨用甘油灌肠剂或0.1%肥皂水行清洁灌肠,并常规留置导尿管。

2.第二阶段

术后护理。

(1)熟悉手术情况:患者采取的手术方式、麻醉方法、术中情况等。

(2)密切观察患者的体温、脉搏、呼吸、血压、瞳孔、意识状态和血氧饱和度情况,发现异常及时处理。

（3）预防呼吸道感染：保持呼吸道通畅，保持病房空气洁净、流通及适宜的温湿度，严格限制陪护人员数量。

（4）伤口的观察及护理：①应保持患者的引流管通畅，妥善固定保证引流有效，防止脱落。教会家属引流管脱落的应急处理方法。②观察伤口有无渗血、渗液，渗出量及其性质，引流管有无扭曲、折叠、过短，引流是否通畅，引流液的颜色、性质、量及单位时间内引流出的血量。若伤口渗血过多应立即更换敷料，单位时间内引流出的血液过多（每小时超过 200 mL），血色鲜红，应立即报告医师。同时密切观察生命体征，加快输液速度，防止出现失血性休克。

（5）患肢血液循环的观察：四肢手术后通常行石膏外固定，石膏固定后被压迫的组织会出现反应性水肿，48 小时内是肿胀高峰期，应密切观察患肢末梢血液循环的情况。从患肢末梢的颜色、温度、肿胀度、感觉、运动、毛细血管充盈情况等几个方面来观察，若足趾或手指较健侧肢体皮肤温度低及出现青紫、肿胀、感觉麻木、运动减弱，应立即报告医师，纵行剖开石膏，待血液循环恢复后重新固定。

（6）生活护理：患者手术后需卧床休息，应做好患者的生活护理，预防并发症。勤巡视病房，协助家属照顾和满足患者的日常需求，患者因疼痛出汗较多，应勤擦洗、勤更衣、勤换床单，指导患者多饮水，多食蔬菜、水果，保持大便通畅。

（7）留置导尿管的护理：①留置导尿管期间，妥善固定导尿管及尿袋，尿袋的高度不能高于膀胱，应及时排放尿液，协助长期留置导尿管的患者进行膀胱功能训练。②定期更换导尿管及尿袋，做好尿道口护理、会阴护理，保持导尿管的通畅，观察尿液颜色、性质、量、透明度等，注意倾听患者主诉。③根据患者病情，鼓励患者摄入适当的液体，预防泌尿系统感染。④拔管后根据病情，鼓励患者多饮水，观察患者自主排尿及尿液情况，有排尿困难时及时处理。

（二）指导功能锻炼

（1）要积极鼓励患者进行功能锻炼，防止肌肉萎缩、关节僵直、静脉血栓。医护人员和患者家属应尽力给患者的功能锻炼提供帮助和方便。

（2）术后 1～3 天：主要锻炼患肢肌肉的舒缩运动，禁止影响骨骼肌肉稳定性的活动，活动力度不宜过大。

（3）术后 4～10 天：引流管拔除后，可对肢体远端的关节（如踝关节、膝关节）做一些按摩，活动关节。

（4）术后 3 周：可进行手术部位远近侧关节的活动，动作要轻，不可做负重活动，避免对远近侧关节造成伤害。

（5）术后 4～6 周：进行全身的肌肉及重点关节活动，逐渐加大活动量及范围，必要时可利用辅助器械或在他人帮助下下地活动，需每天坚持进行，活动力度以不造成劳累为度。

二、恶性骨肿瘤患者的康复护理

（一）分阶段康复护理

1.第一阶段

术前护理。

（1）疼痛的护理：了解疼痛性质、程度、发作持续时间，以便及早、足量、准确地使用止痛药。让患者及其家属明白疼痛是恶性骨肿瘤的主要表现，消除病灶（手术切除）是首选解痛方法；对症处理应与医师配合，才能充分发挥疗效。在搬动患者及更换床单时，均应避免对肿瘤局部的触碰。遵医嘱使用三阶梯止痛药,一般在疼痛发作初期即需应用。

(2)饮食的护理:应注意忌烟、酒、辛辣刺激性食物,给予营养丰富的高热量、高蛋白食物。

(3)术前准备:做好术区的皮肤准备、训练床上大小便、肠道准备。

(4)加强心理护理。

2.第二阶段

术后护理。

(1)熟悉手术情况:患者采取的手术方式、麻醉方法、术中情况等。

(2)密切观察患者的体温、脉搏、呼吸、血压、瞳孔、意识状态和血氧饱和度情况,发现异常及时处理。

(3)预防呼吸道感染:保持呼吸道通畅,保持病房空气洁净、流通及适宜的温湿度,严格限制陪护人员数量。继续行缩唇呼气和深呼吸训练,并行预防性雾化治疗,进行雾化吸入时宜选择坐位,此体位可使膈肌下移,增大气体交换量,提高呼吸深度,有利于吸入的药液沉积在终末细支气管及肺泡。而仰卧位由于潮气量减少,不利于吸入治疗。因此对术后患者,在病情许可的情况下,尽可能采取半卧位。

(4)伤口的观察及护理:应保持患者的引流管通畅,妥善固定保证引流有效,防止脱落。教会家属引流管脱落的应急处理方法。观察伤口有无渗血、渗液,渗出量及其性质,引流液的颜色、性质、量及单位时间内引流出的血量。若伤口渗血过多应立即更换敷料,单位时间内引流出的血液过多,应立即报告医师并处理。

(5)患肢血液循环的观察:密切观察患肢末梢血液循环的情况,出现异常立即报告医师处理。

(6)疼痛的护理:手术切口的疼痛影响患者的生命体征平稳、饮食、睡眠和休息,从而影响伤口愈合,故应重视术后疼痛控制。

(7)生活护理:患者手术后需卧床休息,应做好患者的生活护理,预防并发症。勤巡视病房,协助家属照顾和满足患者的日常需求,患者因疼痛出汗较多,应勤擦洗、勤更衣、勤换床单,指导患者多饮水,多食蔬菜、水果,保持大便通畅。

(8)指导功能锻炼:术后麻醉作用消失,患肢感觉运动恢复后要积极鼓励患者进行功能锻炼,以改善患肢血液循环,增加肌肉力量,防止关节粘连,减少肌肉失用性萎缩。医护人员和患者家属应尽力给患者的功能锻炼提供帮助和方便。

(二)截肢的康复指导

(1)保持正确姿势:一侧下肢截肢后肢体失去平衡,可引起骨盆倾斜和脊柱侧弯,应教会患者扶拐下地前矫正姿势或采用早期装配临时假肢的方法从而保持正常姿势。根据患者病情,从截肢后次日开始指导患者每天坚持数次俯卧,避免各种不良姿势,如大腿截肢后的断端翘起、外展位;小腿应防止膝关节屈曲挛缩,身体向一侧倾斜。

(2)鼓励患者早日床上坐起或离床进行残肢训练。①残肢肌力训练:病情稳定后除活动关节外,要做残端按摩,每天给予残端均匀的压迫、按摩、拍打及残端蹬踩,选蹬软物体,逐渐蹬硬物体,使残端皮肤坚韧和肌力增强,每天 2 次,每次 15～30 分钟或适当增加次数,为安装假肢做准备。上肢截肢的患者,督促其进行早期肩、肘关节活动;下肢截肢的患者可坐起活动髋关节和膝关节,其幅度逐渐增加。还可做幻足、幻膝关节的训练,即假想中的踝关节训练和膝关节训练。②残肢承重训练:不同的截肢部位应给予不同的指导,上肢截肢者重点训练肩胛、胸廓、背部和肩关节的活动度和肌力。下肢截肢的患者,指导逐渐扶持双拐下地活动,并有人在旁看守,防止摔伤。功能锻炼要循序渐进,早期可协助患者从床上坐位训练过渡到跪位平衡,再过渡到站立平衡,使其尽早练习单腿步行或扶拐步行,训练良好的行走功能。③伸髋肌的肌力训练:患者仰卧,使残肢做上下屈伸运动,每天7~10次,每次10~20分钟。④髋内收肌抗阻训练:患者平卧,双下肢伸直,残肢左右运动,每次5~7次,每次5~10分钟。⑤伸膝肌抗阻训练:患者坐于椅上,健肢垂直放下,膝关节下残肢前后运动,每天6~8次,每次10~15分钟。

(3)询问患者运动后感觉,如有不适应则卧床休息,防止过度运动。

(4)如患者害怕疼痛,可在运动前30分钟给予止痛剂。

(5)假肢的安装:一般下肢截肢伤口完全愈合后可以佩戴临时假肢,满3个月即可安装正式假肢。上肢截肢肿胀消失后即可安装假肢,不需等3个月。

(潘静静)

第十六节　先天性畸形

一、先天性马蹄内翻足患者的康复护理

(一)术前护理

1.术前准备

(1)做好各项常规辅助检查:如心电图、胸透、血常规、出凝血时间等,发现异常,及时纠正,待各项指标正常后方可考虑手术治疗。

(2)防止感冒:为确保手术顺利进行,嘱咐陪护人员管理好患儿,尤其在为患儿沐浴更衣时避免着凉,患儿一旦感冒、发热就会延误手术。

(3)皮肤护理:因患儿学会走路后,就用足外缘走路并可发展为足背着地,负重部位皮肤角化增厚,形成滑囊,不易洗净,故术前3天每天用温水泡洗患儿足部,每天3次,每次30分钟,泡洗时注意保持足部皮肤完好无破损,以防术后发生感染。

(4)术前1天做好皮试,并预防性地应用抗生素。因该手术为全麻,故术前12小时患儿禁食、禁水,以防术中发生呕吐、误吸而导致窒息。

2.手法按摩

手法按摩对手术后矫正畸形有较大的意义,其治疗作用是通过牵拉刺激使异常挛缩的软组织细胞生长,使肌肉、肌腱延长,从而有利于手术顺利进行及术后康复。手法按摩自患儿入院即开始进行,每天3次。方法是用左手掌指握住患肢,用右手拇指指腹在跟腱、跨腱膜内侧副韧带处按摩10分钟,使缩短的软组织舒展松解,再以左手拇指、中指轻轻保护固定住小腿,右手拇指按压向背外突出的距骨头,其余四指托住脚底使其外展、外翻、背伸。

(二)术后护理

1.患儿回病房后

按全麻术后常规护理,取平卧位,头偏向一侧,防止误吸。密切观察生命体征变化,持续心电监护,氧气吸入,并做好护理记录。实施专人守护,床边加护栏,防止患儿麻醉恢复前躁动坠床。保持静脉输液通畅,妥善固定导尿管等引流装置。下肢垫枕抬高患肢20°,以减轻伤口肿胀或渗

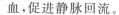

血,促进静脉回流。

2.石膏的护理

患儿由于下肢肥短不易固定及小儿无法诉说,对婴幼儿尤其是低于 1 岁的患儿容易造成石膏滑脱。术后用较多衬垫,长腿管形石膏固定于屈膝 70°～80°、踝背伸 0°～10°,足外翻及前足外屈位,同时保持膝关节和踝关节功能位。术后 8 小时内石膏未干燥前给予纵行切开石膏,并用绷带缠绕石膏,防止患肢肿胀,密切观察患肢足趾的血运、温度、感觉及趾端活动情况。术后 2 周拆线,如有残余畸形,应适当手法矫正,仍用长腿管形石膏固定 4 周,术后 6 周去钢丝逐渐负重。因患儿足持续生长,石膏逐渐变小,依情况更换合适的石膏,注意石膏的松紧和塑形,用烤灯烤石膏,注意烤灯的距离和使用时间。

3.石膏拆除后护理

4 周后拆除石膏,小儿平卧,呈屈髋屈膝、外展外旋位,康复护士指导陪护人员双手拇指放在足底,余双手四指握住足背及踝部,两手拇指在第一跖骨头向两侧、向前滑动,并适度牵拉足趾,同时部分力量用于外翻和背伸,逐渐加大力量使踝关节背伸和外翻;接着按摩跟腱,拇指和示指放在跟腱两侧,从上至下沿跟腱滑动至足跟,同时背伸外翻踝关节;最后按摩足趾,一只手活动踝关节,另一只手握住足趾,牵拉同时背伸运动,逐个进行,动作要轻柔,勿弄破皮肤,开始时每天两次,每次持续 15～20 分钟,以后根据患儿情况逐步增加训练的次数和时间,以患儿能忍受疼痛为准。

4.步态训练

步态的训练也是康复治疗的重点。由于 6 个月后的小儿逐渐形成自己的步态,习惯了畸形的行走方式,手术只能解决外形的畸形,但并没有从根本上纠正步态,所以要根据小儿的恢复情况制订步态训练。拆除石膏后当天即可进行步态训练,步态训练安排在按摩训练之后进行,此时,经过按摩后的足部肌肉已得到放松,较容易达到理想的训练效果。康复治疗时间根据康复情况决定,一般为 6 个月到 1 年。坚持按计划和要求进行康复训练,否则达不到手术治疗的目的。

(三)功能锻炼

功能锻炼在足畸形的恢复过程中是一个很重要的环节,根据患儿年龄、病情、畸形程度及治疗进展,制订相应合理的锻炼计划。

马蹄内翻足患儿的功能锻炼有徒手锻炼和器械锻炼两种形式。

1.徒手锻炼

徒手锻炼为患儿不借助器械而进行的患肢的活动,这种锻炼又分为主动功能锻炼和被动功能锻炼。

(1)主动功能锻炼:在没有外力及辅助器械情况下,运用患足肌腱自身的主动屈曲力量进行背伸、行走、跑等功能锻炼。主动功能锻炼一般是在被动活动功能逐渐恢复的基础上进行。其作用主要是锻炼患足趾背伸肌腱的主动作用,恢复踝关节的主动背伸活动功能。

(2)被动功能锻炼:在外力及辅助锻炼器械的帮助下,被动地进行患足外翻外展及背伸活动功能锻炼。其作用为逐步恢复患足被动外展、外翻及背伸活动功能,且患足能在正常位置承力负重、巩固疗效,利于主动功能的恢复。

2.器械锻炼

器械锻炼为采用器械进行锻炼的方法,主要是改善患足的内收内翻畸形,加强足部背伸功能,如站 V 形板、木斜坡、U 形槽,还有专用楼梯等。

（1）根据年龄阶段，功能锻炼的方法：2岁以下的患儿，待患足被动矫正时，功能锻炼主要通过蹲位强力外翻、背伸来改善内翻和背伸；超过2岁的患儿待患足被动矫正时，内收可通过站V形板，内翻站U形槽，背伸和肌张力高可通过站斜坡板来改善和松解挛缩的肌腱，通过蹲起，上下楼梯，主动背伸训练等来改善患肢膝关节和踝关节的灵活度，使患儿逐步康复。

（2）功能锻炼的注意事项：①忌过度强力锻炼，避免出现骨骼、肌腱、神经、血管的损伤；②站斜坡板时，双足跟应尽量靠住墙面，双膝后应加用棉垫，避免膝反张畸形。患足应正位站斜坡，不可在外八字形位置，以避免患足的内翻位置；③弓步压腿时，应保持后跟承力负重、不离开地面，患足在略外展位，膝关节也应略向外；④下蹲训练时，双足后跟距离至少与肩同宽，或可更近。双足呈外八字位置，下蹲时，双足跟不能离开地面，双膝屈曲尽量向内靠拢；⑤单侧内翻足患儿锻炼上、下楼梯时，应患足先上、健足先下；⑥锻炼时，总是应保持患足足底内侧及后跟受力，且前足不是内收。

二、发育性髋关节脱位患者的康复护理

（一）术前护理

1.心理护理

根据患儿不同年龄及心理特征、智力发育状况，选择有效的方式与患儿进行情感沟通。语言应亲切，多拥抱和抚摸，增加亲近感，使患儿心理放松，尽快熟悉住院环境，在最佳的心理状态下接受治疗。

2.牵引的护理

执行牵引患者常规护理，若牵引部位出现疼痛不适等，应及时向医师汇报，必要时重新更换牵引针的位置。

（二）术后护理

1.生命体征监护

患儿出手术室时，一般处于昏睡状态，故生命体征监护非常重要，包括血压、脉搏、呼吸、血氧饱和度、心率等。返回病房进入监护室后，立即去枕平卧，头偏向一侧，保持呼吸道通畅，持续低流量吸氧，流量2～4 L/min，持续6～8小时，生命体征监护直至患儿完全清醒。此阶段是患儿由昏睡到逐渐清醒状态的阶段，有的患儿会出现疼痛症状，应根据医嘱使用止痛剂。第1天要注意引流管引流的情况，观察引流液的色、质、量，及时汇报医师，以决定补液的量及是否输血。

2.石膏外固定的护理

患儿术后髋人字石膏外固定于外展内旋位（外展30°，内旋15°）6～7周，执行石膏患儿常规护理。

3.皮肤护理

每天协助患儿定时翻身，每2～4小时翻身1次。每天检查骨突部位及绷带受压部位，床垫应松软透气，尤其是术后患儿常常将褥子、敷料尿湿而家属又不敢轻易翻身及更换敷料、尿垫，患儿的背部、臀部常被尿液刺激而变红，甚至出现尿布疹及皮炎。

4.饮食指导

应指导家长鼓励患儿进食。进食清淡、易消化的含高蛋白质、高热量、高维生素、高钙的食物，以促进伤口愈合，少食多餐，随时调整食物的数量和营养成分的搭配，同时要求色、香、味全，以增进食欲。注意食品卫生，防止肠道感染，保持大便通畅。

(三)康复锻炼

1.术前康复功能锻炼

指导患儿取仰卧位,患肢行骨牵引,床尾抬高20~30 cm,两腿之间放置三角软垫,维持体位为患肢髋关节外展15°,膝关节屈曲15°~30°,穿中立鞋,踝关节保持90°,保持正常牵引功能。指导患儿先学会健侧肢体的静力性收缩练习,再练习患侧,以便为复位后奠定基础。具体方法:做足趾关节活动,反复做跷足趾、蹬足跟练习。每天6组,每组20~30次,一般以不出现疲劳为宜。同时辅助肌肉,从远端到近端,以促进患肢血液循环,保持肌肉和关节的正常活动度。

2.术后康复功能锻炼

第一阶段(术后0~3周):术后第1天指导患儿两腿同时绷紧大腿持续5秒再放松一下。每天3组,每组10次。术后5~7天逐渐过渡到每天6组,每组30次。同时患儿还可以取俯卧位,做健侧膝关节的屈曲活动。并检查石膏有无污染、软化变形、折裂、石膏边缘或骨突出部位有无压疮。

第二阶段(4~6周):拆除石膏,除第一阶段的练习外,指导患儿半坐位,身体努力向前倾,使髋关节屈曲45°,每天3组,每组15次。同时被动屈伸膝关节,用手托住患肢大腿下段轻轻向上抬,再缓缓放下,使僵硬的膝关节获得最大的活动度,使其逐渐过渡到主动屈伸膝关节、主动屈髋45°~90°、屈膝90°~110°的范围。

第三阶段(7周):经X线拍片证实髋关节复位与骨愈合无异常,可继续加强髋、膝关节的主、被动屈伸练习。每天5组,每组20次,使主动屈髋90°、屈膝130°~150°。并指导患儿做外展活动,每天3组,每组20次,范围为0°~45°。

第四阶段(11周):将功能锻炼的方法作为出院指导的重要内容。术后2~3个月在床上或床旁活动,进行主动或被动屈伸、收展或旋转活动,每天3~4次,每次30~50下。第4个月起可行空蹬自行车活动,每天2~3小时,半年后复查X线片示髋关节正常后逐渐负重行走。此期锻炼要注意循序渐进,且要防止摔倒。

三、先天性斜颈患者的康复护理

(一)前康复护理

主要是心理疏导。患儿年幼,入院后常产生害怕心理,怕打针、怕痛、怕穿白大衣的医务人员,护士应尽快解除患儿的陌生感,设法接近,关心体贴并与他们谈笑、玩游戏、讲故事,和患儿建立感情。并用通俗语言启发、诱导,鼓励患儿坚强、勇敢,以取得合作。同时做好家属的心理疏导,针对其焦急的情绪及时与家长沟通,介绍有关疾病的知识、手术目的、方法、安全性、手术成功率、功能锻炼的重要性等,使其消除顾虑,积极配合治疗及护理。

(二)术后康复护理

(1)全身麻醉后的护理:密切观察患儿的呼吸动作、呼吸频率和节律,及时清除呼吸道的分泌物、呕吐物,防止发生误吸。

(2)注意观察面肌活动、眼裂、鼻口位置是否正常,颈是否后仰和有提肩活动。了解术中是否有面神经和副神经的损伤。

(3)局部观察:患儿术后仰卧,用沙袋将头固定于头偏向健侧,下颌转向患侧的位置,24小时内严密观察局部刀口渗血情况、呼吸情况、有无气胸的表现,防止患儿烦躁抓伤、扯伤伤口,有异常及时报告医师处理。

(4)减轻疼痛:术后1~2天减少搬动,置患儿于舒适的体位,对不同年龄的患儿采取提供玩具、陪玩耍、讲故事、听音乐等措施分散患儿对伤口疼痛的注意力,对哭闹不止的患儿酌情给予止痛药。

(5)防止伤口感染:注意患儿体温的变化,观察伤口恢复情况及局部有无红、肿、热、痛,指导进食时勿使食物污染敷料,不慎污染敷料时及时更换,夏季穿着适宜,勿使过多的汗液浸湿敷料,遵医嘱使用抗感染药物。

(6)枕颌牵引的护理:对肌肉挛缩较重的患儿于术后7天开始行枕颌牵引,牵引之前向家长及患儿说明牵引目的及其重要性,以取得充分地配合。具体方法:体位取头高足低位(抬高床头10~20 cm),头后仰并略向健侧倾斜(肩背部垫一个软枕)卧位,身体纵轴和牵引绳呈一条直线,颌下垫软毛巾以防皮肤破损,随时保持枕颌牵引带的清洁,保护好牵引带周围的皮肤,防止压疮;患儿睡眠时要防止枕颌带卡压颈部造成缺氧或窒息;观察有无牵引并发症,头晕、恶心、呕吐及呼吸改变等,有不适者,停止牵引,待症状好转后继续牵引,2~3周能适应,进餐时可放松牵引,牵引重量为体重的1/10,保持重锤悬空,牵引时间每天10~20小时,持续7~8周。

(7)颈托的护理:可根据不同年龄、胖瘦程度量身定做,对年龄小、不太配合牵引、伤口恢复良好的患儿,术后7天开始白天佩戴、晚上睡眠时摘下,使用颈托期间注意皮肤护理,防止皮肤压伤,行走时防止跌倒。

(三)康复训练

(1)4岁以下的患儿不能很好地配合训练,锻炼的方法是患儿保持坐位,训练者站于患儿身后,两手抛球样扶住患儿头部,重复将头转向健侧,要求伸展充分,力度适中,重复8~10次,然后在头转向健侧的同时嘱患儿尽力偏转头去看自己患侧的耳朵,从而最大限度地延长患侧胸锁乳突肌之间的距离,减少或防止术后胸锁乳突肌断端的再粘连,患儿术后次日在医师的指导下进行此项训练,每次15~20分钟,每天6~8次,持续时间不少于半年。4岁以上的患儿,首先重复前后伸屈颈部10次,再左右偏颈10次,然后重复左右偏颈10次,重复以上动作,每次20分钟,每天6~8次,持续时间不少于半年。

(2)视力锻炼:大龄患儿斜视,术后进行视力训练,方法为将一物体放在距患儿1.5 m处,让患儿集中看一定的时间,每天训练时间在5小时以上。

(3)头部牵伸法:手术后3天左右就要进行该治疗,方法是将头颈部向健侧转动,每天4~6次,每次15~20下,方法基本同保守治疗的牵伸疗法。

(4)出院指导:强调牵引、颈托及功能锻炼的重要性,并督促患儿坚持,指导家长注意患儿的饮食营养,注意伤口的护理,拆线1周后洗澡,3个月随访1次,半年后改为1年1次。

(潘静静)

第十七节　人工髋关节置换术后

人工髋关节置换术(THA)是将人造的髋关节取代原有病变患肢髋关节,并置入人体的一种手术,是治疗髋关节损毁性疾病的方法。

一、病因

常见的病因包括：①原发性或继发性髋关节骨关节炎；②股骨头缺血性坏死；③类风湿关节炎累及髋关节；④强直性脊柱炎累及髋关节；⑤髋部创伤性骨折；⑥髋关节肿瘤；⑦血友病性髋关节炎等多种疾病。

二、临床分类

股骨头置换术，全髋关节置换术，髋关节表面置换术。

三、康复治疗

康复治疗可以减少术后并发症；训练和加强关节周围的肌群，重建关节的稳定性，改善置换后关节活动范围，保证重建关节的良好功能；加强对置换关节的保护，延长关节的使用寿命；改善和纠正患者因长期疾病所造成的不正常步态和姿势，恢复日常生活自理能力，提高患者术后生活质量。康复训练应遵循个性化、渐进性和全面性三大原则。

（一）术后 1～3 天

（1）床上保持合适体位，术后第一天必须保持外展中立位，每 2 小时帮助患者抬臀 1 次，以防压力性损伤，手术当天避免过多活动，避免患髋内收，防止假体脱位及伤口出血。

（2）定时进行深呼吸、有效咳嗽和排痰，必要时给予叩背。

（二）术后 4～5 天

协助患者在床边坐起，避免髋关节屈曲超过 90°，在病房护士协助下坐在床边，保持患肢外展。

（三）术后 6～7 天

（1）进行卧-坐-立转移训练，需坐高椅，保证髋关节高于膝关节；用加高的坐便器或在辅助下身体后倾患腿前伸如厕；不要交叉两腿及踝，不要向前弯身超过 90°，学会坐起时身向后靠和腿向前伸；术后 2 周内不要弯身捡地上的东西；不要突然转身或伸手去取身后的东西。

（2）在帮助下进行床上翻身练习，协助者一手托臀部一手托膝部，将患肢和身体同时转为侧卧，并在两腿间垫上夹枕，严禁患肢内收内旋。

（四）术后第 2～4 周

ADL 训练，鼓励患者在床上进行自理活动，如洗脸、梳头、更衣、进食等，能拄拐行走后进行进一步的日常生活活动能力训练。

四、康复评定

（一）一般情况评估

1.一般情况

年龄、性别、BMI、职业、文化程度、诊断、受累部位、手术方式、照顾者等；既往史、过敏史、用药史、手术史等。

2.全身情况

生命体征，跌倒风险，日常生活活动能力，静脉血栓评估等。

（二）专科评定

1.髋关节功能评分量表

包括 7 个维度：疼痛程度、日常活动功能、步态、行走辅助器、行走距离、畸形和活动范围，共 100 分。其中 90～100 分为优，80～89 分为良，70～79 分为中，<70 分为差。

2.髋关节评分（OHS）

包括髋关节疼痛、功能、步行能力和工作能力 4 个维度。每个问题设 5 个答案，分别计 1～5 分，1 分为最差，5 分为最好。

3.骨关节炎指数（WOMAC）

用于 THA 术后结果评价，包括疼痛、僵直、躯体功能 3 个维度；共计 24 个条目，分别计 0～4 分，分值越高症状越严重。

（三）心理-社会评估

焦虑自评量表（SAS）、抑郁自评量表（SDS）。

五、康复护理

（一）术后康复护理

1.目标原则

髋关节置换术前做好预康复护理。术后不同时间采取个体化的处理方案。总的目标原则是：减轻患者疼痛、肿胀等症状；提高生活自理能力；减少患者康复治疗期间并发症的发生。

2.围术期预康复护理

（1）术前康复教育：术前教育包括患者术后及出院后避免髋关节脱位的相关注意事项、转移指导，使用步行器进行步行，并演示术后第 1 天将要进行的练习。

（2）术前康复训练。①体位训练：向患者说明防止术后假体脱位的正确体位。可平卧或半卧位，但屈髋屈曲＜45°，不侧卧，患肢外展 30°并保持中立。②肌力训练：术前肌力训练的效率优于术后训练，肌力训练应该从术前开始，并一直持续到术后关节功能完全恢复后。术前采用等长收缩练习及抗阻训练可较好地增加肌力。③关节牵引：关节牵引的术前意义也大于术后。通过术前的充分牵引，可以避免手术中不必要的软组织松解，减少手术损伤，降低手术中血管神经损伤并发症的发生，为术后康复训练提供良好条件。④体能训练：术前开展必要的体能训练及为术后床上活动做准备，包括卧位和半卧位下健肢屈膝支撑床面，手拉吊环臀部离床等运动。

3.早期康复护理

即炎症期（术后 1～4 天）。早期康复护理的重点是指导患者正确的体位摆放，使患者能够独立进行床椅转移、如厕，能进行基本的日常生活活动。

（1）伤口引流管护理：对术后患者在 4 小时内采取暂时夹闭伤口引流管的方法，间断引流能缩短引流管放置的时间。引流管放置不超过 48 小时。

（2）体位：术后创伤体位应保持外展中立位，两腿之间放软枕，避免置换关节脱位；在患侧肢体外侧放一软枕，以防髋关节外旋；在患肢下垫枕头减轻肿胀；避免髋关节内收、内旋、跷二郎腿及下蹲等动作，4～6 周内髋关节屈曲不可超过 90°。

（3）疼痛：规范疼痛健康教育，正确评估疼痛，实施超前镇痛及个体化多模式镇痛，全程有效控制疼痛。遵医嘱围术期用药。同时配合非药物疗法，如肢体抬高、及时有效固定、肌肉收缩、冷疗、腕踝针、耳穴贴压、药物外用、音乐疗法等。保证患者睡眠、早期进食及下床活动。

（4）被动运动：术后早期活动是预防下肢深静脉血栓形成的有效措施，术后当天应指导患者进行腓肠肌被动挤压活动，每次挤压 30 次，每 2 小时进行 1 次。拔除负压引流管后可进行关节持续被动活动（CPM）练习。至术后 1 周左右，CPM 练习最大活动角度在 90°以上。

（5）主动运动：包括踝泵运动、等长收缩训练、抬臀训练等。被动或主动踝关节旋转活动；足底及小腿腓肠肌按摩；股四头肌等长收缩训练、抬臀训练，每个动作保持 5～10 秒，放松 2 秒，重复 20 次/组，3 组/天。

（6）皮肤护理：预防压力性损伤。

（7）饮食护理：患者麻醉清醒后即给予流质饮食，术后第 1 天给予普食；宜选用高蛋白、高钙、高维生素食物，并补充足够水分。

（8）ADL 训练：指导患者在床上进行力所能及的生活自理活动，如洗脸、梳头、更衣、进食等。

4.中期康复护理

即愈合期（术后 5～21 天）。中期康复护理的重点是预防感染，教会患者正确使用助行器在平地上独立行走，进一步加强日常生活训练。

（1）引体向上运动：引体向上，停顿 5～10 秒，3～4 次/小时。

（2）步态训练：负重训练时，可以选择肘拐、腋拐或步行器。下床时先在床边试站立 5～10 分钟患侧先下。

（3）穿衣训练：先穿患侧，再穿健侧；在穿袜时要屈膝伸髋，穿无须系鞋带的鞋。

（4）体位转移训练。

5.中后期康复护理

即愈合后期（术后 4～8 周），中后期康复护理的重点是指导患者居家的环境改造。房间地面要防滑；浴室有坐凳，应高于 45 cm；墙上安扶手；便器以坐式为宜，周围有扶手；需坐高的靠背椅；保证髋关节高于膝关节。沙发不宜过矮、过软；床应高于普通床，并使用活动床栏，防止坠床。告知患者 4 周内禁止＞90°的坐位，避免髋关节内收、内旋，双膝并拢时自坐位站起。

（二）常见并发症的预防与处理

1.假体脱位

重视"三防三位"护理措施，"三防"即患肢持续保持外展中立位，防止患肢内收内旋。对于高危患者，遵医嘱使用梯形枕或丁字鞋，保持髋关节外展中立位，防止患肢内收内旋。"三位"即重视搬运体位、翻身体位、排便体位。尽早进行下肢功能训练：如踝泵运动、股四头肌收缩训练、抬臀训练及髋关节以外腿部肌肉的训练等，从而改善肌肉张力，增强人工关节的稳定性，避免脱位。

2.感染

术前了解患者局部以及全身有无潜在或现存的感染病灶，常规做好手术区域备皮。术后保持术区敷料清洁、干燥，如有渗血及时更换，注意伤口局部有无红、肿、热、痛等情况。进行换药等操作时严格执行无菌操作技术。伤口放置负压引流管时，定时挤压引流管，保持引流管通畅。观察引流液的量、色、性质及伤口敷料渗出且做好记录。遵医嘱术后全身使用抗生素。

3.深静脉血栓形成（DVT）

根据静脉栓塞（VTE）危险度评分选择预防措施，包括基本预防、物理预防和药物预防。

（1）术后早期康复训练，下肢外展中立位，每 2 小时改变体位；指导患者在床上进行股四头肌肉的等长收缩练习；抬高患肢，促进静脉血液向心回流。指导下肢主动与被动运动，向心性按摩，麻醉消失后，行足趾、足踝关节的背伸、跖屈、旋转运动。

（2）采用足底静脉泵或间歇充气加压装置及梯度压力弹力袜等。保护静脉,避免静脉壁的损伤。

（3）静脉血栓危险度 Caprini 评分≥5 分,遵医嘱给予抗凝药物如低分子肝素;强调多模式镇痛,确保早期康复训练。采用综合措施预防 DVT。

4.压力性损伤预防

使用气垫床,协助患者每 2 小时抬臀、拱胸 1 次;床单位保持平整、清洁干燥;使用减压贴或涂润肤品到骶尾部及骨隆突等长期受压部位。加强基础护理,监测血糖、白蛋白;避免局部压力、剪切力、摩擦力。

（三）健康教育与随访

1.家庭环境改造

（1）卧室、客厅、浴室、厕所地面平整,选择防滑地板。

（2）改蹲厕为高位马桶或坐便器。

（3）床铺选用棕垫,床、椅子、沙发的高度应避免屈髋超过 90°。

2.出院指导

（1）3 个月内患肢保持外展中立位 30°,平卧或健侧卧位,两腿间夹枕,6 个月禁忌动作包括:髋关节内收、内旋、外旋、跷二郎腿、盘腿,坐低于小腿水平的矮凳、下蹲（蹲厕）,预防髋关节脱位。

（2）2～4 周助行器或双拐杖行走,4～12 周单拐杖或弃拐行走。

（3）控制体重,减轻关节负荷;避免剧烈的运动;选择游泳、踏固定自行车、散步运动为宜,减少磨损,延长假体寿命。

（4）预防跌倒,防止骨折。

3.定期随访

（1）评价患者髋关节功能恢复程度,督促患者继续积极进行功能康复,及时发现并处理并发症。

（2）制订随访表,内容包含患者一般情况、专科评估、健康教育指导内容等。

（3）根据患者实际情况制订随访计划,具体内容有康复训练方法、训练时间等,指导患者规范训练。

（4）建议出院后 1 周、1 个月、3 个月、6 个月进行跟踪随访,并进行效果评价。

六、常用康复护理技术

（一）正确体位摆放技术

目的是帮助患者掌握髋关节置换术后的正确体位,预防置换关节脱位。推荐患者平卧位、半卧位或健侧卧位,3 个月内避免患侧卧位。

1.平卧位

协助患者双腿分开,髋关节外展,保持患肢外展中立位,两腿间放置梯形枕或三角垫。

2.健侧卧位

协助患者双腿分开,髋关节外展,保持患肢外展中立位;协助患者翻身至健侧,操作者一手托起患肢踝关节,一手托起患侧大腿,将整个髋关节托起,不能只牵拉抬动患肢;将梯形枕横放两腿间,患侧髋关节微屈、外展,膝关节屈曲,健侧下肢置于舒适体位。

(二)肌肉肌力训练技术

训练目的是减轻疼痛及手术局部炎症反应,减少肌肉萎缩,增强置换关节部位肌肉肌力及提高肌肉的耐力;病情不稳定,有活动性出血患者禁用。

1.股四头肌等长收缩训练

患者取仰卧位,髋关节外展,膝关节伸直,踝关节中立位,伸直双下肢;操作者一手放在患肢大腿下,一手放在大腿上,嘱患者大腿肌肉绷紧,向上顶操作者手3～5秒后放松,再向下按压操作者手3～5秒后放松;每组10个,2次/天。

2.臀肌收缩锻炼

患者取仰卧位,髋关节外展,膝关节伸直,踝关节中立位,伸直双下肢,双腿间放置梯形枕;嘱患者将双手放在两侧臀部,收紧臀部至臀部收缩3～5秒后放松,每次10个,2次/天。

3.下肢悬吊功能训练

协助患者将患肢慢慢悬挂于床旁1～2分钟,然后抬起放于床上放松休息5～10分钟,如此反复,并逐渐增加下垂时间,减少抬起时间,每次10个,2次/天。

4.直腿抬高锻炼

协助患者缓慢抬起整个下肢离床面约20 cm,保持5～10秒,患者将患肢髋关节前屈(应<90°),然后轻轻放下,换另一侧大腿抬高。每次10个,2次/天。

(三)关节活动技术

目的是改善置换关节活动范围;预防关节挛缩;促进循环,防止粘连;预防下肢静脉血栓,让患者体会正常的运动感觉;病情不稳定,有活动性出血患者禁用。

1.膝关节主动运动

患者平卧位,双腿间放置梯形枕,协助患者的患肢髋关节前屈(应<90°),患侧小腿抬离床面做屈膝动作,并在空中保持5～10秒,然后缓慢放下,每次10个,2次/天。

2.髋关节被动屈曲运动

协助患者每天训练30分钟,屈曲角度以每天10°～15°的速度增加,每次10个,2次/天。

(四)床上坐立平衡训练技术

目的是保持患者身体的平衡功能;协助患者以双手掌及双脚跟为支点,髋关节屈曲,膝关节伸直,踝关节中立位,使用四肢的力量,慢慢将身体抬起,并保持平衡3～5秒后慢慢放下,到坐位。如此反复,每次10个,2次/天。

(五)坐位-站立位训练技术

协助患者站立于有扶手的椅子旁边,坐位时身体尽量靠在椅背上,并在椅子上放置软枕(坐垫),双腿分开约20 cm,椅子高度不能低于膝关节。

(六)仰卧位到站位之间的转移技术

患者从坐位平衡过渡到站立平衡;将助行器放于床旁,协助患者靠近床边,患者健侧手放在助行器上,慢慢坐起,健腿着地,患腿面向助行器放置;患侧手放在助行器上,用力将身体拉起,患腿朝前放置;站立位健腿完全负重,患腿部分负重触地。

(潘静静)

第十八节　人工膝关节置换术后

人工膝关节置换术(total knee arthroplasty,TKA)是治疗严重膝关节骨性关节炎、类风湿关节炎、创伤后关节炎等的主要方法。

一、假体类型

按置换范围分为单间室置换、膝关节表面置换、非旋转铰链式全膝关节置换及旋转式全膝关节置换,其中膝关节表面置换最为常见;按固定方式分骨水泥型、非骨水泥型等。需要根据患者膝关节骨与软组织的具体情况、患者年龄、膝关节韧带状态、关节畸形情况、软骨破坏程度等选择合适的手术方式。

二、康复治疗

(一)康复治疗原则

1.个体化原则

由于患者的体质、病情、心理素质、主观功能要求、手术情况等各异,术后康复治疗没有统一的常规,应因人而异。

2.全面训练原则

接受手术的大多是老年体弱者,髋、膝关节只是行走负重关节中的一个,单纯处理关节并不足以改善患者的功能,因此必须兼顾患者全身及其他部位的康复。

3.循序渐进的原则

一般患者的关节本身及其周围组织都有不同程度的病变,所以患者的功能水平只能逐步恢复,切忌操之过急,避免发生损伤。

(二)消肿止痛

1.冰疗

术后第 1 天即可使用冰袋,置于关节周围,每天 1~2 次,每次 30~60 分钟至关节消肿,疼痛减轻。

2.经皮电刺激

可采用频率 100 Hz 的经皮电刺激,作为药物的辅助止痛治疗。

(三)术后功能训练

术后 24 小时即开始进行 CPM 练习,每天 2 次,每次 30 分钟,最初以 60°左右开始,每天增加 10°,1 周内到 90°~100°;由关节助力运动过渡至主动运动:术后 2~3 天,患者可借助外力帮助活动膝关节,逐渐过渡到自行屈伸关节的练习。

三、康复评定

(一)一般情况评估

年龄、性别、职业、诊断、受累部位、手术方式等。

(二)专科评定

1.膝关节功能评定

采用 HSS 膝关节评分系统,结果分为 4 个等级,即优(≥85 分)、良(70～84 分)、中(60～69 分)、差(≤60 分)。HSS 评分在术前、术后均可使用,便于评估手术效果。

2.伤口情况评定

手术伤口愈合情况、伤口引流情况、膝关节肿胀疼痛情况、肢体感觉活动及末梢血液循环情况等。

(三)心理-社会评估

评估量表包括 SAS 及 SDS。

四、康复护理

(一)术前预康复

1.术前康复教育

在患者入院后,详细向其讲解手术的目的、方法及术后康复程序、注意事项,同时介绍成功的病例,使其消除紧张焦虑感,增强战胜疾病的信心,积极配合治疗和护理,对术后康复和功能恢复极其重要。

2.术前预康复训练

(1)指导使用助行器,术后需使用助行器的,术前将助行器的高度结合患者情况调节合适,并让患者在术前就开始练习使用,为术后下床做好准备。

(2)床边坐便椅的使用,术前教会患者使用方法。

(3)充气治疗仪的使用,介绍其原理,主要是通过微电脑控制的充气和吸气,促进双下肢的静脉血循环,防止血栓形成并促进肿胀消退。

(4)关节连续被动活动器(CPM 机)的使用指导,CPM 机可调节膝关节被动活动度,通过使膝关节被动屈曲不同角度,达到术后关节功能康复的目的。对患者和家属耐心讲解,使患者战胜恐惧,配合训练。

(二)术后体位

(1)术后患者平卧,双腿垫高,有利于下肢静脉血液回流,从而缓解下肢肿胀;在腘窝下放置高度适合的小枕头,使膝关节处于伸直状态,以缓解患肢肿胀症状。

(2)如患肢足尖及膝关节无法向上抬起,髋关节出现内旋内收现象,则将沙袋置于患肢两侧,以调整足尖、膝关节角度,从而提高舒适度。

(三)疼痛

疼痛是 TKA 常见症状,患者术后疼痛严重影响功能训练;镇痛管理,评估、规范疼痛健康教育,做好超前镇痛及个体化多模式镇痛,全程有效控制疼痛。

1.疼痛教育

患者教育对于术后疼痛控制尤为重要。做好教育,实施个性化的疼痛教育计划,配合物理治疗及自我行为疗法,以获得理想的疼痛控制。

2.疼痛评估

选择适宜评估工具评估疼痛部位、性质、程度、持续时间及生理反应,明确静息痛或活动痛并记录分值。推荐使用数字评分法(NRS)或视觉模拟评分法(VAS),以及面部表情量表法(Wong-

Benker 法）。

3.疼痛处理

TKA 术后采用冰敷、抬高患肢、早期下地活动等措施能减轻术后关节肿胀,促进功能康复。遵医嘱用镇痛药、自控式镇痛泵联合塞来昔布缓解术后疼痛,加快早期关节功能恢复,缩短住院时间。可配合适当的物理疗法,进行个体化疼痛控制。

(四)早期康复训练

制订个性化的康复计划。遵循循序渐进和持之以恒的原则,兼顾身体其他部位,以达到使患者快速康复的目的。

术后康复训练指导:麻醉清醒后即开始训练,包括主动活动和被动活动。训练后,下肢或膝关节可能会出现肿胀加重,休息时抬高患肢 30 cm 左右,至少超过心脏水平,同时膝关节进行冰敷,能有效消除肿胀、积液、缓解疼痛。

1.术后当天

(1)踝泵运动,被动锻炼 20 次为一组,每天练习 2～3 组。

(2)踝关节旋转运动,每天练习 3 次。

(3)股四头肌收缩运动,20 次为一组,每天练习 2～3 组,直到大腿肌肉感到疲惫为止。

(4)贴床练习,坚持 5～10 秒,然后放松,20 次为一组,每天练习 2～3 组。

2.术后 24 小时

(1)上肢肌力练习。

(2)下肢按摩运动。

(3)CPM 机练习。

(4)直腿抬高练习,10 个动作一组,每天练习 3 次。

(5)压腿练习,每小时累计压 5 分钟左右,采用沙袋协助完成。

(6)滑移屈膝练习,每小时训练 3 分钟。

(7)弯腿练习,被动、主动练习,每小时训练 3 分钟。术后第 1 天即可坐在床边用餐,自然地练习弯腿。

3.术后第 2 天

继续巩固上述动作的同时,增加练习。

(1)床边弯腿练习。

(2)床边抱腿练习。

(3)辅助行走训练,先在床边坐,再在床边站,最后下床行走。

(4)助行器使用,把助行器摆在身体前方约 20 cm 处。先迈患腿,再迈健腿,脚后跟先着地,然后脚掌逐渐着地,如此循环。

4.术后第 3 天

继续巩固上述动作的同时,增加练习:沙袋压腿练习、椅子弯腿练习。

5.术后第 4 天至出院

按术后第 1～3 天的方法进行训练。短期内切口周围有轻度的红肿或疼痛,可以涂抹消炎止痛药膏。

6.手术后 3 个月

康复训练以增强肌力为主,保持已获得的膝关节活动度,此阶段皮肤、关节囊、肌肉和肌腱已

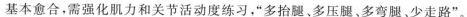

基本愈合,需强化肌力和关节活动度练习,"多抬腿、多压腿、多弯腿、少走路"。

(五)常见并发症的预防与处理

1.感染

预防措施:①术后动态观察患者体温、伤口局部状况、引流管的通畅情况,当引流液24小时少于50 mL时拔出引流管,做好每天伤口消毒工作;术后48小时内对伤口进行冰敷。②保持呼吸道通畅,指导有效咳痰,预防肺部感染。③留置尿管期间,观察尿液颜色,指导多饮水,防止泌尿系统感染。④预防性使用抗生素,遵医嘱使用抗生素。

2.深静脉血栓形成(DVT)

预防措施详见人工髋关节置换术。

3.血管、神经损伤

预防措施:①术后密切观察患肢端的感觉、活动情况、有无敷料包扎过紧、局部衬垫压迫或体位不当,若皮肤出现麻木感及异常,应拆除加压外敷料;保持膝关节屈曲20°～30°,减少对神经压迫和牵拉。②使用软枕应抬高患肢30°,膝关节悬空,保持中立位,避免压迫腘动脉及腓总神经。③早期功能训练。

4.假体周围骨折

预防措施:①指导患者进食奶制品、水果和蔬菜,合理饮食,促进钙质吸收。②防跌倒指导。③补充钙三醇预防骨量下降。④日常生活指导,避免过多行走、站立和负重,不可左顾右盼,鞋子选择系带子的平底鞋,使用助行器以稳定和保护关节,训练循序渐进,患处无疼痛为原则。

5.膝关节僵硬

预防措施:①评估患者疼痛程度,及时给予药物止痛。②术后24～48小时进行伤口处冷敷。③保持环境安静,关心、安慰患者,给予心理疏导。④宣教运动的重要性,早期开始康复训练。

(六)康复延伸护理及随访

TKA患者出院后可以选择到康复医院、社区医院或居家进行康复训练。

1.家庭环境改造

(1)卧室、客厅、浴室、厕所地面平整,选择防滑地板。

(2)改蹲厕马桶或选用坐便器,浴室安装扶手防滑倒。

(3)选择一个牢固直背有扶手的椅子,有利于患者站起或坐下。

2.功能训练

(1)康复训练注意事项:①出院后坚持康复训练,初期活动量不要太大,避免负重过多,1个月后逐渐增加活动量,行走的距离以不引起腿肿为限度,逐渐增加距离。②坐位时,把腿放在椅子上抬高。久坐后起身和起床时,先活动膝关节,再站起来。③日常活动应避免膝关节过度负重,以减轻膝关节磨损机会。④避免以下运动:蹲马步、爬山、上下楼梯、跑步、提重物、走远路。适宜的运动有散步、游泳、骑自行车。⑤如出现伤口红肿、异常发热、患肢肿胀、膝关节疼痛加重等情况应立即随诊。

(2)训练内容。①步态训练:术后3个月内建议进行步态训练。步态训练有助于练习平衡能力,平时用正常的步态行走即可。②背伸绷腿走路:少量多次,逐渐增加行走距离。每天练习5次左右,每次走3～5分钟。③高抬腿走路:练习高抬腿走路,两腿都这样训练。每天练习5次左右,每次走3～5分钟。④拐杖行走训练:先站立稳妥,将双拐移至前方约20 cm处,先迈出患肢,注意脚尖不超越双拐,然后双手用力持拐,同时健肢向前移动,如此反复,逐步前行。⑤拐杖上下楼梯训练:上楼梯时先将健肢迈上台阶,再将患肢和双拐迈上台阶,下楼梯时先将双拐移到下一台阶,再将患肢迈下台阶,最后将健肢迈下台阶。⑥俯卧弯腿练习(术后2～3周):患者处于俯卧位,弯腿,弯到最大时保持5～10秒,每次做10个,每天做3～4次。

3.合理膳食

不吃太油腻的食物,控制体重,减轻关节负重。

4.出院后随访

定期随访便于评价患者功能恢复程度,督促患者积极进行功能康复,及时发现并处理并发症。推荐:①制订随访表,内容含患者一般情况、专科评估情况、指导内容等。②根据患者实际情况制订随访计划,做到定期随访、指导康复,进行效果评价。③随访时间与形式,推荐出院后1周内进行电话随访,1个月内上门随访,3个月、6个月跟踪随访。

五、常用康复护理技术

详见人工髋关节置换术。

(潘静静)

参 考 文 献

[1] 李艳.临床常见病护理精要[M].西安:陕西科学技术出版社,2022.

[2] 刘爱杰,张芙蓉,景莉,等.实用常见疾病护理[M].青岛:中国海洋大学出版社,2021.

[3] 俞莉,安晓妤.老年护理[M].北京:高等教育出版社,2023.

[4] 徐凤杰,郝园园,陈萃,等.护理实践与护理技能[M].上海:上海交通大学出版社,2023.

[5] 王美芝,孙永叶,隋青梅.内科护理[M].济南:山东人民出版社,2021.

[6] 王秀萍.临床内科疾病诊治与护理[M].西安:西安交通大学出版社,2022.

[7] 刘丹,徐艳,计红苹.护理理论与护理实践[M].北京:中国纺织出版社,2023.

[8] 任秀英.临床疾病护理技术与护理精要[M].北京:中国纺织出版社,2022.

[9] 高淑平.专科护理技术操作规范[M].北京:中国纺织出版社,2021.

[10] 张翠华,张婷,王静,等.现代常见疾病护理精要[M].青岛:中国海洋大学出版社,2021.

[11] 刁咏梅.现代基础护理与疾病护理[M].青岛:中国海洋大学出版社,2023.

[12] 安旭姝,曲晓菊,郑秋华.实用护理理论与实践[M].北京:化学工业出版社,2022.

[13] 张俊英,王建华,宫素红,等.精编临床常见疾病护理[M].青岛:中国海洋大学出版社,2021.

[14] 宋丽娜.现代临床各科疾病护理[M].北京:中国纺织出版社,2022.

[15] 宋桂珍,吴小霞,刘莎,等.现代护理理论与专科护理[M].上海:上海交通大学出版社,2023.

[16] 任丽,孙守艳,薛丽.常见疾病护理技术与实践研究[M].西安:陕西科学技术出版社,2022.

[17] 梁艳,甄慧,刘晓静,等.临床护理常规与护理实践[M].上海:上海交通大学出版社,2023.

[18] 吴雯婷.实用临床护理技术与护理管理[M].北京:中国纺织出版社,2021.

[19] 于桂霞,陈明霞,张淑.现代临床护理与管理[M].沈阳:辽宁科学技术出版社,2022.

[20] 姜鑫.现代临床常见疾病诊疗与护理[M].北京:中国纺织出版社,2021.

[21] 张晓艳.临床护理技术与实践[M].成都:四川科学技术出版社,2022.

[22] 李阿平.临床护理实践与护理管理[M].上海:上海交通大学出版社,2023.

[23] 董海静,朱婷婷,纪莉莎.新编实用护理与管理[M].沈阳:辽宁科学技术出版社,2022.

[24] 李淑杏.基础护理技术与各科护理实践[M].开封:河南大学出版社,2021.

[25] 石晶,张佳滨,王国力.临床实用专科护理[M].北京:中国纺织出版社,2022.

[26] 冉健,李金英,陈明.现代急危重症与护理实践[M].汕头:汕头大学出版社,2021.

[27] 程艳华.临床常见病护理进展[M].上海:上海交通大学出版社,2023.

[28] 刘莉华,王冬梅,张燕.护理综合实训[M].北京:中国医药科技出版社,2022.

[29] 郭娟.护理基本技术[M].北京:北京大学医学出版社,2022.

[30] 王燕,韩春梅,张静,等.实用常见病护理进展[M].青岛:中国海洋大学出版社,2023.

[31] 曹娟.常见疾病规范化护理[M].青岛:中国海洋大学出版社,2023.

[32] 陈晓侠,赵静,张艳玲.临床实用护理基础[M].沈阳:辽宁科学技术出版社,2022.

[33] 王建敏.实用内科常见疾病护理[M].上海:上海交通大学出版社,2023.

[34] 刘丛丛,戴永花,匙国静,等.外科疾病诊断治疗与护理[M].成都:四川科学技术出版社,2023.

[35] 于翠翠.实用护理学基础与各科护理实践[M].北京:中国纺织出版社,2022.

[36] 张琰敏,韩金芬,姜洪波,等.全人照护管理在重症肺炎患儿临床护理中的应用[J].临床心身疾病杂志,2023,29(1):144-149.

[37] 刘海燕.心理干预结合饮食护理在妊娠剧吐患者中的应用效果[J].妇儿健康导刊,2023,2(13):187-189.

[38] 张传蕾.人性化手术室舒适护理在凶险性前置胎盘剖宫产产妇中的应用效果[J].妇儿健康导刊,2023,2(18):188-191.

[39] 胡娟.综合康复护理在老年急性心肌梗死合并急性左心衰竭患者中的应用效果[J].中国民康医学,2023,35(15):169-171.

[40] 张茜,齐晓瑜,杨红红,等.左西孟旦与托伐普坦对老年肺源性心脏病心力衰竭急性期病人肺动脉压及相关指标的影响[J].中西医结合心脑血管病杂志,2023,21(10):1851-1854.